高 等 学 校 规 划 教 材

生态毒理学与案例分析

张杭君　编著

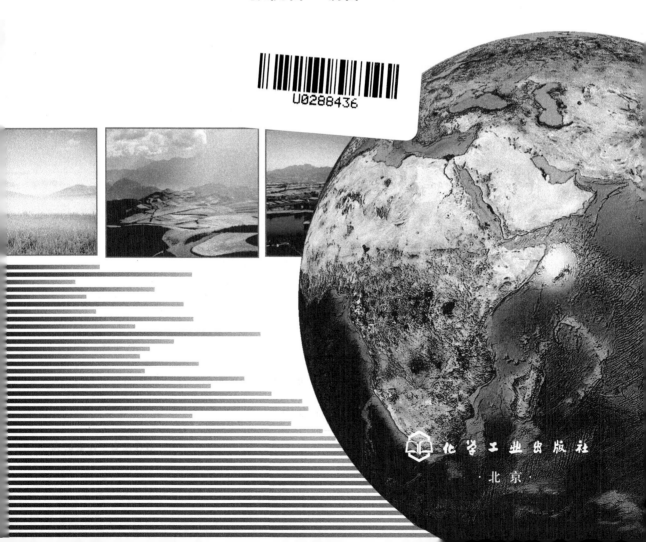

化学工业出版社

·北京·

内容简介

《生态毒理学与案例分析》主要介绍了生态毒理学概论、毒物毒性反应的主要概念、生态毒理学研究方法、生殖毒效应、遗传毒效应、免疫毒效应、发育毒效应、外源物质对生物机体生态毒效应的调控和保护机制等。

《生态毒理学与案例分析》可作为高等学校环境类、生态类及资源类专业高年级本科生教材或研究生教学用书，也可供生态毒理学领域的科研人员、技术人员参考阅读。

图书在版编目（CIP）数据

生态毒理学与案例分析/张杭君编著. —北京：化学工业出版社，2021.6
高等学校规划教材
ISBN 978-7-122-38761-5

Ⅰ.①生…　Ⅱ.①张…　Ⅲ.①环境毒理学-高等学校-教材　Ⅳ.①R994.6

中国版本图书馆 CIP 数据核字（2021）第 050244 号

责任编辑：满悦芝　　　　　　　　　　　文字编辑：刘洋洋
责任校对：宋　夏　　　　　　　　　　　装帧设计：张　辉

出版发行：化学工业出版社（北京市东城区青年湖南街 13 号　邮政编码 100011）
印　　装：北京建宏印刷有限公司
787mm×1092mm　1/16　印张 19½　字数 486 千字　　2021 年 9 月北京第 1 版第 1 次印刷

购书咨询：010-64518888　　　　　　　售后服务：010-64518899
网　　址：http://www.cip.com.cn
凡购买本书，如有缺损质量问题，本社销售中心负责调换。

定　　价：88.00 元　　　　　　　　　　　　　　　版权所有　违者必究

前　言

　　生态毒理学是一门结合理化运算来帮助研究各种有毒有害因素，尤其是环境中的污染物及其代谢产物，对动物、植物、微生物等非人类生物以及整个生态系统的损害作用及防护的学科。生态毒理学与传统的毒理学相区别，它着重研究各种外源污染物，尤其是化学污染物，对非人类生物的不良效应及机制、对生物种群和生物多样性的破坏及防治；同时，探讨污染物在生态系统中的迁移、分布与转化的特点，以及在生物体内的蓄积和放大的规律，探讨适用的生物标志物，研究和建立各种生态毒理学模型，为环境监测、治理及发展服务。虽然生态毒理学中输入的外源物质大多来源于环境，生态毒理学与环境毒理学也均属于毒理学范畴，二者的理论基础与研究方法也有很多交叉和相似之处，但两者的知识体系、研究对象、研究目标以及研究方法却不同。生态毒理学和环境毒理学之间只能相互补充、相互促进，但不能相互取代。因此，清楚地认识环境变化对生态系统造成危害的实质，积极寻求解决生态系统问题的途径，学习和掌握生态毒理学知识和技能是重中之重。

　　本教材主要介绍了生态毒理学基本概念及其主要研究方法，并结合对应的案例分析，对读者而言更直观、更高效。在教材的第一部分还加入了一些生态毒理学相关的期刊及会议介绍，可让读者更近距离接触到、参与到生态毒理学这个大体系中。本教材主要包括两方面内容：一是列举当今可收录生态毒理学相关文章的期刊，及部分在国际和国内有着较长举办历史、实力雄厚、热度高的，与生态毒理学相关的会议；二是对生态毒理学本身的分析，生态毒理学作为一门区别于传统毒理学和经典的环境毒理学的新兴学科，发展实力不容小觑。本书从探讨生殖毒性、遗传毒性、免疫毒性、发育毒性四个大方向展开，从最基本的概念入手，层层铺垫、层层剖析，首先，介绍了生态毒理学的基本概念，着眼于生态毒理学这个大环境和大体系，为进一步了解生态毒理学相关概念打好基础；其次，从毒物和毒性反应展开，介绍了生态环境中常见的"毒物"及它们参与整个生态体系循环的常见方式；再次，在了解了生态毒理学和毒物及其反应的基础上，从研究方法入手，按照如何检测、如何判定、如何评价，到最终的如何缓解，一步一步展开内容讲解；最后，主要从生殖毒性研究、遗传毒性研究、免疫毒性研究、发育毒性研究这四个生态毒理学研究方向慢慢展开，并结合相对应的案例来进行分析；教材最后内容涉及某些有益外源物质的保护机制研究，全书内容结合了相对应的案例分析。这种知识点结合案例分析的模式更具科学性，力图使读者能更直观、更有效地了解生态毒理学相关内容。

　　本教材是作者在长期从事相关教学、科研工作的基础上，参考了近些年来国内外出版的相关专著以及研究论文，并结合现阶段我国的生态学发展和生态系统保护工作对生态毒理学相关知识体系的需求编写的，系统性和专业性较强，适用于环境类、生态类及资源类专业师生的教学。

　　由于时间和水平有限，书中疏漏之处在所难免，敬请同行专家、学生和广大读者批评指正，以使本书不断完善。

张杭君

2021 年 6 月

目 录

第 1 章　生态毒理学绪论

第 2 章　毒物毒性反应的主要概念

第 3 章　生态毒理学研究方法

第 4 章　生殖毒效应

第5章 遗传毒效应

第6章 免疫毒效应

第7章 发育毒效应

第8章 外源物质对生物机体生态毒效应的调控和保护机制

参考文献

第1章 生态毒理学绪论

1.1 生态毒理学概述

随着工业现代化和经济全球化进程的不断推进，世界生态安全的不稳定性和环境污染事件的突发性逐渐凸显。如何应对生态失调、生物入侵、环境污染和毒性灾害等非传统安全问题，已成为当代政治、经济和社会关注的重大问题之一。

20世纪60年代以来，生态学和毒理学的快速发展，孕育出了生态毒理学，并逐渐发展成为生态学和毒理学研究最重要的领域之一。生态毒理学的发展史主要包括了萌芽期、形成期和发展期三个主要阶段。

（1）萌芽期（1850—1969）

从历史上看，一些人为因素对生态毒性的影响最早可追溯到19世纪50年代的工业革命时期。1962年，美国生物学家蕾切尔·卡逊的著作《寂静的春天》发表之后，立即在美国乃至全世界引起了剧烈反响，环境污染对生态系统及其组分的危害引起了全社会的关注。1969年6月，在瑞典首都斯德哥尔摩召开的由国际科学联合会理事会（ICSU）中的一个特设委员会组织的一次会议上，"生态毒理学"（Ecotoxicology）这一名词由法国科学家萨豪特（Rene Truhaut）最先提出。从此，生态毒理学这一新学科在国际学术界引起了广泛关注。

（2）形成期（1970—1977）

进入20世纪70年代后，一些至关重要的生态毒理学问题摆在了人们面前，这些问题的出现促使生态毒理学这一新学科进一步形成和发展。1972年，国际生态毒理学与环境安全学会（The International Society of Ecotoxicology and Environmental Safety，SECOTOX）在欧洲成立，成员包括欧洲、远东和北美等地区的国家。1977年，法国的萨豪特在《生态毒理学和环境安全》杂志第一期发表了题为《生态毒理学：目的、原理和展望》(*Eotoxicology：Objectives，Principles and Perspectives*) 的论文，详细介绍了生态毒理学这一新兴学科的研究目的和研究内容，并对该学科的发展提出了展望。同年，由法国科学家弗朗索瓦·拉马德（Francois Ramade）编著的第一本生态毒理学专著《生态毒理学》(*Eotoxicology*) 问世。同年6月，第一个有关生态毒理学的专门学术刊物《生态毒理学与环境安全》(*Ecotoxicology and Environmental Safety*) 问世。上述成果的出现标志着生态毒理学这一新学科的正式形成。

（3）发展期（1978— ）

1978 年以来，生态毒理学在探讨、建立毒物对生态系统影响的各种试验研究方法方面，在为人类活动排入环境的毒物进行安全评价提供生态学参数方面，以及在揭示毒物对生物种群、生物群落产生的效应等方面，都获得了一些有意义的研究成果，使生态毒理学逐步成为一门重要的新兴学科。

在中国毒理学会 2011 年编著的《毒理学学科发展报告》的"环境毒理学学科发展"和"生态毒理学学科发展"中对该学科定义为："生态毒理学是研究有毒有害因素对非人类生物及其生态系统的损害作用及其防护的科学。"生态毒理学的发展是需要密切结合人类实践，在实践活动基础上开展起来的。对于生态毒理学未来的发展趋势，我们需通过建立更加规范、灵敏的研究方法，研究多种物质的复合污染、污染物长期低剂量作用以及重要污染物的大尺度生态毒理学效应[1]。

生态毒理学作为研究有毒物质对生态系统的作用与影响，研究有毒物质在生态系统中运转、循环与归宿规律的一门崭新学科应运而生。生态毒理学是毒理学、生态学和环境化学等多学科交叉和融合的学科，是应对人类活动造成的环境污染物暴露而发展起来的新兴边缘学科，是研究有毒有害物质以及各种不良生态因子暴露对生命系统产生毒性效应，以及生命系统反馈解毒与适应进化及其机理与调控的一门综合性学科。生态毒理学中的有毒有害物质主要是指一些化学物质，研究这些化学物质对自然生态系统的影响，其试验对象是藻类、细菌、鱼、虾和蚯蚓等。

生态毒理学关心的重点是这些有毒有害的化学物质低剂量长期作用的效应。在解决环境问题过程中，生态毒理学的数据非常重要，它在环境政策、法律、标准以及污染控制方法的制定中具有非常重要的参考价值。生态毒理学不仅是一门科学，而且是污染防治中应用性很强的一种工具，其核心部分是生物效应，即有毒、有害物质对生命有机体危害的程度及范围的研究，而生物监测和生物检测是进行生物效应研究的两种技术手段。由于各种环境问题的突现，生态毒理学成为当代最具有生命力的边缘学科之一，实际上也是"持续发展"战略的一种技术支撑。

生态毒理学区别于传统毒理学的地方在于其对环境污染物最终效应的任何评价均须涉及下述"四步"过程：污染物释放进入环境；污染物传输进入生物体内，发生或不发生化学形态转化；污染物暴露于单一或多个靶标生物；污染物产生个体、种群或群落层次/水平上的响应[2]。

生态毒理学与环境毒理学之间也存在着差异，无论是从关注对象上来看还是从测试方法来看，都有所不同。生态毒理学主要研究对象不是生物个体的变化，而是生物群体的改变；不仅研究环境污染物对某一种群的损害，而且研究对生态平衡的影响。一方面研究环境污染物进入生物机体后产生的毒害甚至死亡的直接作用，另一方面也要研究环境污染物引发生态平衡紊乱所导致的间接毒害作用。

生态毒理学研究主要集中在两个领域：第一，污染物对非哺乳类动物种群的毒性作用；第二，将污染物对某种生物的效应建成模式，以便推测另一种生物可能发生的改变。同一毒物对同一生态系统中不同种类的生物可能有不同的效应；同一毒物对不同生态系统中同种生物也可能不同。在论述毒物对某一种群的毒性时，必须描述其所属的生态系统；在论述某一种群受到污染物的直接毒害作用时，必须描述其对其他生物因素和非生物因素的影响。一种毒物能够同时与多种生物种群发生相互作用，且对不同种类生物的效应各异。

1.2　生态毒理学 SCI 期刊简介

（1）期刊名 *Annual Review of Pharmacology and Toxicology*

缩写　ANNU REV PHARMACOL

出版周期　年刊

偏重的研究方向　毒理学

期刊简介　自 1961 年以来出版的《药理学和毒理学年鉴》（*Annual Review of Pharmacology and Toxicology*）涵盖了药理学和毒理学领域的重要发展，包括受体、转运体、酶和化学制剂，药物开发科学，免疫系统、中枢和自主神经系统、胃肠系统、心血管系统、内分泌系统和肺系统等特殊的话题。

稿件收录要求　收录关于毒理学方向的长篇论文。

期刊分区　大类：医学 1 区；小类：毒理学 1 区。

中科院 JCR 分区　大类：医学 1 区；小类：药学 1 区、毒理学 1 区。

IF（2019）$=12.103$；**IF$_5$**$=12.859$

ISSN 号　0362-1642

H 指数　52（google 发布，2019 年度）

CiteScore 分区　所属分类：Toxicology；分区：Quartile 1；排名：1/111 位［Top］。所属分类：Pharmacology；分区：Quartile 1；排名：2/302 位［Top］。

（2）期刊名 *Aquatic Toxicology*

缩写　AQUAT TOXICOL

出版周期　半月刊

偏重的研究方向　毒理学、水生毒理学、水生动物分子毒理学、生态毒理、营养毒理、环境科学等

期刊简介　《水生毒理学》（*Aquatic Toxicology*）发表关于水生环境毒性机制的科学论文，并在群落、物种、组织、细胞和亚细胞水平了解对有毒物质的反应，包括毒物的吸收、代谢和排泄等方面；了解有毒物质对水生生态系统的影响；了解毒物引起的生物体变化，例如通过生物化学和生理反应，增进对产生有毒影响的过程和事件的了解；深入研究人体健康方面的水生毒理学。在理解生命过程中的扰动时，将考虑化学和其他有毒物质的识别。

稿件收录要求　可以接受实验室和现场调查的论文，且研究结果应有助于了解进程和机制。

期刊分区　大类：环境科学与生态学 2 区；小类：海洋与淡水生物学 1 区。

中科院 JCR 分区　大类：环境科学与生态学 2 区；小类：海洋与淡水生物学 1 区、毒理学 2 区。

IF（2019）$=3.794$；**IF$_5$**$=3.942$

ISSN 号　0166-445X

H 指数　52（google 发布，2019 年度）

CiteScore 分区　所属分类：Aquatic Science；分区：Quartile 1；排名：2/199 位［Top］。所属分类：Health，Toxicology and Mutagenesis；分区：Quartile 1；排名：16/106 位。

（3）期刊名 *Archives of Toxicology*

缩写　ARCH TOXICOL

出版周期　月刊

偏重的研究方向　毒理学、环境毒理学、纳米毒理、大气毒理、环境学等

期刊简介　《毒理学档案》(*Archives of Toxicology*)期刊特别强调的是关于化学物质的明确影响和毒性机制的研究，包括在人类和实验动物分子水平的毒性活动。毒理学家普遍感兴趣的综述文章收录较多是该杂志的一个重要特征。

稿件收录要求　与毒理学有关的实验和临床数据可作为原始调查综述文章提交《毒理学档案》，或作为简短的通信或信件发送给编辑。

期刊分区　大类：医学 2 区；小类：毒理学 3 区。

中科院 JCR 分区　大类：医学 2 区；小类：毒理学 1 区。

IF（2019）＝5.059；**IF$_5$**＝5.82

ISSN 号　0340-5761

H 指数　60（google 发布，2019 年度）

CiteScore 分区　所属分类：Toxicology；分区：Quartile 1；排名：9/111 位［Top］。所属分类：Health，Toxicology and Mutagenesis；分区：Quartile 1；排名：1/106 位［Top］。

（4）期刊名 *Ecotoxicology*

缩写　ECOTOXICOLOGY

出版周期　双月刊

偏重的研究方向　毒理学

期刊简介　《生态毒理学》(*Ecotoxicology*)是一份国际期刊，致力于发表关于有毒化学品对人口、群落和陆地淡水和海洋生态系统影响的基础研究。它的目的是阐明化学品对生态系统的影响以及在人口或群落这一级别造成的影响机制和过程。

稿件收录要求　该期刊在分类单元或生物群落方面不会偏向于那些指出可能的新方法来管理和控制有毒化学物质以及那些帮助制定保护受威胁物种的方法的论文。对个体的研究应以明确和定量的方式证明相互关系。实验室研究必须显示出与具体实际情况的明确联系。该期刊不仅包括原始的研究论文，还包括邀请和提交的技术报告和综述性文章。

期刊分区　大类：环境科学与生态学 3 区；小类：毒理学 3 区。

中科院 JCR 分区　大类：环境科学与生态学 3 区；小类：毒理学 4 区，环境科学 4 区，生态学 4 区。

IF（2019）＝2.535；**IF$_5$**＝2.252

ISSN 号　0963-9292

H 指数　32（google 发布，2019 年度）

CiteScore 分区　所属分类：Environmental Science -Management，Monitoring，Policy and Law；排名：75/288。所属分类：Environmental Science-Health，Toxicology and Mutagenesis；排名：46/117。所属分类：Pharmacology，Toxicology and Pharmaceutics -Toxicology；排名：56/11。

（5）期刊名　*Ecotoxicology and Environmental Safety*

缩写　ECOTOX ENVIRON SAFE

出版周期　月刊

偏重的研究方向　纳米毒理学、毒理学、环境科学等

期刊简介　《生态毒理学与环境安全》（*Ecotoxicology and Environmental Safety*）是《环境研究》的第二部分。《生态毒理学与环境安全》发表研究方向：研究自然或合成化学污染物对动物、植物或微生物生态系统的生物学和毒性影响及其进入受影响生物体的途径。强调讨论化学品通过生物圈进入生物个体的研究报告。

稿件收录要求　研究领域包括人类的健康问题和生物效应、气象因素、工业废水、工业产品、辐射燃料等。

期刊分区　大类：环境科学与生态学 2 区；小类：毒理学 3 区。

中科院 JCR 分区　大类：环境科学与生态学 2 区；小类：环境科学 2 区、毒理学 2 区。

IF（2019）＝4.872；**IF$_5$**＝4.049

ISSN 号　0147-6513

H 指数　67（google 发布，2019 年度）

CiteScore 分区　所属分类：Public Health，Environmental and Occupational Health；分区：Quartile 1；排名：14/478 位［Top］。所属分类：Pollution；分区：Quartile 1；排名：12/101 位。所属分类：Health，Toxicology and Mutagenesis；分区：Quartile 1；排名：15/106 位。

（6）期刊名　*Environmental Health Perspectives*

缩写　ENVIRON HEALTH PERSP

出版周期　月刊

偏重的研究方向　毒理学、环境科学等

期刊简介　《环境健康展望》（*Environmental Health Perspectives*）旨在成为讨论环境健康问题的期刊，为此目的已设计了若干形式。此外，有几种格式可供发表科学文章和科学讨论。出版的首要标准是环境意义和科学质量。

稿件收录要求　所有的科学论文都要经过同行评审，主要发表从最基本的分子生物学到环境工程的文章。

期刊分区　大类：环境科学与生态学 1 区；小类：公共卫生、环境卫生与职业卫生 1 区。

中科院 JCR 分区　大类：环境科学与生态学 1 区；小类：环境科学 1 区，公共卫生、环境卫生与职业卫生 1 区，毒理学 1 区。

IF（2019）＝8.382；**IF$_5$**＝8.592

ISSN 号　0091-6765

H 指数　89（google 发布，2019 年度）

CiteScore 分区　所属分类：Public Health，Environmental and Occupational Health；分区：Quartile 1；排名：5/478 位［Top］。所属分类：Health，Toxicology and Mutagenesis；分区：Quartile 1；排名：7/106 位［Top］。

（7）期刊名　*Environmental Pollution*

缩写　ENVIRON POLLUT

出版周期 月刊

偏重的研究方向 毒理学、环境毒理、环境科学、环境生物、大气污染物等

期刊简介 《环境污染》(*Environmental Pollution*) 是一份国际期刊，讨论与空气、土壤和水中所有类型和形式的化学污染物的性质、分布和生态影响有关的问题。此外，该期刊还发表了关于检测、研究和修复环境污染物的新方法的文章。《环境污染》期刊，从不同的角度对污染问题的生态影响进行新颖而及时的讨论。论文特别关注环境污染物的分布和生态影响，以及新技术的研究及运用。期刊所涉及的污染物种类，包括大气污染物、洗涤剂、肥料、工业废水、金属、采矿废料、石油、农药、塑料、放射性物质等。

稿件收录要求 欢迎基于原始研究、对现有数据的重新审查和解释的发现以及对重要问题审查的文章。

期刊分区 大类：环境科学与生态学 2 区；小类：环境科学 2 区。

中科院 JCR 分区 大类：环境科学与生态学 2 区；小类：环境科学 2 区。

IF（2019）=6.792；**IF$_5$**=5.36

ISSN 号 0269-7491

H 指数 88（google 发布，2019 年度）

CiteScore 分区 所属分类：Toxicology；分区：Quartile 1；排名：7/111 位 [Top]。所属分类：Pollution；分区：Quartile 1；排名：8/101 位 [Top]。所属分类：Health，Toxicology and Mutagenesis；分区：Quartile 1；排名：9/106 位 [Top]。

（8）期刊名 *Mutation Research-Reviews in Mutation Research*

缩写 MUTAT RES-REV MUTAT

出版周期 季刊

偏重的研究方向 毒理学

期刊简介 《突变研究：突变研究综述》(*Mutation Research-Reviews in Mutation Research*) 研究的主题领域包括突变研究及其应用的整个科学领域，特别强调突变与疾病之间的关系。因此，期刊将介绍人类基因组研究的进展（包括突变检测和功能基因组的进化技术），以及在临床遗传学、基因治疗和环境因素的健康风险评估方面的应用。遗传毒理学和环境诱变（包括调节环境因子遗传活性的因素）将继续是本期刊的突出主题。

稿件收录要求 除了收录长篇论文外，还发表关于特定主题的小型论文。

期刊分区 大类：生物 2 区；小类：毒理学 1 区。

中科院 JCR 分区 大类：生物 2 区；小类：生物工程与应用微生物 2 区、遗传学 2 区、毒理学 2 区。

IF（2019）=5.803；**IF$_5$**=5.57

ISSN 号 1383-5742

H 指数 36（google 发布，2019 年度）

CiteScore 分区 所属分类：Health，Toxicology and Mutagenesis；分区：Quartile 1；排名：8/106 位 [Top]。所属分类：Genetics；分区：Quartile 1；排名：28/311 位 [Top]。

（9）期刊名 *Nanotoxicology*

缩写 NANOTOXICOLOGY

出版周期 季刊

偏重的研究方向 毒理学、纳米、细胞共培养、纳米颗粒、纳米载体等

期刊简介　《纳米毒理学》(*Nanotoxicology*) 对纳米结构材料和生物物质之间的相互作用的研究作出贡献。虽然以分子形式呈现给生物体的物质的毒理学性质属于经典毒理学的范畴，但存在主要由表面化学决定的毒理学机制的地方，似乎有分子或原子聚集的大小范围，正是这个大小范围定义了这本期刊的范围。该期刊收录的范围包括纳米结构材料及其分解产物在人类、实验动物、环境和生物种群中的流动性、持久性和毒性。通过使用体内和体外的风险评估方法来评估和测量这种相互作用。

稿件收录要求　该期刊希望鼓励提交论文在颗粒毒性领域的具体方面是与颗粒尺寸减小相关的毒性机制。与此相关的还有颗粒催化表面性质与其毒性的相关性、纳米颗粒作为佐剂的重要性，以及在免疫毒性方面的相关性和在纳米结构表面生成自由基的重要性。

期刊分区　大类：医学 1 区；小类：纳米科技 2 区。

中科院 JCR 分区　大类：医学 1 区；小类：纳米科技 3 区、毒理学 1 区。

IF（2019）＝4.925；**IF$_5$**＝6.206

ISSN 号　1743-5390

H 指数　51（google 发布，2019 年度）

CiteScore 分区　所属分类：Toxicology；分区：Quartile 1；排名：5/111 位 [Top]。所属分类：Biomedical Engineering；分区：Quartile 1；排名：17/199 位 [Top]。

(10) 期刊名　*Particle and Fibre Toxicology*

缩写　PART FIBRE TOXICOL

出版周期　不确定

偏重的研究方向　毒理学、纳米颗粒物、干细胞等

期刊简介　《颗粒与纤维毒理学》(*Particle and Fibre Toxicology*) 是一份多学科的期刊，主要研究颗粒与纤维的物理特性和化学性质，以及它们在一般环境和工作场所的暴露及其对人体健康的不良影响（毒性）。它是一份开放获取、同行评议的期刊，可作为毒理学家以及其他生产和开发颗粒和纤维材料（包括材料科学、生物材料和纳米医学）学科的科学家之间辩论和交流的平台。此外，由于旧材料的新应用或新材料的引入，粒子可能对环境造成毒理威胁的情况也多种多样。颗粒和纤维毒理学为所有这些学科提供了一个单一的、可识别的出口。

稿件收录要求　本期刊收录多学科的研究论文，以便更好地理解颗粒与纤维是如何形成的。

期刊分区　大类：医学 1 区；小类：毒理学 1 区。

中科院 JCR 分区　大类：医学 1 区；小类：毒理学 1 区。

IF（2019）＝7.546；**IF$_5$**＝7.488

ISSN 号　1743-8977

H 指数　47（google 发布，2019 年度）

CiteScore 分区　所属分类：Toxicology；分区：Quartile 1；排名：3/111 位 [Top]。所属分类：Health，Toxicology and Mutagenesis；分区：Quartile 1；排名：3/106 位 [Top]。

(11) 期刊名　*Toxicology*

缩写　TOXICOLOGY

出版周期　半月刊

偏重的研究方向　毒理学、药物毒理、细胞毒理、动物毒理、环境毒理等

期刊简介　《毒理学》(*Toxicology*) 是一本刊登关于化合物对动物、组织或细胞以及人

的生物学影响的期刊。这些化合物包括工业化学品和残留物、化学污染物、消费品、药品、金属、农药、食品添加剂、化妆品和动物饲料添加剂。本期刊将发表定量毒理学研究，这些研究与暴露危害的风险评估和管制管理以及安全评估有关。这特别适用于致癌性、诱变性、胚胎毒性等相关领域，以及在毒理学实验中使用动物的替代方法。其中，对人类具有毒理学意义的流行病学研究也属于该期刊的收录范围。

稿件收录要求　欢迎发表描述分子与细胞和遗传过程相互作用的论文。

期刊分区　大类：医学 2 区；小类：毒理学 2 区。

中科院 JCR 分区　大类：医学 2 区；小类：药学 2 区、毒理学 2 区。

IF（2019）=4.099；IF_5=3.662

ISSN 号　0300-483X

H 指数　43（google 发布，2019 年度）

CiteScore 分区　所属分类：Toxicology；分区：Quartile 1；排名：17/111 位。

1.3　生态毒理学中文期刊简介

（1）中文名称　《生态毒理学报》

外文名称　*Asian Journal of Ecotoxicology*

期刊简介　《生态毒理学报》主要报道有毒有害化学污染物对个体、种群和生态系统的致毒效应，在环境中的归宿（迁移、转化和降解），以及对整个环境（人体和生态系统）可能产生的危害和风险研究。

《生态毒理学报》主要栏目有生态毒理研究新方法和技术，污染物化学转化过程与其生物有效性关系，污染物对动物、植物和微生物生态毒性、毒理变化及其风险评价。

创刊时间　2006 年

出版周期　双月刊

国内刊号　11-5470/X

国际刊号　1673-5897

属性　中文核心期刊、CA、CSCD

类别　环境科学与资源利用；生物学

主管单位　中国科学院

主办单位　中国科学院生态环境研究中心

收录情况　《生态毒理学报》被《中国科技论文统计源期刊》、中国期刊全文数据库（CJFD）、《中国学术期刊文摘》、美国化学会的《化学文摘》、美国《生物学文摘》、美国《乌利希国际期刊指南》、英国《动物学记录》、CSCD 中国科学引文数据库来源期刊（2017—2018 年度）(含扩展版)、北京大学《中文核心期刊要目总览》(2011，2014) 等收录。

影响因子　据 2018 年 9 月 17 日中国知网显示，《生态毒理学报》总被下载 469946 次、总被引 14568 次，2017 版复合影响因子为 0.939、2017 版综合影响因子为 0.654。

据 2018 年 9 月 17 日万方数据知识服务平台显示，《生态毒理学报》被引量为 11168 次、下载量为 82150 次；据 2015 年中国期刊引证报告（扩刊版）数据显示，《生态毒理学报》影响因子为 0.86, 在全部统计源期刊 (6219 种) 中排第 1019 名, 在环境科学与安全科学、生物科学、基础科学 (931 种) 中排第 197 名。

据《中国学术期刊影响因子年报 (自然科学与工程技术)》(2014 版) 统计,《生态毒理学报》影响因子为 1.518。

(2) 中文名称　《生态学报》

外文名称　*Acta Ecologica Sinica*

期刊简介　《生态学报》是国内生态学研究领域最大的学术交流平台, 为我国生态学研究服务于社会经济发展创造了能用、有用和管用的科学效益。《生态学报》主要报道生态学及各分支学科的重要基础理论和应用研究的原始创新性科研成果; 特别欢迎能反映现代生态学发展方向的优秀综述文章, 研究简报, 生态学新理论、新方法、新技术介绍, 新书评价和学术、科研动态, 生态学国际大会及开放实验室介绍等。

《生态学报》多项期刊评价指标稳居学科和全国前列, 被引频次连续 7 年位居全国自然科学核心期刊第 1 名, 是 "中国百篇最具影响力优秀国内学术论文" 刊载率最高的期刊, 荣获国家省部级多种奖励, 是我国一流的中文学术期刊。

创刊时间　1981 年

出版周期　半月刊

国内刊号　11-2031/Q

国际刊号　1000-0933

属性　广电总局第一批认定学术期刊

类别　生态学

主管单位　中国科学技术协会

主办单位　中国生态学学会、中国科学院生态环境研究中心

收录情况　根据 2018 年 4 月中国知网显示,《生态学报》被美国《化学文摘》(CA) (2014)、日本科学技术振兴机构数据库 (JST) (2013)、Рж (AJ) 文摘杂志 (俄) (2014)、CSCD 中国科学引文数据库来源期刊 (2017—2018 年度)(含扩展版)、北京大学《中文核心期刊要目总览》来源期刊 (1992 年第一版, 1996 年第二版, 2000 年版, 2004 年版, 2008 年版, 2011 年版, 2014 年版) 等收录。

影响因子　根据 2018 年 4 月中国知网显示,《生态学报》总被下载 7009451 次、总被引 452208 次, 2017 版复合影响因子为 3.540、2017 版综合影响因子为 2.321。

根据 2018 年 4 月万方数据知识服务平台显示,《生态学报》载文量为 12008, 被引量为 322609, 下载量为 462862。2015 年影响因子为 2.19, 在全部统计源期刊 (6735 种) 中排名第 141 名, 在生物科学 (93 种) 中排名第 1 名。

(3) 中文名称　《应用生态学报》

外文名称　*Chinese Journal of Applied Ecology*

期刊简介　《应用生态学报》主要报道应用生态学领域的创新性科研成果与科研进展, 反映我国应用生态学的学术水平和发展方向, 跟踪学科发展前沿, 注重理论与应用结合, 促进国内外学术交流合作与人才培养。

本刊开辟有研究论文、综合评述等栏目, 内容主要包括森林生态学、农业生态学、草地生态学、渔业生态学、海洋与湿地生态学、资源生态学、景观生态学、全球变化生态学、城市生态学、产业生态学、生态规划与生态设计、污染生态学、化学生态学、恢复生态学、生

态工程学、生物入侵与生物多样性保护生态学、流行病生态学、旅游生态学和生态系统管理等。本刊读者对象主要是从事生态学、地学、林学、农学和环境科学研究、教学、生产的科技工作者，有关专业学生及经济管理和决策部门的工作者。

创刊时间 1990 年

出版周期 月刊

国内刊号 21-1253/Q

国际刊号 1001-9332

属性 综合性学术期刊

类别 农业综合

主管单位 中国科学院

主办单位 中国生态学学会、中国科学院沈阳应用生态研究所

收录情况 截止到 2012 年 12 月，《应用生态学报》入选中国期刊方阵（双效期刊）、中国科技核心期刊、中文核心期刊，被中国科学引文数据库（CSCD，核心期刊）、中国科技论文与引文数据库（CSTPCD）、中国学术期刊综合评价数据库（CAJCED）、万方数据库、中国期刊全文数据库（GJFD）、中国学术期刊全文数据库、中文科技期刊文摘数据库、美国《生物学文摘》（BA）和《化学文摘》（CA）、英国《生态学文摘》（EA）、日本《科学技术文献速报》（CBST）、俄罗斯《文摘杂志》（AJ）等国内外十多家权威检索系统和数据库收录。

影响因子 据中国科学技术信息研究所发布的 2016 年版《中国科技期刊引证报告（核心版）》，《应用生态学报》2015 年影响因子为 1.785，在生态学类期刊中排名第 1 位。

据 2018 年 4 月中国知网显示，《应用生态学报》总被下载 3879263 次、总被引 325387 次，2017 版复合影响因子为 3.267、2017 版综合影响因子为 2.166。

据 2018 年 4 月万方数据显示，《应用生态学报》2015 年影响因子为 2.11，载文量为 8225，被引量为 239761，下载量为 248695。2015 年影响因子排名为全部统计源期刊（6735 种）第 156 名，生物科学（93 种）第 3 名。

（4）中文名称 《水生生物学报》

外文名称 *Acta Hydrobiologica Sinica*

期刊简介 《水生生物学报》代表了中国淡水生物学的最高学术水平，是该领域对外交流的一个窗口，在国内外具有较大的影响。期刊主要刊登与水生态的评价与治理，水生物的生化、遗传、病理、毒理和分类区系，水生物的育种、培养、开发利用和病害防治，渔业生物学及有关湖沼学的综合调查与研究等相关的中、英文研究论文及综述。

《水生生物学报》近年来连续被评为中国精品科技期刊、中国国际影响力优秀学术期刊、RCCSE 中国权威学术期刊、湖北省优秀期刊、湖北省精品期刊。获得中国科协精品科技期刊工程项目、中国科学院科学出版基金、湖北省科协"科技创新源泉工程"项目资助。

创刊时间 1955 年

出版周期 双月刊

国内刊号 42-1230/Q

国际刊号 1000-3207

属性 核心期刊、CA、JST、CSCD

类别 水产和渔业

主管单位 中国科学院

主办单位　中国科学院水生生物研究所、中国海洋湖沼学会

收录情况　《水生生物学报》被中文核心期刊，中国科技核心期刊，中国科技论文统计源期刊，中国期刊全文数据库（CNKI），万方数据库，中文科技期刊数据库（维普网），中国科学引文数据库（CSCD），中国科技论文与引文数据库，《中国生物学文摘》、《环境科学文摘》、《中国水产文摘》，《中国地理科学文摘》，美国《生物文摘》(BA)、《化学文摘》(CA)、《剑桥科学文摘》(CSA)，《水产科学与渔业文摘》(ASFA)，英国《动物学记录》(ZR)、《农业与生物科学研究中心文摘》(CAB)，等收录。

影响因子　据 2018 年 5 月 7 日中国知网显示，《水生生物学报》总被下载 840838 次、总被引 68737 次，2017 版复合影响因子为 1.571、2017 版综合影响因子为 1.082。

据 2018 年 5 月 7 日万方数据知识服务平台显示，《水生生物学报》被引量为 39522、下载量为 111999，2015 年影响因子为 1.24，在全部统计源期刊（6735 种）中排名第 656 名，在生物科学、水产渔业、农业科学（570 种）中排名第 38 名。

据中国科学技术信息研究所公布的 2015 年度《中国科技期刊引证报告（核心版）》，《水生生物学报》2015 年核心被引频次和核心影响因子分别为 2031 次和 1.039，在生物学基础学科类期刊中分别排第 1 和第 2 位。

(5) 中文名称　《环境科学学报》

外文名称　*Acta Scientiae Circumstantiae*

期刊简介　《环境科学学报》主要报道环境化学、环境地学、环境毒理与风险评价、环境修复技术与原理、环境污染治理技术原理与工艺、环境经济与环境管理等。读者对象是环境科学与工程领域科研或管理机构的科学家、工程师，以及高等院校相关专业的教师、研究生。《环境科学学报》主要栏目有研究报告、研究简报等。

创刊时间　1981 年

出版周期　月刊

国内刊号　11-1843/X

国际刊号　1001-0742

属性　核心期刊、CA、JST、CSCD

类别　工程科技

主管单位　中国科学院

主办单位　中国科学院生态环境研究中心

收录情况　《环境科学学报》被国家科技部中国科技论文统计源期刊（中国科技核心期刊）、中国学术期刊综合评价数据库、中国期刊全文数据库、《中国生物学文摘》、中国生物学文献数据库、中文科技期刊数据库、美国《化学文摘》、联合国《水科学和渔业文摘》(*Aquatic Sciences and Fisheries Abstracts*) 等收录。

影响因子　据 2018 年 5 月 4 日中国知网显示，《环境科学学报》总被下载 2876529 次、总被引 170067 次，2017 版复合影响因子为 2.346、2017 版综合影响因子为 1.563。

据 2018 年 5 月 4 日万方数据知识服务平台显示，《环境科学学报》被引量为 119963，下载量为 152932；2015 年影响因子为 1.64，在全部统计源期刊（6735 种）中排名第 315 名，在环境科学与安全科学（77 种）中排名第 9 名。

(6) 中文名称　《中国环境科学》

外文名称　*China Environmental Science*

期刊简介 《中国环境科学》主要报道中国重大环境问题的最新研究成果，包括环境物理、环境化学、环境生态、环境地学、环境医学、环境工程、环境法、环境管理、环境规划、环境评价、环境监测与分析。兼顾基础理论研究与实用性成果，重点报道国家自然科学基金资助项目、国家重大科技攻关项目以及各省部委的重点项目的新成果。

《中国环境科学》在2007—2009年，2013—2014年连续获得中国科协精品科技期刊工程项目资助，2015—2016年入选中国科协精品科技期刊工程项目TOP50。2011、2013、2014年《中国环境科学》被中国科学技术信息研究所评为"精品科技期刊"，2012年被中国科学技术信息研究所评为"百种中国杰出学术期刊"。

《中国环境科学》被评为"2012中国最具国际影响力学术期刊""2013中国最具国际影响力学术期刊""2014中国最具国际影响力学术期刊"。

《中国环境科学》在武汉大学中国科学评价研究中心2015年发布的第四届《中国学术期刊评价研究报告》中再次获得"RCCSE中国权威学术期刊（A＋）"称号。

创刊时间　1981年

出版周期　月刊

国内刊号　11-2201/X

国际刊号　1000-6923

属性　学报级综合性学术刊物

类别　环境科学与资源利用

主管单位　中国科学技术协会

主办单位　中国环境科学学会

收录情况　据2018年4月中国知网显示，《中国环境科学》被美国《化学文摘》（CA）（2014）、英国《科学文摘》（SA）（2011）、JST日本科学技术振兴机构数据库（2013）、《文摘杂志》Рж（AJ）（俄）（2014）、美国《工程索引》（EI）（2016）、CSCD中国科学引文数据库来源期刊（2017—2018年度）（含扩展版）、CSSCI中文社会科学引文索引（2017—2018）来源期刊（含扩展版）等收录。

影响因子　2014年12月，根据中国科学技术信息研究所2014年发布的2013年版《科技期刊引证报告（核心版）》，《中国环境科学》核心影响因子为1.458。

2015年10月，根据中国科学技术信息研究所发布的2015年版《中国科技期刊引证报告（核心版）》，《中国环境科学》2014年核心影响因子为1.595，在统计的2383种中国核心科技期刊中排名第60位。

2016年10月，根据中国科学技术信息研究所发布的2016年版《中国科技期刊引证报告（核心版）》，《中国环境科学》2015年核心影响因子为1.812，在统计的1985种中国核心科技期刊中排名第38位。

据2018年4月中国知网显示，《中国环境科学》共出版文献7610篇、总被下载2050474次、总被引131058次、2017版复合影响因子为2.614、2017版综合影响因子为1.948。

据2018年4月万方数据知识服务平台官网显示，《中国环境科学》载文量为5946篇，被引量为94514次、被下载260784次。2015年影响因子为2.17，2015年影响因子排名为全部统计源期刊（6735种）第143名，环境科学与安全科学（77种）第3名。

（7）中文名称　《环境科学》

外文名称　*Environmental Science*

期刊简介　《环境科学》报道中国环境科学领域具有创新性高水平，有重要意义的基础研究和应用研究成果，以及反映控制污染、清洁生产和生态环境建设等可持续发展的战略思想、理论和实用技术等。《环境科学》主要栏目有挥发性有机污染物（VOCs）检测分析、减排控制、环境政策研究专辑（Ⅱ）等。

创刊时间　1976 年

出版周期　月刊

国内刊号　11-1895/X

国际刊号　0250-3301

属性　CA、JST、Pж（AJ）、EI、CSCD

类别　工程科技

主管单位　中国科学院

主办单位　中国科学院生态环境研究中心

收录情况　《环境科学》被工程索引（EI）、美国《医学索引》(MEDLINE)、美国《化学文摘》(CA)、俄罗斯《文摘杂志》(AJ)、美国生物学文摘预评（BP）、美国《医学索引》(IM)、日本科学技术情报中心数据库 JICST、英国《动物学记录》(ZR)、美国《剑桥科学文摘》(CSA)、中国科技论文统计与引文数据库（CSTPCD）、中文科技期刊数据库（维普）、中国期刊全文数据库（CNKI）、数字化期刊全文数据库（万方）、中国科学引文数据库（CSCD）、中国生物学文摘等国内外多个检索系统和数据库收录。

影响因子　2018 年 5 月 4 日中国知网显示，《环境科学》总被下载 4050669 次、总被引234296 次，2017 版复合影响因子为 2.870，2017 版综合影响因子为 2.026。

据 2018 年 5 月 4 日万方数据知识服务平台显示，《环境科学》被引量为 140827，下载量为 190579；2015 年影响因子为 1.91，在全部统计源期刊（6735 种）中排名第 206 名，在环境科学与安全科学（77 种）中排名第 5 名。

（8）中文名称　《生态环境学报》

外文名称　*Ecology and Environmental Sciences*

期刊简介　《生态环境学报》主要刊登中国国内外生态学和环境科学具有明显创新性和重要意义的原创性研究论文、重大调查研究报告，少量刊登对这两个学科的重大前沿问题具有独到见解和理论建树的综述文章和观点类文章。

《生态环境学报》主要读者对象为从事生态学、环境科学、资源保护、地理学、农业科学、林学等领域的科技人员、教师、学生和各级管理者。

《生态环境学报》主要设有研究论文、研究简报、专论与综述、问题讨论、专题论述、院士论坛、科研总结、信息资源等栏目。

创刊时间　1992 年

出版周期　月刊

国内刊号　44-1661/X

国际刊号　1674-5906

属性　中文核心期刊、CSCD、JST

类别　环境科学与资源利用

主管单位 广东省科学技术协会

主办单位 广东省生态环境与土壤研究所、广东省土壤学会

收录情况 《生态环境学报》是 RCCSE 中国核心学术期刊、中国科技核心期刊（中国科技论文统计源期刊）、CSCD 中国科学引文数据库（2017—2018 年度）（含扩展版）来源期刊、北京大学《中文核心期刊要目总览》（2004 年版、2008 年版、2011 年版、2014 年版、2017 年版）来源期刊，被日本科学技术振兴机构数据库（JST）、中国核心期刊（遴选）数据库收录。

影响因子 据 2019 年 2 月 18 日中国知网显示，《生态环境学报》总被下载 285997 次、总被引 77298 次；2018 版复合影响因子为 2.211、2018 版综合影响因子为 1.532。

据 2019 年 2 月 18 日万方数据知识服务平台显示，《生态环境学报》被引量为 77298、下载量为 285997；据 2015 年《中国期刊引证报告（扩刊版）》数据显示，《生态环境学报》影响因子为 0.88，在全部统计源期刊（6735 种）中排第 343 名，在环境科学与安全科学类（77 种）中排第 10 名。

据中国知网中国科学文献计量评价研究中心 2017 年 9 月发布的《中国学术期刊影响因子年报（自然科学与工程技术·2017 版）》显示，《生态环境学报》2016 年总被引频次为 14222、影响因子为 2.391，他引影响因子为 2.194，5 年影响因子为 2.956，他引 5 年影响因子为 2.817，在 72 种中国环境科学技术类期刊中排第 4 位。影响力指数（CI）之学科排序为 4/72，基金论文比为 0.99，2016 年在中国知网的 Web 全篇下载量为 30.15×10^4 次。

据中国科学技术信息研究所 2017 年 10 月发布的《中国科技核心期刊指标检索报告（核心版）》显示，《生态环境学报》2016 年的核心影响因子为 1.343，核心总被引频次为 5246 次，核心他引率 0.94。影响因子、被引频次在生态学类 7 种核心期刊中分别排第 3 和第 4 位，在 2008 种中国科技核心期刊中分别排第 133 位和第 57 位。核心综合评价总分在生态学类中排第 3 位。

1.4 生态毒理经典国内外会议

（1）国际环境地球化学与健康学会

国际环境地球化学与健康学会（The Society for Environmental Geochemistry and Health，SEGH），成立于 1971 年，旨在为全球科学家提供一个交流平台，共同探讨水体、土壤、沉积物和大气中污染物的地球化学行为及其健康效应等重要环境问题。国际环境地球化学与健康学会（SEGH）学术年会是环境地球化学领域最具影响力的国际会议，每年 6 月底至 7 月初召开一次，已有 30 多年的历史。始终秉承"创新、参与、合作、前瞻"的会议宗旨。

学会会员主要为环境、生物、地质、化学、毒理学等多个领域的杰出专家学者。例如在环境科学与环境地球领域顶尖级科学家陶澍院士、彭平安院士、任南琪院士，以及国际大气污染与防治领域的杰出科学家 Luisa T. Molina 教授、国际环境毒理研究著名学者 Michael McLachlan 教授、国际环境地球化学卓越专家 Staci L. Simonich 教授和环境生物修复领域顶尖级学者 Pedro J. Alvarez 教授等。

目前该学会由四区（欧洲区、亚太区、北美区、非洲区）和一个联盟（中国与爱尔兰战略联盟）组成。近六次大会分别在英国（2014 年）、斯洛伐克（2015 年）、比利时（2016年）、中国（2017 年）、赞比亚（2018 年）和英国（2019 年）举行。它是国际上从事环境地球化学与健康研究者们的学术盛宴。

（2）国际暴露科学学会

国际暴露科学学会（International Society of Exposure Science，ISES）是在国际上享有盛誉的国际性学术组织。该学会以污染物暴露科学为主题，关注污染物暴露以及引起的人体健康危害和环境效应研究。ISES 于 1989 年成立于美国拉斯维加斯，是一个非营利性组织。

ISES 把促进和推动暴露科学发展作为环境流行病学、环境政策制定和人类以及生态系统健康的重要环节，致力于促进、保护和加强暴露科学在各领域和整个学术界、政府、工业及决策者中的作用。通过科学研究，推荐实用性或理论性的方法，并强化暴露评估和分析对环境政策的影响。

ISES 通过年度会议、专题讨论会、时事通讯、ISES 网站、刊物和各种奖项及指导的机会来促进成员之间的跨学科的信息和思想交流，并加强专业知识的联系。1997 年，ISES 举办了第一次年会，自此形成传统，至今已成为领域内学者（流行病学家、毒理学家和其他科学家）和社会各界专家交流和学习的平台。学会主办《暴露科学与环境流行病学杂志》（*Journal of Exposure Science and Environmental Epidemiology*），主要发表环境暴露和职业暴露等相关原始论文，2014 版 JCR 显示，其影响因子为 3.185。

此外，ISES 十分重视科研，不仅为其会员提供了很多学习和工作的机会，也为杰出的学者提供奖学金。

第 28 届国际暴露科学学会年会于 2018 年 8 月 26—30 日，在加拿大渥太华召开，会议主旨在于：发展和应用传统和创新的方法来评估环境压力及其对健康的影响；处理暴露于各种各样的环境压力下的问题，以及减少暴露条件下所产生的不可抗力因素；阐明生命周期中环境压力对健康的潜在影响，包括从发育到死亡的过程；促进跨学科方法以解决复杂的环境公共卫生问题。

第 29 届国际暴露科学学会年会于 2019 年 8 月 18—22 日，在立陶宛考纳斯召开，会议目的在于：了解影响健康生活的众多复杂因素之间的相互作用，重点关注建筑环境中空气污染物的暴露，并对自然和社会环境的影响进行充分讨论。会议内容主要围绕污染物来源和排放浓度，污染物暴露、危害和风险评估，暴露评估方法和模型，生物监测和生物反应展开。

（3）国际环境流行病学学会

国际环境流行病学学会（ISEE）起源于 1987 年，是一个包括拉丁美洲、地中海、欧洲和东亚范围内 60 多个国家和地区分支机构和地方团体成员的国际组织。ISEE 讨论的主题包括环境暴露（如空气污染、危险废物、重金属、农药、辐射），健康影响（如癌症、心血管疾病、神经系统影响、生殖影响），方法学（如生物标志物、生态调查、实验设计、暴露/剂量评估、Meta 分析、风险评估、统计），环境-基因相互作用，等。ISEE 会员是来自流行病学、暴露评估和暴露科学、毒理学、生物化学和生物统计学等学科的学者。

ISEE 为相关人员探讨健康与环境研究方面独特的问题提供了一个平台。ISEE 的使命是促进环境暴露对人群影响的流行病学研究等。

第 29 届年会于 2017 年 9 月 24—28 日在澳大利亚悉尼召开，会议主要就空气和水污染、土壤污染、内分泌干扰物、气候变化、健康城市、建筑环境、食物和水安全等新旧环境健康问题开展了不同层面的专题学术研讨。

第 30 届年会于 2018 年 8 月 26—30 日在加拿大渥太华召开，会议汇集了致力于健康和环境保护的学术界、政府、产业界和非政府组织的科学专家和从业者，探讨发展和应用传统及创新的方法来评估环境压力及其对健康的影响并对其进行处理；阐明生命周期中环境压力对健康的潜在影响。

第 31 届年会于 2019 年 8 月 22—25 日在荷兰乌特勒支召开，会议主要围绕空气、水体、土壤三大环境组成因素展开探讨，解决环境中（空气、水体、土壤）存在的各种干扰物质和污染物质，对生物机体的危害和影响。

(4) 国际环境毒理与环境化学学会

国际环境毒理与环境化学学会（SETAC）是创立于 1979 年的一个非营利、国际性的专业学会，所属成员和机构致力于环境问题的研究、分析和解决，自然资源的管理和规划，环境教育、研究和发展等，以实现环境的可持续发展和保护生态系统的整体性。会议不仅就人类活动及经济发展对生态环境以及人类健康的影响方面的最新研究成果进行讨论和交流，还特别就地区经济发展中代表性的环境问题进行专门研讨。

SETAC 是国际上环境毒理学与化学领域最有影响力的学会之一。目前已发展为拥有 5000 多名会员的环境科学和生态毒理学的专业学术团体，会员遍及北美、欧洲、亚太、非洲和拉丁美洲的 70 多个国家和地区的政府机构、学术界及工业界，拥有《环境毒理学与化学》[*Environmental Toxicology and Chemistry*（ET&C）]和《综合环境评估与管理》(*Integrated Environmental Assessment and Management*) 两个学术刊物。

SETAC 在 2010 年开始设立资深研究员名誉授予，只有在生态毒理学、环境化学、风险评价与全生命周期评价研究方面取得卓越贡献的科学家才能被推选为资深研究员，迄今全球一共 74 名资深研究员。SETAC 亚太终身成就奖设立于 2016 年，在亚太地区每两年评选一名，授予在毒理学和环境化学研究领域取得杰出成就的、对 SETAC 发展做出突出贡献的科学家。

2014 年 9 月 14 日—2014 年 9 月 17 日，国际环境毒理与环境化学学会（SETAC）在澳大利亚阿德莱德召开，本次会议的主题是：促进环境可持续发展的科学研究（Advancing Science for a Sustainable Environment）。

2015 年 8 月 25 日—2015 年 8 月 28 日，国际环境毒理与环境化学学会（SETAC）在新西兰纳尔逊召开，本次会议的主题是：环境管理的系统方法（A Systematic Approach to Environmental Management）。

2016 年 9 月 16 日—2016 年 9 月 19 日，国际环境毒理与环境化学学会（SETAC）在新加坡召开，本次会议的主题是：亚洲世纪的环境质量管理（Environmental Quality Management in the Asian Century）。

2017 年 5 月 7 日—2017 年 5 月 11 日，国际环境毒理与环境化学学会（SETAC）在比利时布鲁塞尔召开，本次会议的主题是：通过跨学科合作提高环境质量（Improve Environmental Quality through Interdisciplinary Cooperation）。

2018 年 5 月 13 日—2018 年 5 月 17 日，国际环境毒理与环境化学学会（SETAC）在意大利罗马召开，本次会议的主题是：生命周期评价和足迹（Life Cycle Assessment and Footprinting）。

2019 年 5 月 26 日—2019 年 5 月 30 日，国际环境毒理与环境化学学会（SETAC）在芬兰赫尔辛基召开，本次会议的主题是：完整的环境分析测试解决方案（Complete Testing Solutions for Environmental Analysis）。

（5）亚洲毒理学国际会议

亚洲毒理学国际会议（ASIATOX）是由亚洲毒理学会组织的重要国际学术大会，是亚洲地区毒理学领域高水平学术盛会，在亚洲同行领域享有较高声誉，并已受到美国、欧洲等地区毒理学界关注。大会主要关注毒理学领域的最新研究进展、前沿理论与技术、未来科学发展趋势，还将设有系列高水平的分会场专题报告等多种形式的学术交流活动，涵盖毒理学各个分支学科领域。

亚洲毒理学国际会议由亚洲毒理学学会主办，第一届大会于 1997 年在日本横滨举行。此后，亚洲毒理研究学会的成员轮流主办了八届亚洲毒理学国际会议。在 ASIATOX-Ⅷ（2018，泰国）会议上，亚洲毒理学会理事会通过决议，将亚洲毒理学国际会议的组织间隔时间由三年改为两年。

2006 年 6 月 18—21 日，第四届亚洲毒理学国际会议（ASIATOX-Ⅳ）在中国珠海召开，本次会议的主题是环境安全和人类健康：毒理学家面临的挑战（Environment safety and Human health, the challenges to toxicologists）。

2009 年 9 月 10—13 日，第五届亚洲毒理学国际会议（ASIATOX-Ⅴ）在中国台湾召开，本次会议的主题是基因与药物、食品、化学品和环境的相互作用和影响：亚洲的主要问题是什么？（Interactions and Impacts of Gene and Drugs, Foods, Chemicals, and Environment: What are the Major Problems in Asia?）。

2012 年 7 月 17—20 日，第六届亚洲毒理学国际会议（ASIATOX-Ⅵ）在日本仙台市召开，本次会议的主题是有机化学品、药物、金属和天然产品的风险与收益（Risks versus Benefits of Organic Chemicals, Drugs, Metals and Natural Products）。

2015 年 6 月 23—26 日，第七届亚洲毒理学国际会议（ASIATOX-Ⅶ）在韩国济州岛召开，本次会议的主题是现代毒理学的新前沿（New Frontier in Modern Toxicology）。

2018 年 6 月 17—20 日，第八届亚洲毒理学国际会议（ASIATOX-Ⅷ）在泰国芭堤雅市召开，本次会议的主题是亚洲智慧毒理学造福全球（Asia Wisdom in Toxicology for the Global Benefit）。

（6）全国毒理学大会

全国毒理学大会由中国毒理学会主办。中国毒理学会（Chinese Society of Toxicology, CST）是中国毒理学科技工作者自愿组成的非营利性学术组织，是国家民政部登记注册的独立法人社会团体，是中国科学技术协会所属的国家一级学会。

中国毒理学会始终坚持"大毒理"办会理念，吸纳了全国毒理学相关专业领域的机构和人员参加，已先后成立 28 个专业委员会，涵盖医学健康、食品毒理、工业毒理、生态毒理等众多专业领域，是中国毒理学界学术水平最高的学术团体。

中国毒理学会，为我国毒理学事业发展和公众健康保障做出了积极贡献，有力推动了毒理学的学科发展和科技进步，已成为中国毒理学领域最具影响力的学术团体。学会主办的全国毒理学大会已成为我国毒理学工作者的学术盛宴，至今已连续举办了 9 次（1993 年，北京；1997 年，西安；2001 年，南京；2005 年，沈阳；2009 年，贵阳；2013 年，广州；2015 年，武汉；2017 年，济南；2019 年，太原）。中国毒理学会积极开展科学传播工作，作为主办单位之一编辑出版的《中国药理学与毒理学杂志》《中国药物依赖性杂志》《毒理学研究》（*Toxicology Research*）等科学杂志，已经成为毒理科学领域的重要出版物。

中国毒理学会第六次全国毒理学大会于 2013 年 11 月 10—13 日在广东省广州市召开，大会主题：现代毒理科学与社会经济和健康事业发展。

中国毒理学会第七次全国毒理学大会于 2015 年 10 月 25—28 日在湖北省武汉市召开，大会主题：协同创新，驱动毒理学发展。

中国毒理学会第八次全国毒理学大会于 2017 年 10 月 16—18 日在山东省济南市召开，大会主题：推动毒理创新，促进健康安全。大会报告就毒理学领域的最新研究进展，如大气污染颗粒物、转基因农作物安全、动物源性等食品安全、纳米材料生物安全、水生态安全、药物的临床前安全评价等，从不同的角度解读了毒理学的发展与展望，并就国际动态与发展趋势，学科前沿和高新技术以及不同的学术研究成果进行了深入交流。

中国毒理学会第九次全国毒理学大会于 2019 年 9 月 17 —20 日在山西省太原市召开，大会主题：新时代毒理科学前沿与创新转化。

复习思考题

1. 简要概述生态毒理学发展史所包含的三个主要阶段。
2. 生态毒理学与传统毒理学相比，简单分析其主要差异。
3. 简要分析生态毒理学与环境毒理学之间的差异。
4. 简单概括生态毒理学主要的研究领域。

第2章 毒物毒性反应的主要概念

2.1 毒物的定义及分类

毒物（toxicant/poison）指的是在一定条件下，较小剂量就能够对生物体产生损害作用或使生物体出现异常反应的外源化学物。常见的毒物一般包含：天然的或食品变质后产生的毒素、环境污染物、农兽药残留、生物毒素等。

根据毒理作用不同，毒物可分为五类。腐蚀毒：对所有接触的机体局部产生腐蚀作用的毒物，如强酸、强碱、硝酸银、酚类和铜盐等。实质毒：吸收后引起实质脏器病理损害的毒物，如镉、汞、铅等重金属盐，无机磷，等。酶系毒：抑制特异酶系的毒物，如有机磷农药抑制胆碱酯酶，氰化物抑制细胞色素氧化酶，二氧化碳影响蛋白溶解酶等。血液毒：引起血液变化的毒物，如一氧化碳、亚硝酸盐、硝基苯、硫化氢以及某些蛇毒等。神经毒：引起中枢神经系统功能障碍的毒物，如醇类、麻醉药以及催眠药等抑制中枢神经系统，士的宁、烟碱、咖啡因等兴奋中枢神经系统。

根据毒物的理化性质、分类及来源，在毒物分析中一般将毒物分为六类。挥发性毒物：此类毒物一般分子量较小，结构简单，具有较大的挥发性，常见的有氢氰酸、氰化物、甲醇、乙醇、苯酚、硝基苯和苯胺。气体毒物：此类毒物在常温、常压下为气体，常见的有一氧化碳、液化石油气、天然气和硫化氢等。水溶性毒物：此类毒物主要包括一些易溶于水的物质，常见的有强酸、强碱和亚硝酸盐等。金属毒物：此类毒物包括一些金属和类金属化合物，常见的有砷、汞、铅、镉、铊等。不挥发性有机毒物：此类毒物大部分为分子量较大、结构复杂的一些药物，常见的有催眠安定药、兴奋剂、致幻剂及有显著生理作用的天然药物和动物毒素，如生物碱、强心苷等。农药：农药的种类很多，其中相当一部分对人、畜有较大毒性，易引起中毒，常见有机杀虫剂、除草剂等，其中大部分为有机农药。

根据毒物的应用范围，毒物可简单分为五类。工业性毒物，如强酸、强碱及溶剂；农业性毒物，如农药；生活性毒物，如煤气、杀鼠剂、消毒剂；药物性毒物，如各种安眠药、麻醉药；军事性毒物，如沙林、芥子气。

2.2 毒性的概念及分类

毒性（toxicity）又称生物有害性，一般是指外源化学物质与生命机体接触或进入生物活体后，能引起直接或间接损害作用的相对能力。也可简单表述为，外源化学物在一定条件下损伤生物体的能力。

毒性的发挥一般有两种方式。一种是该物质极易与血红蛋白结合，使红细胞无法运输氧气，导致生物体窒息，有这种毒性的物质一般是气态非金属氧化物，例如：一氧化碳、一氧化氮、二氧化氮、二氧化硫等。另一种是该物质能够破坏特定的蛋白质中的肽键，改变其化学组成，使蛋白质变性失活，无法发挥正常功能，使生物体的生命活动受到影响，如：甲醛、氰化物、砷化物、卤素单质等。

毒性分级一般可分为五级，从低到高为：微毒、低毒、中等毒、高毒和剧毒。毒性等级划分致死量如表 2-1 所示，级别越高毒性越大。

表 2-1 毒性等级划分致死量

毒性分级	大鼠一次经口 LD_{50} /(mg/kg)	6 只大鼠吸入 4h 死亡 2～4 只的浓度 /(mg/kg)	兔子经皮 LD_{50} /(mg/kg)	对人可能致死剂量	
				g/kg	g/60kg
剧毒	<1	<10	<5	<0.05	<0.1
高毒	1～<50	10～<100	5～<44	0.05～<0.5	0.1～<30
中等毒	50～<500	100～<1000	44～<350	0.5～<5	30～<250
低毒	500～<50000	1000～<10000	350～<2180	5～<15	250～<500
微毒	≥50000	≥10000	≥2180	≥15	≥500

2.3 毒性反应

2.3.1 毒性反应及其影响因素

毒物对机体所致原发性毒性作用而续发引起有害的生理、生化和病理变化，如细微的分子生化病损、亚细胞结构变化、组织和器官的损害，乃至生物体的死亡。用药剂量过大、用药时间过长或机体对药物敏感性过高时产生的危害性反应称为毒性反应。毒性反应是由化学物质与生物系统的化学成分进行可逆或不可逆的相互作用，而干扰机体正常代谢及自稳机制，引起细胞死亡、细胞氧化、突变、恶性变、变态反应或炎症反应，主要是一个分子过程。

通常药物的毒性反应是对人体有较大危害性的一种药物不良作用。一般因用药剂量过大或用药时间过长引起。根据药物的不同，中毒症状表现各异，主要是对中枢神经、消化、血液和循环系统以及对肝、肾造成功能性或器质性损害，严重者可危及生命。

毒性反应的类型、严重程度主要取决于毒物的理化性质、接触状况、生物系统或个体的敏感性。影响毒性反应的因素主要有四大类，其中包括化学因素、机体因素、环境因素及联合作用。化学因素主要取决于化学物质的结构、理化性质、纯度及稳定性；机体因素通常可分为遗传因素和非遗传因素两大类；气象条件、季节及昼夜节律以及外源化合物的接触特征和赋形剂，这是主要的环境因素；联合作用主要包括非交互作用和交互作用。

2.3.2　化学因素

2.3.2.1　化学物质的结构

毒物的化学结构是影响毒性反应作用的化学因素之一。在日常生活中，一些常见的化学物质结构也会对人体造成不同程度的毒害作用。例如亚硝酸盐进入人体以后，血红蛋白（Hb）会被氧化成高铁血红蛋白（MHb），从而影响组织对氧的利用，使人体出现不同程度的损伤；CN^-进入机体后会与细胞色素氧化酶中的铁离子结合，从而抑制组织内的生物氧化过程，对生物个体造成影响；惰性气体进入生物体内时，会降低生物体内氧的分压，从而使机体组织可利用的氧量减少，造成机体组织损伤；光气（$COCl_2$）、双光气（$ClCO_2CCl_3$）两种气体，其密度都大于空气，被吸入机体后，会与多种酶结合，干扰细胞的正常代谢，造成水肿，同时光气和双光气还会阻止机体内组织的气体交换，引起生物个体的窒息；当Mg^{2+}和F^-同时进入机体，且相互结合以后，机体内的磷酸葡萄糖变位酶就无法被激活，从而影响到机体的正常代谢；重金属铅中毒时消耗体内大量烟酸致使辅酶 Ⅰ/Ⅱ 合成减少，从而抑制脱氢酶的活性；同样，Hg^{2+}、Ag^+、As^{3+}等都可与酶分子中的巯基结合，从而起到对酶的抑制作用。

关于化学物质的结构与毒性的关系，可以总结成以下几个方面。

（1）官能团与毒性的关系

① 烃类化合物及其烃基　烃类化合物大部分溶于脂肪而难溶于水。一种化合物中凡含有烃基结构者均可增强其脂溶性，因而渗透力增高，毒性也相应地增强；分子中不饱和键增多可使化合物活性增大，毒性增强，例如乙炔毒性大于乙烯，乙烯毒性大于乙烷，芳香烃毒性大于脂肪烃，丙烯醛对眼结膜的刺激作用大于丙醛，丁烯醛毒性大于丁醛。

② 卤素　卤素元素具有强烈的吸电子效应，结构中增加卤素就会使分子的极化程度增加，更易与酶系统结合，使毒性升高。如卤代烃的麻醉作用，按其作用由弱到强，依次为CH_4、CH_3Cl、CH_2Cl_2、$CHCl_3$。

③ 羟基　脂肪族化合物引入羟基后，麻醉作用增强，毒性增高，芳香族化合物引入羟基后，毒性增高，多羟基的芳香族化合物毒性更高。如苯引入羟基后成为苯酚，后者具弱酸性，易与蛋白质中的碱性基团结合，与酶蛋白有较强的亲和力，毒性增大。

④ 巯基　硫的电负性为 2.5，低于氧（3.5），氢键具有较弱的极性，故硫醇化合物的水溶性较相应的醇化合物低，脂溶性增高，因而比醇化合物更易渗入组织；易与多种金属离子生成硫醇盐；易与带双键的化合物进行加成反应，故化学活性较高；易氧化生成二硫化合物，可干扰蛋白质中半胱氨酸与胱氨酸之间的氧化还原作用。

⑤ 醚键　R—O—R′，氧的未公用电子对有吸引氢离子的倾向，所以具有亲水性。醚中的烃基是疏水而亲脂的，故醚介于水油二相之间。醚具有定向排列的性质，氧有亲水性而烃基有亲油脂性，易渗入到组织中去。

⑥ 酸基和酯基　包括羧基（—COOH）和磺酸基（—SO_3H），当引入化合物后，可使

其理化性质发生很大的变化。水溶性及离解度增加，而脂溶性降低，难以在体内渗入到组织中去，从而使毒性降低。如苯甲酸的毒性较苯低，人工合成的染料中引入磺酸基也可以降低其毒性。酸经过酯化后，可使其离解度降低，脂溶性增高，吸收率较相应的酸高，毒性也较大。

⑦ 酰胺 蛋白质的肽键为酰胺结构。凡具有酰胺结构的化学物质，易与蛋白质的酰胺键生成氢键，容易与靶分子结合。酰胺在体内受酶的作用，可水解为相应的酸和胺。因此，也具有这些水解产物的毒性作用。酰胺水解缓慢，故作用也较缓和。

⑧ 醛和酮 可与氨基化合物缩合，与巯基化合物加成等。醛的活性一般大于酮，生物活性随着碳原子数的增加而递减。甲醛对大鼠口服的 LD_{50} 为 $500mg/kg$，而丙醛为 $1410mg/kg$。醛可以在体内还原为醇，同时表现出相应醇的毒理作用，如水合氯醛及其代谢产物三氯乙醇。

⑨ 胺基和硝基 胺具碱性，易与核酸、蛋白质的酸性基团起反应，易与酶发生作用，例如，伯胺 RNH_2＞仲胺 R_2NH＞叔胺 R_3N。芳香族化合物的 H 原子被硝基取代后，毒性发生改变，如苯环上引入硝基后，即成为高铁血红蛋白的形成剂。

(2) 异构体和立体异构与毒性的关系

异构体可分为构造异构和立体异构，立体异构又可分为构象异构（单键旋转）和构型异构（键的断裂和重建）。例如农药六六六（六氯环己烷），有七种同分异构体，γ-六六六急性毒性强、α-六六六致癌性强、$\alpha\&\gamma$-六六六兴奋中枢神经系统作用强、$\beta\&\delta$-六六六则抑制中枢神经系统。除了同分异构体之外，基团位置不同也会影响物质的毒性，如带两个基团苯环的毒性：对位＞邻位＞间位，对氨基酚的毒性：分子对称的＞不对称的，又比如曾经风靡一时的"反应停"，其 S(－) 镜像物比 R(＋) 镜像物胚胎毒性更强。

2.3.2.2 理化性质

毒物的理化性质是影响毒性反应作用的第二个化学因素。关于理化性质与毒性的关系，可以总结成以下几个方面。

① 溶解性与毒性 化学物的脂/水分配系数大表明脂溶性高，易以简单扩散的方式通过脂质双分子层，易在脂肪组织中蓄积，易侵犯神经系统。脂溶性极大的化学物不利于经水相转运。如机体对氯化高汞的吸收率为 2%，乙酸汞为 50%，苯基汞为 $50\%\sim80\%$，甲基汞在 90% 以上。含有离子化基团的化合物在生理学 pH 通常是水溶性强，不容易通过膜吸收，较易随尿排出体外。有毒化学物在体液中的溶解度愈大，毒性愈强。如砒霜（As_2O_3）在水中的溶解度比雄黄（As_2S_3）大 3 万倍，因而毒性较后者大；氯气和二氧化硫易溶于水，能迅速对上呼吸道产生刺激作用，而 NO_2 的水溶性较低，不易引起上呼吸道病变，需经一定潜伏期才能引起深部呼吸道病变。

② 分子量的大小与毒性 较小分子量（＜200）的亲水性分子如乙醇或尿素能经膜孔（直径为 $0.4nm$）以滤过方式越过膜。然而离子化合物不能通过膜孔。化学物微粒的大小与分散度成反比。分散度越大离子越小，其比表面积越大，表面活性越大。分散度的大小还可影响其进入呼吸道的深度和溶解度，从而影响毒性作用。

③ 挥发性与毒性 在常温下挥发性大的液态化学物易形成较大的蒸气压，易于经呼吸道吸入。例如，苯与苯乙烯的 LC_{50} 均为 $45mg/L$ 左右，但苯的挥发性较苯乙烯大 11 倍，故其经呼吸道吸入的危害性远较苯乙烯为大。将毒物的挥发度估计在内的毒性称为相对毒性。

对有机溶剂来说，相对毒性指数更能反映其经呼吸道吸收的危害程度[3]。而挥发度越大，则皮肤吸收减少，例如氢氰酸。

④ 相对密度与毒性　固体和液体的相对密度是该物质（完全密实状态）的密度与在标准大气压，3.98℃时，纯 H_2O 下的密度（999.972kg/m^3）的比值。气体的相对密度是指该气体的密度与标准状况下空气密度的比值。液体或固体的相对密度说明了它们在另一种流体中是下沉还是漂浮。有毒气体因其相对密度不同，会有明显的分层情况，且会通过呼吸道吸入，引起机体不同程度的中毒，例如矿井、地窖以及火灾毒烟等。化学性火灾的有毒烟雾的密度较轻，应匍匐逃生。

⑤ 电离度、荷电性与毒性　弱电解质在溶液里达电离平衡时，已电离的电解质分子数占原来总分子数（包括已电离的和未电离的）的百分数被称为电离度。即电离度表示弱酸、弱碱在溶液中离解的程度[4]。化学物主要以简单扩散的方式跨生物膜转运，只有非离子化形式可以简单扩散通过脂质双分子层。电离度低，非离子型比例越高，越易被吸收而发挥毒效应。电离度高，离子型比例越高，化合物虽易溶于水，但较难被吸收而易随尿排出，毒性的发挥受到影响。空气中的化学物微粒的荷电性影响其在空气中的沉降和呼吸道的阻留率。

⑥ 稳定性与毒性　化学物的稳定性也可能影响毒性。如有机磷酸酯杀虫剂。故在进行毒理学实验研究之前，应该获得其在使用情况下的稳定性资料。

2.3.3　机体因素

2.3.3.1　遗传因素

不同物种的动物的解剖、生理、遗传和代谢过程均有差异。例如，胆囊多数动物有，而大鼠无；每分钟心输出血量占总血量的比值，人一般为 1，而小鼠为 20；关于肝脏分叶，狗有 7 叶，兔有 5 叶，大鼠为 6 叶，小鼠为 4 叶；而体细胞的染色体数目，不同生物个体，都有所差异，例如狗有 78 条，兔有 44 条，大鼠有 42 条，小鼠有 40 条，人有 46 条。

除了上述关于解剖、生理方面的差异，代谢差异也属于遗传因素的一种。代谢差异的本质是代谢酶的差异，是影响毒性的主要因素。其中，量的差异意味着占优势的代谢途径不同，质的差异是指酶的多态性。例如，苯胺可在猪体内转化为邻氨基苯酚，毒性强，而在兔体内则生成对氨基苯酚，毒性弱；β-萘胺在人体内 N-羟化可诱发膀胱癌，但豚鼠却不能将其 N-羟化；还有乙二醇，乙二醇氧化代谢生成草酸的速率：猫＞大鼠＞兔，其毒性反应也依此递减。遗传因素除了个体解剖、生理方面的差异和代谢差异，还与个体的修复能力差异有关。不同组织修复能力有差异，例如脑组织的再生能力很差，但肝、肾的再生能力却很强；此外，一些因自身修复功能缺失而导致的遗传病也是目前比较常见的，例如修复功能缺陷导致的着色性干皮病（XP）、共济失调毛细血管扩张症（AT）。同样，修复酶的多态性，会导致个体修复能力的差异。

2.3.3.2　非遗传因素

个体的健康状况对于毒性反应的敏感程度会存在影响。假如个体患有着色性干皮病（XP）等一些常染色体隐性遗传病，有 DNA 损伤的修复缺陷，则对烷化剂的敏感程度较常人高；若个体肾功能衰竭时，化学物的排泄半减期延长，对于药效和毒效都会产生影响；同样，个体的免疫状态（过敏反应）也会影响其对毒性反应的敏感程度；当个体处于应激刺激状态时，则会影响药物的代谢和分布。

个体的年龄差异对于毒性反应的敏感程度也会存在影响。例如在生物转运方面的差异，新生儿和老人胃酸分泌少，影响化学物的吸收，婴儿对青霉素的吸收较强，但对乙酰氨基酚的吸收较弱；婴儿和老人血浆清蛋白水平都较低，与化合物结合力下降，增加了游离化合物的浓度；婴儿血-脑脊液屏障不健全，对中枢神经毒性化学物吗啡、铅等的敏感性高；婴儿和老人肾小球的滤过作用和肾小管分泌都较低，对化学物的清除变慢，易导致蓄积毒性增加。在药物代谢酶系统方面，由于婴儿的药物代谢酶不完善，所以某些药物对幼体和成体的毒性反应是存在差异的。例如环己烯巴比妥，代谢失活，使成年小鼠睡眠时间小于1h的剂量对乳鼠则有致命的毒性；对乙酰氨基酚，需代谢活化，对乳鼠的肝毒性要比成年小鼠小；胆红素，与葡糖醛酸结合不足，可提高游离胆红素的水平，引起新生儿黄疸并导致脑损害。除此之外，老年动物对某些药物如利多卡因的代谢能力较低，在体内的清除量减少。同时，随着年龄递增，老年人神经递质的合成能力下降，会加强某些毒物的神经毒性。

不同性别的个体对于毒性反应的敏感程度也会不同。雄性比雌性有更快的生物转化速度，例如环己烯巴比妥，雌性大鼠的生物半衰期要比雄性大鼠长得多；不同性别之间还存在排泄差异，例如2,4-二硝基甲苯，在雄性体内，其代谢产物更多由胆汁排泄，在肠管被还原后再吸收；性激素的直接影响也会使不同性别的个体之间存在敏感性的差异，例如氯仿对小鼠的肾毒性，雄性个体更敏感，但阉割后性别差异消除，再给予雄激素可恢复性别差异。

个体营养状况的不同对毒性反应的敏感程度也会不同。蛋白质缺乏会导致微粒体酶活性以及血清白蛋白水平降低；脂肪酸缺乏会引起微粒体酶活性降低，而脂质是细胞色素 P450 所必需；矿物质和维生素缺乏会导致酶活性降低。

2.3.4　环境因素

2.3.4.1　气象条件

气象条件属于外源性因素，外界条件的变化和不同都会影响毒物毒性反应作用。其中，气温、气湿、气压、pH、碱度、盐度和硬度等都属于气象因素。高温时，机体毛细血管扩张、血液循环加快、呼吸加速，环境温度对3种农药小鼠腹注毒性影响如表2-2所示。

表 2-2　环境温度对3种农药小鼠腹注毒性影响

农药	LD_{50} 及 95％可信限/(mg/kg)		
	1℃	27℃	38℃
对硫磷	16.5(13.2～20.6)	29.0(23.0～35.9)	11.3(8.3～15.2)
西维因	263(173～400)	588(420～822)	112(66～191)
DDT	750(535～1050)	1175(758～1821)	875(565～1385)

高温时多汗，机体随汗液排出氯化钠等物质增多。高温可引起胃液分泌减少、胃酸降低，影响化学毒物经胃肠吸收。同时排汗增多，尿量减少易造成经肾脏随尿排出的化学毒物或其代谢产物在体内存留时间延长。

高气湿可使经皮肤接触吸收的化学毒物吸收速度加快。因为高气湿环境汗液蒸发困难，皮肤角质层的水合作用加强，脂水分配系数较低的化学毒物也相对易于吸收。当气湿增大时，机体体温调节负荷增加，在高温高湿的情况下，皮肤吸收量增加，黏附时间延长。

有研究表明：高气湿环境下，某些毒物刺激作用增大。如：HF、HCl、NO_x、SO_2 等毒物可改变毒物形态。SO_2 在高气湿时可变为 H_2SO_4，毒性增大。

气压过高时，毒物在体液中的溶解度增加。

关于 pH 和碱度，酸性较强（pH＜5）条件下，氢离子会对水生生物产生危害；pH 也会影响溶液中亲脂性那部分金属的生物可利用性。

同样的盐度对痕量金属在生物相中富集的影响会受到生物因素和化学因素的影响。硬度会影响有机表面活性剂的毒性，降低金属的毒性。

2.3.4.2 季节及昼夜节律变化

季节及昼夜节律的变化，同样也会影响毒物毒性反应作用。生命活动随季节或昼夜节律而波动，呼吸、循环、泌尿、内分泌、肝脏代谢等均有节律性。不同种属生物个体因季节和昼夜节律变化，所表现出来的毒性反应敏感程度皆不同。表 2-3 简单列举了小鼠、大鼠和人，这三种不同的生物个体，在不同季节和不同昼夜节律条件下给药，所表现出的不同毒性反应。

表 2-3 小鼠、大鼠和人在不同季节和不同昼夜节律条件下的给药反应

种属	试剂	给药时间	毒性反应
小鼠	苯巴比妥	14:00	睡眠时间最长
		2:00	睡眠时间最短
大鼠	苯巴比妥钠	春季	睡眠时间最长
		秋季	睡眠时间最短
人	水杨酸	8:00	排出速度慢,体内停留时间长
		20:00	排出速度快,体内停留时间短

2.3.4.3 外源化学物的接触特征和赋形剂

外源化学物的接触途径会影响生物个体对毒物的吸收速度和吸收率。通常静脉注射≈吸入＞腹腔注射≥肌肉注射＞皮下注射＞皮内注射＞口服＞经皮肤。同样，接触持续时间不同，其毒性表现也不同。急性大剂量染毒一般表现为速发毒性，也可能产生迟发毒性、慢性毒性；而长时间低剂量染毒一般表现为长期的、低水平的或慢性的效应，也可能产生急性毒性。除了接触途径和持续时间，接触频率也会影响到毒物的毒性反应。一般一次全部给予很可能会造成严重中毒，但分几次给予可能仅会引发轻微的毒性反应，或无毒作用。除了三个与毒物接触相关的因素外，外源化学物的溶剂和助溶剂种类的不同也会对毒性反应的敏感程度产生影响。一般，化学物在溶剂或助溶剂中的浓度越大，毒性反应的敏感程度也就越明显，反之浓度越小，毒性反应的敏感程度越低。但前提是溶剂或助溶剂本身无毒、不与受试化学物发生反应、不影响受试化学物的毒性，且受试化学物在溶剂或助溶剂中稳定。

2.3.5 化学物的联合作用

同时或先后接触两种或两种以上外源化学物对机体产生的总毒性效应，称为联合作用。联合作用一般分为非交互作用和交互作用两大类。非交互作用包含了相加作用和独立作用；交互作用包含了拮抗作用、加强作用和协同作用。

2.3.5.1　非交互作用

相加作用（addition joint action）是非交互作用中的一个类别，通常指的是每一化学物以相同的方式，相同的机制，作用于相同的靶标，总毒性效应等于各个化学物单独对机体产生效应的算术总和，类似于简单相似作用（剂量相加），示意图如图 2-1 所示。

独立作用（independent action）是非交互作用中的另一类别，通常指的是各化学物毒性效应不同，但互不影响，且总效应是由每个化合物的反应总和决定，类似于简单不同作用（反应相加），示意图如图 2-2 所示。

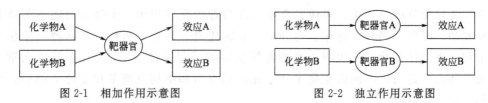

图 2-1　相加作用示意图　　　　　图 2-2　独立作用示意图

2.3.5.2　交互作用

两种或两种以上外源化学物造成比预期的相加作用更强的（协同、增强）或更弱的（拮抗作用）联合效应，在毒理学中称为外源化学物对机体的交互作用（interaction）。一般通过化学反应对吸收和排泄过程产生影响，从而影响生物转化酶的量。

协同作用（synergistic effect）是一类典型的交互作用，当化学物联合作用对机体产生的总毒性效应大于各个化学物单独对机体的毒性效应总和时，即可称为协同作用。例如马拉硫磷与苯硫磷联合染毒，毒性明显增加，其主要原因可能是苯硫磷可以抑制肝脏分解马拉硫磷的酯酶。示意图如图 2-3 所示。

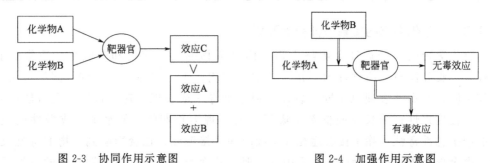

图 2-3　协同作用示意图　　　　　图 2-4　加强作用示意图

加强作用（potentiation joint action）同属于交互作用，通常指一种化学物单独作用于机体并无某种毒性，但与另一种化学物同时或先后暴露时使后者毒性效应增强。例如促癌物（苯巴比妥、乙烯雌酚），本身并不致癌，但能够加强致癌物的致癌效应。示意图如图 2-4 所示。

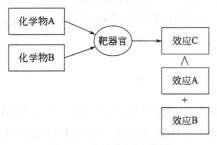

图 2-5　拮抗作用示意图

拮抗作用（antagonism effect）也是一类交互作用，一般如果化学物联合作用对机体所产生的总毒性效应小于各个化学物单独毒性效应的总和，则该作用可称为拮抗作用。例如阿托品和氯磷定对有机磷农药就存在一个明显的拮抗作用。示意图如图 2-5 所示。

2.4 毒性反应和毒性效应

2.4.1 毒性反应

毒性反应（toxic reaction），是指用药剂量过大、用药时间过长，或药物在体内蓄积过多时，对用药者靶组织（器官）发生的危害性反应，一般比较严重。

毒性反应是由化学物质与生物系统的化学成分进行可逆或不可逆的相互作用，而干扰机体正常代谢及自稳机制，以致引起细胞死亡、细胞氧化、突变、恶性变、变态反应或炎症反应，主要是一个分子过程。毒性反应是药物不良反应的主要类型之一，是没有任何防治意义的毒性作用，一般在用药过量时，或在用药者对药物耐受性较差时出现。毒性反应的类型、严重程度主要取决于毒物的理化性质、接触状况、生物系统或个体的敏感性。

毒性反应一般比较严重，但是可以预知也是应该避免发生的不良反应。按其毒性发生速度的快慢可分为两类。①急性毒性：短期内过量用药而立即发生的毒性。②慢性毒性：长期用药在体内蓄积而逐渐发生的毒性，致癌、致畸胎、致突变三致反应也属于慢性毒性范畴。

2.4.2 剂量-反应关系

剂量（dose）有多种表示方式。不但可指机体接触化学物质的量或在试验中给予机体受试物的量（外剂量），又可指化学物质被吸收入血的量（内剂量）或到达靶器官并与其相互作用的量（靶剂量、生物有效剂量）。虽然靶剂量直接决定了化学物质所致机体损伤的性质与强度，但由于检测比较复杂，故毒理学中的剂量通常是指机体接触化学物质的量或给予机体化学物质的量，单位为 mg/kg、mg/cm^2 等。

反应（response）指化学物质与机体接触后引起的生物学改变，可分为两类。一类属于计量资料，有强度和性质的差别，可以某种测量数值表示，这类效应称为量反应（graded response）。另一类效应属于计数资料，没有强度的差别，不能以具体的数值表示，而只能以"阴性或阳性""有或无"来表示，如死亡或存活、患病或未患病等，称为质反应（quantal response）。量反应通常用于表示化学物质在个体中引起的毒效应强度的变化，质反应则用于表示化学物质在群体中引起的某种毒效应的发生比例。

剂量-反应关系指毒物作用于机体时的剂量与所引起的生物学效应的强度或发生频率之间的关系。它反映毒性效应和接触特征，以及它们之间的关系，是评价毒物的毒性和确定安全接触水平的基本依据，是毒理学所有分支领域的最基本的研究内容。

剂量-反应关系的应用前提必须是所研究的反应是由化学物接触引起的，反应的强度与剂量有关，且要有定量测定毒性的方法和准确表示毒性大小的手段。

剂量-反应关系的应用有助于发现化学物的毒效应性质，所得到的有关参数可用于比较不同化学物的毒性，有助于确定机体易感性分布，是判断某种化学物与机体出现某种损害作用存在的因果关系的重要依据，是安全性评价和危险性评价的重要内容。

剂量-反应关系进行细分可分为剂量-量反应关系（graded dose-response relationship）和剂量-质反应关系（quantal dose-response relationship）。剂量-量反应关系表示化学物质的剂量与个体中发生的量反应强度之间的关系。如空气中的 CO 浓度增加导致红细胞中碳氧血红蛋白含量随之升高，血液中铅浓度增加引起氨基乙酰丙酸脱氢酶（ALAD）的活性相应下降，都是表示剂量-量反应关系的实例。

剂量-质反应关系表示化学物质的剂量与某一群体中质反应发生率之间的关系。如在急性吸入毒性实验中，随着苯浓度的增高，各试验组的小鼠死亡率也相应增高，表明存在剂量-质反应关系。

剂量-量反应关系和剂量-质反应关系统称为剂量-反应关系，是毒理学的重要概念。化学物质的剂量越大，所致的量反应强度应该越大，或出现的质反应发生率应该越高。在毒理学研究中，剂量-反应关系的存在被视为受试物与机体损伤之间存在因果关系的证据。当然，前提是排除实验干扰因素造成的假象。

2.4.3 时间-剂量-反应关系

时间-剂量-反应关系（time-dose-response relationship，TDRR）是用时间生物学的方法来阐明化学毒物对于机体的影响。因为机体对于化学毒物具有处理能力，即生物转运和生物转化的能力。在此过程中，化学毒物的数量始终随时间的进程而发生变化。这种时-量之间的密切关系可以直接影响到毒性作用的性质、强度以及发生时间，从而决定了化学毒物的毒性特点。从另一方面看，化学毒物与机体的接触时间长短也直接影响其毒性作用。在一般情况下，连续接触所需的剂量要远小于间断接触所需的剂量；而在接触剂量相同的情况下，连续接触所致的损害强度要远大于间断接触时的强度。

2.4.4 毒性效应

毒性效应（toxicity effect）是指毒物或药物对机体所致有害的生物学变化，如痉挛、致畸、致癌或致死等效应。例如氟乙酰胺经体内脱胺，生成氟乙酸，再经活化后在缩合酶的作用下，与草酰乙酸缩合，生成与柠檬酸结构相似的氟柠檬酸，抑制乌头酸酶的合成与转化，干扰机体正常三羧酸循环而产生神经系统和心脏毒效应。

2.4.5 剂量-效应关系

剂量-效应关系是指一种外来化合物剂量与个体或群体呈现某种效应的定量强度，或平均定量强度之间的关系。效应是计量资料，又称量效应（graded effect），生物效应可以用其测量值来表示，如有机磷酸酯农药抑制胆碱酯酶活性程度，可用酶活性单位的测定值来表示。如量效应以其一定值作为界限时，可作为质效应的指标。

常见的用来表示剂量-效应关系的曲线有 3 种。

① 直线型　效应强度与剂量呈直线关系，随着剂量的增加，效应的强度也随着增加，并成正比关系。但在生物机体内，此种直线关系较少出现，仅在某些体外实验中，在一定的剂量范围内存在。

② 抛物线型　剂量与效应呈非线性关系，即随着剂量的增加，效应的强度也增加，但最初增加急速，然后变为缓慢，以致曲线先陡峭，然后平缓，呈抛物线型。如将剂量换成对数值，则成直线。剂量与效应关系，换成直线，可便于在低剂量与高剂量，或低反应强度与高反应强度之间进行互相推算。

③ S状曲线　此种曲线的特点是在低剂量范围内，随着剂量增加，效应强度增加较为

缓慢，然后剂量较高时，效应强度也随之急速增加，但当剂量继续增加时，效应强度增加又趋向缓慢。曲线开始平缓，继之陡峭，然后又趋平缓，呈不甚规则的 S 状。S 状曲线分为对称或非对称两种。非对称 S 状曲线两端不对称，一端较长，另一端较短。如将非对称 S 状曲线横坐标（剂量）以对数表示，则成为一对称 S 状曲线。

复习思考题

1. 什么是毒物，常见的毒物有哪些，如何分类？
2. 什么是毒性，毒性如何分级？
3. 简要概述影响毒物毒性反应的因素。
4. 什么是联合作用，联合作用又可分为哪些类型，加以简要概括，并画出相应作用的简单示意图。
5. 简单概括毒性效应与毒性反应的区别。

第3章 生态毒理学研究方法

3.1 常规毒性试验

3.1.1 急性毒性试验

3.1.1.1 急性毒性试验的概念及目的

急性毒性试验（acute toxicity test）是研究化学物质大剂量一次染毒或 24h 内多次染毒生物所引起的毒性试验。主要测定半数致死量（浓度），观察急性中毒表现，经皮肤吸收能力以及对皮肤、黏膜和眼有无局部刺激作用等，以提供受试物质的急性毒性资料，确定毒作用方式、中毒反应，并为亚急性和慢性毒性试验的观察指标及剂量分组提供参考。

急性毒性试验的试验目的是得到受试化合物对一种或几种试验动物的致死剂量（通常以 LD_{50} 为主要参数），以初步估计该化合物对人类毒害的危险性；阐明受试化合物急性毒性的剂量-反应关系与中毒特征；利用急性毒性试验方法研究化合物在机体内的生物转运和生物转化过程及其动力学变化，也可用于研究急救治疗措施。

3.1.1.2 急性毒性试验动物的选择

急性毒性试验动物物种选择以哺乳动物为主。实际应用中以大鼠和小鼠为主，其中大鼠使用量较小鼠多。需指出大鼠并非对外来化合物都敏感。家兔常用于研究化合物的皮肤毒性，包括对黏膜的刺激。猫、狗也用于急性毒性试验，但因价贵不宜大量使用。猪为杂食动物，对一些化合物的生物效应表现与人有相似之处，尤其是皮肤结构与人较近似，但因体大、价贵，不便大量使用。

归纳起来，在进行化合物急性毒性研究中，选择试验动物的原则是：尽量选择对化合物毒性反应与人近似的动物；易于饲养管理，试验操作方便；易于获得、品系纯化，且价格较低的动物。为了有利于预测化合物对人的危害，要求选择两种以上的试验动物，最好一种为啮齿类，一种为非啮齿类，分别求出其急性毒性参数。

一般研究外来化合物急性毒性，需雌雄两性动物同时分别进行，每个剂量组两性动物数相等。急性毒性使用小鼠体重以 18～25g、大鼠 180～240g、豚鼠 200～250g、家兔 2～2.5kg、猫 1.5～2.0kg 为宜。

试验动物喂养室室温应控制在（22±3）℃，家兔可控制在（20±3）℃，相对湿度30%～73%，无对流风。每笼动物数以不干扰动物个体活动及不影响试验观察为度，必要时需单笼饲养。饲养室采用人工昼夜为好，早6点至晚6点进行12h光照，其余12h黑暗，一般食用常规试验室饲料，自由饮水。

3.1.1.3　试验动物染毒方法

在急性毒性暴露试验中，针对不同受试个体和不同试验目的，可采取不同的染毒方式。常见的染毒方式有经口和灌胃两种。经口（胃肠道）接触目的是研究外来化合物能否经胃肠道吸收及求出经口接触的致死剂量（LD_{50}）等。由于外来化合物可以污染饮水及食物，此种染毒方式在卫生毒理学中占有重要地位。灌胃是将液态受试化合物或固态、气态化合物溶于某种溶剂中，配制成一定浓度，装入注射器等定量容器，经过导管注入胃内。

在每一试验系列中，同物种试验动物灌胃体积最好一致，即以单位体重计算所给予的体积应一致，即 mL/kg 或 mL/g 计。这是因为成年试验动物的胃容量与体重之间有一定的比例。按单位体重计算灌胃液的体积，受试化合物的吸收速度相对较为稳定。小鼠一次灌胃体积在 0.2～1.0mL/只或 0.1～0.5mL/10g 较合适，大鼠一次灌胃体积不超过 5mL/只（通常用 0.5～1.0mL/100g），家兔不超过 10mL/2kg，狗不超过 50mL/10kg。

3.1.1.4　急性毒性试验的类型

急性毒性试验在目前的毒理实验中运用较为广泛。常见的急性毒性试验有：水生生物急性毒性试验、植物急性毒性试验、陆生生物的急性毒性试验和哺乳动物急性毒性试验。在水生生物急性毒性试验中，以鱼类毒性试验、水蚤类急性毒性试验、藻类急性毒性试验最为普遍；在植物急性毒性试验中，种子发芽和根伸长的急性毒性试验、陆生植物生长急性毒性试验最为常见；家蚕急性毒性试验、蜜蜂急性毒性试验、蚯蚓急性毒性试验和鸟类急性毒性试验则为最常见的陆生生物的急性毒性试验。

3.1.1.5　半数致死剂量

半数致死剂量（median lethal dose，LD_{50}）指化学物质引起一半受试对象出现死亡所需要的剂量，又称致死中量。LD_{50} 是评价化学物质急性毒性大小最重要的参数，也是对不同化学物质进行急性毒性分级的基础标准。化学物质的急性毒性越大，其 LD_{50} 的数值越小。

LD_{50} 是一个生物学参数，受多种因素影响。对于同一种化学物质，不同种属的动物敏感性不同，接触途径不同也可影响 LD_{50} 的值。因此，在表示 LD_{50} 时，必须注明动物种属和接触途径。对于某些化学物质，同种不同性别的动物敏感性不同，还应标明不同性别动物的 LD_{50}。此外，实验室环境、喂饲条件、染毒时间、受试物浓度、溶剂性质、实验者操作技术的熟练程度等均可对 LD_{50} 产生影响。在计算 LD_{50} 时，还要求出 95% 可信限，以 $LD_{50}±1.96\delta$ 来表示误差范围。

3.1.1.6　LD_{50} 的测定方法

常用的 LD_{50} 测定方法有三种：概率单位法（Bliss 法）、累计法（Reed-Muench、Karber）、序贯法。

（1）概率单位法

① 进行实验。死亡率为 10%～50%、50%～90% 的组数各占一半。死亡率为 0% 和

100％时，舍去不用。

② 数据转换。计算剂量对数 x 和死亡率概率单位 y（举例数据如表 3-1 所示）。

③ 对 x 和 y 进行回归分析，求出回归方程。

④ 由回归方程计算当 $y=5$ 时的 x 值。

⑤ 取 x 值的反对数得到 LD_{50}。

表 3-1 某农药对急性大白鼠的 LD_{50} 测定计算

剂量/(mg/kg)	受试动物数	死亡数	死亡率/%	计量对数(x)	死亡率概率单位(y)
1000	10	1	10	3.0000	3.7184
1200	10	2	20	3.0792	4.1584
1400	10	3	30	3.1461	4.4756
1600	10	5	50	3.2041	5.0000
1800	10	7	70	3.2553	5.5244
2000	10	9	90	3.3010	6.2816

⑥ 进行回归分析

$r=0.9738$；$p=0.001025$；$y=8.1526x-20.9376$

计算：当 $y=5$ 时，$x=3.1815$。取 x 的反对数，得 $LD_{50}=1518.7773mg/kg$

故该农药对大白鼠的 LD_{50} 为 1519mg/kg。

(2) 累计法（数据如表 3-2 所示）

① 剂量组按等差或等比级数分 5～8 组。

② 死亡率在 0～100％之间。

③ 分别累计各组动物死亡总数和存活总数。

④ 分别求各组的累计动物死亡率。

⑤ 用线性插值法求半数致死量。

表 3-2 累计法求半数致死量举例数据

剂量/(mg/kg)	剂量对数	受试动物数	死亡动物数	存活动物数	累计死亡数	累计存活数	累计死亡率/%
800	2.903	10	0	10	0	32	0
1000	3.000	10	1	9	1	22	4.3478
1200	3.079	10	3	7	4	13	23.5294
1400	3.146	10	7	3	11	6	64.7059
1600	3.204	10	8	2	19	3	86.3636
1800	3.255	10	9	1	28	1	96.5517
2000	3.301	10	10	0	38	0	100

a. 死亡率每增加一个百分点，剂量对数增加 0.00163。

b. 死亡率从 23.529％增加到 50％，剂量对数增加 0.0431。

c. $lgLD_{50}=3.079+0.0431=3.1221$。

d. 取反对数得到 LD_{50} 为：1324.65mg/kg。

(3) 序贯法（数据如表 3-3 和表 3-4 所示）

① 实验：从接近 LD_{50} 剂量的各组动物（组数 n）开始，等比级数分 4~6 组；每只动物（阳性）依次进行，剂量浓度逐级递减。

② 计算各组动物数。

③ 计算各组动物组数 n 与剂量对数 x 的乘积之和：$\sum nx$。

④ 计算 LD_{50} 的对数值：$\sum nx / \sum n$。

⑤ 取反对数得到 LD_{50}。

表 3-3 序贯法求半数致死量举例数据 1

剂量/(mg/kg)	剂量对数	1	2	3	4	5	6	7	8	9	10	11	12	13	14	15	16	17	18	19
3.763	0.5755																			
5.968	0.7758					−		−				−				−				
9.465	0.9761		−		+		+		−		+		−		+		−		−	
15.012	1.1764	+		+						+				+				+		+
23.809	1.3767	+																		

注：苯噁唑与狄普诺啡催醒经眠乃宁麻醉大鼠的 LD_{50} 测定，剂量按等比级数分组（$r=1.586$）。

＋：催醒；—：未催醒。

表 3-4 序贯法求半数致死量举例数据 2

剂量/(mg/kg)	剂量对数 x	阳性动物数	阴性动物数	合计动物数 n	阳性反应率/%	nx
3.763	0.5755	0	0	0	0	
5.968	0.7758	0	4	4	0	3.1032
9.465	0.9761	4	5	9	44.44	8.7849
15.012	1.1764	6	0	6	100	7.0584
23.809	1.3767	0	0	0	0	
合计		10	9	19		18.9465

$\lg LD_{50} = \sum nx / \sum n = 18.9465/19 = 0.9971$，取反对数得到 $LD_{50} = 9.9354$。

3.1.2 亚慢性和慢性毒性试验

3.1.2.1 亚慢性毒性试验的概念及目的

亚慢性毒性试验（subchronic toxicity test）是研究试验动物连续多日接触受试物时所产生的毒性作用的试验，试验期一般占动物生命周期的 1/3~1/10，例如大鼠为 3~6 个月，狗为 4~12 个月。其目的是进一步确定受试物是否具有蓄积作用，试验动物对受试物是否会产生耐受性，同时初步估计出现毒性作用的最小剂量和不出现毒作用的最大剂量。

3.1.2.2 亚慢性毒性试验期限

亚慢性毒性试验期限的确切时间，至今还没有达成共识。一般环境毒理学与食品毒理学认为的期限为 3~6 个月，而工业毒理学上则认为 1~3 月即可。这是因为人类接触大气、水和食品污染物的时间较长，而在工业生产过程中人接触化合物仅限于一生中的工作时间，且每日工作一般不超过 8 小时。

现有学者认为亚慢性毒性试验是对试验动物进行 90 天喂饲，即将受试物混合于饲料或饮水中，动物连续摄取 90 天。这是因为有研究报道认为动物连续接触外来化合物 90 天，其毒性效应在继续延长接触时间后基本不会改变，故没有必要再延长接触期限。不仅如此，他们还主张呼吸道接触可进行 30 天或 90 天试验，每周 5 天，每天 6 小时。经皮肤试验则进行 30 天。

3.1.2.3　亚慢性毒性试验动物和染毒途径

亚慢性毒性作用研究一般要求挑选两种试验动物，一种为啮齿类，另一种为非啮齿类，如大鼠和狗，以便从多方面了解受试物的毒性特征。由于亚慢性毒性试验期较长，所以动物的体重（年龄）应较小，如小鼠保持在 15g 左右，大鼠则在 100g 左右。

在亚慢性毒性试验过程中选择接触外来化合物的途径时，应考虑两点：一是尽可能模拟人类在环境中接触该化合物的途径或方式，二是应与预期进行慢性毒性试验的接触途径相同。具体接触途径主要有经口、经呼吸道和经皮肤三种。

3.1.2.4　亚慢性毒性试验剂量选择与剂量分组

亚慢性毒性试验的整个过程中，需控制化合物的上限剂量，动物不死亡或仅有个别死亡，但会产生明显的中毒效应，或靶器官出现典型的损伤。有两个数值可以参考并确定该化合物的上限剂量：一是以急性毒性的阈剂量为最高剂量；二是以该化合物 LD_{50} 的 $1/20\sim$ $1/5$ 为最高剂量。

求出化合物剂量-反应关系是亚慢性毒性试验所必需的，只有求出剂量-反应关系才能阐明受试化合物的亚慢性毒作用特征，并为慢性毒性试验做好准备。为此，亚慢性毒性试验至少应设计三个染毒剂量组及一个正常对照组，必要时再加一个受试化合物的溶剂对照组。最低剂量组的剂量应相当于亚慢性毒性的阈剂量水平或未观察到作用的剂量水平，中间剂量组动物以出现轻微中毒效应为度。组内动物个体体重相差应不超过平均体重的 10%，组间平均体重相差不超过 5%。小动物每组应多于 20 只，大动物多于 6~8 只。

3.1.2.5　亚慢性毒性试验观察指标

亚慢性毒性试验的观察指标通常分为一般综合性观察指标和一般化验指标。一般综合性观察指标是非特异性观察指标，它是外来化合物对机体毒性作用的综合性总体反映。例如动物在亚慢性毒性试验过程中，动物体重的增长受到多种因素的影响，包括食欲变化、消化功能变化、代谢和能量消耗变化等。体重变化的表示方式，可将接触组与对照组同期体重绝对增长的重量加以比较和统计学处理。也可统计和比较接触组与对照组同期体重增长百分率（以接触化合物开始时动物体重为 100% 计）。在亚慢性毒性试验期间必须观察并记录动物的饮食情况，在此基础上计算食物利用率，即动物每摄食 100g 饲料所增长的体重（g）。分析比较接触组与对照组的食物利用率，有助于分析试验动物接触受试化合物时产生的生物学效应。试验动物在接触外来化合物过程中所出现的中毒症状及出现各症状的先后次序、时间均应记录和分析。脏器系数或称脏/体比值，是指某个脏器的湿重与单位体重的比值，通常以 100g 体重计。如肝/体比，即（全肝湿重/体重）×100。此指标的意义是试验动物在不同年龄期，在正常情况下其各脏器与体重之间重量比值有一定规律，若受试化合物使某个脏器受到损害，则此比值就会发生改变，可以增大或缩小，因此，脏/体比值是一个灵敏、有效和经济的指标。

一般主要的化验检测指标有血象和肝、肾功能，在亚慢性毒性试验中研究外来化合物对试验动物的毒性作用，一般这类指标都作为筛检性和探讨性的指标来使用。血象检测包括红细胞计数、白细胞计数和分类、血红蛋白定量等。同时肝、肾功能也是一种常规指标，如SGOT、SGPT、血清尿素氮、尿蛋白定性或定量、尿沉渣镜检等。

值得注意的一点是，病理学检查在亚慢毒性试验中应受到重视。在接触受试物过程中死亡的动物均应及时解剖，经过肉眼检查后再进行病理组织学检查。必要时做组织化学或电镜镜检。

3.1.2.6　慢性毒性试验的概念及目的

慢性毒性试验（chronic toxicity test）是指试验动物长期接触低剂量外来化合物，观察化合物对试验动物所产生的生物学效应的试验。慢性毒性试验目的是确定外来化合物的毒性下限，即长期接触该化合物可以引起机体危害的阈剂量和无作用剂量。对该化合物的危险性评价与人类接触的安全限量标准提供毒理学依据，如最高容许浓度和每日容许摄入量等。

3.1.2.7　慢性毒性试验的现状

慢性毒性试验等体内毒性试验已经在新药开发领域得到广泛应用，但还存在一些问题，如动物浪费严重、动物模型之间存在差异；一些毒理学试验方法还有待完善；在毒理学结果的安全性评价中，不能分清有害效应和非有害效应；由于人类和动物基因的差异性导致对毒性反应的差异，而造成错误评价等。这些问题影响了动物毒性试验的准确性与效率。慢性毒性试验的准确性与效率需要得到提高，使其更加符合临床试验的结果并提高动物的利用率。因此，这些问题必须采用一系列的方法去解决。

首先，在慢性毒性试验中选择合适的动物类型并且确定适当的数量；其次，选择合适的检测方法及技巧；最后，对动物染毒的试验结果进行合理而科学的综合性安全评价。通过上述方法，提高慢性毒性试验的准确性与效率。

3.1.2.8　慢性毒性试验的发展方向

毒理学体内毒性试验要选择合适基因型的动物，采用与传统的毒物病理学和血液学一致的毒理基因组学检测方法，排除无害效应并根据动物毒理基因组与人类的差异去类推到人。随着毒理基因组学的发展，毒性试验的结果与临床试验的符合率将会不断提高。但目前仍然需要研究不同毒性试验的基因表达的变化，找出对特定的毒性反应特异的基因表达谱并进行定量，毒理基因组学才能在毒理学实践中得到应用。

3.1.3　蓄积毒性试验

3.1.3.1　蓄积毒性试验的概念

蓄积毒性试验（cumulative toxicity test）是评价外来化合物蓄积毒性的试验方法。有蓄积系数法、20 天蓄积试验法、受试物生物半衰期测定法等具体试验方法。可用于验证某些物质的安全性，或研究某些药品的临床使用安全性。研究人员通常使用小白鼠进行蓄积毒性试验。

3.1.3.2　蓄积系数法

蓄积系数法（cumulative coefficient method）是一种常用来评估环境污染物蓄积作用的方法。其中，蓄积系数（cumulative coefficient，K）是一个重要的参数，它表示分次给受试物后引起 50% 受试动物出现某种毒效应的总剂量 [以 $\sum LD_{50(n)}$ 表示]，与一次给受试物后引起 50% 受试动物出现同一毒效应的剂量（以 LD_{50} 表示）的比值，即

$$K = \sum LD_{50(n)} / LD_{50(1)}$$

其比值愈小，表示蓄积作用愈强。

3.1.3.3 20天蓄积试验法

20天蓄积试验法，将成年大鼠随机分为5组，每组10只，雌雄各半。各组剂量分别为 LD$_{50}$ 的 1/20、1/10、1/5、1/2，另设溶剂对照组。每天灌胃一次，连续20天。然后观察7天。如 1/20 LD$_{50}$ 组已出现死亡，且各剂量组动物死亡呈剂量-反应关系，则受试动物有强蓄积毒性。如 1/20 LD$_{50}$ 组无死亡，但各剂量组死亡呈剂量-反应关系，表明有中等蓄积毒性。如 1/20 LD$_{50}$ 组无死亡，各剂量组死亡无剂量-反应关系，可认为无明显蓄积毒性。

3.1.3.4 受试物生物半衰期测定法

生物半衰期（$T_{1/2}$）是指一种外来化合物在体内消除到原有浓度的50%所需要的时间。因此，生物半衰期越长的物质，表示越不易在生物体内消除，其蓄积作用就越大。

测定方法是生物体接触受试物后，在一定间隔时间内分别测定血液或尿液、器官组织中该物质的浓度，依据所得结果按下式求出它的生物半衰期。

$$T_{1/2} = (t_1 - t_2)\lg 2/(\lg y_1 - \lg y_2)$$

y_1、y_2 分别为给受试物后于 t_1 和 t_2 时间测得该物质的浓度或量。

3.1.4 毒性试验的方式

3.1.4.1 生物测试的定义

生物测试（bioassay）是指系统地利用生物的反应测试一种或多种污染物，或环境因素单独或联合存在时，所导致的影响或危害，或者是指用于估计某种药物相对药效的生物实验。一般用于制药工业，以估计某种维生素或药剂的药效。近年来在水生毒理学研究中广泛使用这个词。其涵义与水生毒性实验（aquatic toxicity test）相近。所利用的生物反应包括分子、细胞、组织、器官、个体、种群、群落-生态系统各级水平上的反应。

3.1.4.2 毒性试验的方式

毒性试验根据毒性试验所经历的时间长短，可分为短期毒性试验、中期毒性试验和长期毒性试验；根据试验溶液或试验气体的给予方式，可分为静止式毒性试验和流动式毒性试验。

关于受试生物的选择，在毒性试验中，受试生物必须符合以下条件：①受试生物对试验毒物具有敏感性；②受试生物应具有广泛的地理分布和足够的数量，并可在全年中某一地域范围内获得；③受试生物应是生态系统的重要组成成分，具有重大的生态学价值；④在实验室内易于培养和繁殖；⑤受试生物应具有丰富的生物学背景资料；⑥受试生物对试验毒物的反应能够被测定，并具有一套标准的测定方法和技术；⑦受试生物应具有重要的经济价值。

3.2 分子及细胞生态毒理方法

3.2.1 PCR-SSCP 技术

3.2.1.1 PCR-SSCP 的基本原理

单链 DNA 由于有链内碱基配对而具有一定的空间结构，当 DNA 链上的碱基（即使是一个碱基）发生改变时，单链 DNA 会形成不同的构象，称为单链构象多态性（single strand conformation polymorphism，SSCP）。

相同长度的 DNA 单链因其顺序不同，甚至单个碱基不同，所形成的构象不同，电泳迁移率也不同，故 DNA 链中的单个碱基的突变可因其导致单链 DNA 构象改变而通过电泳被检测出来。

PCR-SSCP 是 PCR 技术与 SSCP 的结合，是将被检出的 DNA 事先经有标志物的引物或有标志的脱氧核苷酸底物参与 PCR 反应，PCR 扩增产物经加热处理变性后，单链产物经中性聚丙烯酰胺凝胶电泳，靶 DNA 中如有突变存在（如单碱基置换、碱基插入或缺失等），则因迁移率变化而出现泳动变位。通过 PCR 扩增可以获得足够量特异 DNA 片段进行单链凝胶分析，可大幅度提高单链信号强度。

3.2.1.2 PCR-SSCP 的基本过程

PCR-SSCP 的基本过程可简单分为 PCR 扩增、PCR 产物单链凝胶电泳和结果分析 3 部分。

PCR（聚合酶链式反应）是一种用于放大扩增特定的 DNA 片段的分子生物学技术，它可看作是生物体外的特殊 DNA 复制，PCR 的最大特点是能将微量的 DNA 大幅增加。因此，无论是化石中的古生物、历史人物的残骸，还是几十年前凶杀案中凶手所遗留的毛发、皮肤或血液，只要能分离出一丁点的 DNA，就能用 PCR 加以放大，进行比对。这也是"微量证据"的威力之所在。1983 年由美国的 Mullis 首先提出设想，1985 年由其发明了聚合酶链式反应，即简易 DNA 扩增法，意味着 PCR 技术的真正诞生。1976 年，中国科学家钱嘉韵，发现了稳定的 *Taq* DNA 聚合酶，为 PCR 技术发展也做出了基础性贡献。PCR 是利用 DNA 在体外 95℃高温时变性成单链，低温（经常是 60℃左右）时引物与单链按碱基互补配对的原则结合，再调温度至 DNA 聚合酶最适反应温度（72℃左右），DNA 聚合酶沿着 DNA 单链 $5'\rightarrow3'$ 的方向合成互补链。基于聚合酶制造的 PCR 仪实际就是一个温控设备，能在变性温度，复性温度，延伸温度之间很好地进行控制[5]。一般情况下，使用 γ-^{32}P-ATP 标记物或直接在反应体系中加 α-^{32}P-ATP 进行 PCR 扩增，可使产物信号大大增强。

在 PCR 产物单链凝胶电泳实验中，一般多采用 0.5％～0.8％凝胶，电泳时间需要参考 PCR 产物长短、凝胶浓度、甘油浓度和温度来定。

PCR 产物进行单链凝胶电泳之前，通过加热变性产生单链，单链凝胶电泳时，互补单链迁移率不同，一般形成两条单链带。变性不彻底时，残留双链亦可形成一条带，所以，PCR-SSCP 分析结果常可见到三条带。

残留双链带的相对位置因 PCR 产物碱基顺序和电泳条件不同而异，可位于单链带之间，亦可位于单链带一侧。如果与正常对照相比，两条单链形成的条带相对位置有了改变，则表明有碱基突变存在。

3.2.1.3 PCR-SSCP 分析技术的特点

PCR-SSCP 技术的原理明确，操作简单，不需要特殊仪器，技术容易掌握；试验步骤少、速度快、周期短；检测灵敏度高，一般无假阳性结果；可运用于大样本筛选；可有效检测 PCR 产物中两侧引物间的基因变异，既可检出单碱基置换，又可检出多碱基插入或缺失等；对已知或未知基因变异的检测均有效。

3.2.2　荧光原位杂交技术

3.2.2.1　荧光原位杂交的原理及特点

荧光原位杂交（fluorescence in situ hybridization，FISH）是 20 世纪 80 年代末在放射性原位杂交技术基础上发展起来的一种非放射性分子生物学和细胞遗传学结合的新技术，是以荧光标记取代同位素标记而形成的一种新的原位杂交方法[6]。

荧光原位杂交技术，技术原理是将荧光素直接或间接标记的核酸探针或生物素、地高辛、二硝基联苯（I）NP、aminoacetyl fluorine（AAF）等标记的核酸探针与待测样本中的核酸序列按照碱基互补配对的原则进行杂交，经洗涤后直接在荧光显微镜下观察[7]。

荧光原位杂交技术是一种重要的非放射性原位杂交技术，原理是利用报告分子（如生物素、地高辛等）标记核酸探针，然后将探针与染色体或 DNA 纤维切片上的靶 DNA 杂交，若两者同源互补，即可形成靶 DNA 与核酸探针的杂交体。此时可利用该报告分子与荧光素标记的特异亲和素之间的免疫化学反应，经荧光检测体系在镜下对待测 DNA 进行定性、定量或相对定位分析。

与其他原位杂交技术相比，荧光原位杂交具有很多优点，主要体现在：FISH 不需要放射性同位素标记，更经济安全；FISH 的实验周期短，探针稳定性高，特异性好，定位准确，能迅速得到结果；FISH 通过多次免疫化学反应，使杂交信号增强，灵敏度提高，其灵敏度与放射性探针相当；多色 FISH 通过在同一个核中显示不同的颜色可同时检测多种序列；既可以在玻片上显示中期染色体数量或结构的变化，也可以在悬液中显示间期染色质 DNA 的结构。

3.2.2.2　荧光原位杂交技术的基本过程

荧光原位杂交技术一般由制备和探针标记、染色体原位杂交、荧光检测、染色体显带、荧光显微镜检测 5 个基本过程组成。

探针标记常用的探针信号标记方法有两种。一种是直接标记法，将荧光分子直接标记于探针 DNA/RNA 上，杂交后可直接在荧光显微镜下检测；另一种是间接法，采用中间分子标记探针，杂交后再用荧光分子标记的中间分子的亲和素或抗体进行检测。

染色体原位杂交是固相杂交的一种形式。这一技术用来确定某一目的 DNA 顺序在完整染色体上的位置。操作时，将染色体固定在载玻片上，并经过处理除去 RNA 和蛋白质，使染色体 DNA 变性，在原来的位置上与核酸探针进行杂交。这一技术首次应用在确定 rDNA 在核仁组织中的位置，现已应用于基因的定位[8]。杂交前，需变性处理染色体标本，使染色体 DNA 变为部分单链，并去掉附着的 RNA 及蛋白质，变性处理生物素或地高辛修饰的探针。变性后的探针与变性后的染色体单链 DNA 复性杂交成双链。

荧光检测是一种自然发光反应，通过荧光素酶与 ATP 进行反应，可检测人体细胞、细菌、霉菌、食物残渣，在 15s 内得到反应结果。光照度通过专用设备进行测量，并以数字形式予以表示。清洗后的标本用荧光标记的试剂进行检测，对生物素标记的探针一般用荧光标记的卵白素检测，对于其他中间分子，主要采用荧光标记的相应抗体来检测。

荧光检测的主要优点在于采用国际主流的荧光定量 PCR 技术，迅速提升技术水平；荧光检测结果稳定，检测结果 CV 值与进口全自动 PCR 仪接近，具有自检功能，避免错误数据的输出；封闭操作，全部检测过程均为闭管操作，于反应管处检测荧光，有效防止污染，解决 PCR 技术中最棘手之难题；准确定量，可满足临床对量化的需求，定量范围宽，可涵盖大部分病原微生物，自动曲线拟合；灵敏度高，利用光谱信号灵敏性的优势，有效提高检测灵敏度；操作安全，全程无毒检测；操作简便，省去后处理的烦琐过程；故障率低，维护非常简单；节约资源，可利用 PCR 扩增仪，最大限度节约资源。

荧光检测的主要缺点在于只有少数化合物产生荧光。大多数的分子不发荧光，但含有可衍生的官能团用于合成能发荧光的衍生物，例如，邻苯二甲醛是一种常用荧光基团用于柱后衍生氨基酸。虽然荧光检测很灵敏，但对于常见的样品分析来说不需要如此高的灵敏度。因为蒸发光散射检测器（ELSD）的响应不依赖于荧光基团，所以不需要衍生，因此大大降低了样品预处理和分析时间。

染色体在细胞周期的中期得到了最大限度的压缩，一个典型的哺乳类动物染色体较之 DNA 双螺旋分子压缩了约 10000 倍。因此，这样的染色体可以作为独立的实体通过光学显微镜观察到。染色体经过某种特殊的处理或特异的染色后，荧光显微镜检测时选择合适的滤色镜，可在同一分裂相上观察到不同颜色的标志物，染色体上显示出一系列连续的明暗条纹，即染色体显带技术。

荧光原位杂交技术一般运用在检测中期细胞染色体畸变；检测间期细胞染色体畸变；微核来源鉴定等生态毒理学研究中。

3.2.3　DNA 损伤试验

3.2.3.1　DNA 断裂检测方法——单细胞凝胶电泳技术

单细胞凝胶电泳技术（single cell gel electrophoresis technique，SCGE）的原理是基于有核细胞的 DNA 分子量很大，DNA 超螺旋结构附着在核基质中，用琼脂糖凝胶将细胞包埋在载玻片上，在细胞裂解液作用下，细胞膜、核膜及其他生物膜破坏，使细胞内的 RNA、蛋白质及其他成分进入凝胶，继而扩散到裂解液中，唯独核 DNA 仍保持缠绕的环区附着在剩余的核骨架上，并留在原位。如果细胞未受损伤，电泳中核 DNA 因其分子量大而停留在核基质中，经荧光染色后呈现圆形的荧光团，无拖尾现象。若细胞受损，在碱性电泳液（pH＞13）中，先是 DNA 双链解螺旋且碱变性为单链，单链断裂的碎片分子量小即可进入凝胶中，在电泳时断链或碎片离开核 DNA 向阳极迁移，形成拖尾。细胞核 DNA 损伤愈重，产生的断链或碱易变性片段就愈多，其断链或短片也就愈小，在电场作用下迁移的 DNA 量多，迁移的距离长，表现为尾长增加和尾部荧光强度增强。因此，通过测定 DNA 迁移部分的光密度或迁移长度就可定量测定单个细胞 DNA 损伤程度[9]。原理图如图 3-1 所示。

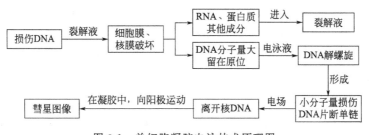

图 3-1　单细胞凝胶电泳技术原理图

在 SCGE 中，未受损伤细胞表现为一圆形荧光核心，即彗星头部，无尾，而受损细胞则有彗星尾从核中伸向阳极，形成一个亮的荧光头部和尾部。

分析方法主要是对显微负片进行测量，如彗星长度、头部直径、面积。描述彗星整体和头尾各部的特征。在统计时应用响应或响应混合评价（即用 Lehman 转换打分方法）。

尽管单细胞凝胶电泳技术无需复杂的实验条件，但在建立过程中可能受诸多因素的影响而难以得到较理想的结果。主要的影响因素包括琼脂糖凝胶薄板的制备、细胞数和实验温度、碱化处理及电泳的条件和荧光染色及彗星图像分析等。

琼脂糖凝胶薄板的制备。该实验需要制备两层琼脂糖凝胶薄板，应注意琼脂糖的浓度、制备时间和温度。第 1 层是紧贴冰冻玻片砂面，1％正常的凝点，（42±2）℃的琼脂糖凝胶，吸取 85μL 制成面积为 18mm×18mm、厚度为 0.25mm 的凝胶。然后置 4℃ 存放约 20min，如时间过短，不能得到"老化"的凝胶，与玻片黏合不紧，容易在液体浸泡处理和电泳过程中自然脱落，造成实验失败；反之，如果放置时间过长，凝胶极易干裂而脱落。第 2 层凝胶是 1％低凝点，（26±2）℃琼脂糖液，与细胞混合时琼脂糖液的温度为 30～37℃，温度过高可引起细胞损伤，此操作过程力求快速，以免加速细胞 DNA 的修复。

细胞数和实验温度的影响。实验细胞数应调至约 $3.0×10^5$，如果细胞数过低，一张片子中细胞数太少，很难完成 100 个彗星计数分析；反之细胞数过高，片中细胞过密，位于不同层面的细胞相互重叠，难以分析彗星 DNA 损伤。实验温度的控制，样品应置 4℃ 环境下进行，以抑制或降低核酸内切酶等活性，阻止 DNA 损伤的修复，从而达到准确地检测 DNA 初级损伤。

碱化处理及电泳的条件。凝胶内的细胞需在碱性（pH＝10）的环境下进行处理，其作用一是去除细胞蛋白质，使 DNA 暴露出来；二是碱化处理使 DNA 紧密螺旋结构解旋，DNA 损伤片段及其极性端暴露出来。电泳时电压或电流过大，严重受损的细胞可能出现拖尾过长，彗星消失而影响结果，其次是正常的细胞可能因电压或电流过大而形成少许拖尾的假阳性结果。反之，电压或电流过小，受损伤的细胞不会出现拖尾，而出现假阴性结果。电泳的电压多选用低电压，一般在 18～50V，在电泳过程中电泳液的温度应不超过 15℃（应在 4℃ 条件下进行），电泳时间多在 20～40min。

荧光染色及彗星图像分析通常采用 DAPI 荧光剂染色，质量浓度在 1～5μg/mL，用量为 10μL。染色 15min 后即可观察，视野中明亮荧光的"彗星"被光照时间一般不宜超过 2min，以免荧光剂快速衰退而不宜继续观察和拍照。彗星的图像分析主要靠肉眼显微镜读片，对 DNA 损伤程度标准的正确判断是非常重要的。不同程度损伤可根据彗星的尾部与其头部的比率大小分为 0、1、2、3、4 五个等级。0 级无拖尾表明无损伤，当 DNA 损伤程度由轻到重，则彗星的尾部逐渐变长变大，头部逐渐变小，荧光强度逐渐变弱。用肉眼观察判断的分级需要通过计算机彗星图像分析加以确定，目前已有彗星电脑分析软件可供使用，如 Komet3.0 等。总之，严格控制 SCGE 的各种影响因素，可使其真正成为一种可靠、易于掌握和有效的 DNA 断裂损伤和修复检测的新技术。

单细胞凝胶电泳技术主要运用在 DNA 损伤与修复、遗传毒性评价、生物监测、细胞凋亡等生态毒理学研究中。

3.2.3.2 DNA 加合物的测定

DNA 加合物是 DNA 片段与致癌化学物质结合形成的复合物，在科学实验中通常作为暴露的生物标志物[10]。DNA 加合物是化学毒物经生物系统代谢并活化后的亲电活性产物与 DNA 分子特异位点结合形成的共价结合物。

当一种化学物质与 DNA 结合时，DNA 就会受损，DNA 复制和细胞复制等生物过程将无法正常进行。这种结合激活了 DNA 的修复过程。如果受损的 DNA 没有受到有效的修复，就可能导致癌症的发生。DNA 的这种加合损伤是 DNA 化学损伤的主要形式之一。

DNA 加合物的常用测定方法有免疫法、荧光法、^{32}P-后标记法、吸收光谱移动法。

免疫法是先通过免疫的方法获得特定的 DNA 加合物的单克隆或多克隆抗体，然后将血清中得到的抗体包被于微孔板中，最后通过酶联免疫（ELISA）的方法，使样品与所包被的 DNA 加合物抗体竞争性地结合，进而分析所产生的 DNA 加合物。该方法可通过标准曲线准确地定量 DNA 加合物。

荧光法的原理是通过某些 DNA 加合物具有荧光特性而进行定量。常见的技术有同步荧光法、低温激光法和激光-发射荧光法。

^{32}P-后标记法的基本原理是与外源性物质形成加合物的单核苷酸，可抵制核酸酶的降解，并被标记上 ^{32}P，从而通过放射性的定量分析检测所形成的 DNA 加合物。其主要过程包括：先将分离出的 DNA 用特定的酶水解成正常的单核苷酸和形成了加合物的单核苷酸，并进一步将二者分离，再用 γ-^{32}P-ATP 将带有加合物的单核苷酸标记，最后用双向色谱、放射自显影、液闪计数等方法定量。

诱发突变的分子生物学基础是 DNA 的序列改变。DNA 水溶液有其特定的吸收光谱，任何化合物嵌入 DNA 或与 DNA 分子形成加合物，都会引起 DNA 构象的改变，从而导致吸收光谱的改变。吸收光谱移动法能准确迅速地反映大分子物质在水溶液中的构象变化，因此可以用来研究化学物与大分子物质的结合反应。

3.2.3.3　姐妹染色单体交换试验

每条染色体由两条染色单体组成，一条染色体的两个染色单体间 DNA 的相互交换，即同源位点复制产物间的 DNA 互换，称姐妹染色单体互换。5-溴脱氧尿嘧啶核苷（BrdU）是胸腺嘧啶核苷（T）的类似物，在 DNA 复制过程中，BrdU 能代替胸腺嘧啶核苷的位置，掺入新复制的核苷酸链中。

所以当细胞在含有 BrdU 的培养液中经过两个细胞周期之后，两条姐妹染色单体 DNA 双链的化学组成就有差别。即一条染色单体的 DNA 双链之一含有 BrdU，而另一条染色单体 DNA 双链都含有 BrdU。当用荧光染料染色时，可以看到两股链都含有 BrdU 的姐妹染色单体染色浅，只有一股链有 BrdU 的单体染色深。用这种方法，可以清楚地看到姐妹染色单体互换情况。

通常，姐妹染色单体交换试验可分为体外试验和体内试验两种。体外试验一般可用外周血淋巴细胞或哺乳动物细胞，如中国地鼠卵巢细胞（CHO）。试验步骤如图 3-2 所示。

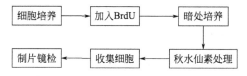

图 3-2　中国地鼠卵巢细胞（CHO）试验步骤示意图

体内试验常用哺乳动物，一般选择小鼠。将受试物和 BrdU 通过不同途径注入体内，可采用连续多次注入、连续尾静脉滴注以及皮下包埋等多种方法。

在试验结果评判时，应注意姐妹染色体交换（SCE）频率的增加和接触毒物的剂量呈现相关关系。SCE 频率增加有统计学意义，即接触毒物后，SCE 频率的增加比"自发"性增加或"本底"性增加有明显的统计学显著意义的差别。

3.2.3.4 DNA修复合成试验

化学物质经由各种途径进入生物体后，与细胞DNA结合，引起DNA损伤；也可以将化学物质加入体外培养的细胞体系中，损伤DNA，诱导修复合成。

测定DNA修复合成，可用羟基脲抑制细胞周期中S期DNA的半保留复制，用标记的脱氧胸腺嘧啶核苷（^{3}H-TdR）掺入法测定非S期DNA合成的^{3}H-TdR量。

关于试验材料的制备，细胞应选用接触抑制敏感、不增殖或增殖速度极慢的细胞，首选淋巴细胞，也可用全血、游离肝细胞、细胞株等。

试验步骤：在试验瓶中加入细胞培养液、细胞悬浮液、受试液或对照溶剂，以及一定量羟基脲，于37℃培养1h，离心后细胞重新悬浮于培养液中，加入与之前等量的羟基脲和一定量^{3}H-TdR，37℃培养4h后置冰水中停止反应。将细胞收集在乙酸纤维素滤膜上，依次用冷生理盐水、蒸馏水、10％二氯乙酸、乙醇洗涤，固定，脱水，烘干后放入闪烁液，以液体闪烁仪测量细胞dpm值。

计算出各浓度组的^{3}H-TdR掺入量与对照之比。若有统计学差异，并有剂量-效应关系者可判定为阳性；若并未观察到剂量-效应关系，但在某一浓度可重现地诱发羟基脲抗性^{3}H-TdR掺入的增加，也可慎重地判定为阳性。

3.2.4 基因芯片技术

3.2.4.1 基因芯片技术基本原理及其制作

随着人类基因组（测序）计划（human genome project）的逐步实施以及分子生物学相关学科的迅猛发展，越来越多的动植物、微生物基因组序列得以测定，基因序列数据正在以前所未有的速度迅速增长。然而，怎样去研究如此众多基因在生命过程中所担负的功能就成了全世界生命科学工作者共同的课题。为此，建立新型杂交和测序方法以对大量的遗传信息进行高效、快速的检测和分析就显得格外重要了。

基因芯片（gene chip），又称为DNA芯片，是指将许多特定的寡核苷酸片段或基因片段作为探针，有规律地排列固定于支持物上，然后与待测的标记样品的基因按碱基配对的原理进行杂交，再通过激光共聚焦光检测系统等对芯片进行扫描并配以计算机系统对每一探针上的荧光信号做比较和检测，从而迅速得出所需信息，分析待测样品DNA序列。

其技术制作主要有两种方式，一种方式是在固定面上按设计方式固定不同的靶分子（DNA或RNA）与游离的探针杂交；另一种方式是在固定面上化学合成一系列寡核苷酸探针与游离的靶分子杂交。

3.2.4.2 基因芯片的主要类型

目前已有多种方法可以将寡核苷酸或短肽固定到固相支持物上。这些方法总体上有两种，即原位合成（in situ synthesis）与合成点样两种。支持物有多种，如玻璃片、硅片、聚丙烯膜、硝酸纤维素膜、尼龙膜等，但需经特殊处理。作为原位合成的支持物在聚合反应前要先使其表面衍生出羟基或氨基（视所要固定的分子为核酸或寡肽而定）并与保护基建立共价连接；作点样用的支持物为使其表面带上正电荷以吸附带负电荷的探针分子，通常需包被以氨基硅烷或多聚赖氨酸等。

原位合成法主要为光引导聚合技术（light-directed synthesis），它不仅可用于寡聚核苷酸的合成，也可用于合成寡肽分子。光引导聚合技术是照相平板印刷技术（photolithography）与传统的核酸、多肽固相合成技术相结合的产物。半导体技术中曾使用照相平板技术法在半导体硅片上制作微型电子线路。固相合成技术是当前多肽、核酸人工合成中普遍使用的方法，技术成熟且已实现自动化。二者的结合为合成高密度核酸探针及短肽阵列提供了一条快捷的途径。

该方法的主要优点是可以用很少的步骤合成极其大量的探针阵列。不过，尽管该方法看起来比较简单，但实际上并非如此。主要原因是，合成反应每步产率较低，不到 95%，而通常固相成反应每步的产率在 99% 以上。因此，探针的长度受到了限制。为此有人将光引导合成技术与半导体工业所用的光敏抗蚀技术相结合，以酸作为去保护剂，使每步产率增加到 98%。原因是光敏抗蚀剂的解离对照度的依赖是非线性的，当照度达到特定的阈值以上，保护剂就会解离。所以，该方法同时也解决了由于遮光膜透光孔间距离缩小而引起的光衍射问题，有效地提高了聚合点阵的密度。

合成点样方法在多聚物的设计方面与前者相似，合成工作用传统的 DNA 或多肽固相合成仪完成，只是合成后用特殊的自动化微量点样装置将其以比较高的密度涂布于硝酸纤维素膜、尼龙膜或玻片上。支持物应事先进行特定处理，例如包被以带正电荷的多聚赖氨酸或氨基硅烷。

3.2.4.3　基因芯片在毒理学中的应用

长期以来，生态毒理学风险评估一直基于不同营养水平生物体的（急性）有效浓度和致死浓度（EC/LC_{50}）终点。这些测试不足以充分评估与许多化学类别相关的风险。先进分子技术的引入正在改进风险评估，并为大规模使用动物试验提供了一种替代方法。转录表达谱和 DNA 芯片具有很高的信息性，是最有前途的环境风险评估新技术之一。此外，从这些芯片中识别出的信息可以识别新的识别性生物标记基因。基于这些生物标记基因，可以构建细胞报告基因。这些可以用于高通量的设置，可以促使生态毒理学风险评估效果更加显著。但仍需克服一些重要的技术和解释上的障碍，才能在监管环境下全面实施生态毒物基因组学。

基因表达分析正在改变我们看待毒性的方式，允许毒理学家对整个转录组进行平行分析。虽然这项技术在水生毒理学上不如在哺乳动物模型上那么先进，但它在确定作用模式、识别生物标记和开发可用于野外和混合研究的化学物质"特征"方面显示出了前景。在水生毒理学中使用微阵列（基因芯片）的一个主要障碍是缺乏非模式物种的序列信息。基于针对特定污染物表达的基因的基因文库的定制阵列已经在一些非模式物种中获得了成功，表明这种方法将在生态毒理学和激发感兴趣物种的 cDNA 文库的测序中发挥作用。新的测序技术和基因表达数据库的开发将加速微阵列在水生毒理学中的应用。尽管使用部分 cDNA 文库在阵列上已经取得了初步成功，但是由于样本的高度变异，生态样本对这项技术提出了更高的挑战。此外，最近的研究表明，生态物种的毒性反应是非线性的，这些研究强调了建立对基因表达影响的时间和剂量依赖关系的必要性，并将这些结果与传统的毒性标记进行了比较。为了实现微阵列的全部潜力，研究人员必须进行必要的实验，以弥补"组学"技术和传统毒理学之间的差距，以证明微阵列在生态毒理学中具有预测价值。

Nuwaysir 等[11] 研制出包括涉及细胞凋亡、DNA 复制和修复、氧化应激/氧化还原内稳态、过氧化物酶体增殖反应、二噁英/多环芳烃反应、雌激素反应、细胞周期调控、热休克蛋白、受体、细胞色素 P450 等共 2090 个基因的毒理芯片，该芯片既可用于有毒污染物质的检测和遗传多态性的检测，又可用于污染物质毒性机制的研究。

  Holden 等[12] 从人和小鼠基因文库中选择大约 600 个与毒理学相关基因的 cDNA 克隆，制备了种属特异的毒理基因学芯片，可研究肝脏毒性、内分泌干扰、致癌作用等毒性终点的作用机制，也可用于确定以基因表达模式为基础的污染物的毒性。

  Yang C 等[13] 发现了 T-2 毒素和 DON 两种典型的真菌毒素，在谷物和农产品中广泛存在。T-2 毒素和 DON 被认为是大骨节病（一种特殊的骨关节疾病）的病因，软骨细胞是这些毒素的重要靶部位。为了充分了解 T-2 毒素和 DON 对软骨细胞的毒性作用，他们通过微阵列和生物信息学分析，研究和比较 T-2 毒素和 DON 对培养的人软骨细胞的基因表达谱和潜在机制。以 0.01ng/mL 的 T-2 毒素和 1.0ng/mL 的 DON 处理正常软骨细胞 72h，用基因芯片进行分析。通过基因本体论、通路、基因-基因网络等综合分析，明确关键基因、相关信号通路和关键基因功能。在人软骨细胞中分别鉴定了 175 个和 237 个差异表达基因用于 T-2 毒素和 DON 治疗。其中，两组中有 47 人有相同的表达倾向。蛋白-蛋白相互作用网络分析显示，两组间 10 个中心基因存在差异。其研究结果为 T-2 毒素和 DON 对人类软骨细胞的毒性机制提供了一个全面的认识，并提示虽然 T-2 毒素和 DON 在人类软骨细胞中表现出一些类似的毒性机制，但它们也具有不同的毒性特征。

  二氯二苯三氯乙烷（DDT）和氯氰菊酯（PMT）是环境中最常见的农药。虽然它们的毒性已被广泛研究，但其分子机制和代谢效应仍不清楚，包括在肝脏中发生的解毒作用。Jellali Rachid 等[14] 利用代谢组学，结合 RTqPCR 分析 DDT 和 PMT 对生物芯片培养的肝细胞的影响。实验结果显示 DDT 可引起细胞死亡、细胞色素 P450 的诱导和雌激素代谢的调节。代谢组学分析显示，在暴露 24h 后，部分脂质和糖含量增加，脂肪酸（十四酸、辛酸和亚油酸）含量减少。他们还发现了与肝脏雌激素、脂质和糖代谢相关基因的表达变化。用 PMT 干扰脂、糖稳态和雌激素信号通路 2~6h，待 24h 后，脂质和糖含量下降，显示持续的能量需求来解毒 PMT。此外，高剂量 DDT 导致细胞死亡，炎症反应和氧化应激。

  镍可通过空气、食物和水源接触到人类，从而可能对肾脏、肝脏、心血管、免疫和生殖系统等器官产生不良影响。镍生物标记物的识别对毒性评价至关重要。秀丽隐杆线虫（C. elegans）是一种著名的遗传研究动物模型，在生态毒理学研究中起着生物传感器的作用。Jeong 等[15] 的研究首次证明了线虫基因组表达对镍（Ⅱ）乙酸盐的反应。他们发现在 24h 的乙酸镍暴露后，秀丽隐杆线虫有 23 个基因表达差异（>2 倍）。基因本体论分析揭示了镍对秀丽隐杆线虫解毒、致癌和氧化应激防御的分子组成。此外，利用比较毒物基因组学数据库，他们推断了镍影响的分子机制，包括组蛋白修饰及其稳定性。他们的研究有助于了解几种镍响应基因在镍毒性中的重要作用。此外，他们的发现也为研究醋酸镍提供了重要的生物标志物。这对生态毒理学领域的危害风险监测和评价具有一定的参考价值。

3.2.5　一般代谢酶的活性测定

3.2.5.1　乙酰胆碱酯酶活性测定

  作为神经毒性的替代终点，乙酰胆碱酯酶（AChE）活性是根据 Ellman 等人在 1961 年建立的初始方案进行测量的，Velki 等人在 2017 年对 96 孔板样式进行了适当的修改。7.5μL 适量上层清液，测定试剂 [180μL 钠磷酸盐缓冲剂（0.1mol/L，pH=7.8），10μL DTNB（1.6mmol/L），10μL 碘化乙酰胆碱（156mmol/L）] 被添加在 96 孔板上，三组平行。使用酶标仪，在 412nm 波长处，10s 间隔内，测量三次增加的吸光度。数据结果的吸光度线性增加，控制在（$R^2 \geqslant 0.98$）和最小的吸光度随时间的增加（Δt 3min$\geqslant 0.1$）。只有符合控制标准的数据才能被用于进一步的评估。数据处理包括按 EROD（脱乙基酶）活动的描述进行标准化。

3.2.5.2　腺苷三磷酸酶活性测定

腺苷三磷酸酶，又称为 ATP 酶（adenosine triphosphatase；ATPase 或 ATP phospho-hydrolase；EC3.6.1.3），属于磷酸水解酶，可以催化含磷的酸酐分解，即催化三磷酸腺苷分解为二磷酸腺苷和无机磷。ATP 酶的去磷酸化反应释放出能量，成为细胞生命代谢的能源。ATP 酶为跨膜蛋白（transmembrane protein），帮助传输各种代谢分子，使之进出细胞。根据 ATP 酶的结构和功能，分为五类不同的 ATP 酶，即 F、V、A、P 和 E 型。

F 型，又称为 F1F0 型，主要在线粒体、叶绿体或细菌细胞膜上，进行氧化磷酸化或光合作用。

V 型，又称为 V1V0 型，主要存在于真核细胞的液泡（vacuole）中。

A 型，又称为 A1A0 型，存在于古生菌（*archaea*）中。

P 型，又称为 E1E2 型，存在于细菌和真核细胞膜和细胞器上，其功能在于水解 ATP 获得能量，跨膜运输各种化学分子，具有 Ca^{2+} 传输性、Na^+-K^+/H^+-K^+ 传输性、H^+ 传输性等。

E 型，为细胞表面的酶。

基于底物 ATP，会受到各种组织细胞中的 ATP 酶的水解，进而通过丙酮酸激酶（pyruvate kinase，PK）和乳酸脱氢酶（lactate dehydrogenase，LDH）反应系统，将还原型烟酰胺腺嘌呤二核苷酸（reduced nicotinamide adenine dinucleotide，NADH）转化为氧化型烟酰胺腺嘌呤二核苷酸（nicotinamide adenine dinucleotide，NAD），根据所产生的峰值变化（340nm），来定量分析 ATP 酶的总活性。

3.2.6　解毒系统酶类诱导作用的检测

3.2.6.1　混合功能氧化酶（MFO）的诱导作用

微粒体混合功能氧化酶（MFO）催化的反应又称为细胞色素 P450 酶系单加氧酶。微粒体混合功能氧化酶系统（microsomal mixed function oxidase system，MFOS）主要存在于肝细胞内质网中，特异性低，可催化几乎所有环境化学物的氧化反应。混合功能氧化酶的诱导作用检测方法主要有直接法和代谢法两种。直接法是直接测定 MFO 的各组成成分。代谢法是通过测定 MFO 催化反应中的底物消耗量或产物生成量。在生态毒理学中常采用多种检测分析方法，从不同角度进行 MFO 作用的评定。

3.2.6.2　谷胱甘肽硫转移酶

谷胱甘肽硫转移酶（GST）是一种具有多种生理功能的蛋白质家族，主要存在于细胞质内。GST 是体内解毒酶系统的重要组成部分，主要催化各种化学物质及其代谢产物与谷胱甘肽巯基的共价结合，使亲电化合物变为亲水物质，易于从胆汁或尿液中排泄，达到将体内各种潜在或具备毒性的物质降解并排出体外的目的。因此，GST 在保护细胞免受亲电子化合物的损伤中发挥着重要的生物学功能。此外，因为 GST 具有谷胱甘肽过氧化物酶（GPx）活性，具有修复氧化破坏的大分子如 DNA、蛋白质等的功能。

GST 催化 GSH 与 CDNB 结合，其结合产物的光吸收峰波长为 340nm，通过测定

340nm 波长处吸光度上升速率，即可计算出 GST 活性。

3.2.7 抗氧化防御系统检测

3.2.7.1 过氧化氢酶

过氧化氢酶（CAT），是催化过氧化氢分解成氧和水的酶，存在于细胞的过氧化物酶体内。过氧化氢酶是过氧化物酶体的标志酶，约占过氧化物酶体酶总量的 40%。过氧化氢酶存在于动物的各个组织中，特别在肝脏中以高浓度存在。过氧化氢酶在食品工业中被用于除去制造奶酪的牛奶中的过氧化氢。过氧化氢酶也被用于食品包装，防止食物被氧化。

动植物和微生物细胞内的过氧化氢酶可催化过氧化氢分解为水和分子氧：

$$2H_2O_2 \xrightarrow{\text{过氧化氢酶}} O_2 + 2H_2O$$

当酶与底物（过氧化氢）反应结束后，再用碘量法测定未分解的过氧化氢酶。以钼酸铵作催化剂，使过氧化氢与碘化钾反应，释放出游离碘，然后用硫代硫酸钠滴定碘，其反应为：

$$H_2O_2 + 2KI + H_2SO_4 \longrightarrow I_2 + K_2SO_4 + 2H_2O$$
$$I_2 + 2Na_2S_2O_3 \longrightarrow 2NaI + Na_2S_4O_6$$

根据被催化分解的 H_2O_2 量，即可计算过氧化氢酶的活性。

3.2.7.2 谷胱甘肽过氧化物酶

谷胱甘肽过氧化物酶（GPx）是抗氧化酶系的重要成员，它通过催化谷胱甘肽（GSH）还原氢过氧化物，能有效地清除生物体内的自由基，从而保护细胞免受氧化损伤，对防治由活性氧引起的多种疾病具有潜在药用价值。但是天然 GPx 稳定性差、来源有限、分离纯化困难等不利因素限制了此酶的开发和应用，人们开始转向该酶人工模拟物的研究。对已有的 GPx 模拟酶深入研究表明，产生底物结合位点是制备高活力 GPx 模拟酶的关键因素之一。单克隆抗体（McAb）制备技术是产生具有底物结合部位受体的有效手段，为酶的人工模拟开辟了新途径。

测定生物体内谷胱甘肽过氧化物酶含量的方法有两种，直接法和间接法。直接法，即直接测定 GSH 减少量，GSH 在 255nm 处有最大光吸收，故可根据 255nm 光吸收减少量计算 GSH 消耗量，从而判断酶活性。间接法的原理是利用 H_2O_2 或有机氢过氧化物氧化 GSH，同时加入 NADPH 及谷胱甘肽还原酶，使氧化的 GSH 重新转变为 GSH，NADPH 转变为 $NADP^+$，测定 $NADP^+$ 在 340nm 的光吸收即可确定酶活性。

3.3 分子生态毒理学实验方法

3.3.1 概述

分子生态毒理学（molecular ecotoxicology）即采用现代分子生物学方法与技术研究污染物及代谢产物与细胞内大分子，例如蛋白质、核酸、酶的相互作用，找出作用的靶位或靶分子并揭示其作用机理，从而对在个体、种群或生态系统水平上的影响作出预测，此外，分子生态毒理学指标具有测定周期短、测定灵敏等特点，也可用于对化学品可能造成的环境影响作出及时、准确的预测。

分子生态毒理学在国外发展迅速，且已受到重视，从污染物作用方式及靶位来看，主要研究方向可分为以下 3 个方面。

① 用酶的活性作为机体功能和器官损伤的标志。这些酶通常包括一些组织酶、胞内酶以及血清中器官专一性的同工酶。

② 用污染物对解毒系统基因活化，引起 mRNA、蛋白质及酶活的增加来反映特定化学物质的早期作用。这些标志性的物质主要是生物体解毒系统的各种酶或蛋白。

③ 用环境化学物对 DNA 的化学修饰所引起的 DNA 改变来反映化学物的潜在致癌作用。

目前，上述诸多研究结果已被作为分子生态毒理学指标用于环境监测和早期风险的预报，有极好的应用前景。

3.3.2 体外基因突变试验

3.3.2.1 鼠伤寒沙门菌/哺乳动物微粒体试验

鼠伤寒沙门菌/哺乳动物微粒体试验又称 Ames 试验。其基本原理是利用一种突变型微生物菌株与被检测化学物质接触，如该化学物具有致突变性，则可使突变型微生物发生回复突变，重新成为野生型微生物。

在试验中需注意突变型菌株不具有合成组氨酸的能力，故不能在低营养的培养基（即不含或少含组氨酸的培养基）上生长，而野生型菌株具有合成组氨酸的能力可在低营养的培养基上生长。在试验结束时，应立即检查所诱发的沙门菌回复突变菌落数，如果菌落数有显著增加，呈现阳性剂量-效应关系，则受试物具有致突变作用。

3.3.2.2 哺乳动物体细胞株突变试验

哺乳动物体细胞株突变试验常用的细胞株有：中国地鼠肺细胞 V_{79}、中国地鼠卵巢细胞株（CHO 细胞株）、成年大鼠肝细胞系以及小鼠淋巴瘤 L5178Y 细胞株等。其主要原理以 V_{79} 细胞株为例，由于正常细胞具有能利用嘌呤碱的酶，所以能利用这些细胞毒性物质使正常细胞在此种中毒情况下不能生长。但是，突变细胞由于缺乏利用嘌呤碱的酶，所以加入一些具有毒性的嘌呤碱类似物后不受影响，在培养基上生长良好。

如果突变型细胞接触了致突变物，即可又发生一次突变（回复突变）成为正常细胞，此时又具有利用嘌呤碱的酶，因此像正常细胞一样利用具有毒性的嘌呤碱类似物，以至细胞中毒，不能在培养基上生长。借此可确认是否发生了回复突变，因而可证明受试物是否具有致突变性。

3.3.3 细胞遗传学试验

3.3.3.1 染色体畸变试验

染色体畸变试验（chromosome aberration test）是利用光学显微镜直接观察生物体细胞在受致突变物作用后，染色体数目和结构发生改变的情况。试验细胞在有丝分裂中期，染色质逐渐变粗变短，而形成染色体，染色体的长短、大小、着丝点等特征较为显著，易观察。染色体畸变分析可在体细胞和生殖细胞中进行。一些有致突变作用的化合物，多数亦能在蚕豆、大麦、大鼠、小鼠、地鼠及人骨髓细胞中诱发染色体畸变。

人外周血淋巴细胞、中国仓鼠肺成纤维细胞系（CHL）或中国仓鼠卵巢细胞系（CHO）为常用的试验材料。这些试验细胞材料具有染色体的数目少，有利于计数分析，细胞的增殖周期短，在简单的培养基中能生长，同一个细胞系可用于不同的实验，细胞对 S9 活化相对稳定，细胞对各种化合物都敏感等一系列优点。

以中国地鼠卵巢细胞株（CHO 细胞株）试验为例，染色体畸变试验的操作步骤可简单概括为：在配好的细胞培养液中，3℃培养箱中培养，一般培养 24h，受试物在细胞培养的同时加入，在收获前 2h，向培养液中加入秋水仙素作为中期分裂阻断剂，使大量分裂细胞同步于分裂中期，然后将细胞培养液离心，得到细胞沉淀，经低渗处理、固定、制片和染色，最后镜检观察有无染色体畸变。一般观察指标为：观察计数各种类型畸变，如断裂、缺失、易位、环状及多处断裂等百分率。

3.3.3.2 微核试验

微核试验（micronucleus test）是检测染色体或有丝分裂期损伤的一种遗传毒性试验方法。无着丝粒的染色体片段或因纺锤体受损而丢失的整个染色体，在细胞分裂后期仍留在子细胞的胞质内成为微核。最常用的是啮齿类动物骨髓嗜多染红细胞（PCE）微核试验。以受试物处理啮齿类动物，然后处死，取骨髓，制片、固定、染色，于显微镜下计数 PCE 中的微核。如果与对照组比较，处理组 PCE 微核率具有统计学意义的增加，并有剂量-反应关系，则可认为该受试物是哺乳动物体细胞的致突变物。人外周淋巴细胞微核试验，可用于接触环境致突变物的人群的监测和危险性评价。

常见的微核试验方法主要有动物体内细胞微核试验，包括骨髓嗜多染红细胞微核试验、外周血淋巴细胞微核试验；细胞培养微核试验；蚕豆根尖微核试验[16]。

以蚕豆根尖微核试验为例，作简单讲述。第一步，蚕豆浸种催芽 2～3 天；第二步，用被监测液处理根尖，处理时间为 4～6h；第三步，根尖细胞恢复培养，恢复时间约为 22～24h；第四步，固定根尖细胞，加入卡诺氏液固定 24h 后的幼根，应及时制片，如不及时制片，可置于 70%的乙醇中，置 4℃冰箱中保存备用；第五步，福尔根（Feulgen）染色，首先把固定好的幼根，在青霉素瓶中用去离子水浸洗两次，每次 5min，然后吸干水，加入 5mol/L HCl 将根尖浸泡，放入 28℃温箱中水解幼根 25min，待幼根水解后，用水洗两次，每次 5min，接下来在暗处加席夫（Schiff）试剂（也称为品红亚硫酸试剂），30℃染色 10～24h，等染色完成后除去染液，用 SO_2 洗液浸洗幼根两次，每次 5min，浸洗后再用水洗一次，5min，最后将幼根放入水中，置 4℃冰箱中保存，可供随时制片之用；第六步，制片；第七步，镜检及微核标准；第八步，试验数据的处理和污染程度的划分，通常 PI（污染指数）在 0～1.5 区间为基本没有污染，PI 在 1.5～2 区间为轻污染；PI 在 2～3.5 区间为中污染，PI 在 3.5 以上为重污染。凡 PI 数值在上、下限值时，定为上一级污染，PI＝样品实测微核（MCN）%/对照微核（MCN）%。

3.3.4 体内基因突变试验

3.3.4.1 显性致死突变试验

显性致死突变试验（dominant lethal mutation test）是哺乳动物生殖细胞致突变体内标准试验之一，检测的遗传学终点是细胞染色体完整性改变及染色体分离改变，与骨髓细胞染色体畸变分析不同之处在于骨髓细胞染色体畸变观察体细胞染色体本身的结构和数目的变化，而本试验系观察胎儿的成活情况。

显性致死突变试验多以雄性大鼠或小鼠先接触受试物。根据染毒期限不同，分为急性（一次染毒）、亚慢性（染毒 15 天）、慢性（染毒 3 个月以上）三个方式。给予受试物的途径尽量与人接触的途径相一致。最后一次染毒当天的雄鼠与未交配过的非染毒雌鼠按 1 雄 2 雌每周同笼 5 天，小鼠 5～6 周，大鼠 8～12 周，每周更换一批雌鼠，将雌鼠在受孕后第 12～14 天剖腹取出子宫，检查活胎数，早期死亡胚胎数，晚期死亡胚胎数。

显性致死突变试验结果评判：显性致死突变指数＝试验组着床后死亡数/阴性对照着床死亡数，当显性致死突变指数＞10，即可认为受试物对雄性少数精子具突变性，进行统计分析，存在阳性剂量-反应，则致突变性判断可靠。

3.3.4.2 果蝇伴性隐性致死试验

果蝇的染色体特点与人相似，是具有真核特性的生物，它具有药物代谢能力，与哺乳动物相似。在果蝇各种遗传损害试验中，以伴性隐性致死试验（sex-linked recessive lethal test，SLRL）最为敏感，是最经济的检测生殖细胞突变的体内试验。

果蝇的性染色体和人类的一样，雌蝇有一对 X 染色体，雄蝇则为 XY。致突变物可能在雄蝇配子 X 染色体上诱导隐性致死突变。

试验过程中，将经处理的雄蝇与未经处理的雌蝇交配，此时产生的子一代 F₁ 雌蝇带有来自父本的具致死突变 X 染色体。但由于此种致死突变为隐性，所以 F₁ 蝇仍能正常生长、发育、生殖。若将此类雌蝇 F₁ 与子一代雄蝇交配，则将有半数雄合子是含有经受试物处理的雄蝇的 X 染色体。此时 X 染色体上隐性致死基因得以表现，从而引起此雄蝇死亡。

试验通常采用 3～4 天龄雄蝇和处女蝇，每组 60～100 只。雄雌可经饲养或吸入染毒，以雄蝇的半数致死浓度及生育力试验结果设计各剂量染毒组。染毒后的雄蝇与雌蝇以 1：3 交配，再以所产生 F₁ 代按雄雌 1：1 进行 F₁～F₂ 交配，然后观察 F₂ 代。

根据受试果蝇数与致死阳性数，按致死率＝致死数/(致死数＋非致死数)，求出致死率。染毒组的突变率大于自发突变率的两倍，并有剂量-反应关系者为阳性效应。

复习思考题

1. 简单归纳急性毒性试验的概念及目的。

2. 急性毒性试验过程中，试验动物的选择应遵循什么原则。

3. 简单概括急性毒性实验中，常见的染毒方法有哪些。

4. 什么是半数致死剂量，其常用的测定方法有哪些，请简要概括，并选择其中一种测定方法，简单概述其主要步骤。

5. 什么是亚慢性毒性试验，其主要目的是什么。

6. 简单概括亚慢性毒性试验的观察指标有哪些。

7. 什么是慢性毒性试验，其主要目的是什么。

8. 关于受试生物的选择，在毒性试验中，受试生物必须符合哪些条件。

9. 简单概括荧光原位杂交的原理及其特点。

10. 什么是单细胞凝胶电泳技术，其主要原理是什么。

11. 什么是 DNA 加合物，其常用的测定方法有哪些，请简单概括。

第4章 生殖毒效应

4.1 生殖毒性的概念和主要机理

4.1.1 生殖毒性的概念

生殖毒性（reproductive toxicity）研究的目的是揭示一种或多种活性物质对哺乳动物生殖功能的所有影响，是药物非临床安全性评价的重要内容。在药物开发的过程中，生殖毒性研究的目的是通过动物试验考察受试物对哺乳动物生殖功能和发育过程的影响，预测其可能产生的对生殖细胞、受孕、妊娠、分娩、哺乳等亲代生殖机能的不良影响，以及对子代胚胎－胎儿发育、出生后发育的不良影响。

生殖毒理学（reproductive toxicology）是主要研究化学因素及物理因素对男（雄）性和女（雌）性生殖系统有害生物效应的一门毒理学分支科学。生殖毒性可导致男（雄）性或女（雌）性生殖器官、相关内分泌系统、性周期和性行为以及生育力和妊娠结局的改变。

近50年来，有专家发现成年男子的平均精子数减少近一半，同时男性生殖系统发育异常如隐睾、尿道下裂、睾丸癌等疾患的发病率升高；女性乳腺癌的发生率近年来每年以1%的速度增长。另外，许多野生动物生殖器官发育异常，如睾丸和外生殖器变小，生育力下降。他们认为这些异常改变与环境化学因素有关，提出了环境雌激素、环境内分泌干扰物等概念。

外源化学物（foreign chemical）泛指自然界存在着的或人工合成的各种具有生物活性的物质。对人体而言，这些化学物是由外界环境中摄入，而非机体内源性产生的。外源化学物能与机体相互作用，但不包括在体内正常代谢途径中出现的化学物[17]。当外源化学物进入生物机体后，会对生物机体产生或多或少的影响，甚至还会对机体产生毒害作用。其中生殖毒性对生物个体而言最直接、最致命，因为它影响的是子代的传承和个体的繁衍。

生殖发育过程较机体其他系统更为敏感，外源化学物对生殖发育过程影响的范围较为广泛和深远，这是外源化学物对生殖发育损害作用的两个主要特点。

4.1.2 生殖系统

雄性生殖系统（male reproductive system）是雄性动物体内完成生殖过程的器官总称，

包括生殖腺和生殖管道，部分脊椎动物还有副性腺和交配器。其中，睾丸是雄性生殖腺中最重要的一部分，是产生精子和分泌雄激素的器官，亦称精巢。睾丸通常由曲细精管和间质组织组成，曲细精管一般约占整个睾丸的 90%，其管壁为生精上皮支持细胞（sertoli cell），俗称生精细胞，而间质组织主要由间质细胞（leydig cell）、供血血管和其他细胞组成。副性腺一般是由精囊、前列腺、尿道球腺或称库柏氏腺（cowper's gland）三种重要腺体组成。管道系统则由输出小管、附睾（由附睾头、附睾体、附睾尾组成）、输精管和射精管组成。除此之外，啮齿类动物还有凝固腺和包皮腺两个副性腺。

雌性生殖系统（female reproductive system）是雌性动物体内完成生殖过程的器官总称，包括生殖腺和生殖管等结构。其中卵巢是雌性个体主要的生殖腺，是产生卵和分泌雌激素的器官。卵巢切面可见外周是皮质，中央是髓质，皮质中有大量不同发育阶段的卵泡。髓质中含有许多血管、神经和少量平滑肌。输卵管则是雌性个体生殖系统中最重要的生殖管道，是卵子通过及受精的管道。

4.1.3　生殖毒作用的靶标与环节

4.1.3.1　外源化学物对下丘脑-垂体-性腺（HPG）轴的毒性

下丘脑（hypothalamus）和垂体（pituitary）在睾丸和卵巢功能的调控中发挥综合性作用。对于下丘脑来说，内源性阿片类物质是促性腺激素释放激素（gonadotropin-releasing hormone，GnRH）释放的强抑制剂，外源性吗啡和非麻醉性镇痛剂可抑制 GnRH 依赖性的黄体生成素（luteinizing Hormone，LH）分泌，滥用麻醉剂可引起低促性腺激素性性功能减退。

而垂体毒物既可以直接作用于促性腺物质而改变促性腺激素的合成和分泌，也可间接改变垂体细胞对 GnRH 或生殖腺类固醇的反应性。常见的垂体毒物有西咪替丁、滴滴涕、氯敌抗、多氯联苯等。

有研究表明[18]，慢性的高浓度的糖皮质激素（GS）能影响 HPG 轴的功能。其中包括抑制下丘脑 GnRH 脉冲产生系统及其相关系统，降低垂体促性腺激素细胞对 GnRH 的敏感性，抑制性腺甾体激素的分泌，延迟性腺发育，抑制性周期和排卵。上述效应是 GS 在 HPG 轴的各个环节综合作用的结果，即在下丘脑影响 GnRH 分泌，在垂体影响促性腺激素分泌，在性腺影响甾体激素的生成及排卵等过程。

实验前向小鼠皮下注射乙酸可的松混悬剂（25mg/kg），每天 2 次，连续 7 天，实验时各组动物立即开始给予蒸馏水或六味地黄汤（10g/kg）。分别采用放射免疫分析法检测小鼠下丘脑促肾上腺皮质激素释放激素（CRH）、促性腺激素释放激素（GnRH）和垂体促肾上腺皮质激素（ACTH）；采用化学发光法检测血浆睾酮（T）水平；采用酶联免疫吸附法检测血浆皮质酮（CORT）水平。结果显示，肾阴虚模型小鼠与对照组比较体重明显下降，脾脏、胸腺的重量和系数均显著下降，下丘脑 CRH 水平、垂体 ACTH 水平和血浆 T 水平显著性下降，下丘脑 GnRH 水平和血浆 CORT 水平有明显的下降趋势。给予六味地黄汤可明显改善垂体 ACTH 水平的下降，并对下丘脑 CRH 和 GnRH 水平、血浆 T 和 CORT 水平的下降也有一定的改善作用。即乙酸可的松致肾阴虚小鼠 HPA 轴和 HPG 轴功能下降，六味地黄汤对其具有一定的改善作用[19]。

4.1.3.2　外源化学物对睾丸的毒性

睾丸主要由生精细胞、支持细胞、间质细胞组成。生精细胞，由于只要存在干细胞，生精上皮就可以再生。单个干细胞基因组中产生的异常性可在配子中永存。所有干细胞的破坏相当于女性所有卵母细胞的破坏，将产生永久性不育。白消安、环磷酰胺、乙二醇等外源性化学物质都会对生精细胞产生类似的毒害作用。支持细胞对化学抑制的敏感性居中，数量有限，在维持和调控生精过程中，是很多睾丸毒物的靶细胞。间质细胞产生的睾酮对支持细胞的功能及性欲和副性腺功能的完整性是非常重要的。

除此之外，5-HT 或组胺、镉盐等会影响睾丸的血流和体液平衡。睾丸的血流和体液平衡是睾丸毒物另一个潜在的作用环节。曲细精管由于自身无脉管系统，所以对缺氧效应很敏感。

精子排放是指精细胞经过胞核和胞质的转化重组，并从睾丸转运至附睾形成成熟精子的全过程。精细胞的三个功能区均可成为生殖毒物攻击的靶标。其中精子胞核 DNA 是氧化乙烯等诱变剂的靶标；线粒体和中心粒是一些能量代谢损伤剂，如 α-氯乙醇的靶标；而高尔基体的氧化应激损伤可影响精子的获能和顶体反应过程。

雄性大鼠连续腹腔注射羟基脲（HU）（100mg/kg、200mg/kg 和 400 mg/kg）10d，分别于停药第 9d、23d 处死。结果显示从给药第 7 天起，200mg/kg、400mg/kg 浓度组的雄性大鼠体重明显下降。停药第 9d，病理组织形态学可观察到曲细精管内生精细胞缺失、脱落明显，400mg/kg 组部分管腔甚至出现大量多核巨细胞。睾丸组织的病理损害，在停药第 23d 较第 9d 更为严重。睾丸病理切片 TUNEL 染色的结果显示给予羟基脲后，各剂量组发生凋亡的细胞明显增多。即雄性大鼠连续 10d 腹腔注射 HU 100mg/kg 以上，可以引起睾丸明显的病理损害，表明 HU 生殖毒性作用的靶器官是睾丸，而且停药后一段时间内毒性表现具有延迟性[20]。

用 3,4-二氯苯胺（3,4-DCA）对雄性大鼠经口灌胃染毒，1 次/d，连续 35d。处死大鼠取睾丸，光镜和透射电镜观察睾丸、生精细胞和精子结构的变化。结果显示，与对照组比较，低剂量 3,4-DCA 对睾丸系数无显著变化，高剂量 3,4-DCA 对大鼠睾丸系数仍无明显变化；与对照组比较，低剂量 3,4-DCA 对睾丸曲细精管结构无明显影响，高剂量 3,4-DCA 使睾丸曲细精管外形不规则以及萎缩，精原细胞显著减少，部分生精细胞核内染色质浓集，线粒体肿胀甚至出现空泡化改变；附睾染色浅且不均匀，部分曲细精管萎缩，管壁损伤较严重，管腔内精子数量显著减少，精子尾部及中部切片部分致密纤维及线粒体鞘模糊不清或缺失。实验表明高剂量 3,4-二氯苯胺显著损伤大鼠睾丸的结构从而产生雄性生殖毒性[21]。

4.1.3.3 外源化学物对雄性副性腺的毒性

附睾（epididymis）是一个由许多曲折、细小的管子构成的器官，一面连接着输精管（ductus deferens），一面连接着睾丸（testis）的曲细精管。附睾是某些生殖毒物的潜在靶标，如氯代甲烷。关于输精管和精囊前列腺，虽然多种毒物可导致精囊前列腺的大小、质量和分泌活性的降低，但这些效应都是通过干扰雄激素的产生或功能而实现的。因此一般不会降低生育能力。

SO_2 是大气中常见的污染气体。前期的研究发现，SO_2 可影响生殖系统，但是 SO_2 对生殖系统中的附睾是否会产生组织形态上的影响，尚不清楚。以雄性大鼠为试验模型，通过显微镜观察附睾组织切片来探究 SO_2 对附睾组织形态的影响。结果表明，SO_2 可以引起附睾管内精子数量减少，使精子丧失运动能力；精子的排列方式也由正常生理状态下的分散于整个附睾管变成集中于附睾管一侧；SO_2 还会使附睾管内的主细胞数量减少并使其发生破裂。实验结果说明，SO$_2$ 可以影响附睾的组织形态，影响生殖系统[22]。

4.1.3.4　毒物对卵巢的毒作用方式

可卡因、环磷酰胺、多环芳烃、无机汞等物质，会引发促性腺激素分泌不足、卵泡发育障碍或胆固醇合成障碍等，从而导致卵巢萎缩，并继发性引起子宫和阴道萎缩。除此之外，某些化学物是雌激素和孕酮的拮抗剂或激动剂，会引起卵巢萎缩，如他莫昔芬、乙酸甲羟孕酮等。外源性黄体生成素（LH）、卵泡刺激素（FSH）、血清泌乳素能使促性腺激素水平升高或引起卵巢胆固醇激素的负反馈调节失灵等，最终导致排卵周期异常。

阿特拉津（atrazine，ATR）是全球广泛应用的一种除草剂，具有类雌激素的作用，能够干扰生殖激素分泌。二氨基氯三嗪（diaminochlorotriazine，DACT）是 ATR 作用在细胞上的主要代谢产物，能引起氧化应激并破坏内分泌功能。体内暴露实验研究结果表明，不同浓度 ATR 暴露 45d 后可诱发雌性鹌鹑生殖腺发育障碍，干扰下丘脑-垂体-卵巢轴的激素调节，引起激素分泌紊乱。ATR 及其主要代谢产物 DACT 能够降低鹌鹑卵巢颗粒细胞活力、诱导细胞氧化应激和细胞凋亡，调节细胞激素合成与分泌能力，干扰性激素合成相关因子的表达，进而诱发细胞内性激素分泌紊乱，发挥雌性生殖毒性作用[23]。

藻细胞释放微囊藻毒素（microcystins，MCs），其中 MCLR（microcystin-LR）毒性最强。有研究采用急性暴露和亚慢性暴露的方式探究 MCLR 对斑马鱼卵巢的损伤作用。急性暴露实验采取腹腔注射 MCLR 的方式，研究 MCLR 对斑马鱼卵巢的损伤效应及其作用机制。其结果表明，卵巢内卵母细胞发生空泡化，卵母细胞膜与滤泡细胞层连接组织缺失。注射高剂量的 MCLR 24h 后，斑马鱼性腺指数（GSI）降低。急性暴露后，斑马鱼卵巢内蛋白磷酸酶活性被 MCLR 抑制。亚慢性暴露实验中，用不同浓度的 MCLR 暴露性成熟雌性斑马鱼 30d。其结果表明，亚慢性暴露后，MCLR 在斑马鱼卵巢中大量累积，卵巢内卵母细胞发生破裂，且比例提高[24]。

4.1.3.5　外源化学物对雄性生殖系统的毒作用及其表现

外源化学物对睾丸的毒性将直接损伤睾丸中的细胞群，对精子造成有害作用，形成精子生成障碍（spermatogenic disorder）。精子生成障碍的主要原因是间质细胞功能异常，有关激素合成或作用发生改变，性欲异常、阳痿及丧失生育能力，引起生殖细胞突变，造成可遗传损害。

4.1.3.6　外源化学物对雌性生殖系统的毒作用及表现

外源化学物进入雌性生物体内时，会对下丘脑-垂体系统造成损害，产生闭经和动情抑制，从而使受孕力降低。

对卵巢的损害主要体现在：使卵母细胞数下降并引发卵母细胞的突变，生长卵泡和成熟卵泡的排卵功能受到抑制，促使个体的受孕力下降；使卵巢功能提前衰退，干扰卵巢内分泌，影响受精、着床和胚胎发育。

对于生殖道的损害主要在于影响卵子的运送、受精以及受精卵的发育。

常见生殖损害的主要表现有：性欲、性交能力和受孕力下降，月经紊乱、闭经，异常的妊娠结局（流产、早产和死产，子代发育异常，低出生体重，围产期死亡等）。

4.1.4　生殖毒作用的机理

生殖毒物的作用方式分为直接作用和间接作用两种。直接作用的生殖毒物结构与内源性分子的相似，可产生细胞毒性、导致癌变或突变；间接作用的生殖毒物在生物体内经过代谢作用，转化为直接作用的毒物，通过酶的修饰作用，影响内分泌。

生殖毒作用的机理主要集中在受体机理、下丘脑-垂体机理和类固醇生成的抑制三方面。受体机理方面，生殖毒物主要以类似内源性生殖激素的形式通过膜或细胞受体起作用；下丘脑-垂体机理方面，生殖毒物主要通过改变由下丘脑或垂体前叶腺合成和释放的激素起作用；类固醇生成的抑制主要是因特定酶受干扰或抑制。

4.1.5 生殖毒作用的分子和细胞机制

4.1.5.1 生殖毒作用的分子机制

受体机制是指以拟内源性激素的方式，通过细胞膜上或细胞核内受体而引发毒作用，典型生殖毒物有滴滴涕、氯敌抗等。某些药物、激素和化学物可通过干扰或抑制特定的酶而影响类固醇的合成，如双酚 A、氰戊菊酯等。一些生殖毒物可通过氧化应激反应干扰雌雄配子的受精过程，如棉籽酚、AAPH 等。表 4-1 简单举例了一些抑制类固醇生成的物质。

表 4-1　常见的抑制类固醇生成的物质

类固醇生成物质	抑制剂
20α-羟化酶	氨基苯乙哌啶酮磷酸盐
脱氢酶、3β-羟基类固醇	氰基酮、雌激素、炔羟雄烯异噁唑、4-羟基-雄甾烯-3,17-二酮、1,4,6-安司他嗪-3,17-二酮
芳香化酶	4-乙酸基-雄甾烯-3,17-二酮 SKF-12185
11-β-羟化酶	炔羟雄烯异噁唑、甲吡丙酮
21-羟化酶	炔羟雄烯异噁唑
17α-羟化酶	炔羟雄烯异噁唑、SU-9055、SU-8000
17,20-羟化酶	炔羟雄烯异噁唑

4.1.5.2 生殖毒作用的细胞机制

有证据表明在多种睾丸损伤中，细胞凋亡是毒性发生的主要原因，如己二酮、硝基苯和棉籽酚等。二噁英、多环芳烃等可诱导卵母细胞凋亡而引发卵巢毒性。镉、顺铂、棉籽酚、己二酮等会干扰细胞连接。

羟基脲（HU）是目前唯一用于临床的核糖核苷酸还原酶抑制剂类抗肿瘤药，近年来，其治疗适应证越来越广泛，但在关于 HU 的大鼠体外毒性试验中，确定 HU 可引起大鼠的生精细胞凋亡。HU 在一定剂量浓度范围内，对睾丸生精细胞具有明显毒性，且随着给药浓度和时间的增加，生殖细胞脱落率逐渐增加，细胞活性逐渐下降[25]。

α-硫辛酸（LA）作为一种强抗氧化剂，可以通过直接清除自由基、螯合金属离子并促进其他抗氧化物质的形成从而发挥抗氧化作用。在生殖细胞和早期胚胎中，LA 可以通过降低 ROS 水平、促进抗氧化酶活性和线粒体活性来提高生殖细胞质量和早期胚胎发育能力[26]。

4-壬基酚（4-nonylphenol，NP）为一种典型的环境内分泌干扰物，可诱导 SD 大鼠机体和睾丸组织处于氧化应激状态，引起睾丸组织细胞增殖-凋亡失衡，从而干扰机体生殖激素合成和睾丸组织能量代谢，最终诱导睾丸生精细胞异常和精子质量降低。同时 NP 暴露后所激活的线粒体通路和死亡受体通路，很可能参与 NP 致睾丸组织细胞凋亡的过程[27]。

4.1.6　生殖毒性的检测和评价

生物体生殖毒性的检测指标和评价毒性的方法，在雄性个体和雌性个体之间会存在一定的差异，下面就雄性和雌性不同生物个体之间，在毒性反应试验之后，对其所测指标进行简单归纳，如表 4-2、表 4-3 所示。

表 4-2　雄性生物个体所测指标清单

指标类型	所测指标物质
器官质量	睾丸、附睾、精囊、前列腺、垂体
组织病理学	睾丸、附睾、精囊、前列腺、垂体
精液分子	精液量及精液特征分析
精子评价	精子数量（计数、活率）及质量（形态、活动度）
激素水平	LH、FSH、睾酮、雄激素、催乳素
睾丸功能	睾丸标志酶活性检测
性行为	跨上、插入、射精
发育效应	睾丸下降、包皮分离、精子产量、肛殖距、外生殖器结构

表 4-3　雌性生物个体所测指标清单

指标类型	所测指标物质
器官质量	卵巢、子宫、阴道、垂体
组织病理学	卵巢、子宫、阴道、垂体、输卵管、乳腺
动情周期的正常性	阴道涂片细胞学
激素水平	LH、FSH、雌激素、孕酮、催乳素
性行为	脊柱前凸、交配时间、阴栓或精子
哺乳	乳量、乳质、母亲行为、幼仔吮乳行为、子代生长
发育	外生殖器正常性、阴道开口、阴道涂片细胞学、发情（月经）行为的发作
衰老	阴道涂片细胞学、卵巢组织细胞学

4.1.7　体外生殖毒性试验方法

雄性生殖毒性体外试验方法有很多种，常见的有：支持细胞原代培养方法，间质细胞原代培养方法，sertoli 细胞/germ 细胞共培养方法，附睾上皮细胞与生精细胞共培养方法，大鼠精囊上皮细胞培养方法，大鼠前列腺上皮细胞培养方法，大鼠腹侧前列腺上皮细胞培养方法，人精子-子宫颈黏膜穿透试验，牛子宫颈黏膜-人精子穿透试验，仓鼠无透明带卵母细胞穿透试验，人半透明带试验，精子活动度测试试验，等。

雌性生殖毒性体外试验方法常见的有：小鼠卵巢多层原始卵泡体外培养方法，大鼠卵巢颗粒细胞培养方法，人和大鼠黄体细胞培养方法，大鼠卵巢灌流培养系统，子宫颈上皮细胞体外试验，子宫颈黏膜体外毒性试验系统，兔乳腺细胞和人乳腺细胞系体外试验方法，等。

下丘脑-垂体毒性的体外试验方法常见的有：垂体前叶（腺垂体）细胞体外试验方法，大鼠下丘脑-垂体组织连续灌流系统，等。

4.1.8 生殖细胞遗传毒性试验方法

常见的生殖细胞遗传毒性测试方法有：UDS、流式细胞技术、B-dUTP 标记法、单细胞凝胶电泳、SCE、8-OHdG 定量检测方法、染色体畸变分析、Southern 杂交、FISH 分析、微核试验、小鼠特异位点试验、小鼠可遗传异位试验、显性致死试验等。

4.1.9 生殖毒性的一般试验方法

外源化学物对生殖过程作用的评定主要通过生殖毒性试验来进行。标准生殖毒性试验可以全面反映外源化学物对性腺功能、发情周期、交配行为、受孕、妊娠过程、分娩、授乳以及幼仔断乳后生长发育可能发生的影响。

受试动物：性成熟大鼠、小鼠或家兔。剂量分组：一般设立三个剂量组和一个对照组。高剂量组：能致亲代动物出现轻度中毒，但不出现死亡或死亡率不超过 10%，也不能完全丧失生育能力。低剂量组的亲代动物不应观察到任何中毒症状。中间剂量组应仅出现极为轻微的中毒症状。剂量设置呈等比级数。动物数：每组雌雄各 30 只，或至少有 20 只妊娠。染毒途径：参照人类实际接触途径。试验期间每周应根据动物体重并参照进食量（大鼠可按每日 15～20g，小鼠每日 5～10g 计算）和要求的摄入剂量 [mg/(kg·d)] 调整饲料中应混入受试物的数量。应始终保持达到动物应摄入的剂量。

试验观察指标一般选择受孕率、正常分娩率、幼仔出生存活率和幼仔哺乳成活率。受孕率反映的是雌性动物生育能力以及雌性动物受孕情况，计算公式如下所示。

$$受孕率 = \frac{妊娠雌性动物数}{交配雌性动物数}$$

正常分娩率反映的是雌性动物妊娠过程是否受到影响，计算公式如下所示。

$$正常分娩率 = \frac{正常分娩雌性动物数}{妊娠动物数}$$

幼仔出生存活率反映的是雌性动物分娩过程是否正常，如分娩过程受到影响，则幼仔往往在出生 4 天内死亡，计算公式如下所示。

$$幼仔出生存活率 = \frac{出生后 4 天存活幼仔数}{分娩时出生幼仔数}$$

幼仔哺乳成活率反映的是雌性动物授乳哺育幼仔的能力，计算公式如下所示。

$$幼仔哺乳成活率 = \frac{21 天断奶幼仔存活数}{出生后 4 天幼仔存活数}$$

但需要注意一点，即出生幼仔是否有畸形存在，对死亡的幼仔应进行畸形检查，可为下一步致畸试验提供参考。

4.2 生殖毒性教学案例

4.2.1 教学案例 1——全氟化合物 PFOA 对雄性黑斑蛙的生殖毒效应及机理研究

全氟化合物（perfluorinated chemicals，PFCs）作为人工合成的一类有机化合物，具有化学性质稳定、疏油、疏水、低表面张力等特性。常被检测出的主要 PFCs 是全氟辛酸

（perfluorooctanoic acid，PFOA）等。PFOA 是一种有机酸，在过去的几十年里，它们被广泛应用于表面活性剂、农药、医药、黏合剂、润滑油、食品包装等工业产品和生活用品等中[28]。PFOA 作为一种新型的环境污染物，具有很强的疏水性和疏油性，及具耐强氧化性和耐高温性，在生物体内蓄积性很强，在环境中难降解[29]。

随着二十世纪工业生产的迅速发展，越来越多的化学物质被生产和使用，并已超出了环境的承受能力。自 1962 年一些化学物质被检测到其商业应用会对野生动物产生毒性影响起，接下来的各个时期不同人工化学物质被检测到可对环境和野生动物造成毒性影响[30]。因此，探究环境中化学物质对两栖动物的影响，探明两栖动物的衰退问题及未来发展生存状态，对保护人类生存环境来讲有十分重要的意义。

4.2.1.1　PFOA 对黑斑蛙精子的毒效应及机理研究

（1）试验材料

PFOA 购自美国 Sigma-Aldrich（St. Louis，MO，USA）公司。ATP 酶试剂盒购自江苏南京建成生物有限公司。

（2）试验动物及处理方法

成年健康黑斑蛙购买于浙江长兴创意生态农业发展有限公司，实验前将黑斑蛙放置于盛有 2～3L 曝气脱氯自来水（曝气 3 天以上）的玻璃水族缸暂养 7 天。然后挑选 200 只健壮、生长状况一致的雄性黑斑蛙做实验，黑斑蛙的平均体重为（30.5±8.5）g。将 200 只黑斑蛙随机分成 5 组，暴露于 PFOA 浓度分别是 0mg/L、0.01mg/L、0.1mg/L、0.5mg/L 和 1mg/L 的曝气水溶液中，曝气水溶液的温度为（20±1）℃，pH 值为 6.0～7.0，溶解氧范围为 6～8mg/L，暴露的时间是 14d，暴露于 30cm×30cm×60cm 的玻璃缸中。在暴露实验的 14 天中每天早上用静态置换法更换新 PFOA 溶液 1 次，暴露实验中黑斑蛙的死亡率低于 5%。14 天之后使用双毁髓法处理雄性黑斑蛙，取精巢组织和心脏取血待测。进行心脏取血时，首先要使用医用针头在黑斑蛙心脏动脉处取血，取完后冰浴冷凝 1～2h，让其血块固缩，然后进行血清吸取，在 4℃，4000r/min 的离心机中离心 10min，完成后取出上清液放置于－20℃冰箱进行保存。

（3）黑斑蛙精子形态测定

将待测的精巢组织放置于离心管中，按照质量体积比加入 PBS，使用眼科小剪刀剪碎待测的精巢组织，做成混匀的精子悬浮液，检测精巢中精子数量、精子活性和精子畸形率。

① 精子数量　吸取 20μL 的精子悬浮液放到血球计数板上，盖玻片覆盖，静置 2min 后根据红细胞计数法在高倍镜（400×）下计数精子总数：计数 4 个方格内精子数，记为 A1、A2、A3、A4，然后根据公式 $(A1+A2+A3+A4)/100×4×10^6=$ 精子总数（个/mL）得到精子数量。

② 精子活性　吸取一滴精子悬液充入血球计数板之中，静置 2min，在高倍镜下（400×）记录不同活动等级的精子数，每只黑斑蛙分析 80 个精子，精子活动能力标准如下：a 是快速直线运动，活动良好的精子数；b 是运动活泼但方向不定，不呈直线运动的精子数；c 为精子原地转动或摆动，运动迟缓，活动不良的精子数；d 为原地静止不动，不活动的精子数。精子的活动率为：$\eta=(a+b+c)/(a+b+c+d)$。

③ 精子畸形率　选择一部分精子悬浮液通过四层擦镜纸滤除组织碎片，滤液经 400r/min 离心 5min，弃上清液，剩余少量液体与沉淀混匀，进行畸形实验，取一滴新制备的混合悬浮液充入血球计数板内，固定在福尔马林固定液中 5～10min，采用苏木精-伊红染色法染色，然后用光学显微镜（400×）观察不叠加且完整的精子 1000 个，一旦出现了无定形、肥

胖以及双尾、多头或是头部无钩、尾部折叠等现象的精子便记为畸形精子。

从表4-4的数据可看出，随着暴露的 PFOA 浓度升高，黑斑蛙精巢中精子数量逐渐降低，当 PFOA 浓度为 0.01mg/L 时，精子数量与对照组相比呈显著降低趋势（$p<0.05$），当 PFOA 浓度为 0.1～1mg/L 时，黑斑蛙精巢的精子数量与对照组相比呈极显著差异（$p<0.01$）。通过表4-4，我们还可以得出黑斑蛙精巢内精子活性随着 PFOA 暴露浓度的升高，其活性降低。当 PFOA 浓度为 0.01～1mg/L 时，黑斑蛙精巢精子活性与对照组相比呈极显著降低（$p<0.01$）。另外，精子畸形率随着 PFOA 暴露浓度的升高而升高，暴露在 0.1～1mg/L 浓度下时，黑斑蛙精巢精子畸形率与对照组比呈极显著的正相关（$p<0.01$）。

表 4-4　PFOA 暴露对黑斑蛙精子数量、活性和畸形率的影响

组号	PFOA 浓度/(mg/L)	精子数量/($\times 10^6$/mL)	精子活性/%	精子畸形率/%
1	对照组	6.60±0.968	0.548±0.053	0.376±0.175
2	0.01	5.215±0.316①	0.511±0.246②	0.459±0.186
3	0.1	4.323±0.329②	0.487±0.042②	0.564±0.024②
4	0.5	4.214±0.203②	0.323±0.156②	0.643±0.143②
5	1	3.715±0.453②	0.246±0.436②	0.695±0.143②

① 表示存在显著差异，即 $p<0.05$。

② 表示存在极显著差异，即 $p<0.01$。

注：对照组和实验组的精子数量、精子活性和精子畸形率比较。精子取自分别暴露于 0mg/L、0.01mg/L、0.1mg/L、0.5mg/L 和 1mg/L PFOA 水溶液的黑斑蛙精巢。用平均数±标准误差表示实验数据。

（4）黑斑蛙精巢 ATP 酶的测定

取待测精巢组织后，准确称取，按照质量（g）：体积（mL）为 1:9 的比例加入 9 倍体积的生理盐水，冰水浴条件下，机械匀浆，制备成 10% 的匀浆液，2500r/min 离心 10min，取上清液 0.2mL 加 0.8mL 生理盐水稀释成 2% 的匀浆，待测。

测定 Na^+K^+-ATPase、Ca^{2+}-ATPase 和 $Ca^{2+}Mg^{2+}$-ATPase 活性，具体的试验步骤根据试剂盒说明书进行。最后混匀在 660nm 处测出吸光度后计算出这三种 ATP 酶的活性。组织中蛋白质的定量用考马斯亮蓝法测定。

如图4-1所示，雄性黑斑蛙分别经过 0.01mg/L、0.1mg/L、0.5mg/L 和 1mg/L PFOA 的 14 天暴露后，黑斑蛙精巢中的 Na^+K^+-ATP 酶活性均显著升高（$p<0.01$），且随着 PFOA 暴露浓度的升高而升高，呈正相关。

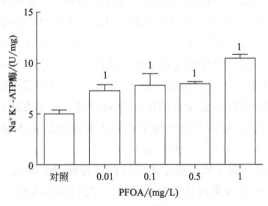

图 4-1　PFOA 对黑斑蛙精巢中 Na^+K^+-ATP 酶活性的影响

1—该组与对照组相比，差异极显著

如图 4-2 所示，雄性黑斑蛙分别经过 0.01mg/L、0.1mg/L、0.5mg/L 和 1mg/L PFOA 的 14 天暴露，其中 0.1mg/L、0.5mg/L 和 1mg/L PFOA 组别的黑斑蛙精巢中 Ca^{2+}-ATP 酶活性显著升高（$p < 0.01$），且随着 PFOA 暴露浓度的升高而升高。

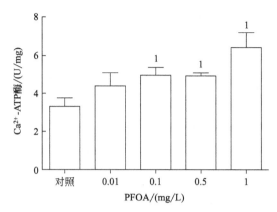

图 4-2　PFOA 对黑斑蛙精巢中 Ca^{2+}-ATP 酶活性影响
1—该组与对照组相比，差异极显著

如图 4-3 所示，雄性黑斑蛙分别经过 0.01mg/L、0.1mg/L、0.5mg/L 和 1mg/L PFOA 的 14 天暴露，其中，0.1mg/L PFOA 组别中黑斑蛙精巢内 $Ca^{2+}Mg^{2+}$-ATP 酶活性呈显著升高（$p < 0.05$），0.5mg/L 和 1mg/L PFOA 组别中黑斑蛙精巢的 $Ca^{2+}Mg^{2+}$-ATP 酶活性极显著升高（$p < 0.01$），且随着 PFOA 暴露的浓度的升高而升高。

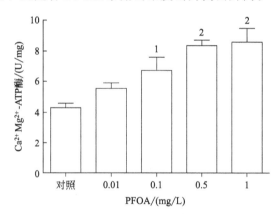

图 4-3　PFOA 对黑斑蛙精巢中 $Ca^{2+}Mg^{2+}$-ATP 酶活性影响
1—该组与对照组相比，差异显著；2—该组与对照组相比，差异极显著

本试验采用体内暴露的实验方法，结果表明黑斑蛙暴露于 PFOA 后可以显著降低精子的活性及存活率等。精子的毒性变化足以说明雄性黑斑蛙生殖毒性的产生，因此，通过经典指标的分析得出 PFOA 引起两栖动物的生殖毒效应，进而影响它们的生殖能力。

本试验中，雄性黑斑蛙分别暴露于 0mg/L、0.01mg/L、0.1mg/L、0.5mg/L 和 1mg/L 的 PFOA 中 14 天，通过对 ATP 酶的分析，结果表明 PFOA 造成了 Na^+K^+-ATP 酶、Ca^{2+}-ATP 酶和 $Ca^{2+}Mg^{2+}$-ATP 酶活性的异常变化，进而表明了黑斑蛙精巢中精子的毒效应及作用机理等。

本试验中，雄性黑斑蛙暴露于 0.01～1mg/L 的 PFOA 时，与对照组相比 Na^+K^+-ATP

酶、Ca^{2+}-ATP 酶和 $Ca^{2+}Mg^{2+}$-ATP 酶的活性增加。研究表明细胞内较高的钠离子和钙离子，较低的钾离子和镁离子，影响离子的稳态和精子形成的过程，这诱导了上述几类 ATP 酶的升高来调控这些离子平衡，以保证黑斑蛙精巢内精子能够在相对良好的环境条件下生存。总之，试验结果表明，PFOA 能诱导雄性黑斑蛙精巢中 Na^+K^+-ATP 酶、Ca^{2+}-ATP 酶和 $Ca^{2+}Mg^{2+}$-ATP 酶活性变化，使细胞内过量的钠离子和钙离子泵出细胞，将钾离子和镁离子泵入细胞，以此来维持精巢内细胞的离子平衡，其过程如图 4-4 所示。PFOA 扰乱了精巢内离子平衡，引发了精子的毒效应，并诱导不同 ATP 酶活性升高来维持离子平衡，以此来缓解 PFOA 对精子的毒效应。

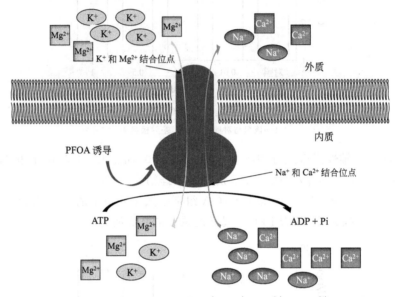

图 4-4　PFOA 对黑斑蛙精巢中 Na^+、K^+、Ca^{2+} 和 Mg^{2+} 的影响

本研究表明 PFOA 诱导了雄性黑斑蛙的精巢产生明显的毒性作用，包括精子活性减弱、减少及畸形率升高等，还有各类 ATP 酶活性的变化，说明 PFOA 对两栖类的黑斑蛙产生了生殖毒性影响，进而造成了两栖动物生息繁衍的危害。

4.2.1.2　PFOA 对黑斑蛙精巢组织微结构的影响

将新鲜的待测精巢组织取出，放在 2.5% 的戊二醛溶液中 4℃ 固定过夜，倒掉固定液，用 0.1mol/L、pH 7.0 的磷酸缓冲液漂洗样品三次，每次 15min。然后样本在通风橱中用 1% 的锇酸溶液固定 1~2 个小时；小心取出锇酸废液，用 0.1mol/L、pH 7.0 的磷酸缓冲液漂洗样品三次，每次 15min；然后待测样品用不同浓度梯度（50%、70%、80%、90% 和 95% 五种浓度）的乙醇溶液脱水，每个浓度处理时间为 15min，然后用 10% 的乙醇处理 20min，接下来过渡到纯丙酮处理 20min。最后对样品进行渗透处理，先用包埋剂与丙酮的混合液（体积比＝1/1）处理样品 60min，再用包埋剂与丙酮的混合液（体积比＝3/1）处理样品 180min，然后将样品转移至新装有纯包埋剂的离心管中过夜。将渗透处理的样品包埋起来，70℃ 加热过夜。使用 Leica EM UC7 型超薄切片机切片，染色后用透射电子显微镜观察。

如图 4-5 所示，雄性黑斑蛙暴露 PFOA 中 14 天后，精巢内细胞微结构发生变化。其中 A1、B1、C1 分别表示暴露于 0mg/L、0.1mg/L 和 1mg/L 的 PFOA 中 14 天后的生精支持细胞微结构的变化情况。如图 4-5 中 B1 和 C1 所示，白色箭头指示细胞间距扩大，出现了边缘空泡和细胞固缩现象。随着 PFOA 暴露浓度的增加，电镜观察生精支持细胞的空泡现象更加明显，大量的空泡出现，并产生畸形细胞。

如图 4-5 所示，图中 A2、B2、C2 分别表示暴露于 0mg/L、0.1mg/L 和 1mg/L 的 PFOA 中 14 天后的精子微结构变化情况，与正常的精子相比（图 4-5 中 A2），暴露于浓度 0.1mg/L 的 PFOA 的精子出现了尾部萎缩以及空泡（图 4-5 中 B2 的白色箭头）。当暴露浓度升高至 1mg/L 时，电镜观察下的精子尾部出现大量空泡，尾部明显萎缩或消失（图 4-5 中 C2）。精子微结构观察出现了毒效应。

如图 4-5 所示，图中 A3、B3、C3 分别表示暴露于 0mg/L、0.1mg/L 和 1mg/L 的 PFOA 中 14 天后细胞器微结构的变化情况，电镜观察下的线粒体结构随着暴露浓度的升高而出现了病变现象，在暴露浓度为 0.1mg/L PFOA 一组中出现肿胀现象（如图 4-5 中 B3 的黑色箭头），随着暴露浓度升高至 1mg/L，线粒体肿胀明显，细胞间隙扩大，细胞器出现明显异常变化（如图 4-5 中 C3 所示）。图中不仅观察到了线粒体肿胀，内质网扩张等现象，细胞器微结构中还观察到了核仁畸形以及细胞固缩等现象（如图 4-5 中 B3 和 C3）。

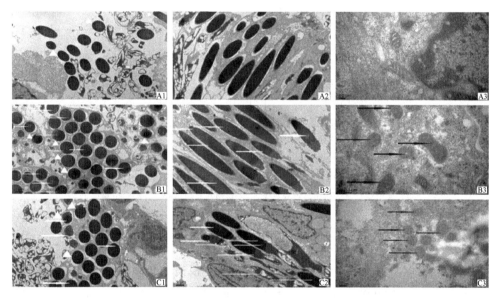

图 4-5　雄性黑斑蛙暴露于不同浓度 PFOA 14 天精巢细胞微结构的变化

（A 为对照组，B、C 为处理组且分别为 0.1mg/L 和 1mg/L PFOA，其中 A1、A2，B1、B2，
C1、C2 为放大 10000×；A3，B3，C3 为放大 40000×）

由试验可知，体内低剂量的 PFOA 暴露诱导雄性黑斑蛙精巢组织中生精支持细胞微结构出现固缩和空泡等毒效应，进而造成生殖系统的损害；诱导雄性黑斑蛙的精巢组织中精子病变，电镜观察下精子尾部萎缩，出现空泡等结构损伤，致使精子不能正常发育；诱导雄性黑斑蛙的精巢组织中出现细胞器微结构的病变，线粒体肿胀，内质网疏松扩张，细胞边缘固缩等现象。

4.2.1.3　PFOA 对黑斑蛙精巢脂质过氧化损伤的研究

脂质过氧化损伤（lipid peroxidation，LPO）指的是机体内活性氧（ROS）过多地产生，ROS 和生物膜中的酶、磷脂和膜受体相关的脂肪酸的侧链及核酸等大分子物质产生反应而形成了脂质过氧化物，这引起了细胞膜流动能力发生变化，以至于细胞结构和功能等改变，进一步造成了机体损伤等。

（1）活性氧（ROS）测定

取待测精巢组织匀浆上清液 0.5mL，放置于低温低速离心机，10000r/min 离心 15min，线粒体是离心后的沉淀物。弃去上清液，然后将沉淀用预冷的 0.65% 生理盐水根据质量体积比进行重悬，其重悬比例为 1:19。进行反应时，取 19μL 线粒体液加入 10μL 1mmol-1DCFH-DA 进行混匀，然后放置于酶标仪中温浴 30min（Thermo Multiskan MK3），温浴温度为 37℃，设置 485nm 为激发光，并于 538nm 处测定其荧光强度值。

雄性黑斑蛙暴露于 0～1mg/L 的 PFOA 中 14 天后，精巢内 ROS 的含量变化如图 4-6 所示，结果表明 ROS 的含量随着暴露浓度的增加也相应增加。当 PFOA 暴露浓度在 0.01mg/L 时 ROS 含量与对照组相比具有显著的正相关（$p < 0.05$），暴露浓度在 0.1～1mg/L 时 ROS 含量与对照组相比呈极显著的正相关（$p < 0.01$）。

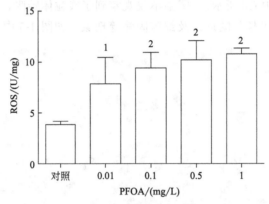

图 4-6　PFOA 暴露对黑斑蛙精巢中 ROS 含量的影响

1—该组与对照组相比，差异显著；2—该组与对照组相比，差异极显著

（2）丙二醛（MDA）含量的测定

作为脂质过氧化反应的降解产物丙二醛（MDA），其可与硫代巴比妥酸（TBA）进行结合，形成红色产物，并且在 532nm 处有最大吸收峰。根据试剂盒说明书的详细步骤来进行测试。MDA 的含量用 nmol/mg 表示。待测精巢组织中蛋白质使用考马斯亮蓝法测定。

如图 4-7 所示，当雄性黑斑蛙暴露于 0～1mg/L 的 PFOA 中 14 天后，精巢内丙二醛（MDA）的含量随暴露浓度的升高而相应增加，结果表明当 PFOA 暴露浓度在 0.01～1mg/L 时 MDA 含量与对照组相比呈极显著升高的正相关（$p < 0.01$）。

（3）超氧化物歧化酶（SOD）的测定

根据黄嘌呤氧化酶和黄嘌呤反应系统产生了超氧阴离子自由基，然后形成了亚硝酸盐，其在显色剂的作用下会呈现出紫红色的现象，测试步骤根据试剂盒说明书进行，利用可见光分光光度计在 550nm 处测定其吸光值。

如图 4-8 所示，雄性黑斑蛙暴露于 0～1mg/L 的 PFOA 14 天后，精巢中 SOD 的含量随暴露浓度的升高而相应增加，当 PFOA 暴露浓度是 0.01mg/L 时 SOD 含量与对照组相比具有显著正相关（$p < 0.05$），暴露浓度在 0.1～1mg/L 时 SOD 含量与对照组相比极显著增加（$p < 0.01$）。

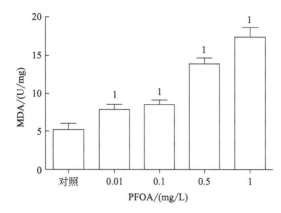

图 4-7　PFOA 暴露对黑斑蛙精巢中 MDA 含量的影响

1—该组与对照组相比，差异极显著

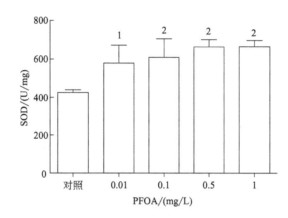

图 4-8　PFOA 暴露对黑斑蛙精巢中 SOD 含量的影响

1—该组与对照组相比，差异显著；2—该组与对照组相比，差异极显著

（4）过氧化氢酶（CAT）的测定

过氧化氢的分解可以通过过氧化氢酶（CAT）来进行，加入钼酸铵后其反应迅速中止，剩余的过氧化氢与钼酸铵发生反应后产生一种颜色为淡黄色的络合物，利用可见光分光光度计在 405nm 测定最后的生成量，然后计算出 CAT 的含量。具体的操作步骤根据试剂盒说明书来进行，组织中蛋白质的定量用考马斯亮蓝法测定。

如图 4-9 所示，当雄性黑斑蛙暴露于 0～1mg/L 的 PFOA 14 天后，精巢中 CAT 的含量随暴露浓度的升高而增加。当 PFOA 暴露浓度为 0.01mg/L 时 CAT 含量与对照组相比具有显著的正相关（$p < 0.05$），暴露浓度在 0.1～1mg/L 时 CAT 的含量与对照组相比呈极显著增加的关系（$p < 0.01$）。

（5）谷胱甘肽（GSH）含量的测定

谷胱甘肽（GSH）能与二硫代二硝基苯甲酸反应生成 5-硫代二硝基苯甲酸阴离子，产物为一种黄色的化合物，通过在 405nm 处进行比色来测其吸光度，最后计算出 GSH 的含量。操作时的测试步骤通过试剂盒说明书来进行，组织中蛋白质的定量用考马斯亮蓝法测定。

如图 4-10 所示，当雄性黑斑蛙暴露于 0～1mg/L 的 PFOA 14 天后，精巢内的 GSH 的

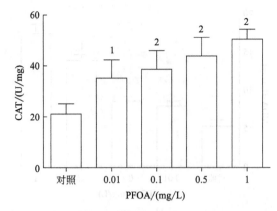

图 4-9　PFOA 暴露对黑斑蛙精巢中 CAT 含量的影响

1—该组与对照组相比，差异显著；2—该组与对照组相比，差异极显著

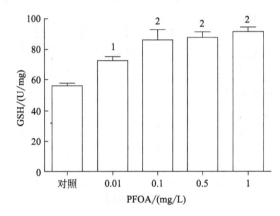

图 4-10　PFOA 暴露对黑斑蛙精巢中 GSH 含量的影响

1—该组与对照组相比，差异显著；2—该组与对照组相比，差异极显著

含量随暴露浓度的升高而增加。当 PFOA 暴露浓度为 0.01mg/L 时 GSH 含量与对照组相比显著增加（$p < 0.05$），暴露浓度在 0.1~1mg/L 时 GSH 的含量与对照组相比呈极显著增加的关系（$p < 0.01$）。

（6）谷胱甘肽转移酶（GST）的测定

谷胱甘肽转移酶（GST）具有催化 GSH 与 1-氯-2,4-二硝基苯结合的能力，经过一定的反应时间后，其活性的高低变化和底物浓度的变化具有线性的关系。结合产物计算出 GST 的活性，具体的步骤参照试剂盒说明书，用分光光度计在 412nm 处来测定。

如图 4-11 所示，当雄性黑斑蛙暴露于 0~1mg/L 的 PFOA 14 天后，精巢内的 GST 的含量随暴露浓度的升高而增加。当 PFOA 暴露浓度为 0.01mg/L 时 GST 含量与对照组相比显著减少（$p < 0.05$），暴露浓度在 0.1~1mg/L 时 GST 的含量与对照组相比呈极显著减少的关系（$p < 0.01$）。

（7）琥珀酸脱氢酶（SDH）的测定

琥珀酸脱氢酶（SDH）是一个整合于膜上的多亚基酶，为线粒体的一种标志酶，是连接电子传递和氧化磷酸化的枢纽之一。具体的测定步骤参照试剂盒说明书，利用可见光分光光度计在 600nm 处测定其吸光度变化。

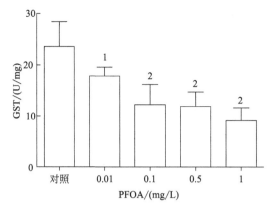

图 4-11　PFOA 暴露对黑斑蛙精巢中 GST 含量的影响

1—该组与对照组相比，差异显著；2—该组与对照组相比，差异极显著

如图 4-12 所示，雄性黑斑蛙暴露于 0～1mg/L 的 PFOA 中 14 天后，精巢内 SDH 含量随暴露浓度升高而相应增加。结果显示当 PFOA 暴露浓度在 0.01～1mg/L 时 SDH 的含量与对照组相比呈极显著增加的正相关（$p < 0.01$）。

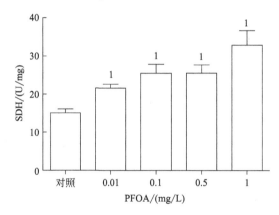

图 4-12　PFOA 暴露对黑斑蛙精巢中 SDH 含量的影响

1—该组与对照组相比，差异极显著

(8) 乳酸脱氢酶 (LDH) 的测定

乳酸酸脱氢酶（LDH）是一种糖酵解酶，是催化丙酮和乳酸互相转化的同工酶，用酶标仪在 450nm 波长下测定其吸光度，具体操作步骤根据试剂盒说明书来进行。

如图 4-13 所示，当雄性黑斑蛙暴露于 0～1mg/L 的 PFOA 14 天后，精巢内的 LDH 含量随暴露浓度的升高而增加。PFOA 暴露浓度为 0.01～0.1mg/L 时 LDH 含量与对照组相比显著增加（$p < 0.05$），暴露浓度在 0.5～1mg/L 时 LDH 的含量与对照组相比呈极显著增加的正相关（$p < 0.01$）。

4.2.1.4　PFOA 对雄性黑斑蛙生殖系统内激素干扰的影响研究

内分泌系统能够影响动物的生殖系统正常运转，睾酮激素的分泌水平减少干扰了生殖系统正常运转，雌二醇则是维持生殖系统正常平衡运转的重要激素，参与生殖系统的细胞增殖和凋亡过程[31]。总之，睾酮和雌二醇激素分泌的异常干扰了生殖系统，引起了生殖毒性[32]。对睾酮和雌二醇激素进行检测是分析生殖系统内激素分泌情况至关重要的指标。

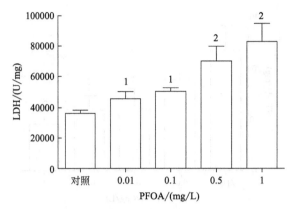

图 4-13　PFOA 暴露对黑斑蛙精巢中 LDH 含量的影响
1—该组与对照组相比，差异显著；2—该组与对照组相比，差异极显著

从基因层面上对激素分泌情况进行分析，研究发现芳香化酶 P450 可以将睾酮转化为雌二醇，另外 SF-1 基因是性类固醇激素合成的重要核受体[33]。为了检测雄性黑斑蛙生殖系统中激素分泌在分子水平上是否存在异常及其对生殖毒性的作用机制，本试验通过体内暴露仿真实验和 RT-PCR 技术等来分析 PFOA 引起雄性黑斑蛙生殖系统内的激素干扰影响。

(1) 睾酮（T）检测

睾酮（T）检测采用的是生物素双抗体夹心酶联免疫吸附法（ELISA）。首先向预先包被了两栖类的 T 单克隆抗体的酶标孔中加入 T，温育；温育后再加入生物素标记的抗 T 抗体，然后与链霉亲和素-HRP 进行结合，形成了免疫的复合物，经过温育和洗涤后去除未结合的酶，然后加入底物 A、B，会产生蓝色，在酸的作用下最终会转化成黄色。过程中颜色深浅和样品中两栖类 T 浓度呈正相关性。具体操作步骤根据试剂盒说明书来完成。

如图 4-14 所示，雄性黑斑蛙暴露于 0～1mg/L 的 PFOA 中 14 天后 T 含量明显呈下降趋势。随着 PFOA 暴露浓度的升高，T 含量与对照组相比具有极显著的下降趋势（$p < 0.01$）。

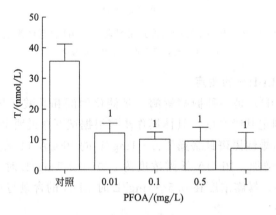

图 4-14　PFOA 对雄性黑斑蛙 T 含量的影响
1—该组与对照组相比，差异极显著

(2) 雌二醇（E2）检测

雌二醇（E2）检测采用的是 ELISA 法。首先向预先包被了两栖类 E2 单克隆抗体的酶标孔中加入 E2，温育；温育后再加入生物素标记的抗 E2 抗体，与链霉亲和素-HRP 结合，

形成免疫复合物，然后经过温育和洗涤，去除未结合的酶，再加入底物 A、B，结果会产生蓝色，在酸的作用下最终会转化成黄色。过程中颜色深浅和样品中两栖类 E2 的浓度呈正相关性。具体操作步骤根据试剂盒说明书来完成。

　　如图 4-15 所示，雄性黑斑蛙暴露于 0～1mg/L 的 PFOA 中 14 天后 E2 的含量呈明显上升趋势。随着 PFOA 暴露浓度的升高，当 PFOA 浓度为 0.01mg/L 和 0.1mg/L 时，雌二醇含量与对照组相比具有显著上升趋势（$p < 0.05$），当 PFOA 浓度为 0.5mg/L 和 1mg/L 时，E2 含量与对照组相比具有极显著上升趋势（$p < 0.01$）。

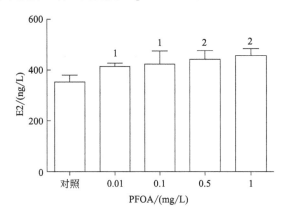

图 4-15　PFOA 对雄性黑斑蛙 E2 含量的影响

1—该组与对照组相比，差异显著；2—该组与对照组相比，差异极显著

(3) 类固醇因子 SF-1 和 P450 芳香化酶的 RT-PCR 测定

提取样品总 RNA（样品 RNA 含量及纯度见表 4-5）。

表 4-5　样品 RNA 含量及纯度

样品编号	AU260	260/280	RNA 浓度/(ng/μL)
0-1	5.99	1.95	239.49
0-4	6.36	1.91	254.39
1-2	8.44	1.96	337.68
1-8	7.44	1.99	297.55
2-9	8.85	1.97	354.12
2-12	7.30	1.93	292.17
3-1	6.17	1.97	246.65
3-2	6.52	1.95	260.64
4-1	8.12	1.96	324.60
4-13	6.77	1.94	270.64

　　① 样品处理，取样品，加入 1mL TRIzol® Reagent，剧烈振荡，然后加入 0.2mL 氯仿。

　　② 室温放置 2～3min，然后离心（12000g，4℃，15min）。

　　③ 转移上清至新的 1.5mL 离心管，然后加入等体积 70％乙醇，振荡混匀。

　　④ 转移上清至 Spin Cartridge（含套管），离心（12000g，室温，15s），弃去废液。

　　⑤ 加入 50μL RNase-Free DNase Buffer，室温放置 10min，彻底去除残余的基因组 DNA。

⑥ 加入 700μL Wash Buffer Ⅰ 至 Spin Cartridge（含套管），离心（12000g，室温，15s），弃去废液。

⑦ 加入 500μL Wash Buffer Ⅱ 至 Spin Cartridge（含套管），离心（12000g，室温，15s），弃去废液；重复步骤7。

⑧ 空转：离心（12000g，室温，1min）。

⑨ 洗脱：加入 40～100μL RNase-Free Water 至 Spin Cartridge 中心（含新的 1.5mL 离心管），室温放置 1min；然后离心（12000g，室温，2min）。

⑩ 紫外分光光度计和电泳测定其含量、纯度及质量，然后贮存在−80℃备用。

如图 4-16，雄性黑斑蛙暴露于 0～1mg/L 的 PFOA 中 14 天后 *SF-1* 基因相对表达量明显升高。随着 PFOA 暴露浓度的升高，*SF-1* 的相对表达量与对照组相比具有极显著的上升趋势（$p < 0.01$）。

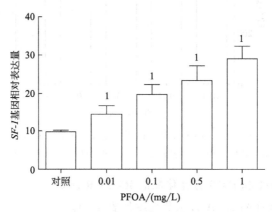

图 4-16　PFOA 对黑斑蛙精巢中 *SF-1* 基因相对表达量的影响

1—该组与对照组相比，差异极显著

如图 4-17 所示，雄性黑斑蛙暴露于 0～1mg/L 的 PFOA 中 14 天后 *P450* 基因相对表达量明显升高。随着 PFOA 暴露浓度的升高，*P450* 的相对表达量与对照组相比具有极显著的上升趋势（$p < 0.01$）。

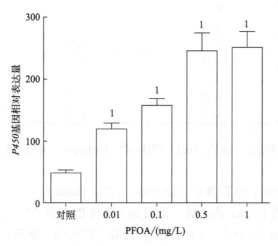

图 4-17　PFOA 对黑斑蛙精巢中 *P450* 基因相对表达量的影响

1—该组与对照组相比，差异极显著

（4）逆转录实验（如表 4-6 所示）：**Real-Time PCR 检测**

① 荧光定量 PCR 引物设计和合成

采用 Primer Premier 6.0 和 Beacon Designer 7.8 软件进行定量 PCR 引物设计，引物序列如表 4-7 所示。

② Real-Time PCR 扩增体系和反应条件（如表 4-8 所示）

③ Real-Time PCR 基因表达差异统计分析

每个样品重复三次，各个基因的相对表达水平以 $2^{(Ct_{内参基因} - Ct_{目的基因})}$ 进行统计分析。

表 4-6　1st-Strand cDNA Synthesis 反应体系及条件

试剂组分	体积(20μL)
Total RNAs(100ng~1μg)	X μL
2×RT Reaction Mix	10μL
RT Enzyme Mix	2μL
加入 RNase-Free Water 补充至 20μL	
反应条件:25℃,10min;50℃,30min;85℃,5min,贮存在-20℃备用	

表 4-7　RT-PCR 引物和条件

基因名称	引物序列(5′→3′)	熔解温度/℃
黑斑蛙 *P450*	CGCACAACATCCAAAGGCTG	63
	GTATTTCCCAGCACAGGCAC	
黑斑蛙 *SF-1*	TGTCAGCCATTGCAGCCCAG	63
	CAAGTCAGTTTAGGCTCGCT	
黑斑蛙 *GAPDH*（内参）	AAGGGAGGTGCCAAGCGTGTGAT	63
	GCAGTTTGTGGTACAGGAGGCATTG	

表 4-8　定量 PCR 反应体系及条件

试剂组分	20μL 体系
SDW	8.0μL
Power SYBR® Green Master Mix	10.0μL
Forward Primer(10μmol/L)	0.5μL
Reverse Primer(10μmol/L)	0.5μL
cDNA	1.0μL
反应条件:95℃,1min;40 个循环(95℃,15s,63℃,25s,收集荧光)55~95℃熔解曲线	

4.2.1.5　PFOA 对黑斑蛙精巢细胞凋亡相关蛋白表达影响的研究

（1）Western blotting 测定

① 样品制备和定量

采用总蛋白提取试剂盒（含 Protease Inhibitor Cocktail）进行样品总蛋白的提取，然后采用 BCA 定量试剂盒进行总蛋白定量。

② SDS-PAGE 电泳分析

配制 8%~12%分离胶和 5%浓缩胶，每个孔 60μg 总蛋白进行上样，每孔加样 10~15μL，浓缩胶 60V，分离胶 80V 进行电泳 2h 左右。

③ 蛋白质转膜

PVDF 膜甲醇中浸泡 20s，然后转移到 Tris-Glycine 转移缓冲液（含 5％甲醇）中平衡至少 5min；SDS-PAGE 凝胶在 Tris-Glycine 转移缓冲液中平衡至少 30min；在冷却条件下以 100V 恒压全湿转膜 2h。

④ 转印膜封闭

转膜结束后，放到 T-TBS（含 5％脱脂奶粉或 BSA）中，室温封闭 1h，然后 T-TBS 漂洗，5min，重复漂洗 3 次。

⑤ 一抗杂交（表 4-9）

一抗以一定比例溶于 T-TBS（含 3％脱脂奶粉或 BSA），4℃孵育过夜；然后 T-TBS 漂洗 5min，重复漂洗 4 次。

表 4-9　Western blotting 实验中的一抗信息

一抗名称	品牌及货号	稀释度	分子量/kDa
Bcl-2(N-19)	SANTA CRUZ sc-492	1：1000	26
Bax(N-20)	SANTA CRUZ sc-493	1：500	23
Caspase-3 p11(K-19)	SANTA CRUZ sc-1224	1：1000	11
Caspase-8 p18(C-20)	SANTA CRUZ sc-6136	1：1000	10/18
Caspase-9 p10(H-83)	SANTA CRUZ sc-7885	1：200	10
GADD 153(F-168)：	SANTA CRUZ sc-575	1：1000	30
β-actin(内参)	Abcam ab8245	1：1500	43

⑥ 二抗杂交（表 4-10）

二抗以一定比例溶于 T-TBS（含 2％脱脂奶粉），室温 1h，；然后用 T-TBS 漂洗 5min，重复漂洗 5 次。

表 4-10　Western blotting 实验中的二抗信息

二抗名称	品牌及货号	稀释度
Goat anti-Mouse IgG(H＋L)Secondary antibody	Thermo Pierce 货号：31160	1：5000
Goat anti-Rabbit IgG(H＋L)Secondary antibody	Thermo Pierce 货号：31210	1：5000

⑦ 信号检测

采用 SuperSignal® West Dura Extended Duration Substrate，按说明书操作，制备约 1mL ECL 工作液，室温孵育转印膜 1min，然后去除多余 ECL 试剂，保鲜膜密封，暗盒中放上 X-ray film 曝光 5～10min 后进行显影和定影。

⑧ 数据分析

采用 BandScan 5.0 软件分析条带的光密度值，每个条带重复 3 次，目的蛋白相对表达量＝{目的蛋白（光密度值）/内参（光密度值）}×10^n 进行表示，结果以平均数±标准差表示。

（2）Bax 和 Bcl-2 蛋白表达分析

雄性黑斑蛙通过 0～1mg/L 的 PFOA 暴露 14 天后，黑斑蛙精集中 Bax 蛋白的相对表达量会随着暴露浓度的升高而升高，且在 0.01～1mg/L PFOA 的暴露组中 Bax 表达量与对照组相比呈极显著的正相关，Bax 的蛋白印记密度也随着暴露浓度的升高而增加，而 β-actin 蛋白则一直保持不变（如图 4-18 所示，$p < 0.01$）。

另外，黑斑蛙精集中 Bcl-2 蛋白的相对表达量会随着 PFOA 暴露浓度升高而逐渐下降，且暴

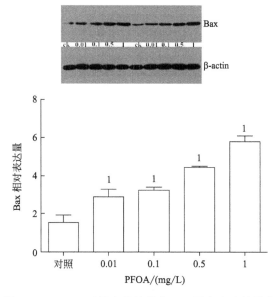

图 4-18　PFOA 对黑斑蛙精巢中 Bax 蛋白表达的影响

1—该组与对照组相比，差异极显著

露于 0.01～1mg/L PFOA 的表达量与对照组相比呈极显著的负相关，Bcl-2 蛋白的蛋白印记密度也随着暴露浓度的升高而降低，而 β-actin 蛋白则一直保持不变（如图 4-19 所示，$p < 0.01$）。

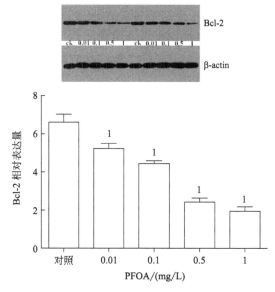

图 4-19　PFOA 对黑斑蛙精巢中 Bcl-2 蛋白表达的影响

1—该组与对照组相比，差异极显著

（3）Caspase 3/8/9 蛋白表达分析

如图 4-20 所示，雄性黑斑蛙暴露于 0～1mg/L 的 PFOA 14 天后，黑斑蛙精巢中 Caspase 3 蛋白的相对表达量会随着暴露浓度升高而逐渐升高，且暴露于 0.1mg/L PFOA 的表达量与对照组相比呈显著的正相关（$p < 0.05$），暴露于 0.5mg/L 和 1mg/L PFOA 的表达量与对照组相比呈极显著的正相关（$p < 0.01$）。另外，Caspase 3 的蛋白印记密度也随着

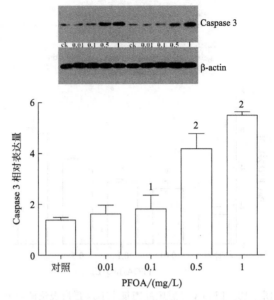

图 4-20　PFOA 对黑斑蛙精巢中 Caspase 3 蛋白表达的影响

1—该组与对照组相比，差异显著；2—该组与对照组相比，差异极显著

暴露浓度的升高而增加，而 β-actin 蛋白则一直保持不变。

如图 4-21 所示，雄性黑斑蛙暴露于 0～1mg/L 的 PFOA 14 天后，黑斑蛙精巢中 Caspase 8 蛋白的相对表达量会随着暴露浓度升高而逐渐升高，且暴露于 0.01～1mg/L PFOA 的 Caspase 8 表达量与对照组相比呈极显著的正相关（$p < 0.01$），另外，Caspase 8 蛋白的蛋白印记密度也随着暴露浓度的升高而增加，而 β-actin 蛋白则一直保持不变。

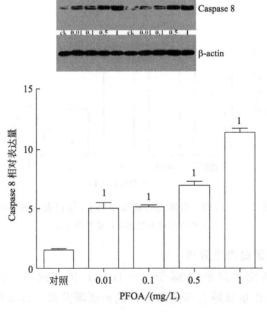

图 4-21　PFOA 对黑斑蛙精巢中 Caspase 8 蛋白表达的影响

1—该组与对照组相比，差异极显著

如图 4-22 所示，雄性黑斑蛙暴露于 0～1mg/L 的 PFOA 14 天后，黑斑蛙精巢中 Caspase 9 蛋白的相对表达量会随着暴露浓度升高而逐渐升高，且暴露于 0.01mg/L PFOA 的 Caspase 9 表达量与对照组相比呈显著的正相关（$p<0.05$），暴露于 0.1～1mg/L PFOA 的 Caspase 9 表达量与对照组相比呈极显著的正相关（$p<0.01$）。Caspase 9 蛋白的蛋白印记密度也随着暴露浓度的升高而增加，β-actin 蛋白则一直保持不变。

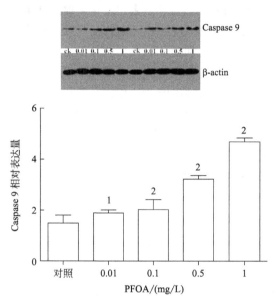

图 4-22　PFOA 对黑斑蛙精巢中 Caspase 9 蛋白表达的影响

1—该组与对照组相比，差异显著；2—该组与对照组相比，差异极显著

（4）Chop 蛋白表达分析

如图 4-23 所示，雄性黑斑蛙暴露于 0～1mg/L 的 PFOA 14 天后，黑斑蛙精巢中 Chop

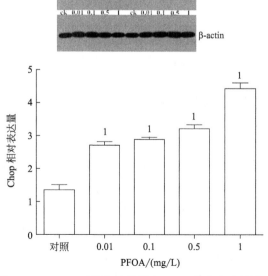

图 4-23　PFOA 对黑斑蛙精巢中 Chop 蛋白表达的影响

1—该组与对照组相比，差异极显著

蛋白的相对表达量会随着暴露浓度升高而逐渐升高，且暴露于 0.01～1mg/L PFOA 的 Chop 蛋白的相对表达量与对照组相比呈极显著的正相关（$p<0.01$），另外，Chop 蛋白的蛋白印记密度也随着暴露浓度的升高而增加，β-actin 蛋白一直保持不变。

细胞凋亡与氧化应激有关[34]。氧化应激的主要影响就是线粒体膜[35]。而 Bcl-2 家族等的蛋白质主要存在于线粒体外膜，被应用于调节线粒体通透性，转换毛孔开放程度，通过线粒体通路导致细胞凋亡[36]。Bax 和 Bcl-2 能够通过结伴或者二聚化来促进细胞凋亡[37]。而且 Bcl-2/Bax 比值在细胞凋亡中扮演了重要的角色，如对各种刺激进行反应以及调控凋亡蛋白质[38]。

Caspase 家族是细胞凋亡的启动者和刽子手[39]。Caspase 3 位于级联的下游，在调控细胞凋亡中扮演一个关键的角色[40]。其中 Caspase 8 参与了细胞凋亡的启动功能[41]。Caspase 9 可以诱导激活 Caspase 3 引起细胞凋亡[42]。这就是细胞凋亡中的一条通路，被称为线粒体通路[43]。

研究发现，内质网应激（ERS）作为一个细胞器上的受压体，可以在许多生理疾病上发生反应[44]。Chop 算作是下游凋亡信号分子，引起内质网应激反应，产生了凋亡信号通路，Chop 蛋白表达在机体受到物理或者化学材料的对 ERS 的刺激后显著增加，最终导致细胞凋亡[45]。因此，Chop 蛋白表达情况能够反应 ERS 凋亡介导反应的程度[46]。

4.2.1.6 案例亮点

① 本案例研究主要是以两栖动物黑斑蛙为模式生物，着重从生殖毒性角度来研究，在生殖毒性方面进行了精子生长发育环境和细胞凋亡毒性影响两个部分的划分，这个思路尚属首次，比较新颖。

② 本案例研究利用皮肤接触的体内暴露模拟实验表明了全氟化合物类中 PFOA 对两栖动物生殖系统毒效应影响途径，而系统性地研究 PFOA 对生殖系统影响在国外很少有报道。

③ 本案例通过分子水平研究，利用了 RT-PCR 基因检测和 Western blotting 蛋白检测两种方法研究 PFOA 诱导雄性黑斑蛙生殖系统中精子毒性影响和细胞凋亡的毒效应及其毒性机制。

4.2.2 教学案例 2——典型双酚 A 类污染物对黑斑蛙蝌蚪发育及成蛙雄性生殖毒效应机理的研究

四溴双酚 A（tetrabromobisphenol A，TBBPA）和四氯双酚 A（tetrachlorobisphenol A，TCBPA）是典型的持久性有毒环境污染物，主要用作阻燃剂且广泛存在于各种环境介质中。TBBPA 和 TCBPA 已经被证实对动物有潜在的发育毒性和生殖毒性。以 TBBPA 和 TCBPA 为目标污染物，以黑斑蛙蝌蚪为研究对象，采用体内暴露的方法，研究 TCBPA 与 TBBPA 暴露对黑斑蛙蝌蚪外部形态参数、发育阶段、甲状腺激素含量和甲状腺激素相关基因表达的影响；以雄性黑斑蛙为研究对象，采用体内暴露的方法，研究 TCBPA 与 TBBPA 暴露对雄性黑斑蛙精巢功能、精巢组织结构形态、精巢氧化应激指标、性激素含量、性激素合成相关基因以及性激素受体基因表达的影响。

4.2.2.1 TBBPA 与 TCBPA 对黑斑蛙蝌蚪生长发育的影响

（1）供试材料

TBBPA（纯度≥98%）购买于上海阿拉丁试剂有限公司。TCBPA（纯度≥98%）购买于梯希爱（上海）化成工业发展有限公司。二甲基亚砜（DMSO，纯度≥99.5%）购自上海凌峰化学试剂有限公司。间氨基苯甲酸乙酯甲磺酸盐（3-aminobenzoic acid ethyl ester methanesulfonate）MS-222 采购于上海布西化工科技有限公司。黑斑蛙粉末饲料购自惠弘水族开发有限公司。

（2）胚胎的获取与蝌蚪的饲养

黑斑蛙蝌蚪购自浙江长兴创意生态农业有限公司。选取同一批受精 15 天后的黑斑蛙蝌蚪暴露于装有 8L 曝气脱氯自来水的玻璃缸（30cm×18cm×20cm）中。室内饲养条件如下：室温 25℃，明暗周期 10h/14h，pH 为 6.5±0.5，溶解氧浓度为（7±1）mg/L。玻璃缸在实验前用 10% 的稀硝酸消毒。饲养所需食物为黑斑蛙粉末饲料。每天三次喂养蝌蚪一定量的粉末饲料，并每天更换曝气脱氯自来水。随着蝌蚪的长大，逐渐增加喂食的次数和食量。

（3）暴露实验

待黑斑蛙蝌蚪长到 Gs 26 期（Gs 划分方法）时，开始进行蝌蚪的暴露实验。实验设计和数据分析均参照 OECD 蝌蚪变态实验方案[47]，同时进行两批实验，一批实验为 TBBPA 暴露实验，另一批为 TCBPA 暴露实验。每批实验 4 个处理组，分别为：DMSO、0μg/L、100μg/L、250μg/L。每个处理浓度组做三个平行，每个缸 25 只蝌蚪暴露于 8L 的曝气溶液中。每天早中晚喂黑斑蛙粉末饲料各一次，下午全换水；随着蝌蚪的长大，逐步加大喂食量和喂食的次数，同时观察蝌蚪的生长发育状况并做好记录。

（4）蝌蚪体长、尾长、体重和后肢长的检测

暴露第 7 天时，从各平行样中随机挑选 5 只蝌蚪，随后用 2% 的 MS-222 麻醉，经蒸馏水冲洗后称其体重。然后把蝌蚪尾部湿润，放入干净的培养皿中，再在体视镜下观察，观察时需保证蝌蚪的尾部展平，头部侧翻。先在目镜中观察其后肢长度，判断出发育阶段，再调节清晰度旋钮，获取蝌蚪的清晰图像。将图像导入 Photoshop 软件中，用标尺工具测量蝌蚪的后肢长、尾长以及全长。暴露第 14 天、21 天按照以上的方法进行第二次、第三次观察与测量。

表 4-11 为不同浓度的 TBBPA 或 TCBPA 处理 7 天、14 天和 21 天后对黑斑蛙蝌蚪体重、全长、后肢长和尾长的影响。由表可知，与对照组相比，100μg/L TBBPA、TCBPA 暴露 7 天、14 天、21 天后，蝌蚪体重、全长、后肢长及尾长均无显著变化（$p > 0.05$）；250μg/L TBBPA、TCBPA 暴露 7 天、14 天，蝌蚪体重、全长、后肢长及尾长均无显著变化（$p > 0.05$）；250μg/L TBBPA 暴露 21 天后蝌蚪的后肢长与尾长显著降低（$p < 0.05$）；250μg/L TCBPA 暴露 21 天后蝌蚪的后肢长显著降低（$p < 0.05$）。因此，250μg/L TBBPA 与 TCBPA 对蝌蚪的生长有一定的抑制作用。

表 4-11 不同浓度 TBBPA 或 TCBPA 溶液对蝌蚪生长的影响

天数	浓度/(μg/L)	体重/g	全长/mm	后肢长/mm	尾长/mm
7	Control	0.156±0.007	30.81±2.688	0.958±0.032	17.38±0.392
	DMSO	0.158±0.008	30.19±2.254	0.944±0.032	17.22±0.306
	TBBPA-100	0.146±0.009	29.65±1.481	0.872±0.039	16.12±0.028
	TBBPA-250	0.145±0.008	28.88±1.787	0.848±0.066	16.03±0.587
	TCBPA-100	0.154±0.008	29.65±1.696	0.854±0.044	16.16±0.405
	TCBPA-250	0.153±0.006	28.74±1.196	0.852±0.041	16.08±0.088

天数	浓度 /(μg/L)	体重 /g	全长 /mm	后肢长 /mm	尾长 /mm
14	Control	0.263±0.014	32.76±2.155	1.572±0.136	22.15±0.572
	DMSO	0.260±0.013	31.37±2.384	1.510±0.167	22.24±0.566
	TBBPA-100	0.242±0.020	30.59±2.303	1.470±0.109	21.59±0.526
	TBBPA-250	0.230±0.013	30.40±2.900	1.361±0.133	20.69±0.583
	TCBPA-100	0.240±0.018	30.09±2.637	1.473±0.089	20.94±0.591
	TCBPA-250	0.238±0.011	29.70±1.852	1.420±0.065	20.35±0.654
21	Control	0.318±0.035	38.13±3.793	1.885±0.145	30.85±0.464
	DMSO	0.306±0.042	37.36±1.449	1.791±0.105	29.88±0.490
	TBBPA-100	0.293±0.026	36.98±2.901	1.663±0.141	29.47±0.345
	TBBPA-250	0.257±0.024	33.44±4.381	1.222±0.128[①]	27.44±1.223[①]
	TCBPA-100	0.295±0.025	36.31±2.334	1.644±0.169	29.03±0.265
	TCBPA-250	0.278±0.045	36.23±3.813	1.231±0.117[①]	27.79±0.864

① 表示差异显著。

(5) 蝌蚪发育阶段的统计

暴露第 7 天、14 天及 21 天时，参照 Gs 划分方法判断蝌蚪发育阶段，并统计每个处理组各个发育阶段蝌蚪的数目。

表 4-12 为不同浓度的 TBBPA 或 TCBPA 溶液处理 7 天、14 天和 21 天后对黑斑蛙蝌蚪发育阶段的影响。由表可知，TBBPA、TCBPA 暴露 7 天后，与对照组相比，蝌蚪的平均发育阶段没有发生变化；暴露 14 天后，TBBPA、TCBPA 所有处理组蝌蚪的平均发育阶段均为 Gs 32 期，空白对照组与试剂空白组（DMSO 助溶剂）蝌蚪的平均发育阶段均为 Gs 33 期，由此可见 TBBPA、TCBPA 处理 14 天的蝌蚪的发育有轻微的迟缓。250μg/L TBBPA 或 TCBPA 暴露 21 天后蝌蚪的平均发育阶段达到 Gs 34 期，与对照组相比，均延迟了 2 个发育阶段。结果表明，在 250μg/L 剂量下暴露 21 天，TBBPA 与 TCBPA 对蝌蚪的发育有一定的抑制作用。

表 4-12 不同浓度 TBBPA 或 TCBPA 溶液对蝌蚪发育阶段的影响

浓度 /(μg/L) \ 发育阶段 (Gs)	蝌蚪数量													平均阶段 (scope)	总数
	27	28	29	30	31	32	33	34	35	36	37	38	39		
7d															720
0	0	33	54	21	9	3	0	0	0	0	0	0	0	29(28~32)	120
DMSO	0	27	69	18	6	0	0	0	0	0	0	0	0	29(28~31)	120
TBBPA-100	0	45	60	9	6	0	0	0	0	0	0	0	0	29(28~31)	120
TBBPA-250	6	27	63	18	6	0	0	0	0	0	0	0	0	29(27~31)	120
TCBPA-100	0	34	68	12	6	0	0	0	0	0	0	0	0	29(28~31)	120
TCBPA-250	3	36	57	18	6	0	0	0	0	0	0	0	0	29(27~31)	120

浓度/(μg/L) \ 发育阶段(Gs)	蝌蚪数量													平均阶段(scope)	总数
	27	28	29	30	31	32	33	34	35	36	37	38	39		
14d															715
0	0	0	5	7	18	12	37	21	15	5	0	0	0	33(29~36)	120
DMSO	0	0	6	16	9	27	33	24	4	0	0	0	0	33(29~35)	119
TBBPA-100	0	0	9	29	23	34	8	15	0	1	0	0	0	32(29~36)	119
TBBPA-250	0	3	6	30	16	34	20	6	3	0	0	0	0	32(28~35)	118
TCBPA-100	0	0	9	9	31	36	8	9	6	2	0	0	0	32(29~36)	120
TCBPA-250	0	3	10	21	31	37	10	2	5	0	0	0	0	32(28~35)	119
21d															710
0	0	0	0	0	10	14	15	10	18	26	17	6	3	36(31~39)	119
DMSO	0	0	0	0	9	17	9	14	22	29	13	4	2	36(31~39)	119
TBBPA-100	0	0	1	4	24	11	7	20	28	17	3	3	0	35(29~38)	118
TBBPA-250	0	0	3	9	25	15	24	30	3	4	2	0	0	34(29~38)	117
TCBPA-100	0	0	0	3	21	13	12	9	29	26	3	3	0	35(30~38)	119
TCBPA-250	0	0	1	9	12	21	20	27	12	10	3	0	0	34(29~38)	118

(6) 统计方法

实验数据均表示为平均值（mean）±平均标准误差（SEM），采用单因素方差分析（ANOVA）。用 GraphPad Prism Version 7.0 分析软件（GraphPad software，San Diego，CA，USA）进行数据统计分析。$p < 0.05$ 和 $p < 0.01$ 分别表示与对照组相比差异显著和差异极显著。

在一定时间暴露下，一定浓度的 TBBPA 和 TCBPA 可抑制蝌蚪后肢、尾部的生长，从而在一定程度上影响蝌蚪的生长；在一定时间暴露下，一定浓度的 TBBPA 和 TCBPA 可影响蝌蚪正常的变态发育，起延缓作用。综合上述结论，说明一定浓度的 TBBPA 或 TCBPA 对黑斑蛙蝌蚪的生长发育有抑制作用。

4.2.2.2　TBBPA 与 TCBPA 对黑斑蛙蝌蚪生长发育影响的机理研究

两栖动物的变态发育为研究甲状腺激素（THs）干扰提供了一个独特的模型，因为一系列的转录程序，如肠的重塑、后肢的出现和尾巴的吸收都是由 THs 完全调控的。THs 的主要生物活性形式是三碘甲状腺原氨酸（T3），其活性是甲状腺素（T4）的 10 倍[48]。甲状腺的主要产物是 T4，它贯穿幼体的整个循环系统。TH 在甲状腺内以甲状腺素（T4）的形式存在于周围组织中，通过脱碘酶的作用转化为更具生物活性的 T3 形式[49]。

THs 的生物效应是通过绑定甲状腺激素核受体（TRs）编码基因 $TR\alpha$ 和 $TR\beta$。TRs 是连接甲状腺激素和靶基因的纽带，靶基因是配体激活转录因子核受体超家族成员[50]。在甲状腺激素合成过程中，脱碘酶是两栖动物变态的重要成分。脱碘酶包括Ⅱ型碘腺嘌呤脱碘酶（$Dio2$）和Ⅲ型碘腺嘌呤脱碘酶（$Dio3$）。$Dio2$ 通过催化外周组织将 T4 转化为 T3，而 $Dio3$ 通过内环脱碘反应使 THs 失活[51]。

（1）甲状腺激素 T3 和 T4 的测定

黑斑蛙蝌蚪暴露 21 天后每缸随机挑选 3 只蝌蚪将其头部切割下来，加入一定量的 PBS（pH＝7.4），用手工研磨器将标本充分研磨成匀浆。2000～3000r/min，离心 20min 左右。仔细收集上清，采用基于双抗体夹心法的 ELISA 试剂盒测定 T3、T4 激素含量。首先，向预先包被各激素单克隆抗体的 96 孔酶标板的测定孔中加入 40μL 血清样本，10μL 生物素标记的激素抗体，50μL 辣根过氧化物酶标记链霉亲和素（SA-HRP）。同时，向标准孔中添加 50μL 各自激素的标准品和 50μLSA-HRP。加好样的 96 孔酶标板于 37℃温浴 60min，并按照厂家说明书要求清洗五次。随后，每个孔中添加染色剂 A 和染色剂 B，在 37℃下避光孵化 10min。最后，向每个孔添加终止液以终止反应，并迅速于酶标仪 450nm 波长下测定吸光度。实验重复三次。

不同浓度的 TBBPA 或 TCBPA 处理 21 天后对黑斑蛙蝌蚪头部的甲状腺激素 T3 和 T4 含量的影响，如图 4-24 所示。由图可知，黑斑蛙蝌蚪暴露于 100μg/L、250μg/L 的 TBBPA 或 TCBPA 21 天后，蝌蚪头部 T3 激素含量与对照组相比没有显著变化（$p>0.05$）。暴露于 100μg/L 的 TBBPA 21 天后，黑斑蛙蝌蚪头部甲状腺激素 T4 含量分别显著降低 0.36 倍和 0.45 倍（$p<0.01$）。此外，黑斑蛙蝌蚪暴露于 250μg/L TCBPA 21 天后，蝌蚪头部 T4 含量显著降低 0.39 倍（$p<0.01$）。以上结果表明，250μg/L TBBPA 或 TCBPA 显著诱导黑斑蛙蝌蚪头部 T4 含量降低，而 T3 含量没有显著变化。

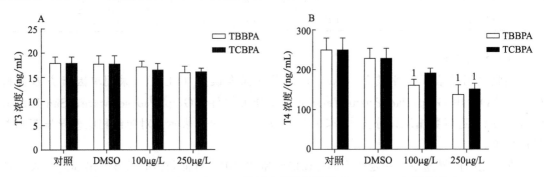

图 4-24　TBBPA 与 TCBPA 对蝌蚪头部甲状腺激素 T3 和 T4 含量的影响
1—该组与对照组相比，差异极显著

（2）HTP 轴涉及的相关基因表达的测定

黑斑蛙蝌蚪暴露 21 天后，从每个平行样中挑选 3 只大小一致的黑斑蛙蝌蚪，用刀将其头部切割下来并在离心管中剪碎，在匀浆仪中研磨 2min，并采用 Trizol（Invitrogen，Carlsbad，CA，USA）试剂盒，根据厂家说明书提取一式三份蝌蚪样本的总 RNA。RNA 采用 RNase-free DNase Set（Qiagen，Valenica，CA，USA）试剂盒提纯。凝胶电泳和 260/280 吸光值用于评估提取的 RNA 的质量。随后，SuperScript™ Ⅲ First-Strand Synthesis SuperMix for qRT-PCR（Invitrogen Life Technologies Karlsruhe，Germany）用于合成 cDNA。基因引物采用 Primer Premier 6.0 和 Beacon Designer 7.8 软件设计，并列于表 4-13。采用 CFX384 Touch™ Real-Time PCR Detection System（Bio-Rad，USA）仪器进行 real-time PCR 实验。反应混合物包括 8.0μL SDW，10.0μL Power SYBR® Green Master Mix（Applied Biosystems，Foster City，CA，USA），0.5μL forward primers，0.5μL reverse primers 和 1.0μL cDNA。热循环程序条件为 95℃ 1min，40 个循环（95℃，15s，

63℃和 25s），收集荧光信号。基因表达水平是基于内参基因 *RPL13A*，并采用可比较的 Ct（$2^{-\triangle\triangle Ct}$）方法分析[52]。基因表达实验重复三次，均得到类似的结果。

表 4-13　实时荧光定量 PCR 的引物和条件

基因名称	基因序列号	引物序列(5′→3′)	扩增长度	溶解温度/℃
Dio2	MH892455	GGATGCCTACAAACAGGTGAAGCT GCTGATCCAAAGTTGACAACAAGAG	159	60
Dio3	MH892456	CCCTCCAGGGTCACCACCT CTCTGCGTCTCGGACACCAAC	137	60
TRa	KC139354.1	GTGAGATGGCAGTGAAGCGAGAA CATCCAGATTGAACGCAGACAAAGA	105	60
TRβ	KC139355.1	GGCAACAGATTTGGTTTTGGACG CTCCTCTGATGTCGGTTCTGGTTT	133	60
RPL13A	MG844184	CAGAGCACCTAGCCGCATCTT GGAGGTGGGATACCGTCAAAGA	114	60

不同浓度的 TBBPA 或 TCBPA 处理 21 天后诱导黑斑蛙蝌蚪头部的 *Dio2* 和 *Dio3* 基因相对表达量的变化，如图 4-25 所示。由图可知，与对照组相比，Gs 26 期的黑斑蛙蝌蚪暴露 21 天后，在 100μg/L、250μg/L 的 TBBPA 处理下 *Dio2* 基因相对表达量分别下降 19.7% 和 40.8%（$p < 0.01$）。*Dio2* 基因相对表达量在 250μg/L 的 TCBPA 中明显下降 24.2%（$p < 0.05$)(图 4-25A)。*Dio2* 基因相对表达量在 250μg/L TBBPA 中下降是同浓度 TCBPA 的 1.5 倍，且有极显著差异（$p < 0.01$）。与对照组相比，250μg/L 的 TBBPA 和 TCBPA 处理组 *Dio3* 基因相对表达量分别下降 26.9% 和 25.3%，但无显著性差异（$p > 0.05$)(图 4-25B)。可见，TBBPA 或 TCBPA 能诱导黑斑蛙蝌蚪头部 *Dio2* 基因相对表达量显著降低（$p < 0.05$），而 *Dio3* 基因相对表达量没有显著变化。

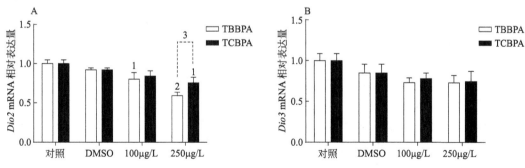

图 4-25　TBBPA 与 TCBPA 对蝌蚪头部脱碘化酶 *Dio2* 和 *Dio3* 基因表达的影响
1—该组与对照组相比，差异显著；2—该组与对照组相比，差异极显著；3—此两个组之间差异显著

不同浓度的 TBBPA 或 TCBPA 处理 21 天后诱导黑斑蛙蝌蚪头部的 *TRα* 和 *TRβ* 基因相对表达量的变化，如图 4-26 所示。由图可知，Gs 26 期的黑斑蛙蝌蚪暴露 21 天后，在 100μg/L、250μg/L 的 TBBPA 处理下 *TRα* 基因相对表达量与对照组相比分别下降 18.4% 和 28.6%（$p < 0.05$）。*TRα* 基因相对表达量在 250μg/L 的 TCBPA 处理中明显下降 20.9%（$p < 0.05$)(图 4-26A)。*TRα* 基因相对表达量在 250μg/L TBBPA 中下降是同浓度 TCBPA

的 1.55 倍，且有显著差异（$p<0.05$）。与对照组相比，$250\mu g/L$ 的 TBBPA 和 TCBPA 处理组 $TR\beta$ 基因相对表达量分别下降 36.9% 和 25.3%（图 4-26B）。在 $250\mu g/L$ TBBPA 中下降的量是同浓度 TCBPA 中下降的 0.38 倍（图 4-26B）。结果表明，TBBPA 或 TCBPA 能诱导黑斑蛙蝌蚪头部 $TR\alpha$ 和 $TR\beta$ 基因相对表达量显著降低（$p<0.05$）。

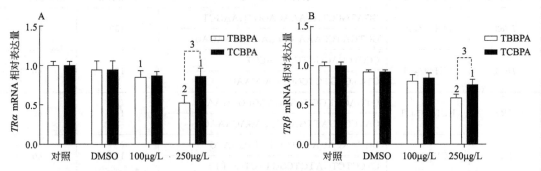

图 4-26　TBBPA 与 TCBPA 对蝌蚪头部甲状腺激素受体 $TR\alpha$ 和 $TR\beta$ 基因表达的影响

1—该组与对照组相比，差异显著；2—该组与对照组相比，差异极显著；3—此两个组之间差异显著

TBBPA 与 TCBPA 可通过诱导降低蝌蚪头部 T4 含量，下调蝌蚪头部 $TR\alpha$ 和 $TR\beta$ 基因相对表达量，从而对黑斑蛙蝌蚪产生甲状腺内分泌干扰作用。TBBPA 和 TCBPA 通过 $Dio2$ 的低水平表达限制脑组织产生 TH，导致了 $TR\alpha$ 和 $TR\beta$ 基因相对表达量降低。TBBPA 和 TCBPA 对甲状腺激素信号的干扰作用是通过影响甲状腺激素浓度，从而延迟依赖甲状腺激素的变态发育。

4.2.2.3　TBBPA 与 TCBPA 对雄性黑斑蛙精巢功能及组织学损伤的研究

（1）实验动物及处理

健康成年的雄性黑斑蛙（年龄 2 岁）购买自浙江长兴创意生态农业发展有限公司。实验前将黑斑蛙饲养于装有 3cm 深脱氯自来水［温度为（21±1）℃；pH 为 6.5±0.5；溶解氧为（7±1）mg/L］的玻璃水族缸（60cm×40cm×35cm）中驯化 7d。随后，随机挑选生长状况良好且相对一致的雄性黑斑蛙分成 10 组置于玻璃水族缸中，每组 20 只，分别暴露于浓度为 0.001mg/L、0.01mg/L、0.1mg/L 和 1mg/L TBBPA 或 TCBPA 组 14d，空白组为 2L 的脱氯水，试剂空白组为 0.5% DMSO 处理组。所有暴露溶液用静态置换法每天更换一次。实验提供自然光/暗周期条件。暴露结束后，青蛙分别采用脑脊髓刺毁法处理，随后进行解剖试验，快速取出精巢组织并液氮速冻，储存于 −20℃ 冰箱以备相关氧化应激生化指标检测，储存于 −80℃ 冰箱里，以备 qRT-PCR 实验。然后，采用心脏穿刺方法，并以肝素钠作为抗凝剂收集蛙血。收集的血样转移至离心管，冰浴 1~2h 后，血样于 4000r/min 离心 10min 分离出血清，并快速储存于 −20℃，以备 T、E2、LH 和 FSH 的分析。所有实验程序遵循实验动物科学协会制定的指导方针。

（2）精子数量、活力和畸形率分析

将暴露后的精巢放置在 2mL 离心管中并加入 PBS 溶液，用匀浆机研磨混匀制成精子悬浮液，为测以下指标做准备。

① 精子数量　取 $20\mu L$ 精子悬浮液于血球计数板上，静置 2min 按红细胞计数法在高倍镜（400×）下计数精子总数：记下 4 个中方格内精子数，分别记为 $A1$、$A2$、$A3$ 和 $A4$，然后按公式 $(A1+A2+A3+A4)/100×4×10^6$＝精子总数（个/mL）计算。1 滴悬浮液中所含的精子数＝精子总数/1 滴悬浮液的体积。

② 精子活力　取一滴精子悬浮液注入血球计数板内，静置 2min，在高倍镜下（400×）记录不同活动等级的精子数，每只黑斑蛙分析 100 个精子，精子活动能力标准如下：（a）快速直线运动为活动良好；（b）运动活泼但方向不定，不能成直接运动为活动一般；（c）精子运动迟缓，原地转动或摆动，为活动不良；（d）原地静止不动，为不活动。

③ 精子畸形率　取少许精子悬浮液通过 4 层擦镜纸滤除组织碎片，滤液经 400r/min 离心 5min，弃上清液，剩余少量液体与沉淀混匀，进行畸形实验，取 1 滴新制备的混合悬浮液注入血球计数板内，固定在岑克尔氏福尔马林固定液（Zenker's fluid）中 5～10min，进行苏木精-伊红染色法（H-E）染色，使用光学显微镜（400×）观察 1000 个完整不重叠的精子，出现双头或者头部无钩、香蕉状、无定形、肥胖以及双尾、尾部折叠等即定为畸形。

精子数量如图 4-27A 所示。与对照组相比，0.01mg/L、0.1mg/L 和 1mg/L TBBPA 暴露组中精子数量极显著降低（$p < 0.01$）；0.1mg/L 和 1mg/L TCBPA 暴露组中精子数量极显著降低（$p < 0.01$）。另外，1mg/L TBBPA 处理组精子数量为 1.61×10^6 个/mL；1mg/L TCBPA 处理组精子数量为 2.45×10^6 个/mL。

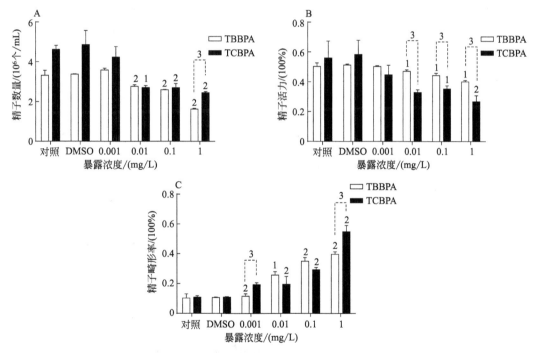

图 4-27　TBBPA 与 TCBPA 对黑斑蛙精巢精子数量，精子活力和精子畸形率的影响

1—该组与对照组相比，差异显著；2—该组与对照组相比，差异极显著；3—此两个组之间差异显著

与对照组相比，1mg/L TCBPA 暴露组精子活力明显下降（$p < 0.01$，图 4-27B）。暴露于 0.01mg/L、0.1mg/L 和 1mg/L TBBPA 14 天后，与对照组比较，精子活力显著下降（$p < 0.05$）。此外，在 0.01mg/L、0.1mg/L 和 1mg/L TBBPA 暴露组精子活力分别 47%、44.3% 和 40%；在 0.01mg/L、0.1mg/L 和 1mg/L TCBPA 暴露组精子活力分别 33%、35.3% 和 26.7%。最后，与 TBBPA 相应浓度暴露组相比，0.01mg/L、0.1mg/L 和 1mg/L TCBPA 暴露组精子活力的下降更为显著。

雄性黑斑蛙暴露于 0.001mg/L、0.01mg/L、0.1mg/L 和 1mg/L TBBPA 或 TCBPA 的精

子畸形率如图 4-27C 所示。与对照组的雄性黑斑蛙相比，0.001mg/L、0.1mg/L 和 1mg/L TBBPA 处理组中精子畸形率极显著增加（$p<0.01$）；0.01mg/L、0.1mg/L 和 1mg/L TCBPA 处理组中精子畸形率也极显著升高（$p<0.01$）。但是，1mg/L TBBPA 处理组中精子畸形率为 39.7%，1mg/L TCBPA 处理组中精子畸形率为 54.9%。与 1mg/L TBBPA 处理组相比，1mg/L TCBPA 处理组精子的畸形率增加更显著（$p<0.01$）。

（3）精巢细胞超微结构观察

① 固定　将精巢组织固定在 2.5% 的戊二醛溶液中过夜（4℃）→0.1mol/L，pH7.0 的磷酸缓冲液反复漂洗→用 1% 的锇酸溶液固定 2h→用 0.1mol/L，pH7.0 的磷酸缓冲液漂洗样品→用不同梯度浓度（50%、70%、80%、90%、95% 五种浓度）的乙醇溶液脱水→用 10% 的乙醇处理 20min→纯丙酮处理 20min→包埋剂与丙酮的混合液（体积比＝1/1）处理样品 1h，再用包埋剂与丙酮的混合液（体积比＝3/1）处理样品 3h→转移到新的装有纯包埋剂的离心管 24h→将渗透处理的样品包埋起来，70℃ 加热过夜。

② 切片　使用 Leica EM UC7 型超薄切片机切片。

③ 染色　用含 1% 柠檬酸铅的 2% 的乙酸双氧铀溶液，染色 30min。

④ 观察　JEM-100CX 透射电子显微镜，80kV，观察精巢细胞样品的超微结构。

暴露于 0.001mg/L、0.01mg/L、0.1mg/L 和 1mg/L TBBPA 14 天，黑斑蛙的精子形态学观察如图 4-28（A～F）所示。空白对照组精子正常（图 4-28A 和图 4-28B）。但是，

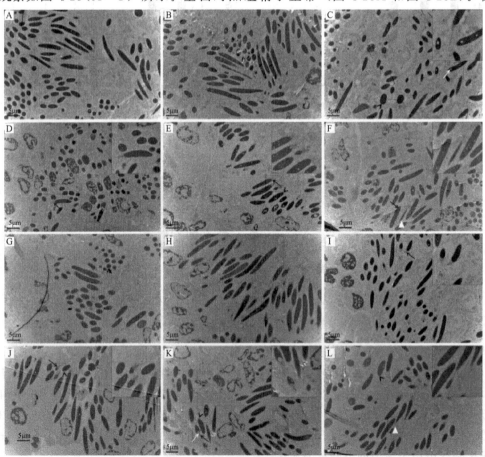

图 4-28　TBBPA 与 TCBPA 对雄性黑斑蛙精巢组织超微结构的影响

0.001mg/L TBBPA 处理组精巢精子内出现空泡（图 4-28C）。与对照组相比，暴露于 0.01mg/L TBBPA 处理组精子尾部出现异常凝集现象（图 4-28D）。暴露于 0.1mg/L TBBPA 处理组出现精子颈部肿胀和精子尾部异常凝集的现象（图 4-28E）。暴露于 1mg/L TBBPA 处理组精子出现大量的液泡，精子尾部异常凝结，精子尾部溶酶体过多和尾部的缺失的现象（图 4-28F）。

暴露于 0.001mg/L、0.01mg/L、0.1mg/L 和 1mg/L TCBPA 14 天，黑斑蛙的精子形态学观察如图 4-28（G～L）所示。空白对照组精子正常（图 4-28G 和图 4-28H）。与此相反，暴露于 0.001mg/L TCBPA 处理组精子尾部出现异常凝集现象（图 4-28I）。暴露于 0.01mg/L TCBPA 处理组精子颈部出现肿胀和精子尾部出现异常凝集的现象（图 4-28J）。暴露于 0.1mg/L TCBPA 处理组精子出现大量的液泡，出现精子颈部肿胀和精子尾部异常凝结的现象（图 4-28K）。暴露于 1mg/L TCBPA 处理组出现精子尾部的缺失（图 4-28L）。

（4）精巢组织形态学观察

新鲜精巢组织用 4% 多聚甲醛固定 24h 后，包埋，5μm 石蜡切片，切片捞于经 APES（3-氨丙基-3-乙氧基甲硅烷）处理的玻片上，60℃烤箱内放置 1h。之后二甲苯脱蜡，梯度乙醇脱水，3% H_2O_2 去除内源性过氧化物酶，柠檬酸钠缓冲液（0.01mol/L，pH 6.0）热修复 25min，冷却，PBS（0.01mol/L，pH7.2）清洗，10% 的牛血清白蛋白（BSA）室温封闭 1h。一抗 4℃过夜，SABC 试剂盒和 DAB 染色，苏木精复染。阴性对照用 1% BSA 代替一抗，消除非特异性染色。然后在 BX20 型荧光显微镜下观察（OLYMPUS，日本）。

暴露于 0.001mg/L、0.01mg/L、0.1mg/L 和 1mg/L TBBPA 14 天，雄性黑斑蛙精巢组织学观察如图 4-29 所示。对照组精巢组织形态正常（图 4-29A）。暴露于 0.5% DMSO 的黑斑蛙的精巢组织病理学正常（图 4-29B）。然而，暴露于 0.001mg/L TBBPA 处理组有观察到液泡（图 4-29C）。暴露于 0.01mg/L TBBPA 14 天，精巢组织中生精细胞排列紊乱明显增加（图 4-29D）。暴露于 0.1mg/L TBBPA 处理组出现生精细胞分散、不同程度的脱落情况（图 4-29E）。暴露于 1mg/L TBBPA 处理组出现异常的液泡，生精细胞分散、排列紊乱（图 4-29F）。

暴露于 0.001mg/L、0.01mg/L、0.1mg/L 和 1mg/L TCBPA 14 天，雄性黑斑蛙精巢组织学观察如图 4-29 所示。空白对照组精巢组织形态正常（图 4-29G）。暴露于 0.5% DMSO 的黑斑蛙的精巢组织形态与空白对照组相似（图 4-29H）。与此相反，暴露于 0.001mg/L TCBPA 处理组观察到大量的液泡（图 4-29I）。暴露于 0.01mg/L TCBPA 14 天，精巢组织中生精细胞排列紊乱明显增加（图 4-29J）。暴露于 0.1mg/L TCBPA 处理组生精细胞分散、不同程度脱落（图 4-29K）。1mg/L TCBPA 处理组能观察到大量的液泡（图 4-29L）。

（5）精巢氧化损伤相关指标的测定

本试验为了研究 TBBPA 和 TCBPA 处理是否会导致雄性黑斑蛙精巢组织产生氧化应激，检测了精巢组织中氧化应激相关指标，如 ROS、MDA、GSH、GPx、T-SOD 和 CAT。

ROS 水平测定是参照了 Curtin 的方法，在此基础上稍加改进：取 1000r/min 的待测精巢的组织匀浆上清液 0.5mL，离心，弃去上清液，然后将沉淀用预冷的 0.65% 的生理盐水根据质量体积比进行重悬，其中重悬比例为 1∶19。进行反应时，选择 19μL 线粒体液加入 10μL 1mmol-1DCFH-DA 进行混匀，然后放置于酶标仪中温浴 30min（Thermo Multiskan MK3），温浴温度为 37℃，设置 485nm 为激发光，并于 538nm 处来测定其荧光强度值。

丙二醛（MDA）与硫代巴比妥酸（TBA）进行结合，形成了红色的产物，并且于 532nm 处有最大吸收峰。根据试剂盒说明书进行详细的操作来测试。MDA 的含量用 nmol/mg

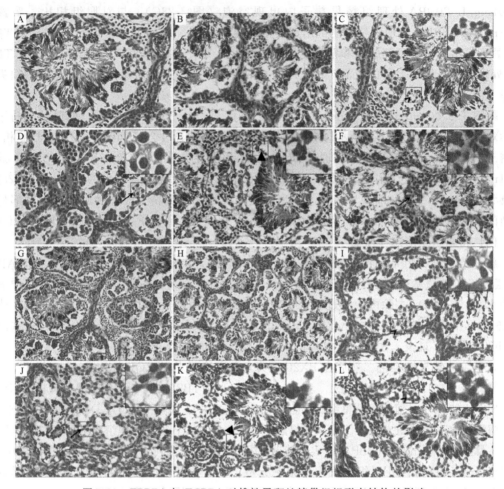

图 4-29　TBBPA 与 TCBPA 对雄性黑斑蛙精巢组织形态结构的影响

表示。待测精巢组织中蛋白质使用考马斯亮蓝法测定，测试步骤根据试剂盒说明书进行，利用可见光分光光度计在 550nm 处测定其吸光值。

还原型谷胱甘肽（GSH）能与二硫代二硝基苯甲酸（DTNB）反应生成 5-硫代二硝基苯甲酸阴离子，产物为一种呈现黄色的化合物，通过 405nm 处进行比色来测其吸光度，最后计算出 GSH 的含量。操作时的测试步骤根据试剂盒方法进行。

如图 4-30 所示，与对照组相比，ROS 含量在 1mg/L TBBPA 或 TCBPA 处理组差异显著性降低（$p < 0.05$）；MDA 含量在 1mg/L TCBPA 处理组差异显著性降低（$p < 0.05$），在 1mg/L TBBPA 处理组差异极显著性降低（$p < 0.01$）；GSH 在 0.01mg/L、0.1mg/L 和 1mg/L TBBPA 与 TCBPA 处理组差异显著性降低（$p < 0.05$）。

谷胱甘肽过氧化物酶（GPx）和二硫代二硝基苯甲酸作用生成 5-硫代二硝基苯甲酸阴离子，呈现较稳定的黄色，在 412nm 处测其吸光度，测试方法根据试剂盒的检测方法进行。

过氧化氢的分解可以通过过氧化氢酶（CAT）来进行，加入钼酸铵后其反应迅速终止，剩余的过氧化氢与钼酸铵发生反应后产生一种颜色为淡黄色的络合物，利用可见光分光光度计在 405nm 测定最后的生成量，然后计算出 CAT 的含量。具体的操作步骤根据试剂盒说明书来进行。

如图 4-31 所示，T-SOD 活性在 0.01mg/L TBBPA 与 TCBPA 处理组差异显著性降低

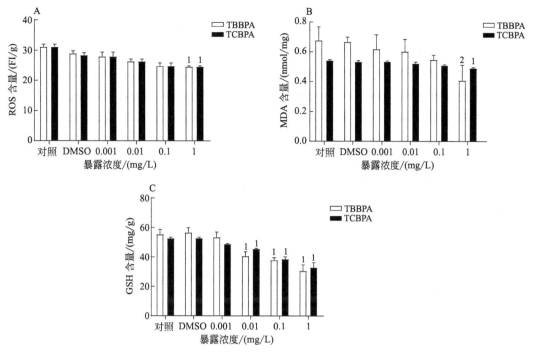

图 4-30 TBBPA 与 TCBPA 对雄性黑斑蛙精巢 ROS、MDA 和 GSH 含量的影响

1—该组与对照组相比，差异显著；2—该组与对照组相比，差异极显著

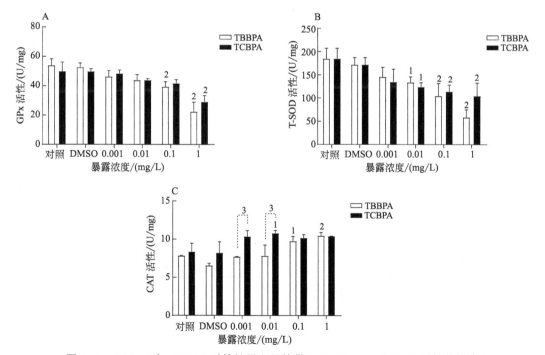

图 4-31 TBBPA 与 TCBPA 对雄性黑斑蛙精巢 GPx、T-SOD 和 CAT 活性的影响

1—该组与对照组相比，差异显著；2—该组与对照组相比，差异极显著；3—此两个组之间差异显著

（$p<0.05$），在 0.1mg/L 和 1mg/L TBBPA 与 TCBPA 处理组差异极显著性降低（$p<0.01$）。GPx 活性在 0.1mg/L、1mg/L TBBPA 与 1mg/L TCBPA 处理组均差异极显著性降低（$p<0.01$）。CAT 在 0.1mg/L TBBPA 和 0.01mg/L TCBPA 处理组表现差异显著性升

高（$p<0.05$），在 1mg/L TBBPA 处理组表现差异极显著性上升（$p<0.01$）。此外，在 0.001mg/L 和 0.01mg/L TBBPA 与相对应的 TCBPA 处理组相比有显著性差异。

黑斑蛙暴露于 TBBPA 或 TCBPA 后，精子数量和精子活力明显下降，但精子畸形率明显增加。TBBPA 与 TCBPA 降低了黑斑蛙精巢精子质量。TBBPA 或 TCBPA 处理对黑斑蛙精巢组织造成很明显的组织学病变，精巢组织损伤、空泡、生精细胞排列紊乱、生精细胞不同程度地分散脱落。同时，精子尾部异常凝结、精子尾颈肿胀甚至精子尾部完全缺失。TBBPA 与 TCBPA 不会导致黑斑蛙氧化应激，但会导致 ROS 水平降低，并破坏黑斑蛙精巢抗氧化系统稳态，表现出抗氧化特征。由此可见，TBBPA 与 TCBPA 能诱导黑斑蛙精巢生殖毒性损伤，且 TCBPA 在雄性黑斑蛙中的生殖毒性比 TBBPA 的毒性更高。

4.2.2.4　TBBPA 与 TCBPA 对雄性黑斑蛙生殖内分泌干扰机理研究

雄性类固醇 T 在精子形成过程中起着重要的作用，并确保了雄性生殖系统的正常表型[53]。此外，LH 和 FSH 可影响精巢中精子细胞的发育和调节雄激素受体（AR）。T、E2、LH 和 FSH 是 HPG 轴（下丘脑-垂体-性腺轴）中重要的激素，能调节雄性动物的性激素类固醇合成和精子发生[54]。AR 也会影响精子的形成和男性的生育能力[55]。此外，雌激素受体（ER）与精子浓度和精子畸形率有关[56]。细胞色素 P450 胆固醇侧链裂解酶（CYP11A1）、细胞色素 P450 17α-羟化酶、17,20-裂解酶（CYP17A1）、17α-羟基类固醇脱氢酶 3（HSD17B3）和细胞色素 P450 芳香化酶（CYP19A1）是精巢中重要的性激素类固醇合成酶[57]。

（1）血清中激素含量的测定

T、E2、LH 和 FSH 激素含量采用基于双抗体夹心法的 ELISA 试剂盒进行测定。首先，向预先包被各激素单克隆抗体的 96 孔酶标板的测定孔中加入 $40\mu L$ 血清样本，$10\mu L$ 生物素标记的激素抗体，$50\mu L$ 的 SA-HRP。同时，向标准孔中添加 $50\mu L$ 各自激素的标准品和 $50\mu L$ SA-HRP。加好样的 96 孔酶标板于 37℃温浴 60min，并按照厂家说明书要求清洗五次。随后，每个孔中添加染色剂 A 和染色剂 B，在 37℃避光孵化 10min。最后，向每个孔添加终止液以终止反应，并迅速于酶标仪 450nm 波长下测定吸光度。本实验进行三次重复实验。

暴露于 0.001mg/L、0.01mg/L、0.1mg/L 和 1mg/L TBBPA 和 TCBPA 14 天的雄性黑斑蛙血清中激素 T 含量如图 4-32A。与对照组相比，暴露于 0.01mg/L TBBPA 后血清中 T 含量显著增加（$p<0.05$）。与对照组相比，0.1mg/L 和 1mg/L TBBPA 处理组与 0.01mg/L、0.1mg/L 和 1mg/L TCBPA 处理组血清中 T 含量极显著增加（$p<0.01$）。与 1mg/L TCBPA 处理组相比，1mg/L TBBPA 处理组血清中激素 T 的水平增加更显著。

如图 4-32B，与对照组相比，E2 激素水平在 1mg/L TBBPA 和 TCBPA 处理组显著增加（$p<0.01$）。在 0.01mg/L TCBPA 处理组 E2 激素水平也呈上升的趋势（$p<0.01$）。然而，与 0.01mg/L TBBPA 相比，0.01mg/L TCBPA 处理组 E2 激素水平增加更显著；与 1mg/L TCBPA 相比，1mg/L TBBPA 处理组 E2 激素水平增加更显著。

暴露于 0.001mg/L、0.01mg/L、0.1mg/L 和 1mg/L TBBPA 或 TCBPA 14 天，雄性黑斑蛙血清中激素 LH 和 FSH 含量如图 4-33 所示。与对照组相比，暴露于 0.001～0.1mg/L TBBPA 后血清中 LH 激素水平极显著降低（$p<0.01$）。与对照组相比，暴露于 0.1 和 1mg/L TCBPA 后血清中 LH 激素水平极显著降低（$p<0.01$）。此外，与 0.001mg/L TBB-

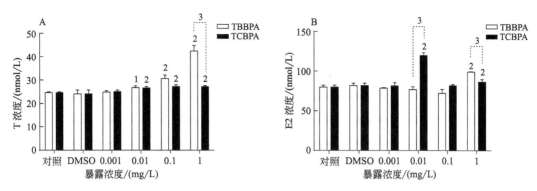

图 4-32　TBBPA 与 TCBPA 对黑斑蛙血清中睾酮 T 和雌二醇 E2 的影响

1—该组与对照组相比，差异显著；2—该组与对照组相比，差异极显著；3—此两个组之间差异显著

PA 处理组相比，0.001mg/L TBBPA 处理组 LH 激素水平下降更显著；与 1mg/L TBBPA 处理组相比，1mg/L TCBPA 处理组 LH 激素水平下降更显著。

暴露于 0.1 和 1mg/L TBBPA 14 天后，与对照组相比雄性黑斑蛙血清中激素 FSH 含量显著下降（$p < 0.05$，图 4-33B）。然而，与对照组相比，TCBPA 处理组 FSH 激素水平没有显著变化。

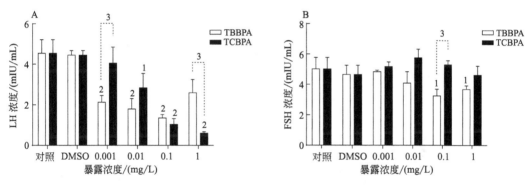

图 4-33　TBBPA 与 TCBPA 对黑斑蛙血清中促黄体生成素 LH 和促卵泡激素 FSH 的影响

1—该组与对照组相比，差异显著；2—该组与对照组相比，差异极显著；3—此两个组之间差异显著

(2) 精巢中生殖相关基因表达的测定

黑斑蛙精巢中总 RNA 采用 Trizol 试剂盒（Invitrogen，Carlsbad，CA，USA）进行提取，并使用 RNase-free DNase Set kit（Qiagen，Valencia，CA，USA）试剂盒进行纯化。然后，通过检测 260nm/280nm 吸光度比值和凝胶电泳来评估总 RNA 的浓度和完整度。总 RNA 通过使用 SuperScript^{TM} Ⅲ First-Strand Synthesis SuperMix for qRT-PCR（Invitrogen Life Technologies，Karlsruhe，Germany）试剂盒合成 cDNA。随后，使用 Primer Premier 6.0 和 Beacon Designer 7.8 软件合成引物，引物列于表 4-14。CFX384 Touth^{TM} Real-Time PCR Detection System（Bio-Rad，Hercules，CA，USA）仪器用于进行两步法 PCR 扩增。RT-PCR 的扩增反应混合物包括 8.0μL SDW，10μL power SYBR$^{®}$ Green Master Mix（Applied Biosystems，Foster City，CA，USA），0.5μL 正向引物，0.5μL 反向引物和 1.0μL cDNA。其热循环程序条件为：95℃变性 1min，随后进行 95℃、15s 和 60℃、25s 的 40 个循环。采用可比较的 Ct（$2^{-\triangle\triangle Ct}$）方法进行基因表达分析。基因表达分析的精巢样本一式三份，并且重复三次实验得到相似结果。

表 4-14　实时荧光定量 PCR 的引物和条件

基因名称	基因序列号	引物序列(5′→3′)	扩增长度	溶解温度/℃
ESR1	KY427936	GCAAAGACGACTGGCTCAACTG	74	60
		GGTGCTCCATCCCTTTATTGCTCAT		
HSD17B3	KY427932	CCACTTTATGCACTCTATTCTGCCT	105	60
		GTCACTTGCCTGTATGATGATTCCTT		
CYP19A1	KY511419	CCGCCTGTTTCTCGTATCCTAAT	129	60
		CCAGAGCTTCTCCCATACAGTTTC		
AR	KY427935	GGAGGCACTGGAGCATCTGAG	150	60
		CCTTCACGGTACTGGGAGTTTGA		
CYP11A1	KY511417	GGATGAATCGCTTCTTGCCTCTT	117	60
		GCTCATTGCTCAAATCTGCTGTC		
CYP17A1	KY511418	GTGAAGGGACTGTTGCCATTGAG	92	60
		GTCCAAAGGGGTTGTCTGGAAG		

为了研究 TBBPA 和 TCBPA 对雄性黑斑蛙精巢组织中 CYP11A1、CYP17A1、HSD17B3 和 CYP19A1 性激素合成基因表达的影响，本实验利用实时定量 PCR 检测了精巢组织中 CYP11A1、CYP17A1、HSD17B3 和 CYP19A1 基因的表达情况（图 4-34）。

RT-PCR 结果显示，如图 4-34A，与相应对照组相比，暴露于 0.1mg/L TBBPA 14 天后，雄性黑斑蛙精巢 CYP11A1 mRNA 表达水平差异显著性增加（$p < 0.05$）；暴露于

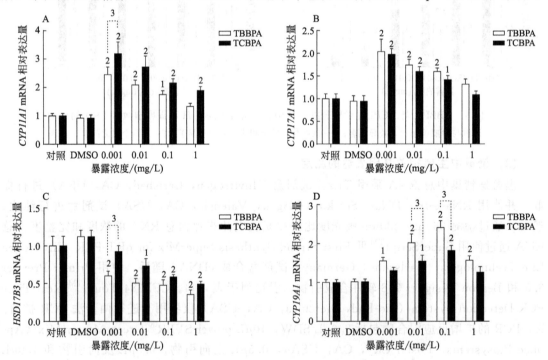

图 4-34　TBBPA 与 TCBPA 对黑斑蛙精巢中 CYP11A1、CYP17A1、
HSD17B3 和 CYP19A1 性激素合成基因表达的影响

1—该组与对照组相比，差异显著；2—该组与对照组相比，差异极显著；3—此两个组之间差异显著

0.001mg/L 和 0.01mg/L TBBPA 与 0.001mg/L、0.01mg/L、0.1mg/L、1mg/L TCBPA 14 天后，雄性黑斑蛙精巢 *CYP11A1* mRNA 表达水平差异极显著性增加（$p < 0.01$）。此外，在 0.001mg/L 处理组，TCBPA 处理组 *CYP11A1* mRNA 表达水平相比 TBBPA 处理组上升更显著。

如图 4-34B 所示，与相应对照组相比，暴露于 0.1mg/L TCBPA 14 天后，雄性黑斑蛙精巢 *CYP17A1* mRNA 表达水平差异显著性增加（$p < 0.05$）；暴露于 0.001mg/L、0.01mg/L、0.1mg/L TBBPA 与 0.001mg/L、0.01mg/L TCBPA 14 天后，雄性黑斑蛙精巢 *CYP17A1* mRNA 表达水平差异极显著性增加（$p < 0.01$）。

如图 4-34C 所示，与相应对照组相比，暴露于 0.01mg/L TCBPA 14 天后，雄性黑斑蛙精巢 *HSD17B3* mRNA 表达水平差异显著性降低（$p < 0.05$）；暴露于 0.001mg/L、0.01mg/L、0.1mg/L 和 1mg/L TBBPA 与 0.1 mg/L 和 1mg/L TCBPA 14 天后，雄性黑斑蛙精巢 *HSD17B3* mRNA 表达水平差异极显著性降低（$p < 0.01$）。此外，在 0.001mg/L 浓度下，TBBPA 处理组比 TCBPA 处理组的 *HSD17B3* mRNA 表达水平下降更显著。

如图 4-34D 所示，与相应对照组相比，暴露于 0.001mg/L TBBPA 与 0.01mg/L TCBPA 14 天后，雄性黑斑蛙精巢 *CYP19A1* mRNA 表达水平差异显著性上升（$p < 0.05$）；暴露于 0.01mg/L、0.1mg/L 和 1mg/L TBBPA 与 0.1mg/L TCBPA 14 天后，雄性黑斑蛙精巢 *CYP19A1* mRNA 表达水平差异极显著性增加（$p < 0.01$）。此外，相比 TCBPA 处理组在 0.01mg/L 和 0.1mg/L TBBPA 处理组 *CYP19A1* mRNA 表达水平上升更显著。

雄性黑斑蛙精巢组织中 *AR*、*ESR1* 基因表达情况如图 4-35 所示。

与相应的对照组相比，暴露于 0.001mg/L、0.01mg/L、0.1mg/L 和 1mg/L TBBPA 或 TCBPA 14 天后，雄性黑斑蛙精巢 *AR* 基因表达极显著性降低（$p < 0.01$，图 4-35A）。结果显示，在 0.001~1mg/L 浓度下，TBBPA 处理组 *AR* 基因表达水平相比同浓度的 TCBPA 处理组下降更显著。

与相应的对照组相比，暴露于 0.001mg/L、0.01mg/L、0.1mg/L 和 1mg/L TBBPA 或 TCBPA 14 天后，雄性黑斑蛙精巢 *ESR1* mRNA 表达水平差异极显著性增加（$p < 0.01$，图 4-35B）。此外，在 0.01mg/L TCBPA 处理组 *ESR1* mRNA 表达水平相比同浓度的 TBBPA 处理组上升更显著。

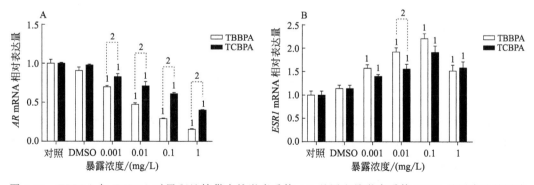

图 4-35　TBBPA 与 TCBPA 对黑斑蛙精巢中雄激素受体 *AR* 基因和雌激素受体 *ESR1* 基因表达的影响
1—该组与对照组相比，差异极显著；2—此两个组之间差异显著

TBBPA 与 TCBPA 能影响内分泌系统，诱导 T、E2、LH 和 FSH 激素水平的变化，引起黑斑蛙精巢内分泌紊乱，导致精子形成障碍。TBBPA 与 TCBPA 通过下调黑斑蛙精巢中

HSD17B3 基因表达量反而增加了 T 的合成，通过诱导雄性黑斑蛙 *CYP19A1* 基因表达量上调增加了 E2 的合成。TBBPA 与 TCBPA 会对雄性黑斑蛙造成内分泌干扰和激素干扰作用。

4.2.2.5 案例亮点

① 本案例以典型双酚 A 类污染物为目标污染物，以典型两栖动物黑斑蛙为研究对象，对两种双酚 A 污染物 TBBPA 与 TCBPA 诱导的蝌蚪生长、变态发育进行了较系统的研究，并从甲状腺激素内分泌干扰的角度探讨了双酚 A 类污染物影响其生长发育的机理。

② 本案例研究了双酚 A 类污染物 TBBPA 与 TCBPA 对黑斑蛙雄性生殖毒性的影响，并从激素合成和基因调控的角度，探讨了双酚 A 污染物 TBBPA 与 TCBPA 造成黑斑蛙雄性生殖毒性的作用机理。

③ 本案例将全球环境中双酚 A 类化合物的污染以及两栖动物种群衰减这两个现实问题有机结合，具有重要生态毒理学意义。

4.2.3 教学案例 3——微囊藻毒素对黑斑蛙雄性生殖毒效应及机理研究

微囊藻毒素（microcystins，MCs）是一类由产毒水华蓝藻浮颤藻、微囊藻、束丝藻、念珠藻和鱼腥藻分泌的次级代谢产物[58]，是具有生物活性的单环七肽化合物，微囊藻毒素的结构通式为环状（D-丙氨酸-L-X-赤-β-甲基-D-异天冬氨酸-L-Z-Adda-D-异谷氨酸-N-甲基脱氢丙氨酸）[59]，如图 4-36 所示。其中，Adda（3-氨基-9-甲氧基-2,6,8-三甲基-10-苯基-4,6-二烯酸）是一种特殊的含有 20 个碳原子的氨基酸，其与微囊藻毒素的毒性密切相关[60]。目前已知的微囊藻毒素异构体达到 70 多种[61]，其中以 MCLR 毒性最强，是迄今已发现的最强的肝癌促进剂。

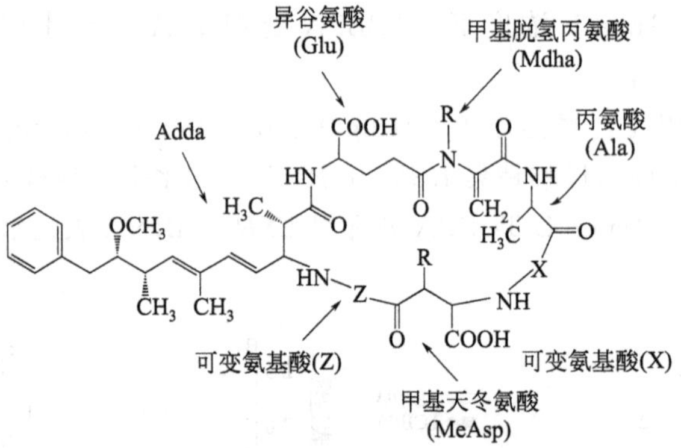

图 4-36 Microcystin 的分子结构式

微囊藻毒素可以通过抑制磷酸酶活性引起蛋白质的过度磷酸化从而导致细胞骨架改变，随着细胞骨架的改变，细胞形状也发生变化，进而引发细胞损伤，最终造成肝内出血或肝功能不全[62]。微囊藻毒素还可以诱导氧化应激的产生，随后引发细胞凋亡的过程[63]。这些分子机制可被视为藻毒素促癌原因[64]。

4.2.3.1 微囊藻毒素对雄性黑斑蛙体外暴露的生殖系统经典指标研究

（1）实验动物及处理

实验前将黑斑蛙放置于充满水和食物的玻璃水族缸 24h。将 240 只黑斑蛙随机分成 6 组（设为对照组和 MCLR 浓度分别为 0.1nmol/L、1nmol/L、10nmol/L、100nmol/L 的实验组）。用双毁髓法处死黑斑蛙，取精巢组织待测。所有的精巢成对置于盛有 1mL DMEM（10mmol/L 的 PBS，100U/mL 的青霉素 G 和 0.1mg/mL 的链霉素）的 1.5mL 试管中进行培养。试管在 4℃ 的无菌环境中放置 90min。然后将精巢放入无菌 24 孔细胞培养板中，每孔放入 2 个精巢，加入 1.95mL 的 DMEM 培养基（10mmol/L 的 PBS，100U/mL 青霉素 G，0.1mg/mL 链霉素）。PBS 溶解的 MCLR 母液浓度为 0.0040nmol/mL（1mL），0.040nmol/mL（900μL），0.40nmol/mL（900μL），4.0nmol/mL（900μL），每个处理组培养孔中相应加入 50μL MCLR 母液配成浓度分别为 0.1nmol/L、1nmol/L、10nmol/L、100nmol/L 的实验组，对照组加入 50μL 的 PBS 溶液。培养板放置在 25℃，5%CO_2 条件下培养 6h。6h 后从培养孔中取出精巢，用 PBS 冲洗 3 遍并放置在 1.5mL 的离心管中。最后将离心管放在液氮中存入 -80℃ 冰箱保存。

（2）精子数量、活力、畸形率分析

将暴露后的精巢放置在离心管中，根据质量体积比加入 PBS，用眼科小剪剪碎精巢组织，混匀制成精子混悬液，为测以下指标做准备。

① 精子数量　取 20μL 精子悬浮液于血球计数板上，覆以盖玻片，静置 2min 按红细胞计数法在高倍镜（400×）下计数精子总数：计数 4 个方格内精子数，记为 $A1$、$A2$、$A3$、$A4$，然后按公式（$A1+A2+A3+A4$）/100×4×10^6＝精子总数（个/mL）计算。

② 精子活性　取一滴精子悬液充入血球计数板内，静置 2min，在高倍镜（400×）下记录不同活动等级的精子数，每只黑斑蛙分析 100 个精子。精子活动能力标准如下：快速直线运动为活动良好，数量计为 a；运动活泼但方向不定，不成直接运动为活动一般，数量计为 b；精子运动迟缓，原地转动或摆动，为活动不良，数量计为 c；原地静止不动，为不活动，数量计为 d。

③ 精子活动率[65]　$\eta=(a+b+c)/(a+b+c+d)$

④ 精子畸形率　取部分精子悬浮液通过 4 层擦镜纸滤除组织碎片，滤液经 400r/min 离心 5min，弃上清液，剩余少量液体与沉淀混匀，进行畸形实验，取一滴新制备的混合悬浮液充入血球计数板内，固定在岑克尔氏福尔马林固定液中 5～10min，进行苏木精-伊红染色法染色，光学显微镜（400×）进行观察完整不重叠的精子 1000 个，凡出现双头或者头部无钩、香蕉状、无定形、肥胖以及双尾、尾部折叠等现象即定为畸形。

由表 4-15 可知，随着暴露的微囊藻毒素浓度越高，精子数目逐渐降低，当 MCLR 浓度为 10nmol/L、100nmol/L 时，黑斑蛙精巢内的精子数目与对照组相比明显降低（$p<$ 0.01）。表明 MCLR 与精子数目有明显的剂量-效应关系。同时，表 4-15 也表明随着 MCLR 暴露的浓度越高，精子活性越低。当 MCLR 浓度为 1～100nmol/L 时，与对照组相比精子活性显著性降低（$p<0.01$），且呈剂量依赖关系。同时，暴露于 0.1～ 100nmol/L MCLR 时，精子畸形率与对照组相比呈现明显的正相关（$p<0.01$），有显著的剂量-效应关系。

表 4-15　MCLR 暴露对黑斑蛙精子数目、活性和畸形率的影响

组号	MCLR 浓度/（nmol/L）	精子数目/（×10^6/mL）	精子活性/%	精子畸形率/%
1	0 时间对照	3.45±0.40	0.8±0.025	0.38±0.03
2	对照组	3.30±0.35	0.8±0.024	0.39±0.07
3	0.1	2.86±0.31	0.7±0.11①	0.55±0.09②

组号	MCLR 浓度/(nmol/L)	精子数目/(×10⁶/mL)	精子活性/%	精子畸形率/%
4	1	2.78 ± 0.21^{①}	0.56 ± 0.057^{②}	0.70 ± 0.04^{②}
5	10	2.16 ± 0.39^{②}	0.33 ± 0.11^{②}	0.77 ± 0.09^{②}
6	100	1.91 ± 0.36^{②}	0.24 ± 0.088^{②}	0.85 ± 0.09^{②}

① 表示有显著性差异（$p<0.05$）。

② 表示有极显著性差异（$p<0.01$）。

注：对照组和实验组的精子数量、精子活性和精子畸形率比较。精子暴露于不同浓度的 MCLR 下 6h。实验数据用平均数±标准误差表示。

(3) 电镜观察

用透视电子显微镜观察精子形态及一些细胞器的变化，将每个处理下 1 个精巢样品固定在 2.5％戊二醛溶液中 4℃过夜，然后用 0.1mol/L，pH 7.0 的磷酸缓冲液漂洗样品三次，每次 15min。

用 1％的锇酸溶液固定样品 1～2h；去除固定液，用 0.1mol/L，pH 7.0 的磷酸缓冲液漂洗样品三次，每次 15min；用梯度浓度（包括 50％、70％、80％、90％和 95％五种浓度）的乙醇溶液对样品进行脱水处理，每种浓度处理 15min，再用 10％的乙醇处理 20min；最后用纯丙酮处理 20min。

然后采用包埋剂梯度渗透：①用包埋剂与丙酮的混合液（体积比＝1/1）处理样品 1h；②用包埋剂与丙酮的混合液（体积比＝3/1）处理样品 3h；③纯包埋剂渗透样品过夜，这一步要将样品转移到干燥的新管中，该新管中放入纯的包埋剂。经过渗透处理的样品分装到 0.5mL eppendorf 管中包埋起来，70℃加热过夜，待做电镜分析。

图 4-37 表明暴露于不同浓度 MCLR 6h 后，精巢中的生精支持细胞超微结构变化呈现明显的剂量-效应关系。无藻毒素暴露 0h 组和对照组表示的是正常的生精支持细胞中的线粒体、内质网（ER）和高尔基体 [图 4-37（a）和图 4-37（b）]。在 MCLR 浓度为 0.1nmol/L 时，生精支持细胞中出现一个多泡体 [黑色箭头，图 4-37（c）]。当精巢暴露在浓度为 1nmol/L 的 MCLR 6h，内质网产生扩张现象（白色箭头），同时高尔基体（黑色双箭头）和线粒体（黑色箭头）呈现肿胀现象 [图 4-37（d）]。此外，结果显示精巢暴露于 10nmol/L 的 MCLR 后，细胞间隙增大（白色短箭头），内质网（白色长箭头）扩张，线粒体（黑色箭头）肿胀 [图 4-37（e）]。然而，当精巢暴露于 100nmol/L 的 MCLR 时，线粒体（黑色箭头）仍持续呈现肿胀的现象，而且核仁发展成了畸形，细胞边缘（白色短箭头）也产生了固缩现象 [图 4-37（f）]。

图 4-38 显示黑斑蛙精巢暴露于不同浓度的 MCLR 6h 后，生精支持细胞中的线粒体呈现的剂量-效应变化。在 0h 无微囊藻毒素对照组和 6h 对照组，生精支持细胞的线粒体显示正常状态 [图 4-38（a）和图 4-38（b）]。当精巢暴露于浓度为 0.1nmol/L 和 10nmol/L 的 MCLR 6h，生精支持细胞的线粒体产生肿胀现象，同时线粒体嵴数增加 [图 4-38（c）和图 4-38（e）]。结果还表明暴露在 100nmol/L 浓度的 MCLR 后，生精支持细胞中的线粒体肿胀，线粒体嵴扩张。同时，内质网扩张且产生脱颗粒现象 [图 4-38（f）]。

低剂量微囊藻毒素体外暴露会诱导黑斑蛙精巢中的精子数量下降，精子活力下降，精子畸形率上升，产生生殖毒性；低剂量微囊藻毒素体外暴露诱导黑斑蛙精巢的生精支持细胞的线粒体肿胀，内质网和高尔基体扩张，核仁畸形，细胞边缘固缩等现象。

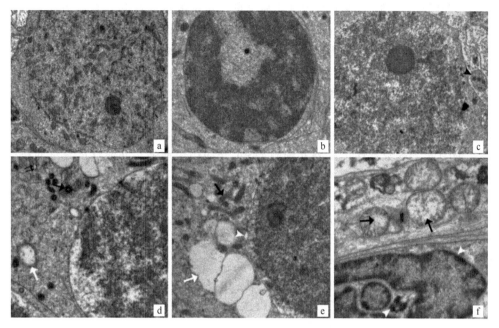

图 4-37 黑斑蛙精巢暴露于不同浓度 MCLR 6h 后生精支持细胞的变化

（a 为 0h 对照组，b 为 6h 对照组，c～f 处理组对应 0.1～100nmol/L MCLR，12000×）

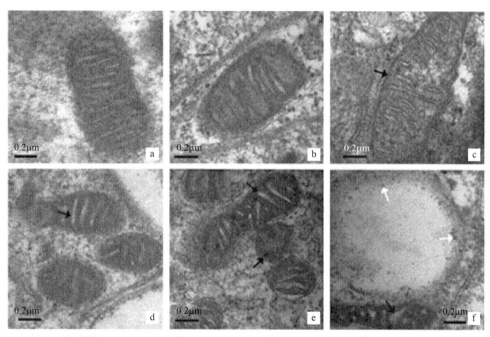

图 4-38 黑斑蛙精巢暴露于不同浓度 MCLR 6h 后生精支持细胞的线粒体变化

（a 为 0h 对照组，b 为 6h 对照组，c～f 处理组对应 0.1～100nmol/L MCLR，60000×，标尺长度为 0.2μm）

4.2.3.2 微囊藻毒素体外诱导雄性黑斑蛙生殖毒性的分子机理

最近的相关研究表明微囊藻毒素对哺乳动物有生殖毒性。据报道，将雄性大鼠暴露于微囊藻毒素 3.33～6.67μg/kg 14 天后，精巢和附睾的质量明显减少，经组织学检验发现生精小管之间出现明显的空隙，精子的质量明显降低，精子的运动性和发育能力显著降低[66]。体内毒理学研究证实 50～500nmol/L 的微囊藻毒素 MCLR 能够导致雄性小鼠睾丸间质细胞存活率减少、氧化应激、ROS 物质增加、DNA 片段化、SOD 活性降低以及明显的脂质过氧化，并且导致睾酮分泌减少。体外毒理学研究则发现 5μg/(kg·d) 暴露条件下，MCLR 能够降低小鼠精子运动能力，增加精子的畸形率，而 15μg/(kg·d) 暴露条件下，MCLR 会导致小鼠精巢质量减少，精子含量降低，减少睾酮、卵泡刺激素和黄体生成素的分泌，病理学检验发现生精小管萎缩和梗阻[67]。有研究则发现微囊藻毒素 6μg/kg 和 12μg/kg 暴露 14 天后，MCLR 会导致雄性小鼠睾丸细胞 DNA 交联作用增强，并能够诱导早期精子细胞发生微核[68]。对雄性家兔的研究表明，12μg/kg 暴露 1h 后，MCLR 能够导致精巢细胞线粒体、内质网和高尔基体肿胀，并且能够引起 MDA 和过氧化氢含量迅速升高，抗氧化酶 CAT、SOD、GPx、GST 和 GSH 含量也快速升高，表明发生氧化应激[69]。

(1) ROS 含量测定

ROS 水平测定参照 Curtin（2002）的方法[70] 稍加改进。取以 1000r/min 离心的精巢组织匀浆上清液 0.5mL，以 10000r/min，4℃离心 15min，沉淀物即线粒体。将沉淀用预冷的 0.65% 生理盐水按之前的体积重悬。反应体系为：19μL 线粒体液，加 10μL DCFH-DA（1mmol^{-1}）混匀，置于酶标仪中 37℃温浴 30min（Thermo Multiskan MK3），以 485nm 为激发光，于 538nm 处测荧光强度（FI）值，单位以 FI/mg（以蛋白质计）表示。

如图 4-39 所示，随着暴露的 MCLR 浓度越高，黑斑蛙精巢中的 ROS 含量也随之升高，与对照组相比呈现明显的正相关（$p < 0.01$）。

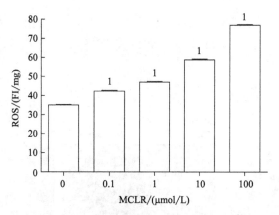

图 4-39 MCLR 对黑斑蛙精巢中 ROS 的影响
1—该组与对照组相比，差异极显著

(2) MDA 含量测定

MDA 是过氧化脂质降解产物，可与硫代巴比妥酸（TBA）结合，形成红色产物，在 532nm 处有最大吸收峰。因此，MDA 含量利用 TBA 法检测，测试步骤根据试剂盒方法进行。MDA 含量以 nmol/mg 表示，蛋白质用考马斯亮蓝法测定。

黑斑蛙精巢的 MDA 含量如图 4-40 所示。当精巢暴露于 MCLR 浓度为 0.1nmol/L、1nmol/L 时，MDA 含量显著增加（$p < 0.05$）。同时，当 MCLR 浓度为 10nmol/L、100nmol/L 时，MDA 含量明显增加（$p < 0.01$）。此结果表明低浓度的 MCLR 可以诱导黑斑蛙精巢产生的脂质过氧化反应。

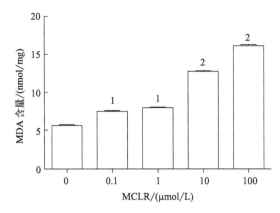

图 4-40　MCLR 对黑斑蛙精巢中 MDA 含量的影响

1—该组与对照组相比，差异显著；2—该组与对照组相比，差异极显著

(3) 超氧化物歧化酶 (SOD) 测定

通过黄嘌呤及黄嘌呤氧化酶反应系统产生超氧阴离子自由基（O^{2-}），后者氧化羟胺形成亚硝酸盐，在显色剂的作用下呈现紫红色，用可见光分光光度计在 550nm 测其吸光度。

如图 4-41 所示，当黑斑蛙精巢暴露于 0.1nmol/L MCLR 6h 后，超氧化物歧化酶 SOD 活性与对照组相比下降（$p < 0.05$），当暴露 MCLR 浓度为 1～100nmol/L 时，SOD 活性与对照组相比极显著下降（$p < 0.01$）。

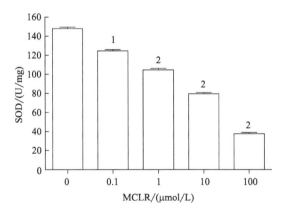

图 4-41　MCLR 对黑斑蛙精巢中 SOD 活性的影响

1—该组与对照组相比，差异显著；2—该组与对照组相比，差异极显著

(4) 过氧化氢酶 (CAT) 测定

过氧化氢酶（CAT）分解 H_2O_2 的反应可通过加入钼酸铵而迅速中止，剩余的 H_2O_2 与钼酸铵作用产生一种淡黄色的络合物，在 405nm 处测定其生成量，可计算出 CAT 的含量。可在 405nm 的分光光度计下进行测定。

当精巢暴露的 MCLR 浓度为 1～100nmol/L 时，过氧化氢酶 CAT 水平极显著增加（图 4-42，$p < 0.01$）。

(5) 谷胱甘肽 (GSH) 测定

还原型谷胱甘肽 GSH 可与二硫代二硝基苯甲酸（DTNB）反应，生成一种黄色化合物，

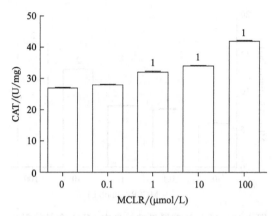

图 4-42　MCLR 对黑斑蛙精巢中 CAT 活性的影响

1—该组与对照组相比，差异极显著

可在 405nm 下进行比色定量测定还原型谷胱甘肽 GSH 含量。测试步骤根据试剂盒方法进行。

图 4-43 所示谷胱甘肽 GSH 含量变化情况。当 MCLR 浓度为 0.1nmol/L 时，GSH 含量上升（$p < 0.05$），而暴露浓度为 $1 \sim 100$nmol/L 时，GSH 含量与对照组相比呈现明显的正相关关系（$p < 0.01$）。

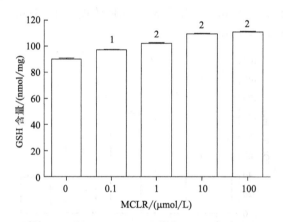

图 4-43　MCLR 对黑斑蛙精巢中 GSH 含量的影响

1—该组与对照组相比，差异显著；2—该组与对照组相比，差异极显著

(6) 谷胱甘肽转移酶 (GST) 测定

谷胱甘肽转移酶 GST 可以催化 GSH 和 1-氯-2,4-二硝基苯结合，根据结合产物可以计算出 GSH 的活性。根据试剂盒法在 412nm 的分光光度计下进行测定。

观察到随着 MCLR 暴露浓度越高，谷胱甘肽转移酶 GST 活性显著上升（图 4-44，$p < 0.01$）。

(7) 类固醇因子 SF-1 和 P450 芳香化酶基因表达测定

组织总 RNA 提取：

① 样品处理，5 组样品处理后，加入裂解液，再加 0.2mL 氯仿。

② 盖上离心管盖子，剧烈振荡 15s，在冰上孵育 5min。室温下，12000r/min 离心 10min。此时混合物分成三层：底层苯酚-氯仿相层、中间层和上层水相层。RNA 完全存在

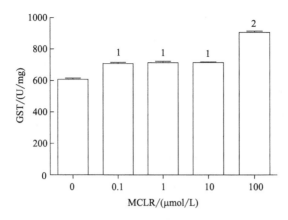

图 4-44 MCLR 对黑斑蛙精巢中的 GST 活力影响

1—该组与对照组相比，差异显著；2—该组与对照组相比，差异极显著

于水相中。

③ 转移不多于 80% 上层水相至新的离心管中，缓慢加入 0.5 倍体积的无水乙醇，混匀。将得到溶液和沉淀一起转入 GBC 吸附柱中，12000r/min 离心 30s；若一次不能将全部溶液和混合物加入 GBC 吸附柱，请分两次转入 GBC 吸附柱中，12000r/min 离心 30s，弃掉收集管中的废液。

④ 向 GBC 吸附柱中加入 500μL Wash Buffer Ⅰ离心 1 min，弃废液。

⑤ 向 GBC 吸附柱中加入 680μL Wash Buffer B，12000r/min 离心 30s，倒掉废液，GBC 吸附柱放入收集管中。

⑥ 12000r/min 离心 1min。

⑦ 将 GBC 吸附柱转入一个新的离心管中，加 50μL RNase-free ddH$_2$O，室温放置 2min，然后 4℃ 12000r/min 离心 1min。

逆转录实验：

① 在 200μL RNase-free 的离心管中混合下列成分：

Total RNA   2μg

Oligo（dT）18   1μL

dNTPs（10mmol/L）   1μL

加 DEPC 处理水至 15μL，70℃、5min 变性，立即放到冰上；

② 然后依次加入下列试剂：

5×First-strand Buffer   4μL

0.1mol/L DTT   2μL

RNase inhibitor   25U

SuperScriptTM Ⅱ RTase   200U

混合上述成分，离心，42℃ 温育 1h，−20℃ 长期保存。

基因表达水平差异检测（Real-Time PCR）：

① 荧光定量 PCR 引物设计和合成（表 4-16）：采用 Primer Premier 6.0 和 Beacon designer 软件进行荧光引物的设计，然后由上海生物工程有限公司负责合成。

表 4-16　RT-PCR 引物和条件

基因名称	基因序列号	引物序列(5′→3′)	扩增长度	溶解温度/℃
黑斑蛙 P450 芳香化酶基因	AB178482.2	ATGGAGTCCTAACCGCTGAGAATGT	120	62
		CCTTTGGATGTTGTGCGATCAGAGT		
黑斑蛙 *SF-1*	AB491760.1	CAGCACTTCTCAACCAGACATTCC	83	62
		CCTTGCCTTGATCTGAGGTTCATC		
黑斑蛙 *GAPDH*	AB284116.1	AAGGGAGGTGCCAAGCGTGTGAT	129	62
		GCAGTTTGTGGTACAGGAGGCATTG		

② Real-Time PCR 扩增体系和反应条件

a. 反应体系（25μL）：ddH₂O 10.5μL，SYBR Premix Ex TaqTM（2×）2.5μL，PCR-F（10μmol/L）0.5μL，PCR-R（10μmol/L）0.5μL，模板 cDNA 1.0μL。

b. 反应条件：95℃，1min；95℃，10s（45 个循环）；62℃，25s（收集荧光）熔点曲线分析 55～95℃。

c. Real-Time PCR 基因表达差异的数据统计：每个样品重复三次，各个基因的相对表达水平以 Ct（$2^{-\triangle\triangle Ct}$）进行统计分析。

随着精巢暴露的微囊藻毒素浓度越高，*P450* 和 *SF-1* 的相对表达水平都呈现上升情况（图 4-45 和图 4-46）。其相对表达水平显著高于对照组（$p < 0.01$）。此外，结果显示 MCLR 的暴露会刺激类固醇激素合成酶和芳香化酶活性，在 *P450* 和 *SF-1* 的基因表达水平的增加上得到印证。

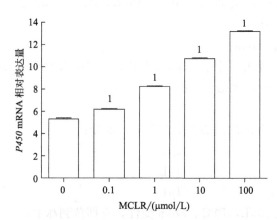

图 4-45　精巢暴露于 MCLR 对 *P450* 基因表达的影响

1—该组与对照组相比，差异极显著

低剂量 MCLR 体外暴露诱导黑斑蛙精巢产生氧化应激反应，能迅速做出抗氧化反应；低剂量 MCLR 体外暴露破坏了黑斑蛙的免疫系统的平衡，引起生殖毒性。

4.2.3.3　微囊藻毒素对雄性黑斑蛙体内暴露的生殖系统经典指标的影响

近期的许多研究表明 MCLR 可以积累在性腺中。因此，性腺是藻毒素的第二目标靶器官[71]。Chen 等[72] 报道慢性低剂量 MCLR 暴露后，通过降低精子质量和血清 T 水平来影响雄性大鼠的生殖系统。此外，MCLR 可以诱导未发育成熟的雄性兔子精巢的超微结构变化以及氧化应激反应[69]。

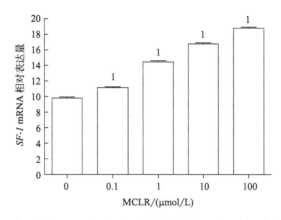

图 4-46　精巢暴露于 MCLR 对 *SF-1* 基因表达的影响

1—该组与对照组相比，差异极显著

（1）实验动物及处理

健康成年黑斑蛙平均体长为 (74.5 ± 4.3)mm，平均体重为 (36.6 ± 9.8)g。在室内盛有 $2\sim3$cm 曝气脱氯自来水（曝 3d 以上）的玻璃水族缸（实验前用 10% 的稀硝酸浸泡）中暂养 7d 后，挑选健壮、体格整齐的黑斑蛙进行实验。实验随机分成 6 组，每组 20 只（全为雄性），暴露实验在玻璃缸（30cm×30cm×60cm）中进行。将其中四组暴露在 2L 含有 MCLR 曝气水溶液中，MCLR 浓度分别为 0μg/L、0.1μg/L、1μg/L、10μg/L，时间为 14d。剩下的两组暴露在 2L 含有 MCLR 曝气水溶液中，MCLR 浓度为 0μg/L 和 1μg/L，暴露时间为 0d，7d，14d，对照组暴露在 2L 曝气脱氯自来水中。

首先，将暴露 0d 的黑斑蛙用双毁髓法处死，取精巢组织待测。曝气水（实验用水的温度范围为 $18\sim22$℃，pH 值为 $6.0\sim7.0$，溶解氧范围为 $6\sim8$mg/L）作为实验用水，采用静态置换法每天更新溶液 1 次，每周饲喂蚯蚓两次。实验过程中个体死亡率小于 5%。染毒结束后，用双毁髓法处死黑斑蛙，取精巢组织待测。

（2）精子数量、精子活力和精子畸形率测定

时间效应：图 4-47 表示了黑斑蛙暴露在 1μg/L 的 MCLR 中 0d、7d 和 14d 后的精巢中的精子数量变化情况，并与对照组进行对比。如图所示，在暴露 7d 后，精子数量减少幅度较大（$p<0.05$），在暴露 14 天后，精子数量减少更为显著（$p<0.01$）。

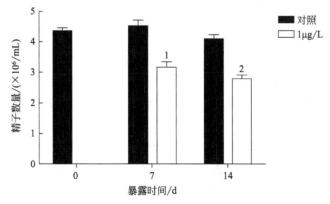

图 4-47　MCLR 暴露对黑斑蛙精子数量的影响

1—该组与对照组相比，差异显著；2—该组与对照组相比，差异极显著

浓度效应：当黑斑蛙暴露于 0.1μg/L MCLR 14d 后，精子数量与对照组相比呈下降趋势（$p < 0.05$，表 4-17）。而随着暴露的浓度越大，精子数量与对照组相比显著降低（$p < 0.01$，表 4-17）。

表 4-17　MCLR 暴露对黑斑蛙精子数量、活性和畸形率的影响

暴露天数/d	MCLR 浓度/(μg/L)	精子数量/(×10⁶/mL)	精子活力/%	精子畸形率/%
14	0	4.06±0.887	0.790±0.037	0.360±0.033
	0.1	3.10±0.211[①]	0.647±0.636[②]	0.452±0.110[②]
	1	3.72±0.567[②]	0.597±0.085[②]	0.564±0.024[②]
	10	2.17±0.203[②]	0.485±0.053[②]	0.638±0.043[②]

① 表示有显著差异（$p < 0.05$）。

② 表示有极显著差异（$p < 0.01$）。

注：对照组和实验组的精子数量、精子活性和精子畸形率比较。黑斑蛙暴露于不同浓度的 MCLR 下 14 天。实验数据用平均数±标准误差表示。

时间效应：图 4-48 表示黑斑蛙精子活力的情况。当黑斑蛙暴露于 1μg/L MCLR 7d 和 14d 后，精子活力与对照组相比具有显著的负相关关系（$p < 0.01$）。

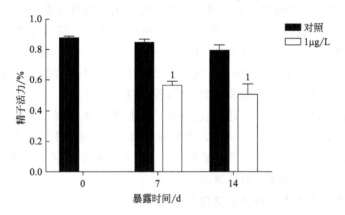

图 4-48　MCLR 暴露对黑斑蛙精子活力的影响

1—该组与对照组相比，差异极显著

浓度效应：表 4-17 显示，随着暴露的 MCLR 浓度越来越大，精子活力与对照组相比，显著降低（$p < 0.01$）。结果表明精子活力与 MCLR 有剂量-效应关系。

时间效应：当黑斑蛙暴露于 1μg/L MCLR 7 天，14 天之后，精子畸形率与 MCLR 剂量呈现明显的正相关关系（$p < 0.01$，图 4-49），表明了时间效应。

浓度效应：表 4-17 数据显示，与对照组相比，精子畸形率随着暴露的 MCLR 浓度升高，上升的趋势越来越显著（$p < 0.01$），表明精子畸形率与 MCLR 具有明显的浓度效应关系。

电镜观察方法检测 MCLR 对黑斑蛙精子毒性效应如下。

时间效应：图 4-50(a) 白色箭头表示暴露 0d 正常的精子；图 4-50(b) 表示暴露在 1μg/L MCLR 7d，精子尾部前段出现异常，尾部后端空泡增多，微管结构不明显（黑色箭头）；图 4-50(c) 表示暴露在 1μg/L MCLR 中 14d，精子尾部固缩明显（白色箭头），精子无尾部（白色双箭头）；图 4-50(d) 表示暴露 0d 完整的精原细胞，无明显空泡；图 4-50(e) 表示暴

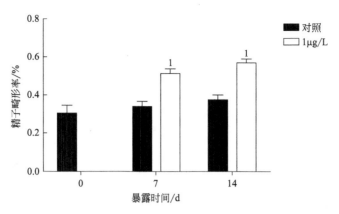

图 4-49　MCLR 暴露对黑斑蛙精子畸形率的影响

1—该组与对照组相比，差异极显著

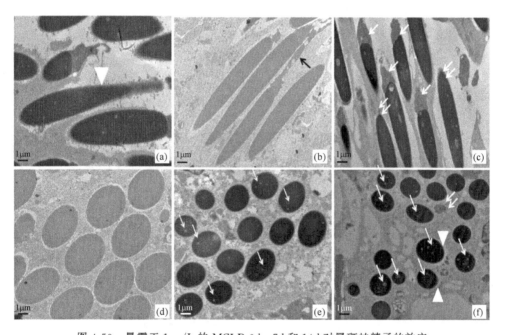

图 4-50　暴露于 1μg/L 的 MCLR 0d、7d 和 14d 对黑斑蛙精子的效应

［(a) 和 (d) 为 0d 对照组，(b) 和 (c)、(e) 和 (f) 为 1μg/L MCLR 处理组，12000×，标尺长度为 1μm］

露在 1μg/L MCLR 7d，精原细胞出现空泡（白色箭头）；图 4-50(f) 表示暴露在 1μg/L MCLR 14d，精原细胞出现靡散，且出现大量空泡（白色箭头），精原细胞与支持细胞连接断裂（白色短箭头），细胞结构不完整，细胞核解聚（白色双箭头）。

　　浓度效应：如图 4-51 所示，黑斑蛙暴露于 0μg/L、0.1μg/L、1μg/L 和 10μg/L MCLR 14d 后，精子超微结构的变化表明了剂量-效应关系。与正常的精子相比 ［图 4-51(a)］，暴露于 0.1μg/L MCLR 14d 后，精子尾部出现异常情况 ［白色箭头，图 4-51(b)］。图 4-51(c) 表示暴露在 1μg/L MCLR 14d 后，有明显的精子尾部异常固缩和空泡出现（黑色箭头）。随着暴露的 MCLR 浓度增加至 10μg/L MCLR 14d 后，电镜观察下精子尾部有巨大的液泡（黑色长箭头），且尾部固缩明显 ［黑色短箭头，图 4-51(d)］。

　　时间效应：图 4-52 表示黑斑蛙暴露于 0μg/L 和 1μg/L 的 MCLR 中不同时间的生精支持

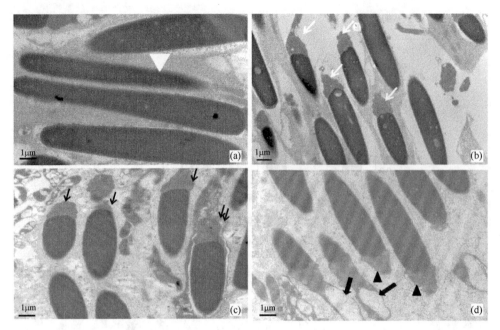

图 4-51　暴露于不同浓度的 MCLR 14d 对黑斑蛙精子的效应

［（a）为对照组，（b）～（d）处理组对应 0.1～10μg/L MCLR，12000×，标尺长度为 1μm］

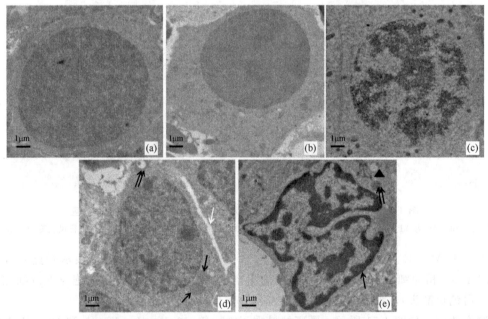

图 4-52　黑斑蛙体内暴露于 1μg/L MCLR 中 0d、7d、14d 后生精支持细胞电镜图

［（a）、（b）、（c）分别为 0d、7d 和 14d 对照组，（d）和（e）为 1μg/L MCLR 处理组，12000×，标尺长度为 1μm］

细胞的毒效应。图 4-52（a）、图 4-52（b）、图 4-52（c）表示暴露于 0μg/L 的 MCLR 中 0d、7d、14d 的完整的生精支持细胞；图 4-52（d）表示暴露于 1μg/L 的 MCLR 7d，线粒体肿胀（黑色箭头），内质网脱颗粒（黑色双箭头），细胞间距扩大（白色箭头）；图 4-52（e）表示 1μg/L 的 MCLR 14d，线粒体肿胀（黑色双箭头），内质网扩张（黑色短箭头），核仁变形，

边缘固缩（黑色箭头）。

　　浓度效应：图 4-53 表示了黑斑蛙暴露于不同浓度的微囊藻毒素 14d 后，精巢中的生精支持细胞的超微结构变化，具有明显的剂量-效应关系。图 4-53(a) 显示的是完整的生精支持细胞；图 4-53(b) 表明当黑斑蛙暴露于 $0.1\mu g/L$ MCLR 14d 后，线粒体发生肿胀（黑色箭头）；图 4-53(c) 中，随着 MCLR 剂量加大至 $1\mu g/L$，电镜观察下，生精支持细胞中的内质网扩张（黑色长箭头），线粒体肿胀（黑色短箭头），细胞间隙扩大（白色箭头）；图 4-53(d) 中观察到黑斑蛙暴露于 $10\mu g/L$ MCLR 14d 后，不仅出现线粒体肿胀（黑色短箭头），内质网扩张（黑色双箭头）等现象，还出现核仁变形，细胞边缘固缩（黑色箭头）现象。

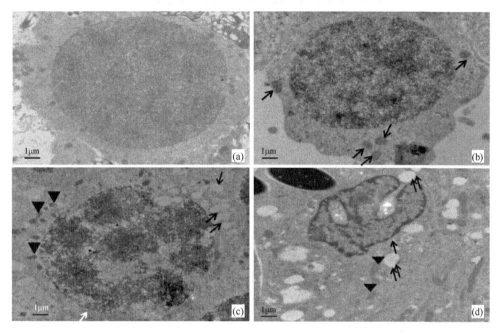

图 4-53　暴露于不同浓度的 MCLR 14d 对黑斑蛙生精支持细胞的效应
[（a）为对照组，（b）～（d）对应 0.1～10$\mu g/L$ MCLR 处理组，12000×，标尺长度为1μm]

　　黑斑蛙 MCLR 体内暴露，引起精巢中的精子活力和精子数量下降，精子畸形率上升，具有明显的时间效应和浓度效应。黑斑蛙 MCLR 体内暴露，超微结构观察到精子尾部固缩，有空泡；精原细胞弥散，细胞结构不明显，细胞核解聚；生精支持细胞线粒体肿胀，内质网扩张，核仁变形，细胞边缘固缩。

4.2.3.4　微囊藻毒素体内暴露诱导雄性黑斑蛙精巢凋亡的分子机理

　　当前的研究表明氧化应激在藻毒素引起物种的毒性中具有很重要的功能[73]。病理过程引起的氧化应激与活性氧 ROS 大量产生有密切的关系，它是许多外来物质引起毒性的重要机制[74]。两栖动物可以通过抗氧化系统来减少氧化损伤。这些抗氧化系统包括酶和非酶机制，一些重要的抗氧化酶包括过氧化氢酶、超氧化物歧化酶、谷胱甘肽过氧化物酶、谷胱甘肽还原酶，而非酶防御系统包括谷胱甘肽[75]。近期的相关研究表明藻毒素的毒性作用与凋亡有关[76]。微囊藻毒素通过诱导 ROS 引起的氧化应激以及线粒体途径引起肝细胞凋亡[77]。而近期的研究表明内质网应激与细胞凋亡有密切的关系。研究证实将藻毒素注射入小鼠体内引起的肝和肾脏细胞凋亡是基于内质网应激途径的[78]。因此，可以推测微囊藻毒素会诱导两栖动物的细胞凋亡。

大量文献报道藻毒素可以积聚在性腺中，因此性腺被视为藻毒素的第二靶器官[79,80]。先前的研究表明微囊藻毒素体内和体外暴露均可以引起小鼠睾丸生精细胞的凋亡[81-82]。Li等[72]证实藻毒素诱导生精细胞凋亡与线粒体介导的凋亡通路有关。

（1）活性氧 ROS 类物质测定

时间效应：黑斑蛙暴露于 $1\mu g/L$ MCLR 7d，结果表明与对照组相比 ROS 含量增加（表4-18）。随着暴露天数的增加，ROS 含量与对照组相比显著增加（$p<0.01$）。

表 4-18　MCLR 对黑斑蛙精巢的氧化应激指标的时间效应

参数	0d	7d	7d	14d	14d
	对照	对照	$1\mu g/L$	对照	$1\mu g/L$
ROS	4.72 ± 1.21	5.18 ± 1.28	7.35 ± 1.35	5.46 ± 0.15	$8.37\pm0.60$②
MDA	2.41 ± 0.97	2.71 ± 1.01	$4.48\pm1.23$①	2.69 ± 1.71	$8.18\pm1.24$②
GPx	36.81 ± 2.31	32.54 ± 2.95	$25.74\pm2.85$①	32.27 ± 2.53	$22.78\pm1.78$②
GSH	179.04 ± 0.94	171.28 ± 1.53	$136.40\pm4.11$②	161.79 ± 2.87	$64.92\pm3.41$②
细胞色素 c	0.83 ± 0.10	0.87 ± 0.06	1.04 ± 0.09	0.09 ± 0.03	$1.34\pm0.03$②

① 表示有显著性差异（$p<0.05$）。

② 表示有极显著性差异（$p<0.01$）。

注：实验数据用平均数±标准误差表示。

浓度效应：图 4-54 表示的是黑斑蛙暴露于 $0\sim10\mu g/L$ MCLR 14d 后 ROS 的变化呈现明显的浓度效应。随着 MCLR 暴露浓度的增加，ROS 与对照组相比具有显著的正相关（$p<0.01$）。

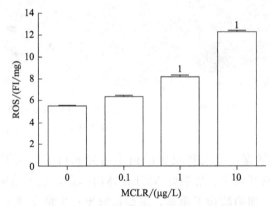

图 4-54　MCLR 对黑斑蛙精巢中 ROS 的影响

1—该组与对照组相比，差异极显著

（2）丙二醛（MDA）测定

时间效应：随着黑斑蛙暴露于 $1\mu g/L$ MCLR 7d，MDA 含量与对照组相比明显增加（$p<0.05$，表 4-18）。实验观察到在暴露天数增加至 14d 之后，MCLR 对黑斑蛙的 MDA 含量影响非常大，呈显著增加趋势（$p<0.01$，表 4-18）。

浓度效应：图 4-55 表示 MCLR 对黑斑蛙精巢 MDA 含量的浓度效应，随着暴露的 MCLR 浓度越高，MDA 含量与对照组相比呈现明显的正相关关系（$p<0.01$），这些结果表明低浓度的 MCLR 能诱导黑斑蛙精巢产生脂质过氧化反应。

（3）谷胱甘肽（GSH）测定

时间效应：随着黑斑蛙暴露于 $1\mu g/L$ MCLR 7d 和 14d 之后，GSH 含量与对照组相比

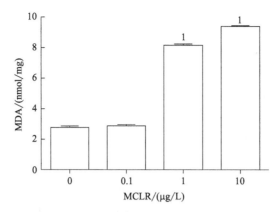

图 4-55　MCLR 对黑斑蛙精巢中 MDA 含量的影响

1—该组与对照组相比，差异极显著

具有明显的负相关关系（$p<0.01$，表 4-18），与暴露天数有时间效应关系。

浓度效应：黑斑蛙暴露于 $0\sim10\mu g/L$ MCLR 14d，精巢中的 GSH 含量受到显著影响。图 4-56 表明 GSH 含量随着暴露的 MCLR 浓度越高，呈明显下降趋势（$p<0.01$）。

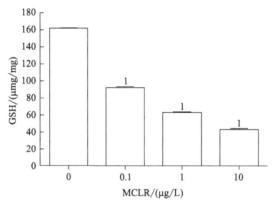

图 4-56　MCLR 对黑斑蛙精巢中 GSH 含量的影响

1—该组与对照组相比，差异极显著

（4）谷胱甘肽过氧化物酶（GPx）测定

时间效应：当黑斑蛙精巢暴露于 $1\mu g/L$ MCLR 7d 之后，GPx 活力下降（$p<0.05$，表 4-18）。随着暴露天数增加至 14d 之后，GPx 的活力与对照组相比具有明显的降低趋势（$p<0.01$，表 4-18）。

浓度效应：黑斑蛙暴露于 $0\sim10\mu g/L$ MCLR 14d，精巢中的 GPx 表现出明显的浓度效应（图 4-57）。当暴露于 $0.1\mu g/L$ MCLR，GPx 活力呈现下降趋势（$p<0.05$）。随着暴露的浓度增加至 $1\sim10\mu g/L$ MCLR，GPx 的活力与对照组有明显的负相关关系（$p<0.01$）。这些结果表明 MCLR 诱导的氧化应激对黑斑蛙精巢的防御系统产生了损伤。

（5）细胞色素 c 测定

采用酶联免疫检测法。标准品孔中加入标准品 $50\mu L$，链霉素-HRP $50\mu L$。待测样品孔中加入样本 $40\mu L$，然后加入抗 CYTC 抗体 $10\mu L$、SA-HRP $50\mu L$，盖上封板膜，37℃温育 60min。温育过后，洗涤 5 次，进行显色。每孔先加入显色剂 A $50\mu L$，再加入显色剂 B

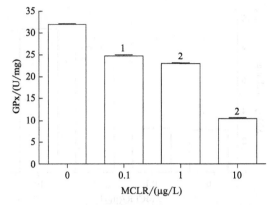

图 4-57　MCLR 对黑斑蛙精巢中 GPx 活力的影响

1—该组与对照组相比，差异显著；2—该组与对照组相比，差异极显著

$50\mu L$，轻轻振荡混匀，37℃避光显色 10min。然后每孔加终止液 $50\mu L$ 终止反应，在 450nm 波长测量吸光度。测定在加终止液后 10min 内进行。

时间效应：在 $1\mu g/L$ MCLR 暴露 7d，黑斑蛙精巢中的细胞色素 c 呈上升趋势，而随着暴露天数增至 14d 之后，细胞色素 c 的浓度显著高于对照组（$p < 0.01$，表 4-18），具有时间-效应关系。

浓度效应：暴露于 $0\sim10\mu g/L$ MCLR 14d，精巢中的细胞色素 c 显著高于对照组（$p < 0.01$，图 4-58），且随着 MCLR 浓度的增加而升高。

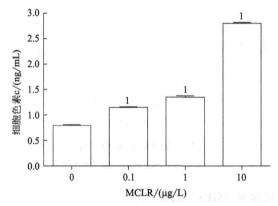

图 4-58　MCLR 对黑斑蛙精巢中的细胞色素 c 浓度影响

1—该组与对照组相比，差异极显著

（6）Western blotting 测定

① 样品制备和定量

采用总蛋白提取试剂盒［含蛋白酶抑制剂混合液（Protease Inhibitor Cocktail）］进行 14 个样品总蛋白的提取，然后采用 BCA 定量试剂盒进行总蛋白定量。

② SDS-PAGE 电泳分析

配制 10%分离胶和 5%浓缩胶，每个孔 $60\mu g$ 总蛋白进行上样，每孔加样 $10\sim15\mu L$，浓缩胶 60V，分离胶 80V 进行电泳 $3\sim5h$。

③ 蛋白质转膜

PVDF 膜甲醇中浸泡 20s，然后转移到 Tris-Glycine 转移缓冲液（含 5%甲醇）中平衡至少 5min；SDS-PAGE 胶在 Tris-Glycine 转移缓冲液平衡至少 30min；在冷却条件下以 100V 恒压转膜 2h。

④ 转印膜封闭

转膜结束后，放到 T-TBS（含 5％脱脂奶粉）室温封闭 1h，然后 T-TBS 漂洗，5min，重复 3 次。

⑤ 一抗杂交

一抗以一定比例溶于 T-TBS（含 3％脱脂奶粉），4℃孵育过夜；然后 T-TBS 漂洗 5min，重复 4 次；内参 β-actin 以 1∶2000 溶于 T-TBS（含 3％脱脂奶粉）中。

本实验中一抗具体稀释倍数如下：

a. nti-Bax antibody（Santa Cruz SC-493）；anti-caspase-8 antibody（cell signaling technology）；anti-SF-1 antibody（Santa Cruz SC-10976）；anti-P450 antibody（Santa Cruz SC-13984）；anti-Bcl-2 antibody（Santa Cruz SC-492）(1∶1000)；

b. anti-caspase-9 antibody（cell signaling technology）；anti-caspase-3 p17 antibody（Santa Cruz SC-22140）(1∶500)。

⑥ 二抗杂交

二抗以 1∶5000 溶于 T-TBS（含 2％脱脂奶粉），室温 1h，；然后 T-TBS 漂洗 5min×5；内参 β-actin 同样。

⑦ 信号检测

采用 SuperSignal® West Dura Extended Duration Substrate，按说明书操作，制备约 1mL ECL 工作液，室温孵育转印膜 1min，然后去除多余 ECL 试剂，保鲜膜密封，暗盒中放上 X-ray film 曝光 5～10min 后进行显影和定影。

⑧ 数据分析

采用 Bandscan 5.0 软件分析条带的光密度值，每个条带重复 3 次，目的蛋白相对表达量＝目的蛋白（光密度值）/内参 β-actin（光密度值），结果以平均数±标准差表示。

（7）Bax、Bcl-2 蛋白表达和 Bax/Bcl-2 比值分析

时间效应：图 4-59 表示凋亡蛋白 Bax 随着黑斑蛙暴露于 $1\mu g/L$ MCLR 时间越长，蛋白

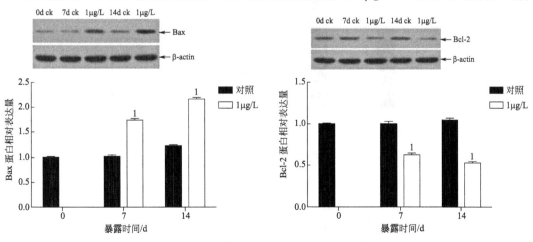

图 4-59　MCLR 对黑斑蛙精巢 Bax 和 Bcl-2 蛋白的影响

1—该组与对照组相比，差异极显著

表达量显著高于对照组（$p<0.01$），与此相反，抗凋亡蛋白 Bcl-2 表达量与暴露时间呈负相关关系，显著降低（$p<0.01$）。同时对 Bax 和 Bcl-2 蛋白相对表达量的比值进行分析（图 4-61）可见，Bax/Bcl-2 的比值随着 MCLR 暴露时间延长而升高，与对照组相比差异极显著（$p<0.01$）。这些结果存在着明显的剂量依赖性。

浓度效应：在 $0.1\sim10\mu g/L$ MCLR 暴露 14d 后，黑斑蛙精巢中这三个浓度组的 Bax 凋亡蛋白表达量均显著高于对照组（$p<0.01$，图 4-60），且随着 MCLR 浓度的增加而升高；相反，抗凋亡蛋白 Bcl-2 表达量均显著低于对照组（$p<0.01$，图 4-60），且随着 MCLR 浓度的增加而降低。Bax/Bcl-2 的表达比值随着 MCLR 浓度的增大而升高，差异极显著（$p<0.01$，图 4-61）。

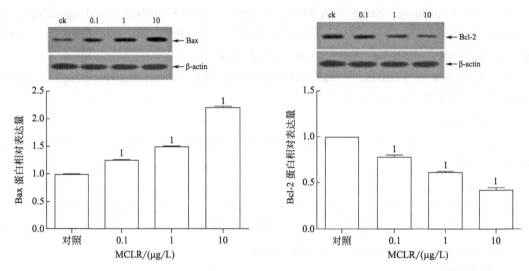

图 4-60　MCLR 对黑斑蛙精巢 Bax 和 Bcl-2 蛋白的影响

1—该组与对照组相比，差异极显著

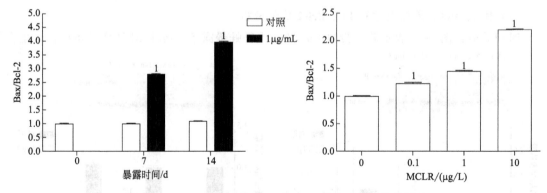

图 4-61　MCLR 对黑斑蛙 Bax 和 Bcl-2 的表达量比值的影响

1—该组与对照组相比，差异极显著

（8）Caspase3/8/9 蛋白表达分析

时间效应：$1\mu g/L$ MCLR 不同时间暴露下黑斑蛙精巢中的 Caspase3/8/9 蛋白印记表达情况如图 4-62 所示。Caspase3/8/9 的蛋白印记密度都随着 MCLR 暴露的时间延长而增加，而 β-actin 蛋白则一直保持不变。图 4-62 显示暴露在 $1\mu g/L$ MCLR 精巢中的 Caspase3/8/9

蛋白表达量与对照组相比显著增加，呈现明显的正相关关系（$p < 0.01$）。这些结果存在着明显的时间效应。

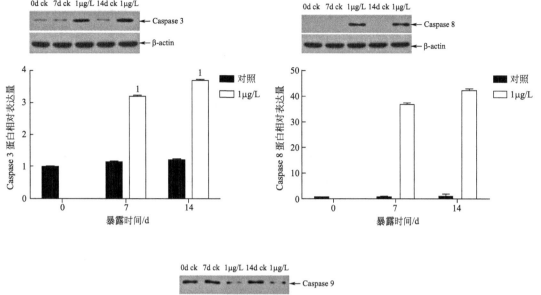

图 4-62　MCLR 暴露时间对黑斑蛙精巢 Caspase3/8/9 蛋白相对表达量的影响

1—该组与对照组相比，差异极显著

浓度效应：在 $0 \sim 10 \mu g/L$ MCLR 暴露 14d，黑斑蛙精巢中的 Caspase3/8/9 随着暴露的浓度越高，蛋白印记密度越大（图 4-63）。同时，Caspase3/8/9 蛋白表达量在 $0.1 \sim 10 \mu g/L$ MCLR 处理下，与对照组相比均显著增加（$p < 0.01$）。这些结果表明存在着明显的剂量-效应关系。

（9）Chop、GRP78 蛋白表达分析

时间效应：黑斑蛙精巢中的 C/EBP 同源蛋白（Chop）相对表达量在暴露于 $1 \mu g/L$ MCLR 之后显著增加（$p < 0.01$，图 4-64）。同时也观察到 GRP78 蛋白相对表达量也随着暴露于 MCLR 天数的延长而明显降低（$p < 0.01$）。

浓度效应：如图 4-65 所示，在 $0.1 \sim 10 \mu g/L$ MCLR 暴露下，Chop 蛋白相对表达量在这三个浓度组均显著高于对照组（$p < 0.01$），且随着 MCLR 暴露浓度的增加而升高；相反，GRP78 蛋白相对表达量均显著低于对照组（$p < 0.01$），且随着 MCLR 暴露浓度的增加而降低。内质网应激关键蛋白的表达表明 MCLR 诱导黑斑蛙精巢凋亡与内质网应激途径

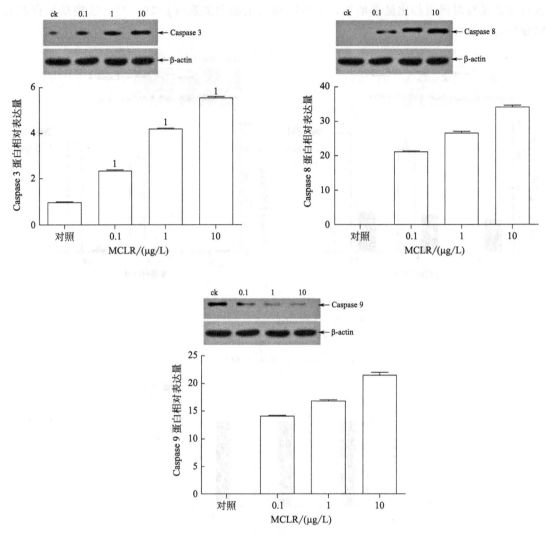

图 4-63　MCLR 暴露浓度对黑斑蛙精巢 Caspase3/8/9 蛋白相对表达量的影响

1—该组与对照组相比，差异极显著

有关。

体内和体外 MCLR 暴露可以引起黑斑蛙精巢的氧化损伤和细胞凋亡；ROS、Bax、Bcl-2、Caspase3/8/9、Chop 和 GRP78 在 MCLR 诱导的雄性黑斑蛙细胞凋亡中起着非常关键的作用；MCLR 引起的黑斑蛙精巢凋亡涉及线粒体通路和内质网通路。

4.2.3.5　微囊藻毒素诱导雄性黑斑蛙内分泌干扰效应及机理研究

睾丸质量、睾丸体积、精子形态、精子的数量和运动能力在雄性生殖毒理学衡量雄性生殖功能方面是非常重要的[83]。一些研究显示雄性体内较低的 T 水平和较高的 E2 在一定程度上表明内分泌功能受到扰乱[84]。T 是一种重要的类固醇激素，P450 芳香化酶可以将 T 转化为 E2[33]。同时，SF-1 是性类固醇激素合成的重要核受体，例如它调节了性腺中 P450 芳香化酶的表达[85]。因此，P450 和 SF-1 是介导分子调控机制引起雄性生殖毒性中起着重要作用的基因。

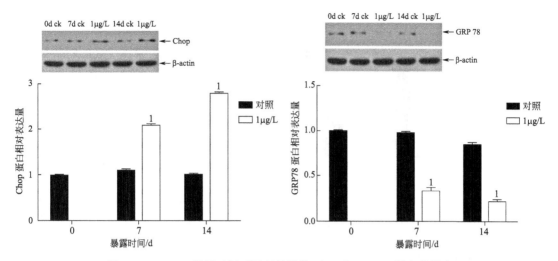

图 4-64　MCLR 暴露时间对黑斑蛙精巢 Chop 和 GRP78 蛋白的影响
1—该组与对照组相比，差异极显著

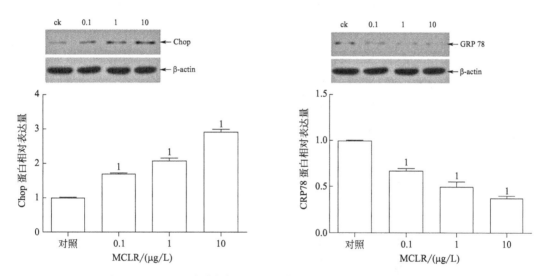

图 4-65　MCLR 暴露浓度对黑斑蛙精巢 Chop 和 GRP78 蛋白的影响
1—该组与对照组相比，差异极显著

(1) 睾酮 T 检测

使用 ELISA 法测定 T 的浓度。向预先包被了两栖类 T 单克隆抗体的酶标孔中加入 T，温浴，然后加入生物素标记的抗 T 抗体，再与 SA-HRP 结合，形成免疫复合物，再经过温浴和洗涤，去除未结合的酶，然后加入底物 A、B，产生蓝色，并在酸的作用下转化成最终的黄色。颜色的深浅与样品中两栖类 T 的浓度呈正相关性。

时间效应：图 4-66 表示 MCLR 引起的黑斑蛙血清中 T 的时间变化效应。当黑斑蛙暴露于 1μg/L MCLR 7d 后，与对照组相比，血清中的 T 含量显著下降（$p < 0.05$）。当暴露时间增至 14d，T 含量与暴露时间呈现明显的负相关关系（$p < 0.01$）。

浓度效应：随着黑斑蛙暴露于 0.1～10μg/L MCLR 14d 后，血清中的 T 含量表现出明显的降低现象。这些结果表明 T 含量与 MCLR 暴露浓度有着明显的剂量-效应关系。

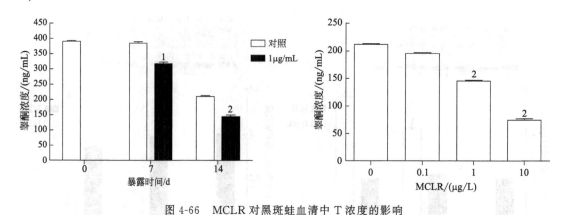

图 4-66　MCLR 对黑斑蛙血清中 T 浓度的影响

1—该组与对照组相比，差异显著；2—该组与对照组相比，差异极显著

（2）雌二醇 E2 检测

使用 ELISA 法检测 E2 的浓度。向预先包被了两栖类 E2 单克隆抗体的酶标孔中加入 E2 温浴，然后加入生物素标记的抗 T 抗体，再与 SA-HRP 结合，形成免疫复合物，再经过温浴和洗涤，去除未结合的酶，然后加入底物 A、B，产生蓝色，并在酸的作用下转化成最终的黄色。颜色的深浅与样品中两栖类 E2 的浓度呈正相关性。

时间效应：如图 4-67 所示，黑斑蛙暴露于 $1\mu g/L$ MCLR 7d 和 14d 之后，血清中的 E2 含量与对照组相比显著上升（$p < 0.01$）。

浓度效应：图 4-67 表明黑斑蛙血清中 E2 的含量随着暴露的 MCLR 浓度越高，上升越显著，这表明有显著的剂量-效应关系（$p < 0.01$）。

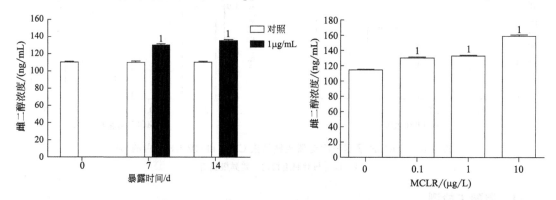

图 4-67　MCLR 对黑斑蛙血清中 E2 浓度的影响

1—该组与对照组相比，差异极显著

（3）SF-1 和 P450 的 Western blotting 测定

① SF-1 蛋白分析

时间效应：从图 4-68 可以看出，随着 $1\mu g/L$ MCLR 暴露时间的增加，黑斑蛙精巢中的 SF-1 蛋白表达量与对照组相比显著上升（$p < 0.01$），具有明显的时间效应。

浓度效应：当黑斑蛙暴露于 $0\mu g/L$、$0.1\mu g/L$、$1\mu g/L$ 和 $10\mu g/L$ MCLR 14d 后，蛋白表达与毒素浓度的剂量效应关系如图 4-68 所示。SF-1 蛋白的表达随着 MCLR 暴露浓度的升高上升越明显。当 MCLR 剂量进一步升高时，SF-1 蛋白的表达量与对照组相比呈现明显的正相关关系（$p < 0.01$）。

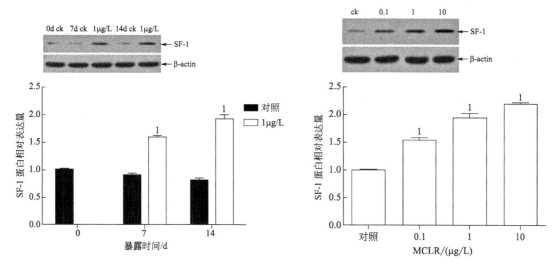

图 4-68　MCLR 对黑斑蛙精巢 SF-1 蛋白表达的影响

1—该组与对照组相比，差异极显著

② P450 蛋白分析

时间效应：P450 蛋白随着 MCLR 暴露时间的延长表达越明显，而 β-肌动蛋白控制如预期的保持不变。经过 1μg/L 的 MCLR 暴露，P450 蛋白与对照组相比显著上升（$p < 0.01$），具有明显的时间效应（图 4-69）。

浓度效应：P450 蛋白表达与 MCLR 暴露的浓度呈现剂量-效应关系。当黑斑蛙暴露于 1～10μg/L MCLR，P450 蛋白表达与对照组相比显著增长（$p < 0.01$，图 4-69）。

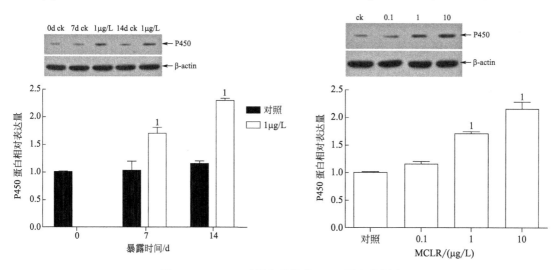

图 4-69　MCLR 对黑斑蛙精巢 P450 蛋白的影响

1—该组与对照组相比，差异极显著

低剂量暴露于 MCLR，引起黑斑蛙血清内的 T 下降，E2 上升，呈现明显的时间效应和浓度效应；MCLR 引起黑斑蛙精巢内的 P450 和 SF-1 以时间效应和剂量效应显著上升，表明 MCLR 对黑斑蛙的内分泌系统造成了干扰作用，从而对生殖系统产生毒害。因此推测 MCLR 是潜在的自然雌激素，与两栖动物种群数量下降有很密切的关系。

4.2.3.6 案例亮点

① 本案例研究着重从雄性生殖毒理的角度研究微囊藻毒素 MCLR 对两栖动物的影响，该研究思路比较新颖。

② 本案例研究表明皮肤暴露是藻华水体中微囊藻毒素 MCLR 对两栖动物致毒的主要途径，具有重要现实意义。而类似研究，国内外尚未见报道。

③ 本案例研究阐明，微囊藻毒素诱导两栖动物黑斑蛙的精巢凋亡与线粒体通路有关，并且包括内质网通路。

④ 通过本案例研究，从分子水平阐明微囊藻毒素 MCLR 会引起两栖动物的雌激素效应。

复习思考题

1. 什么是生殖毒性，请简单概括。

2. 什么是雄性生殖系统，什么是雌性生殖系统，请加以概述。

3. 生殖毒作用的主要机理是什么。

4. 简单概括生殖毒性的检测和评价方法，并列举不同生物个体所测的指标类型及物质（至少4个）。

5. 生殖毒性该如何评定，请简要概括。

第5章 遗传毒效应

5.1 遗传毒性的概念和主要机理

5.1.1 概述

遗传（genetic）就是子代在这个连续系统中重复亲代的特性和特征（性状）的现象，其实质则是由于亲代所产生的配子，带给了子代按亲代性状进行发育的遗传物质——基因。相同的基因规定着生物体发育相同的性状，于是表现为遗传，体现了生物界的稳定性。但这种稳定性是相对的，因为基因在世代延绵的长期发展过程中，难免会在此时或彼时发生结构的改变。结构改变了的基因使生物体发育不同于改变前的性状，于是出现了变异（可遗传变异）。

突变（mutation）是指遗传结构本身的变化及引起的变异。实际上是遗传物质的一种可遗传的变异。

突变根据不同的诱发方式可分为自发突变和诱发突变。自发突变（spontaneous mutation）是指在自然条件下发生的突变。诱发突变（induced mutation）是指人为地造成突变。根据突变的可利用程度，可将突变分为有利突变、中性突变、有害突变 3 种。例如小麦耐盐突变属于有利突变；不影响或基本不影响蛋白质的活性，不表现出明显的性状变化的突变属于中性突变；人类、动物、植物的白化突变属于有害突变。

遗传毒理学（genetic toxicology）是一门研究环境因素对机体遗传物质和遗传过程的作用，阐明遗传毒性对机体健康的后果及其作用机制，为防止环境因素对遗传物质的损伤，增加生物的遗传负荷，保护生态平衡和人体的健康提供科学依据的一门毒理学分支学科。

广义的遗传毒性（genetic toxicity）是指由遗传毒物引起生物细胞基因组分子结构特异改变或使遗传信息发生变化的有害效应，或简单概括为损伤 DNA 和改变 DNA 的能力。狭义的遗传毒性仅指 DNA 损伤。

致突变性（mutagenicity）是指对 DNA 或染色体结构（或数目）的损伤并能传递给子细胞的作用。

遗传毒性与致突变性的区别在于遗传毒性比致突变性覆盖了更广的终点谱。例如下列改变属遗传毒性而非致突变性：非程序 DNA 合成、姐妹染色单体交换、DNA 链断裂、非整倍性和多倍性。

基因（gene）是 DNA 分子中最小的完整功能单位（对以 RNA 作为遗传信息载体的 RNA 病毒而言则是 RNA 序列）。

基因组（genome）是一种生物体具有的所有遗传信息的总和。

在间期细胞的细胞核中，通过光镜可见一种能被碱性染料着色的物质，即染色质（chromatin）。它由 DNA、组蛋白、非组蛋白及少量的 RNA 组成，是形似串珠状的复合体。在间期细胞核中，一般没有染色体结构，只有在细胞分裂时，染色质才螺旋化并折叠成染色体（chromosome）。

细胞周期（cell cycle）是指连续分裂的细胞从上一次有丝分裂结束到下一次有丝分裂完成所经历的整个过程。

体细胞（somatic cell）多是二倍体细胞，含有两组完全相同的染色体，其遗传损伤不会遗传给下一代。生殖细胞（germ cell）是单倍体，其染色体改变可传给下一代。

5.1.2 遗传毒性的类型

5.1.2.1 基因突变

基因突变（gene mutation）是指基因在结构上发生了碱基对组成和排列序列的改变。根据基因结构的改变，基因突变可分为碱基对替换、移码突变、密码子插入或缺失、三核苷酸重复、大段损伤 5 种类型。

碱基对替换（base pair substitution）又称碱基置换、碱基取代，指 DNA 分子中一个或几个碱基对被另一个或几个碱基对替换，示意图如图 5-1 所示。

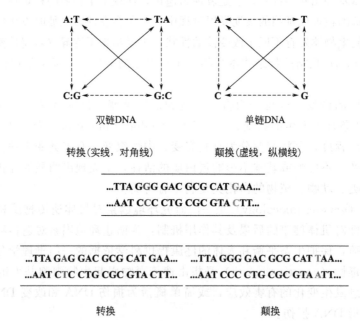

图 5-1 碱基对替换示意图

碱基对替换会产生不少后果，例如同义突变、错义突变、无义突变、延长突变（终止密码突变）等。同义突变（synonymous mutations）是指没有改变基因产物氨基酸的序列。错义突变（missense mutation）是指碱基序列的改变引起了产物氨基酸序列的改变。无义突变

（nonsense mutation）又被称为链终止突变，是指某个碱基的改变使代表某个氨基酸的密码子变为蛋白质合成的终止密码子，导致多肽链在成熟之前终止合成的一类突变。延长突变（extend the mutation）又被称为终止密码突变，是指终止密码子因突变而能编码氨基酸，结果产生过长的肽链的现象。移码突变（frameshift mutations）又称移码框突变，是指发生一对或几对碱基减少或增加，以致从受损点开始碱基序列完全改变，形成错误的密码，并转译成为不正常的氨基酸。密码子插入或缺失，是指 DNA 序列中插入或缺失的碱基数恰好为一个或多个三联体，指导合成的多肽链增加或减少一个或多个氨基酸，此部位之后的氨基酸序列无改变。三核苷酸重复（trinucleotide repeat）又称三联体重复或三核苷酸扩展，即一特定的三联核苷酸被扩增，重复数目超过正常数目。大段损伤又称 DNA 重排，指 DNA 序列上有较长的一段序列的重排分布，包括大段（一个碱基至数千个碱基）的插入、缺失、取代、复制、放大和倒位。

5.1.2.2 染色体畸变

染色体畸变（chromosome aberration），由于染色体或染色单体断裂，造成染色体或染色单体缺失，或引起各种重排，从而出现染色体结构异常的现象称为染色体畸变或染色体结构畸变。畸变涉及在染色复制体中两条染色单体中的一条，称为染色单体型畸变，而涉及两条染色单体，称为染色体型畸变。

染色体畸变的类型主要有缺失、重复、倒位、易位 4 种。猫叫综合征是染色体缺失造成的染色体畸变，其主要原因是 5 号染色体短臂部分或全部缺失。

5.1.2.3 染色体数目异常

染色体数目异常或染色体数目畸变，也称基因组突变（genome mutation），主要指染色体的数目发生了改变。其评判标准以动物正常染色体数目 $2n$ 为基准。染色体数目异常的基本类型详见表 5-1。

表 5-1 染色体数目异常的基本类型

类型	公式	染色体组
整倍体		
单倍体	n	（ABCD）
二倍体	$2n$	（ABCD）（ABCD）
三倍体	$3n$	（ABCD）（ABCD）（ABCD）
四倍体	$4n$	（ABCD）（ABCD）（ABCD）（ABCD）
非整倍体		
单体	$2n-1$	（ABCD）（ABC）
三体	$2n+1$	（ABCD）（ABCD）（A）
四体	$2n+2$	（ABCD）（ABCD）（AA）
双三体	$2n+1+1$	（ABCD）（ABCD）（AB）
缺体	$2n-2$	（ABC）（ABC）

注：A、B、C、D 代表非同源染色体。

超过二倍体的整倍性改变也统称为多倍体。如果某号染色体一对均缺，就叫缺体。无论是整倍性或非整倍性染色体数目异常的细胞或个体都称为异倍体。

5.1.2.4 DNA损伤

DNA损伤（DNA damage）是指在遗传毒物作用下，DNA结构和功能发生改变，阻碍了DNA的复制与转录，或复制与转录产物发生改变。

根据发生机制的不同，DNA损伤可分为碱基类似物的取代、碱基烷化和共价结合、嵌入、DNA链断裂、DNA修饰、DNA交联等；根据损伤来源，DNA损伤可分为DNA自发性损伤和外源性DNA损伤；根据DNA分子的损伤改变，DNA损伤可分为碱基变化、脱氧核糖变化、DNA交联等。

5.1.3 遗传毒性的形成机制

致突变机制模式：DNA损伤——修复——突变。

5.1.3.1 DNA损伤

DNA损伤可分为自发性损伤和环境因素所致的DNA损伤。自发性损伤一般包括DNA合成时的碱基错配、DNA碱基化学性的自发改变、来源于细胞内代谢产生的活性氧类引起DNA氧化性损伤3种情况。而环境因素所致的DNA损伤通常包括DNA加合物和交联分子的形成、碱基类似物在DNA复制时的掺入、DNA分子上碱基的化学修饰3种。

加合物可分为大加合物和小加合物两类。大加合物的代表物质有多环芳烃、生物毒素、黄曲霉毒素B和芳香胺类等，会造成DNA的立体构象发生明显变化，阻断受损部位DNA的半保留复制和转录等后果。小加合物的代表物质有烷化剂、亚硝基化合物等，易导致碱基错误配对，对DNA的构象影响较小。

交联分子可分为DNA-DNA交联、DNA-蛋白质交联两种交联形式。导致DNA-DNA交联的代表物质有亚硝酸、丝裂霉素C、氮和硫的芥子气以及各种铂的衍生物，如顺-二氨二氯化铂等，会使DNA在复制中不能解链，使螺旋局部形成，造成DNA复制和转录完全停止，细胞死亡。造成DNA-蛋白质交联的代表物质有烷化剂、苯并（a）芘、砷化合物、醛类化合物（如甲醛）及一些重金属如镍和铬等，会对DNA构象与功能产生严重影响。

碱基类似物在DNA复制时的掺入同样也是造成DNA损伤的一个重要环境因素。常见的碱基类似物主要有5-溴尿嘧啶（5-BU）、2-氨基腺嘌呤（2-AP）等。

DNA分子上碱基的化学修饰主要包括亚硝基引起的氧化脱氨反应、NH_2OH的致突变作用、烷化剂的致突变作用、嵌合剂的致突变作用、转座成分的致突变作用、DNA的氧化性损伤、DNA的构象改变等。

在烷化剂致突变的过程中，易于被烷化的碱基位置有鸟嘌呤N-3、N-7和O-6，腺嘌呤N-1、N-3和N-7，胞嘧啶N-3和O-2，胸腺嘧啶N-3、O-2、O-4，DNA链上磷酸酯键上的氧也可受到烷化。

嵌合剂的主要代表物质有吖啶橙、原黄素、吖黄素等吖啶类染料分子，通常以静电吸附形式嵌入DNA单链的碱基之间或DNA双螺旋结构的相邻核苷酸之间，会造成移码突变（图5-2）。

生物体内含有许多转座成分，它们一般含数百个至数千个bp，可以通过一种复杂的方式复制，一个复制拷贝保留在原来的插入部位，将另一个复制拷贝插入到基因组的另外一个位点。复制插入到第二个部位的过程称为转座。如哺乳类动物的DNA病毒和反转录病毒

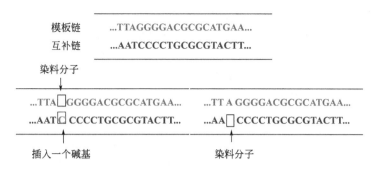

图 5-2　嵌合剂的致突变作用

等。转座成分的插入，会导致移码突变，基因的中断、失活、结构改变等，甚至还会带入某些有害基因，增加基因突变的频率。

5.1.3.2　DNA 损伤的修复与突变

DNA 损伤的修复有直接修复、切除修复、错配修复、链断裂的修复、呼救性修复（SOS 修复）5 种修复方式。

直接修复包含了光复活、"适应性"反应两种。光复活是一种依赖光的过程，它通过酶切下 DNA 上嘧啶二聚体，将毗连的嘧啶接回原结构上。这主要是针对紫外线损伤产生的胸腺嘧啶二聚体的修复机制。"适应性"反应则是鸟嘌呤 O-6 位被烷化，易造成碱基错配。机体有一种修复功能，依赖烷基转移酶作用，将鸟嘌呤 O-6 位甲基转给蛋白质 O^6-甲基鸟嘌呤-DNA 甲基转移酶。这样，鸟嘌呤可恢复其正常的碱基配对特性。目前，深入研究的是 O^6-甲基鸟嘌呤-DNA 甲基转移酶，该酶广泛存在于酵母、大鼠及人类。

切除修复包括核苷酸切除修复、碱基切除修复两种切除修复方式。核苷酸切除修复始于解螺旋酶打开受损的 DNA 双链，在内切酶（如大肠埃希菌的 uvr ABC 切除核酸酶）作用下，除去受损的寡核苷酸链，在真核生物中留下 27～29 个核苷酸长度的间隙，在细菌中留下 12～13 个核苷酸长度的间隙。在修复聚合酶如大肠埃希菌 DNA 聚合酶 I 作用下，以对应的 DNA 链为模板，合成新 DNA 链，填补留下的间隙。最后，由 DNA 连接酶封闭，恢复原有的 DNA 序列。核苷酸切除是所有生物体内最常见的修复机制。碱基切除修复是由 DNA 糖基酶作用于受损的 DNA，该酶可识别异常的碱基。通过切断碱基与脱氧核糖连接的键，使受损的碱基脱落，产生一个无嘌呤或无嘧啶位点即 AP 位点。AP 内切酶将 DNA 链切断，在聚合酶及连接酶作用下完成修复过程。与核苷酸切除修复相比，碱基切除修复的 DNA 糖基酶专一性更强。

错配修复是一类性质截然不同的切除修复。它可以识别并除去错配的碱基对，如 G：T 和 A：C。像这样的碱基对可作为重组中间体，在复制时错误地出现或者通过碱基活性修饰，如 5-甲基胞嘧啶的脱氨作用而引出。该错配修复见于自然界许多生物。目前了解较为深入的是细菌错配修复，科研人员正在试图探讨其在人类的作用，主要目的是阐明错配修复与肿瘤发生的关系。但是有关错配修复的机制尚未完全阐明。

链断裂的修复有单链断裂的修复、双链断裂的修复两种。双链断裂的修复又包含了单链退火、DNA 非同源性末端连接、同源性重组修复三种。单链断裂由碱基切除修复后阶段起作用的同一些酶进行处理和连接。有时还要有一些附加步骤，如由外切核酸酶切除"擦破"

的末端和由 DNA 激酶使 $5'$ 末端磷酸化等。

单链退火通路依赖在断裂两侧有直接重复序列的存在。其第一步是由特异性外切酶在两末端引起 $5' \rightarrow 3'$ 的降解作用，从而使同源区得以暴露而形成接合分子。接着进行 DNA 合成。双链断裂修复最后由末端的连接而完成，修复后的 DNA 将只保留两重复序列中的一个，并发生两重复序列间的序列的缺失。

DNA 非同源性末端连接修复机制完全不需要任何模板的帮助，此机制的修复蛋白可以直接将双股断裂的末端彼此拉近，再借由 DNA 连接酶，将断裂的两股链重新接合。

同源性重组修复是利用细胞内的染色体两两对应的特性，若其中一条染色体上的 DNA 发生双股断裂，则另一条染色体上对应的 DNA 序列即可当作修复的模板来恢复断裂的序列，因此在某些条件下，同源性重组又称作基因转换。

SOS 修复是一种能够引起误差修复的紧急呼救修复，是在无模板 DNA 情况下合成酶的诱导修复。正常情况下无活性有关酶系，DNA 受损伤而复制又受到抑制情况下发出信号，激活有关酶系，对 DNA 损伤进行修复，其中 DNA 多聚酶起重要作用，在无模板情况下，进行 DNA 修复再合成，并将 DNA 片段插入受损 DNA 空隙处。SOS 修复的机制至今还没有透彻的理解。

5.1.3.3 整倍体和非整倍体的形成

染色体数目异常的直接原因是染色体行动异常或复制异常。

引起非整倍性的原因有不分离、染色体丢失等，除以上两种情况外，还可能由于联会复合体形成障碍和第一次减数分裂时着丝粒早熟分离而产生非整倍性。

引起整倍性的原因是核内复制。近年来研究发现，非整倍体是由多次而不是一次分裂错误造成的。非整倍体可由自发和化学物在生殖细胞或体细胞分裂时诱发形成。

对化学物诱发非整倍体和整倍体改变的机制除对纺锤体的毒作用有一定了解外，其他尚不完全清楚。

对纺锤体的毒作用机制有以下几种。

① 与微管蛋白二聚体结合。微管蛋白二聚体是构成纺锤纤维的材料，一旦该蛋白的某一特定位置被结合，将妨碍微管的正确组装，很易发生细胞分裂完全抑制。

② 与微管上的巯基结合。微管蛋白带有巯基，能与某些化学物、药物和金属结合。结合后可有多种后果，但细胞分裂多数不至于完全抑制。这种结合具有明显的化学结构特异性，如苯基汞易与着丝粒微管（即染色体纤维）结合，而甲基汞易与极间微管（即连接两中心粒的连续纤维）结合。

③ 破坏已组装好的微管。

④ 妨碍中心粒移动。

⑤ 其他作用。作用方式未明。

5.1.4 遗传毒性的后果

5.1.4.1 体细胞突变的后果

体细胞突变的后果中最受关注的是肿瘤。体细胞突变是肿瘤发生的重要基础，在许多肿瘤细胞中，都同时观察到基因突变导致的原癌基因的活化和抑癌基因的失活，并存在缺失、倒位、易位等染色体畸变。研究证实化学物的致突变作用与其致癌作用存在着较高的相关性，并且在 DNA 损伤修复缺陷的人群中，肿瘤的发生也明显增高。

孕体的体细胞（胚胎细胞）由受精卵起至器官形成期的细胞，因外来化合物引起突变，就有可能使新生儿存在外观或内脏的畸形。也可能发生着床前死亡、流产、死胎和新生儿死亡，而活胎则可能存在发育迟缓。

动脉粥样硬化是心血管疾病的一个主要病理生理过程。1973 年 Benditt 等人根据有关动脉粥样硬化斑内细胞是单克隆性的发现提出了一种假说，即动脉粥样硬化斑可被看作动脉壁的一种单克隆的良性赘生物。认为动脉粥样硬化起始于某一突变或病毒感染，然后转化单一、分离的平滑肌细胞成为增殖克隆的祖细胞。目前已得到间接证据的支持。

衰老机制复杂，涉及面广。目前有遗传基因说、体细胞突变说、差错积累说等多种学说，尚未形成共识。支持体细胞突变和衰老两者之间因果关系的一个主要论据是 DNA 作为主要信息生物分子的作用和突变的不可逆性，即序列信息的改变。

5.1.4.2　生殖细胞突变的后果

遗传病是指个体生殖细胞或受精卵的遗传物质发生突变所引起的疾病。遗传病一般可分为染色体病和基因病。染色体病是由染色体畸变引起的疾病，包括染色体数目和结构异常而产生的疾病。基因病是由基因突变引起的疾病，包括单基因病和多基因病。

影响遗传负荷。在人类许多复杂疾病中，遗传因素也起着部分作用，基因突变可增加下一代基因库的遗传负荷。基因库指某一物种在特定时期中能将遗传信息传至下一代的处于生育年龄的群体所含有的基因总和。遗传负荷指一种物种的群体中每一个携带的可遗传给下一代的有害基因的平均水平。

根据基因突变对遗传负荷的影响，即对后代增加危险性的程度，常将基因突变分为三类：第一类为显性致死突变，引起受精卵或胚胎发生变化，受精卵或胚胎在胎儿成熟前死亡，显性致死突变引起的胎儿或受精卵的死亡或不孕，对基因库不会有影响；第二类为显性存活突变，这类突变不会引起胚胎死亡，可在子一代表现出来，也就是通常所说的显性遗传，一般连续几代，每代都出现患者，男女双方患病概率相等，这类突变可传给后代，能影响基因库；第三类为隐性突变，也就是通常说的隐性遗传，即在杂合子不能表现出来，必须在纯合子时才能出现疾病，如某隐性基因病患者（aa），同正常人（AA）婚配，子女全部是正常表型，但 AA 与 Aa 各占一半，人群中致病基因的携带者大大增加，影响人类素质，增加遗传负荷，影响人类基因库。

突变还可造成生殖毒性，包括生殖器官、相关的内分泌系统和妊娠结局的改变，表现为对性成熟、配子发生及其转运、性周期、性行为、受精、着床、胚胎形成与发育、妊娠、分娩和哺乳过程等的不良影响或依赖于生殖系统完整性的其他功能的改变。

5.1.5　遗传毒性的常用试验方法

（1）基因突变检测方法

① 微生物试验　细菌回复突变试验、鼠伤寒沙门菌/回复突变试验（Ames 试验）。

② 哺乳动物细胞突变试验　哺乳动物细胞基因突变试验。

③ 昆虫突变试验　果蝇伴性隐性致死试验。

④ 哺乳动物突变试验　转基因动物突变试验。

（2）染色体畸变测试方法

① 染色体畸变分析

② 微核试验

③ 显性致死试验

(3) DNA 损伤的测试方法

① 单细胞凝胶电泳试验

② 程序外 DNA 合成试验

③ 姐妹染色单体交换试验

5.1.5.1 基因突变检测方法

(1) 微生物试验——细菌回复突变试验

细菌回复突变试验是利用突变体的测试菌株，观察受试物能否纠正或补偿突变体所携带的突变改变，判断其致突变性。

鼠伤寒沙门菌/组氨酸回复突变试验（Ames 试验）。其原理是人工诱变的突变株在组氨酸操纵子中有一个突变，突变的菌株必须依赖外源性组氨酸才能生长，而在无组氨酸的选择性培养基上不能存活，致突变物可使其基因发生回复突变，使它在缺乏组氨酸的培养基上也能生长。计数诱发的回复菌落数即可判断化学毒物的致突变性。Ames 试验原理如图 5-3 所示。

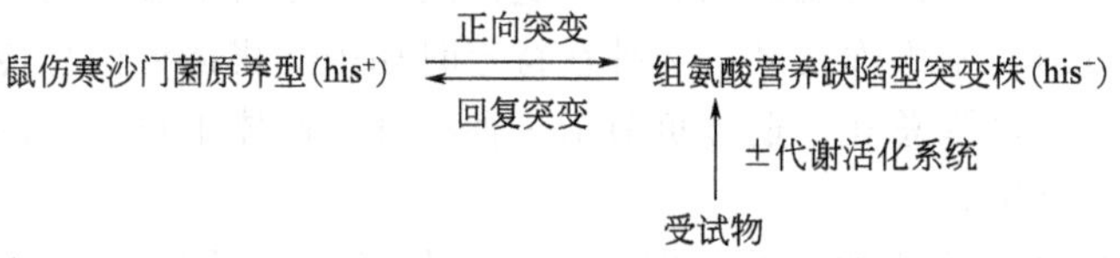

鼠伤寒沙门菌原养型 (his⁺) ⇄（正向突变／回复突变）组氨酸营养缺陷型突变株 (his⁻)
± 代谢活化系统
受试物

图 5-3　Ames 试验原理

Ames 试验的结果判定：由于突变型菌株都有一定的自发回变率，所以判定受试物是否具有致突变作用，一般要求在受试物平皿上生长的菌落数，至少超过对照皿上自发回变菌落数两倍以上，并最好能呈现剂量反应相关关系。

(2) 哺乳动物突变试验——哺乳动物细胞基因突变试验，生殖细胞突变试验、体细胞突变试验、转基因动物突变试验

① 哺乳动物细胞基因突变试验　哺乳动物细胞基因突变试验是体外培养细胞的基因正向突变试验。研究基因突变常用的体外哺乳动物细胞株如表 5-2 所示。

表 5-2　研究基因突变常用的体外哺乳动物细胞株

细胞株	用作突变子选择的基因或性状
小鼠淋巴瘤细胞 L5178Y	TK、HGPRT、OR
CHO（中国仓鼠卵巢细胞）	HGPRT、OR
V79 细胞株	HGPRT、OR
人类细胞	HGPRT

注：TK 为胸苷激酶，HGPRT 为次黄嘌呤鸟嘌呤磷酸核糖基转移酶，OR 为毒毛旋花苷抗性。

tk、*hgprt* 及 *gpt* 编码的产物可催化相应核苷的磷酸化反应，生成相应的单核苷酸。核苷类似物（如 5-溴脱氧尿嘧啶核苷、三氟胸苷及 6-硫代鸟嘌呤等）也可作为其底物被磷酸化，这些磷酸化产物也可掺入 DNA 中，引起细胞死亡。可通过观察对核苷类似物的抗性，

即观察含核苷类似物的选择培养液中细胞集落形成的增加，检测受试物的致突变性。

②生殖细胞突变试验　早在 1951 年，Russell WL 等就建立了小鼠生殖细胞隐性可见突变的检测方法，即小鼠特异位点测试。迄今仍是整体动物生殖细胞诱变试验中最敏感的方法。小鼠特异位点测试品系含有 7 对纯合的隐性标记基因，它们均控制小鼠的毛色和外耳的大小。经受试物处理过的野生型品系与测试品系杂交，如果没有突变发生则后代出现野生型表型，如果在相应的测试品系的 7 个隐性位点上任何部位发生突变，则后代出现突变表型。

③体细胞突变试验　整体动物体细胞突变试验最常用的方法之一是小鼠体细胞皮毛斑点突变试验。该实验的靶细胞为胚胎黑色素细胞，体细胞的相关突变引起胚胎皮毛颜色的变化。由于胎盘对化学物质分布的限制作用以及只能在孕鼠中进行，限制了该方法的实用性。尽管如此，从了解整体哺乳动物的单个基因突变而言，小鼠皮毛斑点测试具有一定的价值。

④转基因动物突变试验　转基因动物是将外源 DNA 序列转入动物基因组中并通过生殖细胞传递下去的产物。常见的转基因动物品系如 Big Blue 是以大肠埃希菌的 LacI 作为诱变的靶基因，Muta Mouse 则以大肠埃希菌 LacZ 作为靶基因。动物在暴露于受试物之后，Lac 基因可以很容易地从动物细胞中重新获得并包装到 λ 噬菌体中，进而感染大肠埃希菌，裂解后根据噬菌斑的表型及数目可以发现突变子并计算突变频率。

(3) 昆虫突变试验——果蝇伴性隐性致死试验

果蝇伴性隐性致死试验是利用隐性基因在伴性遗传中具有交叉遗传特征，选择黑腹果蝇为实验动物，给予雄蝇受试物，如雄蝇的 X 染色体有突变，传给 F_1 代雌蝇，再通过 F_1 代雌蝇传给 F_2 代雄蝇，使位于 X 染色体上的隐性基因在半合型雄蝇表现出来。即由于致死突变不出现，会有明显标记的野生型雄蝇出现。

5.1.5.2　染色体畸变测试方法

(1) 染色体畸变分析

观察染色体形态结构和数目改变称为染色体畸变分析，又称细胞遗传学试验。因为它将观察细胞停留在细胞分裂中期相，用显微镜检查染色体畸变和染色体分离异常。对于染色体畸变，可观察到裂隙、断裂、断片、无着丝粒环、染色体环状、双或多着丝粒染色体。染色体畸变分析可为体外试验，也可为体内试验，包括对体细胞和生殖细胞的分析。

(2) 微核试验

微核与染色体损伤有关，是染色体或染色单体的无着丝点断片或纺锤丝受损伤而丢失的整个染色体，在细胞分裂后期遗留在细胞质中，末期之后，单独形成一个或几个规则的次核，包含在子细胞的胞质内，因比主核小，故称微核。微核试验是观察受试物能否产生微核的试验。主要可检出 DNA 断裂剂和非整倍体诱变剂。传统的微核试验是体内试验，它观察骨髓嗜多染红细胞（PCE）中的微核。微核可位于多种细胞，但在有核细胞中难与正常核的分叶及核突出物区分，所以观察骨髓嗜多染红细胞。PCE 指在红细胞成熟之前，最后一次分离后数小时将主核排出的细胞，而微核仍保留在细胞质中。微核可以由染色体断裂剂导致的染色体无着丝粒片段构成，也可以由非整倍体诱发剂所导致的落后染色体形成。

嗜多染红细胞（PCE）通常为灰蓝色，一般被形容成多云的天空的颜色。正染红细胞（NCE）通常呈淡黄、橘黄等鲜艳明亮的颜色。微核多呈圆形，边缘光滑整齐，直径相当于细胞直径的 1/20～1/5，染色与核质一致，呈紫红色或蓝紫色。一个细胞内可出现一个或多个微核。

（3）显性致死试验

显性致死指发育中的精子或卵子细胞发生遗传学损伤，此种损伤不影响受精，但导致受精卵或发育中的胚胎死亡。显性致死试验以胚胎死亡为观察重点，用于检测受试物对动物性细胞的染色体损伤作用。

由于卵子对诱变物的敏感性相对较低，而且受试物可能作用于母体动物，产生不利于胚胎发育的种种干扰因素，影响实验结果的准确性。因此，一般采用仅对雄性动物染毒，然后与未处理的雌性动物交配，观察胚胎死亡情况。但也有报道指出，有些化学物，如阿霉素、博来霉素、海恩酮等在雄性显性致死实验中呈阴性，但在雌性生殖细胞可诱发显性致死。

5.1.5.3 DNA 损伤的测试方法

（1）单细胞凝胶电泳试验

单细胞凝胶电泳也称为彗星试验，它作为 DNA 损伤的快速而灵敏的试验，得到广泛的应用。其原理是在 DNA 损伤时，断裂的 DNA 片段比大片段 DNA 迁移更快，电泳后出现彗星状，即可判断 DNA 损伤。

（2）程序外 DNA 合成（UDS）试验

正常细胞在有丝分裂过程中，仅在 S 期进行 DNA 复制合成。当 DNA 受损后，DNA 的修复合成可发生在正常复制合成期（S 期）以外的其他时期，称为程序外 DNA 合成。用同步培养将细胞阻断于 G1 期，并将正常的 DNA 半保留复制阻断，然后用受试物处理细胞，并在加有 ^{3}H-胸腺嘧啶核苷的培养液中进行培养。如果受试物引起 DNA 的损伤，并启动 DNA 损伤修复机制，培养液中的 ^{3}H-胸腺嘧啶核苷就会掺入到 DNA 链中。利用放射自显影法或液闪计数法测定掺入 DNA 的放射活性，检测 DNA 修复合成，从而间接反映 DNA 的损伤程度。许多哺乳动物及人类细胞可用于程序外 DNA 合成试验，常用的有大鼠原代培养肝细胞、人外周血淋巴细胞、人成纤维细胞、Hela 细胞及人羊膜细胞 FL 株等。

（3）姐妹染色单体交换（SCE）试验

在 DNA 合成期，所有染色体均进行复制，复制后形成两条姐妹染色单体。姐妹染色单体交换是一个染色体的两个姐妹染色单体的同源片段间发生交换。姐妹染色单体交换可能与 DNA 的断裂和重接有关，故可间接反映 DNA 损伤。同染色体畸变试验一样，姐妹染色单体交换试验可进行体外试验，也可进行体内试验。体外试验可用细胞株或人外周血淋巴细胞，体内试验可用骨髓细胞或睾丸生殖细胞进行。

5.1.6 遗传毒性的评价

由于没有单独一个遗传毒性试验方法可检测所有的遗传毒性终点，因此，遗传毒性的评价大多均采用组合试验的方法。

5.1.6.1 遗传毒性试验组合的原则

（1）试验组合的基本要求

① 能对 DNA 损伤和损伤固定的危害性作出鉴定。

② 根据不同的测试对象和目的选择试验组合。

（2）试验组合的一般原则

① 试验组中的指示生物应包括几个进化阶段，至少应包括原核细胞和真核细胞两个系统。

② 试验组应能检出一个以上的遗传学终点。

③ 试验组应包括体内试验和体外试验，体外试验应包括加与不加代谢活化系统。

（3）组合试验的结果判定

对化学物是否具有遗传毒性或致突变性，通常在检出任一遗传学终点的生物学试验中呈现阳性反应的物质，即可确定其具有遗传毒性或致突变性。而要确定某化学物为非遗传毒物或致突变物，则需在检测要求试验组合的遗传学终点的一系列试验中，经充分的试验均为阴性。如要确定其对人的遗传毒性或致突变性，还需做流行病学调查相互印证。

5.1.6.2　遗传毒性评价中应注意的问题

（1）明确评价的目的

目的不同，其选择的方法和组合就不同。

（2）遗传毒性试验的设计

遗传毒性试验应根据受试物的结构特点、理化性质、已有的研究信息选择合理的试验方法，设计适宜的试验方案。

① 在体外试验中细菌及细胞对外源化学物的代谢能力有限，为了检测直接及间接遗传毒物，一般应分别在加及不加代谢活化系统的条件下进行试验。

② 在遗传毒理学试验的设计中一般要有阳性对照及阴性对照（包括空白对照和溶剂对照）。

③ 对于遗传毒理学试验结果的判定，应综合分析试验组的效应与阴性对照组相比是否明显增加、是否具有剂量-反应关系以及对于弱的或可疑的效应结果是否具有可重复性等。另外，还应对试验的条件进行分析。

5.2　表观遗传

5.2.1　表观遗传概念

多细胞生物通常由许多形态和功能不同的组织和细胞组成，虽然具有相同的基因型，但不同细胞的基因表达模式却各不相同。多细胞生物个体不同组织细胞究竟是如何维持不同表达模式的？

已分化的同一类型细胞其表达模式是一致的，保留着相同的遗传"记忆"，这种遗传"记忆"是通过"表观遗传"（epigenetic）的方式实现的，表观遗传也是基因组程序化的主要表现形式。

所谓表观遗传就是不基于 DNA 差异的核酸遗传。即细胞分裂过程中，在 DNA 序列不变的前提下，全基因组的基因表达调控所决定的表型遗传，涉及染色质重编程、整体的基因表达调控（如隔离子、增强子、弱化子、DNA 甲基化、组蛋白修饰等功能），以及基因型对表型的决定作用。

广义的表观遗传包括以下内容：DNA 的甲基化、位置效应、核小体和组蛋白的修饰（乙酰基化和甲基化）、RNAi（siRNA 和 miRNA）、染色质的动态异染色质化（如 X 染色体的失活）、基因组印记（genomic imprinting）、等位基因的副突变及同源抑制、颠换效应等。

虽然表观遗传现象不涉及基因或 DNA 序列的改变，但表观遗传仍然具有物质基础，它们同 DNA 的序列组成、基因的空间位置、染色体的构型变化和 DNA 的碱基修饰有关。

5.2.2　表观遗传学

表观遗传学（epigenetics）是研究在不改变 DNA 顺序的情况下基因表达出现可遗传变化的学科。这种表达模式的改变可通过有丝分裂和减数分裂传递给子代。表观遗传学是功能基因组学研究的重要领域，是基因表达调控的重要方式之一。

表观遗传学主要有 3 大特点：①可遗传的，即这类改变通过有丝分裂或减数分裂，能在细胞或个体世代间遗传；②可逆性的基因表达调节，也有较少的学者描述为基因活性或功能的改变；③没有 DNA 序列的改变或不能用 DNA 序列变化来解释。

5.2.3　基因表达模式

决定细胞类型的不是基因本身，而是基因表达模式，通过细胞分裂来传递和稳定地维持具有组织和细胞特异性的基因表达模式对于整个机体的结构和功能协调是至关重要的。基因表达模式在细胞世代之间的可遗传性并不依赖细胞内 DNA 的序列信息。基因表达模式由表观遗传修饰决定。

基因表达的方式有以下几种。

① 组成型表达　组成型表达也称基本表达，有些基因产物对生命全过程都是必需的或不可缺少的。这类基因在一个生物个体的几乎所有细胞中持续表达，不易受环境条件的影响，称基本表达，如管家基因的表达为基本表达。

② 诱导　有一些基因对环境信号应答时被激活，基因表达产物增加，这种基因表达方式称为诱导。

③ 阻遏　有一些基因对环境信号应答时被抑制，基因表达产物水平降低，这种基因表达方式称为阻遏。

无论是病毒、细菌，还是多细胞生物，乃至高等哺乳类动物及人，基因表达表现为严格的规律性，即具有时间、空间特异性。

5.2.4　表观遗传学机制

5.2.4.1　DNA甲基化

DNA 甲基化（DNA methylation）是研究得最清楚、也是最重要的表观遗传修饰形式，主要是基因组 DNA 上的胞嘧啶第 5 位碳原子和甲基间的共价结合，胞嘧啶由此被修饰为 5-甲基胞嘧啶（5-methylcytosine，5mC）。

以基因型为 a/a 的母鼠及其孕育的基因型为 AVY/a 的仔鼠作实验对象。孕鼠分为两组，试验组孕鼠除喂以标准饲料外，从受孕前两周起还增加富含甲基的叶酸、乙酰胆碱等补充饲料，而对照组孕鼠只喂饲标准饲料。

结果实验组孕鼠产下的仔鼠大多数在身体的不同部位出现了大小不等的棕色斑块，甚至出现了以棕褐色为主要毛色的小鼠。而对照组孕鼠的仔鼠大多数为黄色。分析表明喂以富甲基饲料的孕鼠所产仔鼠的 *IAP* 基因所含 CpG 岛的甲基化平均水平远高于对照组，转录调控区的高甲基化使原该呈异位表达的基因趋于沉默，毛色也趋于棕褐色。

哺乳动物基因组中 5mC 占胞嘧啶总量的 2%～7%，约 70% 的 5mC 存在于 CpG 二核苷。在结构基因的 5′ 端调控区域，CpG 二核苷酸常常以成簇串联形式排列，这种富含 CpG 二核苷酸的区域称为 CpG 岛（CpG island），其大小为 300～3000bp，约 56% 的编码基因含该结构。启动子区域的 CpG 岛一般是非甲基化状态的，其非甲基化状态对相关基因的转录是必需的。基因调控元件（如启动子）所含 CpG 岛中的 5mC 会阻碍转录因子复合体与 DNA 的结合。DNA 甲基化一般与基因沉默相关联；非甲基化一般与基因的活化相关联；而去甲基化往往与一个沉默基因的重新激活相关联。

DNA 复制后，新合成链在 DNMT1 的作用下，以旧链为模板进行甲基化（缺乏严格的精确性，95%）。甲基化并非基因沉默的原因而是基因沉默的结果，其以某种机制识别沉默基因，后进行甲基化。

DNA 全新甲基化引发因素可能包括：DNA 本身的序列、成分和次级结构；RNA 根据序列同源性可能靶定的区域；特定染色质蛋白、组蛋白修饰或相当有序的染色质结构。

5.2.4.2　组蛋白修饰

组蛋白修饰（histone modification）是表观遗传研究的重要内容。组蛋白的 N 端是不稳定的、无一定组织的亚单位，其延伸至核小体以外，会受到不同的化学修饰，这种修饰往往与基因的表达调控密切相关。被组蛋白覆盖的基因如果要表达，首先要改变组蛋白的修饰状态，使其与 DNA 的结合由紧变松，这样靶基因才能与转录复合物相互作用。因此，组蛋白是重要的染色体结构维持单元和基因表达的负控制因子。

组蛋白修饰种类一般包含以下几类：乙酰化，一般与活化的染色质构型相关联，乙酰化修饰大多发生在 H3、H4 的 Lys 残基上；甲基化，发生在 H3、H4 的 Lys 和 Asp 残基上，可以与基因抑制有关，也可以与基因的激活相关，这往往取决于被修饰的位置和程度；磷酸化，发生于 Ser 残基，一般与基因活化相关；泛素化，一般是 C 端 Lys 修饰，启动基因表达；SUMO（一种类泛素蛋白）化，可稳定异染色质。

组蛋白中被修饰氨基酸的种类、位置和修饰类型被称为组蛋白密码（histone code），遗传密码的表观遗传学延伸，决定了基因表达调控的状态，并且可遗传。

5.2.4.3　染色质重塑

染色质重塑（chromatin remodeling）是一个重要的表观遗传学机制。染色质重塑是由染色质重塑复合物介导的一系列以染色质上核小体变化为基本特征的生物学过程。组蛋白尾巴的化学修饰（乙酰化、甲基化及磷酸化等）可以改变染色质结构，从而影响邻近基因的活性。

核小体定位是核小体在 DNA 上特异性定位的现象。核小体核心 DNA 并不是随机的，其具备一定的定向特性。核小体定位机制包括内在定位机制和外在定位机制两类。内在定位机制是指每个核小体被定位于特定的 DNA 片段；外在定位机制是指内在定位结束后，核小体以确定的长度特性重复出现。

重塑因子调节基因表达机制的假设有两种：

假设 1：一个转录因子独立地与核小体 DNA 结合（DNA 可以是核小体或核小体之间

的），然后，这个转录因子再结合一个重塑因子，导致附近核小体结构发生稳定性的变化，又导致其他转录因子的结合，这是一个串联反应的过程，也就是重建。

假设 2：由重塑因子首先独立地与核小体结合，不改变其结构，但使其松动并发生滑动，这将导致转录因子的结合，从而使新形成的无核小体的区域稳定，其可称为滑动。

边界子（boundary elements）是指相邻基因间的物理隔离元件，也可称为隔离子（insulator elements）。边界子和隔离子有着隔离的功能，可封阻末梢增强子对启动子的作用，防止染色质位置效应（CPE），由边界子所确定的染色质片断是基因组调节的基本单位，其构成染色质的功能域或区室，这即是染色质区室化。

5.2.4.4　RNA调控

RNA 干扰（RNAi）作用是生物体内的一种通过双链 RNA 分子在 mRNA 水平上诱导特异性序列基因沉默的过程。由于 RNAi 发生在转录后水平，所以又称为转录后基因沉默（post-transcriptional gene silencing，PTGS）。RNA 干扰是一种重要而普遍的表观遗传现象。

siRNA 是 21～23nt 的双链结构，序列与靶 mRNA 有同源性，双链两端各有 2 个突出非配对的 3′碱基。siRNA 是 RNAi 作用的重要组分，是 RNAi 发生的中介分子。内源性 siRNA 使细胞能够抵御转座子、转基因和病毒的侵袭。siRNAi 具有高效性和浓度依赖性、特异性、位置效应、时间效应、细胞间 RNAi 的可传播性、多基因参与及 ATP 依赖性等特点。

miRNA 是 21～25nt 长的单链小分子 RNA，5′端有一个磷酸基团，3′端为羟基，由具有发夹结构的约 70～90 个碱基大小的单链 RNA 前体经过 Dicer 酶加工后生成。其主要特点是具有高度的保守性、时序性和组织特异性。

5.2.4.5　遗传印迹

遗传印迹（genetic imprinting）或称亲本印迹（parent imprinting）是指基因组在传递遗传信息的过程中，通过基因组的化学修饰（DNA 的甲基化，组蛋白的甲基化、乙酰化、磷酸化、泛素化等）而使基因或 DNA 片段被标识的过程。其主要特点是：基因组印迹依靠单亲传递某种性状的遗传信息，被印迹的基因会随着其来自父源或母源而表现不同，即源自双亲的两个等位基因中一个不表达或表达很弱。不遵循孟德尔定律，是一种典型的非孟德尔遗传，正反交结果不同。

基因印迹过程主要包含 3 步：印迹的形成（印迹形成于成熟配子，并持续到出生后），印记的维持，印记的去除（印记的去除过程发生在原始生殖细胞的早期阶段）。配子在形成过程中，DNA 产生的甲基化，核组蛋白产生的乙酰化、磷酸化和泛素化等修饰，使基因的表达模式发生了改变，此为基因组印迹的主要机制。

5.2.4.6　X染色体失活

1961 年，M. F. Lyon 提出了关于雌性哺乳动物体细胞的两条 X 染色体中会有一条发生随机失活的假说，并认为这是一种基因剂量补偿的机制。以后的研究表明在给定的体细胞有丝分裂谱系中，有一条 X 染色体是完全失活并呈异染色质状态，而在另一个细胞谱系中同一条 X 染色体又可以是活化的且呈常染色质状态。

1996 年 G. D. Penny 等发现 X 染色体的 Xq13.3 区段有一个 X 失活中心（X-inaction center，Xic），X-失活从 Xic 区段开始启动，然后扩展到整条染色体。

X 染色体失活或里昂化（lyonization）是指雌性哺乳类细胞中两条 X 染色体的其中之一失

去活性的现象，过程中 X 染色体会被包装成异染色质，进而因功能受抑制而沉默化。失活 X 染色体即为巴氏小体。失活 X 染色体中的组蛋白 H4 不被乙酰化，CpG 岛发生高度甲基化。

所有老鼠细胞中的父系 X 染色体，都会在胚胎发育早期过程中的双细胞到四细胞阶段，经历因印记而失去活性的过程。其中属于胚外组织（extraembryonictissue，未来的胎盘）中的 X 染色体，将会持续保留 X 染色体失活状态，因此在此部位只有母系 X 染色体具有活性。而属于内细胞团（inner cell mass，未来的胚胎）的 X 染色体，将会在囊胚（blastocyst）时期再度恢复活性，此时这些部位内的两条染色体皆有作用。之后两条染色体的其中之一，将会独立且随机地失去活性，而且包括此细胞后代的 X 染色体在内，其活性将再也不会恢复。

5.2.5　位置效应与表观遗传

位置效应（position effect）是指由于基因变换了在染色体上的位置而引起表现型改变的现象。位置效应表明基因的功能以及基因对生物表型的影响可以在不改变遗传物质本身的情况下仅仅由于遗传物质在染色体上的位置差别而发生变化。位置效应实际上反映了基因组不同区域的特定的染色质结构。

位置效应可分为两大类型：稳定型和花斑型。稳定型位置效应简称 S 型位置效应，表型改变是稳定的。花斑型位置效应简称 V 型效应，其表型改变是不稳定的，从而导致显性和隐性性状嵌合的花斑现象。

在基因本身的调控序列之外还有其他的位于 5′ 上游区域的 DNA 序列对下游一组基因的表达进行调控，这些调控序列称为基因座控制区（locus control region，LCR）。LCR 与其下游的一个或一组基因共同组成独立的功能域。LCR 的 DNase Ⅰ 超敏位点随发育状态而改变，因此 LCR 区的染色质结构模式是动态的。

1985 年，Udvardy 等在果蝇染色体 87A7 条带热激蛋白基因座的两侧发现了两段取名为 scs 和 scs′（specialized chromatin structures，特化染色质区）的序列。scs 和 scs′ 长分别为 350 bp 和 200 bp，对 DNAase Ⅰ 有高度抗性。这两个序列的两侧均有 DNase Ⅰ 超敏位点，各为 100 bp。将 scs 置于控制眼睛颜色的基因两侧然后导入果蝇，转化的果蝇品系不管转基因位于何处，均可产生类似的表型，说明 scs 可使转基因免受内源染色质的"位置影响"。这种可以阻止邻近位置激活或失活效应的顺序现在称为绝缘子（insulator）。

绝缘子可阻止相邻基因之间增强子的彼此干扰。真核生物增强子具有双向作用，超长距离功能，从而带来位置相邻基因之间的彼此干扰问题。有些基因位与异染色质邻近，会受到抑制效应的干扰。绝缘子可以阻止上述因位置原因产生的对基因表达的抑制。

绝缘子的效应具有方向性。果蝇的 yellow（y）座位有 4 个增强子元件，2 个位于启动子上游，另 2 个位于外显子 1 和 2 之间，它们分别负责不同组织特异性的 yellow 基因的表达。将含有绝缘子的果蝇逆转录转座子 gypsy 依次分别插入每个增强子元件的附近，绝缘子对增强子的阻隔效应依位置不同而异。

① 如果插入位置在启动子的 5′ 方向，将影响绝缘子上游增强子元件的作用。

② 如果插入位置在启动子的 3′ 方向，只影响下游增强子元件的功能。

③ 如果插入位置不在增强子与启动子之间，绝缘子对增强子无阻隔效应。

副突变（paramutation）是指在杂合子中某一等位基因影响同一座位上另一等位基因的表型，副突变在转基因表现型中也已发现，称为同源抑制。其产生的主要原因是两个同源的等位基因之间存在反式互作，使其中一个等位基因的 DNA 甲基化状态发生改变从而导致染色质结构的变化，并进一步影响到基因的表达。副突变最初在玉米中发现，副突变不涉及基因结构的改变，只是等位基因的表达模式不同于原来的同源基因。

5.2.6 DNA 甲基化与表观遗传

基因组的甲基化模式可影响表型并能通过体细胞遗传，但不改变细胞的基因型。A 甲基转移酶主要存在于低等真核生物，C 甲基转移酶主要存在于高等真核生物，两者都以 SAM（S-腺苷甲硫氨酸）为底物。

高等生物基因组普遍存在甲基化。DNA 分子的化学修饰主要是甲基化，脊椎动物基因组中约 60%～80%双核苷酸 CpG 的胞嘧啶（C）被甲基化。被子植物基因组中，甲基化位置主要出现在 CpG 和 CpNpG 回文对称序列，大约 20%～30%的胞嘧啶（C）被甲基化。DNA 的甲基化在基因的表达调控中起重要作用。基因组的甲基化模式可影响表型并能通过体细胞遗传，但不改变细胞的基因型，基因组的甲基化是表观遗传的重要内容之一。

DNA 甲基化主要通过影响染色质的结构阻止转录因子与启动子或增强子的结合控制基因表达。

1991 年 T. M. 德切艾拉等报道，老鼠 7 号染色体上有一个称为类胰岛素生长因子 Igf2 的基因（insulin-like growth factor Ⅱ），该基因的突变纯合子表现为侏儒症。在杂合子中，如果突变等位基因来自父亲，表型异常，如果来自母亲，表型正常，即母源 Igf2 基因在子代被抑制。这种因为亲本来源不同而使等位基因表达模式发生改变的现象称为印记（imprinting）。它有两个特点，其一，子代的两个等位基因中有一个发生沉默，即不表达；其二，哪一个等位基因沉默取决于等位基因的亲本来源。这是在哺乳动物中最早发现的表观遗传现象。随后又在老鼠中发现另外一个基因，即 7 号染色体上与 Igf2 紧密连锁的 H19 也有类似的情况，只是表现相反，即父源的 H19 等位基因在子代中不表达，母源的 H19 基因在子代中正常表达。

基因组印记有着重要的生物学意义。基因组印记使两倍体体细胞中的一个等位基因沉默，这与两倍体生物学的意义是相悖的，容易使突变等位基因暴露。目前已有三种理论用于解释基因组印记的生物学意义：进化理论（一组各有缺陷的基因在相互组合时有优势，为了不被淘汰而暂时沉默）、卵巢期理论（避免畸胎瘤，需要胎盘基因沉默）、冲突理论（血缘关系理论）。

哺乳动物体细胞胚胎发育，受精卵胚胎发育存在许多差异。这些差异主要表现在体细胞胚与受精胚基因组的程序化。受精胚的雄核与雌核在去甲基化的程序上存在时间差。甲基化程序的差异会导致胎发育异常。

5.2.7 染色质重建与表观遗传

染色质结构至少在两方面对基因表达施加影响。首先，染色体的某一区段包装程度决定于该区段的基因是否表达；其次，假如某一基因可以接触，基因所在的核小体位置及其周边环境会影响到该基因的表达。

核小体（nucleosome）是染色质结构的基本单位，是连接 DNA 和染色体高级结构的中间环节。核小体核心 8 聚体与 DNA 的结合不是随机的，核小体核心 8 聚体与 DNA 的结合位置是动态的。

核小体相位 (nucleosome phasing) 是指一段顺序确定的 DNA 与核小体核心 8 聚体的可变结合方式。例如缠绕在核心组蛋白 8 聚体上的 DNA 顺序可向前或朝后移动若干碱基对，从而改变双螺旋大小沟的朝向，也可称为核小体定位 (nucleosome positioning)。其主要的定位方式有平移定位 (translational position) 和旋转定位 (rotational position) 两种。

平移定位假定核小体与 DNA 的结合存在特异性，当移动 10 bp 倍数的顺序时，缠绕核小体的序列将会改变位置，从而使核小体之间连接的顺序发生移位，但不改变 DNA 顺序原有的朝向。移位可使下一轮暴露的连接 DNA 顺序增加或减少。用微球菌核酸酶处理样品，可发现移位的顺序。

旋转定位是指缠绕在核小体上的 DNA 分子总是一面朝外，一面朝内。当移动缠绕在核小体上的 DNA 时，若改变的顺序少于整圈螺旋碱基对数 ($\neq 10.2$ bp)，原有的顺序朝向将发生变化。因朝外一侧比朝内一侧更易受到核酸酶的攻击，采用合适的酶处理可检测到这种变化。

基因转录时要以编码 DNA 为模板合成 mRNA 前体，但 DNA 分子缠绕在核小体上，因此必须使 DNA 离开核小体。

关于核小体装配与表观遗传，虽然有报道表明 DNA 复制时核小体也采取半保守装配，但更多的实验证据支持核小体核心 8 聚体在 DNA 复制时是保守装配。由此产生一个问题，即染色质的表观遗传状态是如何传递的。现在的证据倾向于染色质的表观遗传状态可以通过转录时的组蛋白二聚体正向的（开放）或反向的（关闭）代换保持。*Pol* II 基因在转录时可通过核小体，会破坏核小体的结构，使 H2A-H2B 组蛋白丢失，但核小体并没有离开原来 DNA 的位置。此时会发生 H2AZ 取代 H2A 组蛋白事件。

核小体的修饰是染色质水平进行基因表达调控的中心环节。核小体修饰的目的是促使核小体核心 8 聚体与 DNA 分子的结合、松弛或者强化，便于核小体移动或固定，使转录调控因子结合或排斥。目前已发现的组蛋白修饰主要有乙酰基化（可逆）、甲基化（不可逆）、泛素化（可逆）、SUMOylation（可逆）、磷酸化（可逆）5 种。

5.2.8　环境污染物与体细胞的表观遗传

5.2.8.1　雌激素诱导结直肠癌细胞凋亡的表观遗传机制研究

结直肠癌 (colorectal cancer，CRC) 在肿瘤相关性死亡病例中排在第四位。近些年发现雌激素与结直肠癌发病有明显的关系。最近研究报道结直肠癌患者癌组织中会出现 miR-NAs (microRNAs) 表达谱的改变，包括 miR-135b、miR-96、miR-183、miR-133a、miR-133b、miR-21、miR-31、miR-145、miR-203、miR-223、miR-155 等，在结直肠癌中表达明显增加，但是 miRNAs 改变的原因及表达改变后如何促进结直肠癌的发生、发展，目前仍不清楚。已有研究发现雌激素可通过激活雌激素受体下调乳腺癌 MCF-7 细胞内 miR-21 表达，并增加其靶基因的表达。雌激素受体阳性肿瘤中雌激素的表达与 miRNA 表达有一定关系。因此雌激素对结直肠癌的保护作用可能与雌激素对某些 miRNAs 表达的调节有关。部分结直肠癌的发生与 DNA 错配修复功能缺陷有关，在保持遗传稳定方面 DNA 错配修复 (mismatch repair，MMR) 系统发挥着很重要的作用。

为了研究结直肠癌细胞中 miRNA 和 MMR 表达与雌激素的关系，人体组织标本验证雌激素、miRNA 和 MMR 表达的相关性，明确可能参与雌激素诱导结直肠癌细胞凋亡的 miRNA 和靶基因。选用三种细胞进行实验，COLO205 细胞（细胞内有较高水平的 ER-β 表达，无 ER-α）、SW480 细胞（细胞内仅有很低水平的 ER-β 表达）和 MCF-7 细胞（细胞内 ER-α 表达水平较高，而几乎检测不到 ER-β 表达）。不同浓度雌激素处理细胞，流式细胞仪测定凋亡。

结果显示，雌激素能够抑制 COLO205 细胞内 miRNAs（miR-31、miR-155 和 miR-135b）的表达，上调 hMLH1 的表达，雌激素受体抑制剂能拮抗这一作用。相比于癌旁组织，癌组织中 miR-135b 表达明显增加。结肠癌组织内 miR-135b 和 ER-β mRNA 的表达与患者血清雌激素水平有一定相关性。

当多数病人的血清雌激素浓度低于 45pg/mL 时，结直肠癌组织中 hMLH1 mRNA 的表达与患者血清雌激素水平没有明显相关性。因此雌激素通过雌激素受体对 MMR 和 miRNA 的调节作用可能发生在肿瘤形成的早期，在肿瘤形成过程中，随着雌激素水平和/或雌激素受体表达降低 miR-31、miR-155 和 miR-135b 表达会逐渐增加，引起错配修复功能不稳，促进结直肠癌发生。

雌激素诱导结直肠癌细胞凋亡与抑制细胞内 miR-135b 表达有关，miR-135b 的靶基因 *LATS2* 可能参与了这一机制[86]。

5.2.8.2 槲皮素对白血病表观遗传修饰的机制研究

白血病是起源于造血系统的恶性肿瘤，位于恶性肿瘤第六位。其发生机制与发展过程已经证实与多种遗传学因素相关。相关研究表明表观遗传修饰的失衡与白血病的发生具有密切关系。研究槲皮素（quercetin，QIN）对白血病 NB4 细胞增殖、周期阻滞、凋亡及组蛋白 H3 和 H4 乙酰化、组蛋白 H3K9 和 H3K27 甲基化水平，以及相应组蛋白去乙酰化酶、组蛋白甲基化酶的影响，进而探讨槲皮素的抗肿瘤机制。

采用 CCK-8 检测槲皮素作用后 NB4 细胞的增殖活性，并与外周血单个核细胞做比较；PI 单染法流式细胞术检测细胞周期；Annexin V/PI 双染法流式细胞术、Hoechst33258 检测细胞凋亡；分光光度法检测 Caspase-3 和 Caspase-9 活性；Western blotting 免疫印迹技术检测组蛋白 H3、H4 乙酰化，组蛋白 H3K9、H3K27 甲基化水平以及 HDAC8、SUV39H1、EZH2 蛋白的表达；RT-PCR 和 Real-time RT-PCR 技术分别检测 HDAC8 和 SUV39H1、EZH2 的基因表达水平；免疫荧光共聚焦观察 HDAC8、SUV39H1、EZH2 的亚细胞定位和表达。

结果显示，槲皮素能明显抑制 NB4 细胞的增殖，其抑制作用呈时间、剂量依赖性，能引起 NB4 细胞的 G0/G1 细胞周期阻滞，诱导 NB4 细胞 Capase 依赖性凋亡，能明显升高组蛋白 H3 和 H4 的乙酰化水平，降低组蛋白 H3K9me3 和 H3K27me3 的甲基化水平，经槲皮素干预后，NB4 细胞 HDAC8、SUV39H1、EZH2 蛋白和 mRNA 水平均明显下降[87]。

5.2.8.3 姜黄素对肝纤维化的保护作用及表观遗传学机制

姜黄素（curcumin）为姜黄的主要活性成分之一，具有抗肝纤维化（hepatic fibrosis，HF）作用，但具体机制不详，可能与抗氧化、抗炎、清除自由基有关。现有研究表明，在 HF 组织中，纤维化相关基因的甲基化状态及表达水平均表现出较明显的差异。但姜黄素是否能够通过影响肝纤维化相关基因的甲基化状态来发挥抗 HF 的作用尚不清楚。在体内外模型中探讨姜黄素对肝纤维化相关基因的甲基化状态的影响，有望发现姜黄素抗 HF 的新机制。

SPF 级雄性 C57BL/6 小鼠，4～6 周龄，随机分组：对照组（FC）、模型组（FM）和姜黄素组（FJ）。FM 和 FJ 组按剂量腹腔注射四氯化碳（CCl$_4$）；FC 组腹腔注射等体积的橄榄油作为对照。同时，FJ 组每只鼠用姜黄素等剂量灌胃，FC 和 FM 组以等体积的 PBS 灌胃作为对照。末次 CCl$_4$ 腹腔注射后处死小鼠，采集外周血和肝组织，分别检测小鼠血清谷丙转氨酶（ALT）、谷草转氨酶（AST）水平和肝脏病理学形态。肝脏组织提取 DNA，检测甲基化；提取 RNA 和蛋白，Real time PCR 和 Western blotting 检测 α-SMA、Collal 和 DN-MT 的表达。通过 Roche-NimbleGen 小鼠 MeDIP-chip 技术，筛选三组小鼠肝脏组织的甲基化差异基因，进一步做 gene ontology（GO）分类和 kyoto encyclopedia of genes and ge-nomes（KEGG）信号通路分析；对 8 个代表性基因（*Camk4*、*Fgfr3*、*FZDl0*、*Gpx4*、*Hoxd3*、*Nfkb2*、*Prkcb*、*Tcfeb*）进行 MeDIP-qPCR 验证。姜黄素处理大鼠肝星状细胞（HSC-T6 细胞），分为对照组、TGF-β1 诱导组、姜黄素处理组；检测细胞增殖、细胞周期，α-SMA、Collal 和 DNMT 的表达，*Camk4*、*FZDl0*、*Gpx4* 和 *Hoxd3* 基因甲基化。

结果显示，FM 组小鼠血清 ALT 及 AST 水平较 FC 组明显增高，而姜黄素能明显降低肝纤维化小鼠血清 ALT 及 AST 水平。FC 组小鼠肝小叶和汇管区的形态结构正常，肝细胞完好，汇管区和汇管区四周未出现小胆管和增生的纤维组织；FM 组见肝细胞大量坏死，小叶结构紊乱，并伴有炎症细胞浸润，肝组织内胶原纤维明显增多，肝小叶纤维间隔形成；FJ 组可见肝小叶结构较清晰，肝组织纤维沉积较 FM 组明显减轻。Real time PCR 和 West-ern blotting 显示，FM 组 α-SMA、Collal 和 DNMTl 表达较 FC 组明显增多，FJ 组与 FM 组比较，α-SMA、Collal 和 DNMTl 表达均下降。姜黄素处理大鼠肝星状细胞（HSC-T6 细胞），可抑制 TGF-131 诱导的细胞增殖，使细胞周期 G2/M 期比例减少，降低 α-SMA、Collal 和 DNMT1 表达，逆转 *Camk4*、*FZDl0*、*Cpx4* 和 *Hoxd3* 基因高甲基化状态[88]。

5.2.9 环境污染物与生殖细胞的表观遗传

5.2.9.1 双酚 A 暴露导致大鼠 F$_2$ 代胰岛素抵抗的效应及其表观遗传机制研究

在机体早期发育的过程中暴露于双酚 A（BPA）可导致机体发育关键器官和组织发生表观遗传特征的改变，并导致成年阶段的能量代谢稳态的破坏。如果 F$_0$ 代的母体在怀孕和哺乳阶段受到了双酚 A 的直接暴露，则其 F$_1$ 代的原始生殖细胞同样处于 BPA 的直接暴露之下，并由此导致 F$_1$ 代生殖细胞表观遗传信息的改变，这种改变可以通过生殖细胞再传递给 F$_2$ 代个体。双酚 A 可以通过改变原始生殖细胞的表观遗传信息，从而导致隔代的毒理效应，这种推理存在理论上的可能。

在对 F$_0$ 代 SD 大鼠怀孕和哺乳期间通过灌胃的方式每天给予定量的 BPA 暴露，而随后的与 F$_1$ 代雄鼠交配的雌鼠和 F$_2$ 代大鼠均不再受到 BPA 的直接暴露。通过葡糖糖耐量（ipGTT）实验和胰岛素耐量（ipITT）实验来反映 F$_2$ 代的葡萄糖稳态和胰岛素抵抗水平，并通过发现胰岛素通路关键基因的表达改变来进一步证实胰岛素抵抗和糖耐量损伤的状态。同时，继续在 F$_2$ 代的肝脏和 F$_1$ 代的生殖细胞中寻找可能的表观遗传靶点。

研究结果发现，相对于对照组双酚 A 暴露组的 F$_2$ 代大鼠，其甲基化测序结果显示，GCK 启动子区域的 12 个甲基化位点在 BPA 暴露组的 F$_2$ 代肝脏组织全部为甲基化的状态，而在对照组 F$_2$ 代大鼠中则有 5 个位点为非甲基化的状态。在 F$_1$ 的精子中，仅 CpG 位点

—314 中在 BPA 暴露组和对照组之间呈现不同的甲基化状态。而无论是 F_2 代肝脏还是 F_1 代雄性大鼠的精子，BPA 暴露组均出现了明显的全基因组低甲基化现象。提示 F_2 代所产生的甲基化现象是由 F_0 代母鼠围产期暴露于 BPA 所直接导致的[89]。

5.2.9.2 丙烯酰胺干扰大鼠精子发生表观遗传修饰的初步研究

2005 年 3 月 2 日，联合国粮食及农业组织（FAO）和世界卫生组织（WHO）组成的联合专家委员会共同提出丙烯酰胺会引起肿瘤和生殖问题。广泛存在于食物中的丙烯酰胺可能会影响公共健康。随后，我国卫生部也向全国发出食品中丙烯酰胺危害的预警。但是，目前有关丙烯酰胺毒性作用的分子机制还不完全清楚。

选择 SD（Spmgue-Dawley）大鼠为实验动物模型，连续两周喂食丙烯酰胺。监测大鼠体重、睾丸质量、精子数量和 F_1 代产仔量等参数在用药前后的变化；观察睾丸和附睾组织形态学在用药后的改变；分离大鼠附睾尾部成熟精子，应用亚硫酸盐处理测序的方法（bisuifite-sequencing PCR，BSP）检测精子印记基因（$Igf2$、$Peg3$）DMR 区 CpG 岛甲基化状态；通过控制取材时间来推断药物起作用的生精阶段；试验大鼠与正常雌鼠按雌雄比 2∶1 合笼，获得 F_1 代大鼠，从附睾尾取成熟精子，检测子代大鼠精子细胞基因组印记状况。用药后取睾丸组织，分离生精小管，提取总 RNA 和总蛋白。采用反转录 PCR（RT-PCR）和蛋白印迹（Western blotting）方法检测睾丸组织组蛋白去乙酰化酶（HDACs）mRNA 和蛋白水平的变化。

研究结果表明，随着丙烯酰胺剂量的增加，大鼠精子数量明显降低，生精上皮损伤程度加重；用药 35 天后，附睾尾成熟精子的父源印记基因 $Igf2$ DMR2 区的 CpG 点胞嘧啶的甲基有不同程度的丢失，但是在母源印记基因（$Peg3$）DMR 区 CpG 的非甲基化状态没有改变；用药 19 天后，附睾尾成熟精子的 $Igf2$ DMR2 区的 CpG 点胞嘧啶的甲基化状态没有改变；F_1 代成熟精子 $Igf2$ DMR2 CpG 点胞嘧啶甲基丢失率在统计学上与正常对照组无差异。分析大鼠染毒后睾丸组织 HDAC 家族 mRNA 表达变化，发现 HDAC1 表达量略有上调，HDAC4 的表达量降低，同时 HDAC4 在蛋白印记中出现 90kD 降解带[90]。

5.2.9.3 亚慢性苯暴露对小鼠精子生成的影响及表观遗传机制研究

苯被广泛应用于工业生产和日常生活，暴露难以避免。尽管苯主要损害造血系统，但苯的雄性生殖毒性也被一些研究所报道。目前已观察到苯接触工人的精子数量下降，异常形态精子比例增加，精子 DNA 损伤，非整倍体和染色体结构畸变精子的比率增加等现象。毒理学研究也显示，亚慢性苯吸入暴露可导致实验小鼠的精子浓度降低、活力下降，显示苯对精子生成具有明确的毒性作用。然而，苯对生精过程不同阶段的影响特征尚不清楚。表观遗传学的兴起，为苯毒性机制研究提供了新的视角和方向。其中，DNA 甲基化与 microRNA（miRNA）调控是表观遗传调控的主要内容，并且在睾丸发育及精子生成等过程中也起着重要的调控作用。研究通过检测亚慢性苯暴露对小鼠精子生成的损伤状况，以揭示苯对生精过程的损伤特征，并通过相关基因甲基化的变化和 miRNA 的表达的检测，以探讨苯对精子生成损伤的表观遗传机制。

选取 6~8 周龄的 C57BL/6J 雄性小鼠，按体重随机分为 3 组。模拟职业暴露情况亚慢性动式吸入染毒。染毒后的小鼠进行 H-E 染色观察睾丸组织病理学改变。选取精子发生中阶段特异性表达基因，作为不同生精阶段精细胞的 Marker，选定的 Marker 基因有代表 A 型精原细胞的 $Plzf$，分化型精原细胞的 $Stra8$，初级精母细胞的 $Sycp3$，圆形精子的 $Tnp1$、

Tnp2，长形精子的 *Akap4*，以及鱼精蛋白 *Prm1*、*Prm2*，采用实时荧光定量 PCR 检测睾丸 Marker 基因的 mRNA 表达。选取 4 种 DNA 甲基转移酶 Dnmt1、Dnmt3a、Dnmt3b、Dnmt31，用实时荧光定量 PCR 检测其睾丸组织的 mRNA 表达。利用飞行时间质谱法（MALDI-TOF-MS）定量检测 *Tnp1*、*Prm2* 基因的甲基化水平。利用 PicTar、TargetScan 和 MiRanda 三个软件共同预测基因的靶 miRNA。依据预测结果，并结合文献报道，分别选取了 Tnp1 的靶 miRNA 是 miR-181b-5p、Tnp2 的靶 miRNA 是 miR-122-5p、Prm 1 的靶 miRNA 是 miR-484、Prm2 的靶 miRNA 是 miR-24-3p，采用实时荧光定量 PCR 检测睾丸 miRNA 表达。

结果显示，亚慢性苯暴露可导致小鼠睾丸组织的病理改变，降低过渡蛋白 Tnp1、Tnp2 和鱼精蛋白 Prm1、Prm2 的表达，显示可能主要影响精细胞核内组蛋白被鱼精蛋白的取代过程。高浓度亚慢性苯暴露可降低 Dnmts 的表达，表明苯可能会干扰睾丸的甲基化程序，但不改变 *Tnp1*、*Prm2* 基因的甲基化水平，即苯暴露介导的 *Tnp1*、*Prm2* 基因表达的改变与其基因甲基化水平无关，而高浓度苯暴露介导 Tnp1 表达下降可能与 miR-181b-5p 的表达上调有关[91]。

5.3　遗传毒性教学案例

5.3.1　教学案例 1——三种纳米材料诱导大鼠气管上皮细胞动态变化及其相关的细胞毒性机理研究

随着金属纳米材料对于公共安全的威胁日益增加，针对其毒性的研究也正日趋进步。英国牛津大学和加拿大蒙特利尔大学的科学家最早对纳米材料安全性开展研究，他们发现防晒霜中的 TiO_2 和 ZnO 纳米颗粒会破坏皮肤细胞的 DNA。而 2003 年 3 月，美国化学会年会上的有关纳米颗粒对生物潜在危害的报告才引起了世界对纳米材料安全性的广泛关注[92]。在环境污染物毒性研究中，细胞体外毒性实验常被用于初级筛选、代谢转化和分子机理研究，是环境污染物生物毒性的重要环节。

氧化应激是指体内氧化还原反应被打破，并表现出过氧化作用，同时导致大量氧化中间产物的产生。氧化应激是由自由基在体内产生的一种负面作用，并被认为是导致衰老和疾病的一个重要因素。氧化应激是纳米材料致细胞毒性的主要诱因，纳米材料可以直接刺激细胞产生 ROS，也可以诱导细胞发生炎症反应，继而间接诱导生成 ROS。有氧呼吸的电子传递过程和线粒体内氧化磷酸化过程产生 ROS，从生理学方面来讲，细胞通过超氧化物歧化酶、过氧化氢酶、谷胱甘肽过氧化物酶等来抵御 ROS 造成的损伤，过高的 ROS 水平与生物系统中这些活性物质解毒作用有效性之间的不平衡，是导致氧化应激形成的原因[93]。细胞中 ROS 的增多将产生一系列生物学效应：导致蛋白质改性，蛋白酶活性功能丧失；作用于细胞膜，并诱发脂质过氧化，破坏细胞信号传导系统，激发相关的调控基因，最终可能导致细胞凋亡；可导致线粒体膜电位发生改变，引起线粒体释放凋亡诱导因子，引发级联反应，诱导细胞凋亡[94]。

细胞凋亡是指真核细胞通过自身遗传机制的调节，主要通过激活 DNA 内切酶诱导细胞自发性死亡的过程，又被称为细胞程序性死亡[95]。细胞凋亡会导致细胞发生生物化学和形态学变化。在细胞质中，诱导内质网肿胀、积液形成液泡。在细胞核内，染色质逐渐凝集成新月状，且嗜碱性增强，最终细胞核裂解为由核膜包裹的碎片。在细胞膜上，细胞结点不再连接，细胞膜因为变得更活跃而发生内陷，这些变化都将导致细胞裂解为由细胞膜包裹细胞内容物的凋亡小体[96]。纳米材料诱导细胞发生凋亡的机制主要包括内质网通路、死亡受体通路和线粒体通路。

　　研究发现细胞自噬引起的凋亡是金属纳米颗粒诱导细胞毒性的重要机理之一。细胞自噬是指真核细胞中的无用或损伤蛋白质与细胞器被双层膜结构的自噬细胞包裹形成自噬小体后，进入溶酶体中被降解消化的过程[97]。正常细胞的自噬水平极低，只用于分解自身衰老的细胞器与无用蛋白质来提供能量，但当受到金属纳米颗粒暴露造成细胞损伤时，细胞通过自噬途径清除受损细胞器，稳定细胞形态功能，避免细胞衰老坏死。同时研究发现，过度自噬会诱导细胞死亡。细胞自噬性死亡与细胞凋亡有着极强的相关性。金属纳米材料诱导细胞自噬导致凋亡的主要机制见图5-4。

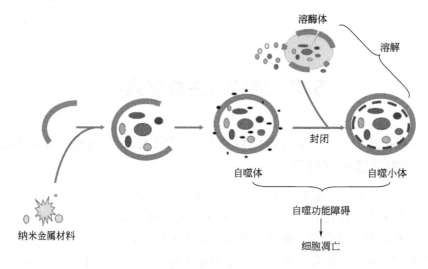

图 5-4　金属纳米材料诱导细胞自噬导致凋亡的主要机制

　　气管上皮细胞是呼吸道的重要组成部分之一，对于维持呼吸道黏膜的屏障功能至关重要。研究发现上皮细胞的动态变化会增加有害物质进入细胞内的风险，从而导致细胞毒性[98]。Giaever 和 Keese 在 *Nature* 上首先提出细胞阻抗测量（Electric Cell-substrate Impedance Sensing，ECIS）技术，该技术是一种先进的生物传感器技术[99]，通过细胞生物化学信号与电信号的转化能有效地分析纳米颗粒物导致的气管上皮细胞动态行为、生长增殖、迁移和屏障损伤情况，被广泛应用于毒理学领域[100]。

5.3.1.1　不同纳米材料对大鼠气管上皮（RTE）细胞氧化损伤的影响

（1）细胞复苏

　　RTE 细胞冻存管自 −80℃ 冰箱快速取出后，置于 37℃ 水浴箱中摇晃迅速溶解，用 75% 的乙醇擦拭消毒后打开，在超净工作台将细胞悬液转移到装 10mL 培养基的 15mL 无菌离心管中，800 r/min 离心 10min。弃上清后加 1mL DMEM 培养基重悬细胞，并转移至装有 10mL DMEM 完全培养基（含 10% 新鲜胎牛血清 FBS）的 25cm² 无菌培养瓶中，混匀，盖上瓶盖后倒置显微镜下观察，稍旋松瓶盖后置于 5%CO$_2$、37℃培养箱中遮光培养。

（2）细胞换液

每隔 2 至 3 天更换细胞培养液一次。无菌超净工作台中倒弃培养液。用预冷 PBS 洗培养瓶 2 次后加入 6mL 含 10%FBS 的 DMEM 培养基。盖上盖后，于倒置显微镜下观察，稍旋松瓶盖后于 5%CO$_2$、37℃培养箱中继续培养。

（3）细胞传代

细胞在培养箱中培养，待细胞愈合度为 70%～80% 时进行传代。无菌超净工作台中用灭菌滴管吸去培养液，用预冷 PBS 将培养瓶冲洗 1 遍。加入 0.25% 胰蛋白酶 1mL，轻微摇动，显微镜下观察，待细胞间隙增宽、细胞变圆时加入含 10%FBS 的 DMEM 培养基终止消化，灭菌弯头滴管轻轻反复吹打细胞使之分散脱壁，再加入 4mL 新鲜胎牛血清的 DMEM 培养基混匀，吸取一半细胞悬液接种至新培养瓶中，盖上盖后倒置显微镜下观察，稍旋松瓶盖后于 5%CO$_2$、37℃培养箱中继续培养。

（4）纳米颗粒物暴露

根据不同指标按照不同细胞密度接种于细胞培养板，待细胞生长至约 80% 融合时，去上层培养基，用 PBS 缓冲液清洗两遍，将每孔细胞暴露在不同尺寸（10nm 和 100nm）和不同浓度的纳米颗粒物（Ag-NPs、ZnO-NPs、单壁碳纳米管 SWC-NTs）中，每组平行三孔，纳米颗粒物浓度根据预实验中细胞的半致死剂量和参考文献浓度进行设定，处理好的细胞置于细胞培养箱中 12h。

（5）细胞内 ROS 含量的检测

细胞内 ROS 变化由流式细胞仪测定。将细胞接种在细胞培养基（10^6 个细胞/孔）中的 6 孔板中，并在暴露于大气颗粒物 12h 之前孵育 24h（对照细胞用无血清培养基处理）。去除上层培养基，用 PBS 缓冲液漂洗两遍，用胰蛋白酶消化细胞，PBS 缓冲液重悬细胞于 1.5mL 离心管中。对照组和处理组的 RTE 细胞经离心收集后，过 40μm 的细胞网筛，悬浮置于预冷的 PBS 中，随后加入 DCFH-DA 染料至终浓度为 10μmol/L，室温避光孵育 20min。用 Guava easyCyte 8HT 流式细胞仪 Incyte 模块检测 ROS 荧光强度变化规律。检测激发波长 488nm，发射波长 525nm。

通过 DCFH-DA 染色观察 ROS 的生成。结果表明，与对照组相比，ROS 水平随着纳米材料浓度增加而升高（图 5-5），呈现剂量依赖效应（$p < 0.05$）。当暴露浓度为 10mg/L 时，与对照组相比，Ag-10nm 暴露组诱导的 ROS 产生速率最高，为 7.5 倍，其次是 SWCNTs 处理组，ZnO-90nm 暴露组增长率最小，是对照组的 2.3 倍。由此可见，纳米材料暴露会导致 RTE 细胞内 ROS 产生并极聚，金属纳米材料诱导的 ROS 水平变化具有剂量和尺寸依赖效应。不同纳米材料诱导 ROS 水平变化大小顺序为：Ag-10nm＞ZnO-30nm＞SWCNTs＞ZnO-90nm＞Ag-100nm。

（6）超氧化物歧化酶（SOD）活性检测

超氧化物歧化酶（SOD）是重要的抗氧化酶之一，其活性作用能通过催化超氧阴离子（O^{2-}）产生歧化反应，缓解生物体内氧化反应。本实验采用黄嘌呤氧化酶法（羟胺法）测定 SOD 活性。消化离心收集对照组和处理组的 RTE 细胞，采用超声清洗仪破碎细胞，之后按照试剂盒说明书步骤操作，在 450nm 波长处检测。

不同纳米材料对 RTE 细胞内 SOD 含量的影响如图 5-6 所示。由图可知，纳米材料能诱

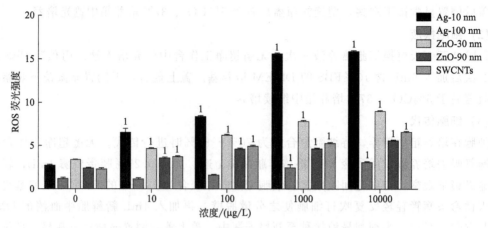

图 5-5　不同纳米材料诱导 RTE 细胞内 ROS 水平变化

1—该组与对照组相比，差异极显著

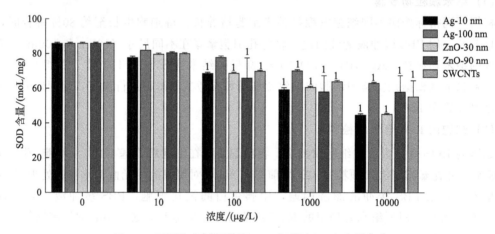

图 5-6　不同纳米材料诱导 RTE 细胞内 SOD 含量变化

1—该组与对照组相比，差异极显著

导 RTE 细胞内 SOD 含量显著降低（$p < 0.01$）。当暴露浓度为 10mg/L 时，Ag-10nm 诱导 RTE 细胞内 SOD 含量下降最显著，约为对照组的 1/2；其次是 ZnO-30nm 处理组，与对照组相比，其降幅基本与 Ag-10nm 处理组持平；SWCNTs 诱导的 SOD 含量降低排在第三位，其下降幅度是 36%。

　　SOD 含量检测结果显示，纳米材料诱导的 RTE 细胞内 SOD 含量下降具有显著的剂量和尺寸效应。当金属纳米颗粒物粒径相同时，随着暴露浓度的增加，细胞内 SOD 含量降低；而同一浓度下，金属纳米颗粒物的粒径越小，RTE 细胞中 SOD 含量越低。不同纳米材料诱导的 SOD 水平变化大小顺序为：Ag-10nm ＞ ZnO-30nm ＞ SWCNTs ＞ ZnO-90nm ＞ Ag-100nm。

（7）还原型谷胱甘肽（GSH）含量检测

　　GSH 是机体内最重要的非酶性抗氧化物之一，具有解毒、清除自由基、维持细胞膜完整性及细胞免疫等多种生理功能。研究发现，GSH 可与 DTNB 反应而生成一种黄色化合物，这种化合物可在 405nm 下进行比色定量，从而分析得出 GSH 含量。消化离心收集对照组和处理组 RTE 细胞，采用超声进行破碎，随后按试剂盒说明书进行操作。

不同纳米材料对 RTE 细胞内 GSH 含量的影响如图 5-7 所示。由图可知，纳米材料能诱导 RTE 细胞内 GSH 含量显著降低（$p < 0.01$）。当暴露浓度为 10mg/L 时，Ag-10nm 诱导 RTE 细胞内 GSH 含量下降最显著，约为对照组的 1/2；其次是 ZnO-30nm 处理组，与对照组相比，其下降了 40%；SWCNTs 诱导的 GSH 含量降低排在第三位，其下降幅度是 33%。

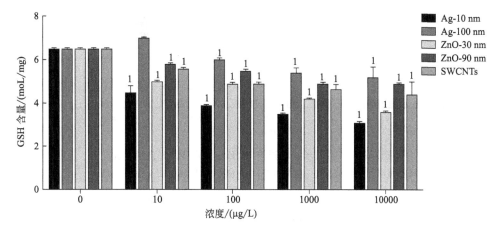

图 5-7　不同纳米材料诱导 RTE 细胞内 GSH 含量的变化

1—该组与对照组相比，差异极显著

GSH 含量检测结果显示，纳米材料诱导的 RTE 细胞内 GSH 含量下降具有显著的剂量和尺寸效应。当金属纳米颗粒物粒径相同时，随着暴露浓度的增加，细胞内 GSH 含量降低；而同一浓度下，金属纳米颗粒物的粒径越小，RTE 细胞中 GSH 含量越低。不同纳米材料诱导的 GSH 水平变化大小顺序为：Ag-10nm＞ZnO-30nm＞SWCNTs＞ZnO-90nm＞Ag-100nm。

（8）微量丙二醛（MDA）含量检测

MDA 用于测定脂质过氧化反应的程度，采用 MDA 分析试剂盒测定。将细胞以 5.0×10^5 个/孔的密度接种到六孔板中，并在暴露之前培养 24 小时。细胞用浓度为 0μg/L、10μg/L、100μg/L、1000μg/L 和 10000μg/L 的纳米颗粒悬浮液处理 12 小时。然后用 PBS 冲洗细胞 3 次。RTE 细胞经消化离心收集后用超声破碎，按照试剂盒说明书操作步骤进行测定。于 532nm 处检测吸光度，并根据下式计算：MDA 含量＝［OD（样品对照）/OD（标准空白）］×标准浓度（10nmol/mL）×稀释倍数。

纳米银、氧化锌颗粒物和单壁碳纳米管诱导 RTE 细胞内 MDA 含量显著上升（图 5-8，$p < 0.01$）。暴露浓度为 10mg/L 时，10nm 银颗粒物诱导的细胞内 MDA 含量上升最显著，分别为对照组和 100μg/L 处理组的 131.4 倍和 7.7 倍；其次是粒径为 30nm 的纳米氧化锌颗粒物暴露浓度为 10mg/L 的处理组，是对照组的 17 倍；而 SWCNTs 诱导的 MDA 含量增加排在第三位，当暴露浓度为 10mg/L 时，其含量为对照组的 4.2 倍。

MDA 检测结果显示，纳米材料诱导的 RTE 细胞内 MDA 含量上升具有显著的剂量和尺寸效应。当金属纳米颗粒物粒径相同时，随着暴露浓度的增加，细胞内 MDA 含量升高；而同一浓度下，金属纳米颗粒物的粒径越小，RTE 细胞中 MDA 含量越高。不同纳米材料诱导的 MDA 水平变化大小顺序为：Ag-10nm＞ZnO-30nm＞SWCNTs＞ZnO-90nm＞Ag-100nm。

纳米银、氧化锌颗粒物和单壁碳纳米管诱导 RTE 细胞内 ROS 和 MDA 水平显著升高，具有剂量依赖效应。其中金属纳米颗粒物对 RTE 细胞内 ROS 水平变化具有尺寸依赖效应；纳米银、氧化锌颗粒物和单壁碳纳米管诱导 RTE 细胞内抗氧化剂 GSH 和抗氧化酶 SOD 含

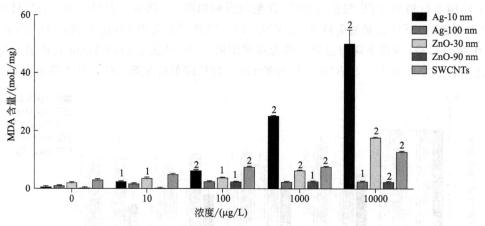

图 5-8　不同纳米材料诱导 RTE 细胞内 MDA 含量变化

1—该组与对照组相比，差异显著；2—该组与对照组相比，差异极显著

量显著下降，其趋势与纳米材料诱导的 ROS 和 MDA 水平变化相反，说明细胞内抗氧化系统受损；三种不同纳米材料诱导的细胞内 ROS、MDA、GSH 和 SOD 含量变化具有规律性，其影响大小排序为：Ag-10nm＞ZnO-30nm＞SWCNTs＞ZnO-90nm＞Ag-100nm。这与纳米颗粒物的种类，颗粒物粒径有关。

综上所述，本章研究表明纳米银、氧化锌颗粒物和单壁碳纳米管能诱导 RTE 细胞内 ROS 产生过量，破坏抗氧化系统，导致脂质过氧化，进一步诱导细胞氧化损伤。

5.3.1.2　不同纳米材料诱导 RTE 细胞凋亡的毒效应及机理研究

细胞凋亡是纳米材料诱导的主要毒效应之一，Huo 等通过将 16HBE、HUVEC 和 HepG2 细胞暴露于纳米银颗粒中，发现 16HBE 细胞中 Caspase 等凋亡相关蛋白质表达水平上调，观察到 ER 压力信号传导途径的激活进而诱导细胞凋亡；然而在 HUVEC 和 HepG2 细胞中未观察到这些变化持续的内质网应激反应会诱导细胞凋亡[101]。纳米氧化锌暴露于人肺腺癌（A549）细胞会通过促进细胞产生 ROS，激活氧化应激，通过上调 Bax/Bcl-2 和 Caspase 等蛋白表达诱导细胞凋亡[102]。许多体外和体内研究都显示单壁碳纳米管能诱导细胞毒性、氧化应激和细胞凋亡[103]。

(1) 流式细胞仪检测细胞凋亡率

将细胞以 5.0×10^5 个/孔的密度接种到六孔板中，并在暴露之前培养 24 小时。细胞用浓度为 $0\mu g/L$、$10\mu g/L$、$100\mu g/L$、$1000\mu g/L$ 和 $10000\mu g/L$ 的纳米颗粒悬浮液处理 12 小时。细胞经漂洗、消化和离心收集处理后，用 70% 的乙醇溶液在 4℃ 中固定 1 天。固定后的细胞用 PBS 清洗两遍，并过 $40\mu m$ 的细胞网筛，用 100ng/mL RNA 酶和 $50\mu g/mL$ PI 染料在室温内孵育 30min 后，用 Guava easyCyte 8HT 流式细胞仪 Incyte 模块检测细胞凋亡率变化。

利用流式细胞仪检测纳米材料诱导 RTE 细胞凋亡率变化，由图 5-9 可知，纳米银、氧化锌颗粒物和单壁碳纳米管诱导的 RTE 细胞凋亡率变化具有显著的剂量依赖效应，其中金属纳米颗粒物处理组呈现显著的尺寸依赖效应。当暴露浓度为 $100\mu g/L$ 时，10nm 和 100nm 纳米银处理组的细胞凋亡率分别是对照组的 2.9 倍和 1.9 倍；当暴露浓度达到 10mg/L 时，处理组细胞凋亡率达到 39.43% 和 32.7%，分别是对照组的 3.7 倍和 2.6 倍。当暴露浓度为 $100\mu g/L$ 和 10mg/L 时，

ZnO-30nm 处理组细胞凋亡率较对照组分别增加了 2.7 倍和 3.6 倍；当粒径为 90nm，处理组细胞凋亡率较对照组分别增加了 2.7 倍和 3.2 倍。当暴露浓度为 10mg/L 时，单壁碳纳米管诱导的细胞凋亡率是对照组的 2 倍。实验结果可知，随着暴露浓度的增加，RTE 细胞凋亡率增加，且随着暴露纳米氧化锌粒径的增加，其细胞凋亡率减小。不同纳米材料诱导的细胞凋亡率变化大小顺序为：Ag-10nm＞ZnO-30nm＞ZnO-90nm＞Ag-100nm＞SWCNTs。

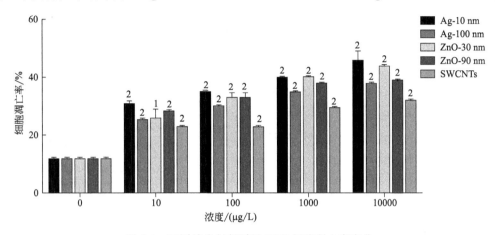

图 5-9　不同纳米材料诱导 RTE 细胞凋亡率变化

1—该组与对照组相比，差异显著；2—该组与对照组相比，差异极显著

(2) 细胞内 *cyto c*、*TNF-α*、*Caspase 3/8/9* 基因相对表达量检测

总 RNA 提取：对照组和处理组 RTE 细胞经离心收集（1500r/min，5min），置于预冷的 PBS 中，加入 1mL TRIzol® Reagent，剧烈振荡，随后加入 0.2mL 氯仿。2～3min 之后，离心（12000g，4℃，15min）转移上清液至新的 1.5mL 离心管，然后加入等体积 70% 乙醇，振荡混匀。转移上清至 Spin Cartridge（含套管），离心（12000g，室温，15s），弃废液。随后加入 50μL RNase-Free DNaseBuffer，以彻底去除残余的基因组 DNA，加入 700μL Wash Buffer Ⅱ 至 SpinCartridge（含套管），离心（12000g，室温，15s），弃废液。再次加入 500μL WashBuffer Ⅱ 至 Spin Cartridge（含套管），离心（12000g，室温，15s），重复上述操作一遍，空转 1min。最后，用 RNase-Free Water 洗脱 Spin Cartridge 中心，室温放置 1min 后，离心（12000g，室温，2min），利用紫外分光光度计和电泳测定其含量、纯度及质量，确保 OD$_{260}$ 与 OD$_{280}$ 的比值在 1.8～2.0 之间，才能满足实验要求，然后贮存在 -80℃ 备用。

逆转录实验操作步骤及条件如下表 5-3 所示。

表 5-3　第一链反转录 DNA 合成反应体系及条件

试剂组分	体积(20μL)
Total RNAs(100ng～1μg)	1μL
2×RT Reaction Mix	10μL
RT Enzyme Mix	2μL
加入 RNase-Free Water 补充至 20μL	
反应条件：25℃,10min；50℃,30min；85℃,5min,贮存在 -20℃ 备用	

qRT-PCR 检测：首先，定量 PCR 引物设计用 Primer Premier 6.0 和 Beacon designer 7.8 软件进行，然后由杭州浩基生物公司合成，引物序列如下表 5-4 所示。

表 5-4　*cyto c*、*TNF-α*、*caspase 3/8/9* 基因引物序列

基因名称	基因序列号	引物序列(5′→3′)
cyto c	NM_031543.1	5′ GACTTTGGCCGACCTGTTCTTT 3′
		5′ CATGAGGATCAGGAGCCCATATCT 3′
TNF-α	NM_012675	5′ GACCCCTTTATCGTCTACTCCTC 3′
		5′ GCCACTACTTCAGCGTCTCGT 3′
Caspase3	NM_012922.2	5′ AGAGTTGGAGCACTGTAGCACACA3′
		5′ TCATGTCCACCACTGAAGGATGGT-3′
Caspase 8	NM_022277.1	5′ GCTGGGGATGGCTACTGTGAAA 3′
		5′ GGCTCTGGCAAAGTGACTGGATA 3′
Caspase 9	NM_031632.1	5′ GGTGAAGAACGACCTGACTGCTAA 3′
		5′ GAGAGGATGACCACCACGAAG 3′
Rat GAPDH	NM_017008.4	5′GAAGGTCGGTGTGAACGGATTTG 3′
		5′CATGTAGACCATGTAGTTGAGGTCA 3′

构建 RT-PCR 扩增体系和反应条件。总体系为 $20\mu L$，包括：$8\mu L$ SDW，$10\mu L$ Power SYBR$^{®}$ Green Master Mix，$0.5\mu L$ Forward Primer（$10\mu mol/L$），$0.5\mu L$ Reverse Primer（$10\mu mol/L$），$1\mu L$ cDNA。反应条件：95℃，1min；40 个循环（95℃，15s，63℃，25s，收集荧光）55℃到95℃熔解曲线。

进行基因表达差异统计分析：每个样品重复三次，各个基因的相对表达水平以 Ct（$2^{-\Delta\Delta Ct}$）进行统计分析。

纳米材料诱导 RTE 细胞细胞色素 c 基因和蛋白相对表达量变化如图 5-10 所示。图 5-10A 为 RTE 细胞色素 c(cyto c) 蛋白条带结果，结合图 5-10C 蛋白相对表达量分析发现，Ag-10nm 处理组的 cyto c 蛋白表达量远高于 Ag-100nm 处理组，具有极显著差异（$p<0.01$），随着暴露浓度的增加，纳米银诱导的 cyto c 蛋白表达上升，且具有剂量和尺寸依赖效应，纳米氧化锌颗粒物和单壁碳纳米管处理组具有相同变化趋势。图 5-10B 为 *cyto c* 基因相对表达结果。浓度为 $100\mu g/L$ 和 $10mg/L$ 处理下，纳米材料诱导的细胞内 *cyto c* 基因相对表达量与对照组相比，总体呈现上调趋势；暴露浓度为 $10mg/L$ 时，Ag-10nm 诱导的 *cyto c* 基因相对表达量较对照组升高了约 10 倍，具有极显著差异（$p<0.01$）。SWCNTs 诱导的 RTE 细胞内 *cyto c* 的 mRNA 和蛋白表达量均低于对照组。不同纳米材料诱导的 *cyto c* 蛋白表达量变化大小顺序为：Ag-10nm＞ZnO-30nm＞ZnO-90nm＞Ag-100nm＞SWCNTs。

TNF-α 在线粒体功能障碍导致的细胞凋亡中具有重要作用[104]。纳米材料暴露下，RTE 细胞中 *TNF-α* 基因的表达如图 5-11 所示，具有剂量与尺寸依赖效应，随着暴露浓度的升高和金属纳米颗粒物粒径的减小，其表达量增加。纳米材料暴露后，*TNF-α* 基因表达量呈现不同程度的上调，Ag-10nm 暴露组上调速率最快，当暴露浓度为 $10mg/L$ 时，较对照组增加了 28 倍。其次是 ZnO-30nm 诱导的 *TNF-α* 的表达上调，较对照组增加了 23 倍。SWCNTs 处理组的增长率排在第三位，是对照组的 13 倍。不同纳米材料诱导的 *TNF-α* 基因表达量变化大小顺序为：Ag-10nm＞ZnO-30nm＞SWCNTs＞ZnO-90nm＞Ag-100nm。

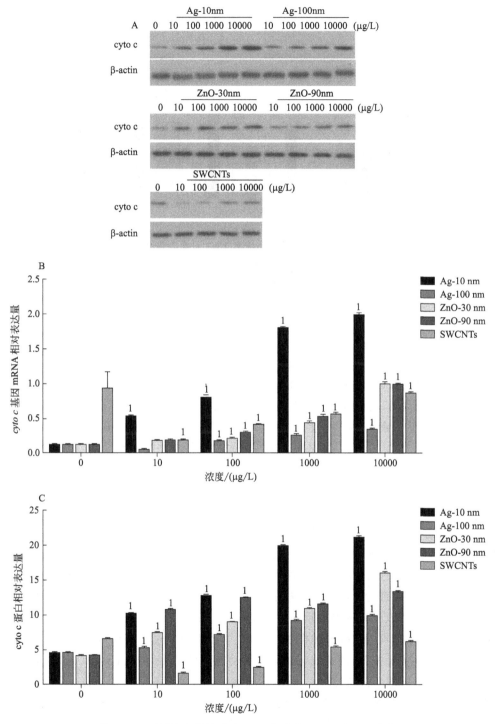

图 5-10　不同纳米材料诱导 RTE 细胞内 cyto c 表达量变化

1—该组与对照组相比，差异极显著

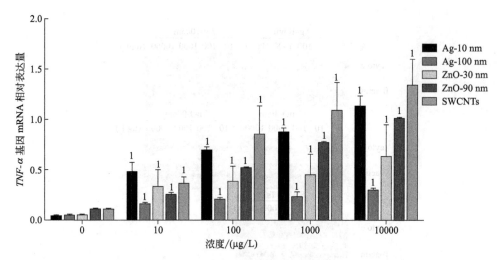

图 5-11　不同纳米材料诱导细胞内 $TNF\text{-}\alpha$ 基因相对表达量变化

1—该组与对照组相比，差异极显著

（3）细胞内 Bax、Bcl-2、Caspase3/8/9 蛋白相对表达量检测

将细胞以 5.0×10^5 个/孔的密度接种到六孔板中，并在暴露之前培养 24h。细胞用浓度为 $0\mu g/L$、$10\mu g/L$、$100\mu g/L$、$1000\mu g/L$ 和 $10000\mu g/L$ 的纳米颗粒悬浮液处理 12h。细胞经漂洗、消化和离心收集处理后置于预冷的 PBS 中。利用总蛋白提取试剂盒进行样品总蛋白的提取，然后采用 BCA 法进行蛋白定量（按照试剂盒说明书进行操作）。随后以每个孔 $60\mu g$ 总蛋白进行上样，每孔 $10\sim15\mu L$，5%浓缩胶 60V，6%~12%分离胶 80V 进行电泳 2h 左右。将 PVDF 膜在甲醇中浸泡 20s，然后转移到含 5%甲醇的 Tris-Glycine 转移缓冲液中平衡至少 5min；SDS-PAGE 凝胶在 Tris-Glycine 转移缓冲液平衡至少 30min；在冷却条件下以 100V 恒压全湿转膜 2h。转膜结束后，放到 T-TBS（含 5%脱脂奶粉或 BSA），室温封闭 1h，然后 T-TBS 漂洗（5min×3 次）。将 Cleaved-Caspase 3/caspase3/9 一抗以一定比例溶于 TBS 溶液（含 3%脱脂奶粉或 BSA），4℃孵育过夜，后用 T-TBS 漂洗（5min×4 次）。随后将羊抗鼠 IgG 二抗和羊抗兔 IgG 二抗以一定比例溶于 T-TBS（含 2%脱脂奶粉），室温孵育 1h，然后用 T-TBS 漂洗（5min×5 次）。采用 SuperSignal® West Dura Extended Duration Substrate 进行信号检测，按说明书操作，用 ECL 工作液孵育转印膜，最后去除多余 ECL 试剂，保鲜膜密封后进行显影和定影。最后，采用 BandScan 5.0 软件分析条带的光密度值，结果以平均数±标准差表示，对照组为 β-actin。

Bcl-2 家族在细胞凋亡中起关键作用。Bcl-2 家族蛋白通过与其他凋亡蛋白的协同作用，作为细胞凋亡的"主开关"，调节线粒体结构和功能的稳定性[105]。Bax 和 Bcl-2 蛋白表达结果见图 5-12A 和 B。纳米材料处理后，RTE 细胞中 Bax 的相对表达量显著上调（$p<0.01$）。当暴露浓度为 10mg/L 时，与对照组相比，AgNPs 暴露诱导 Bax 表达量上调了约 5 倍和 4.2 倍，而 SWCNTs 诱导的 Bax 蛋白条带相对密度增加了约 4 倍（图 5-12A）。结果显示，纳米材料诱导的细胞内 Bax 蛋白表达上调，具有剂量和尺寸依赖效应，随着暴露浓度的增加和颗粒物粒径的减小，其表达量升高。不同纳米材料对 RTE 细胞内 Bax 蛋白表达量的影响大小排序如下：Ag-10nm＞Ag-100nm＞SWCNTs＞ZnO-30nm＞ZnO-90nm。

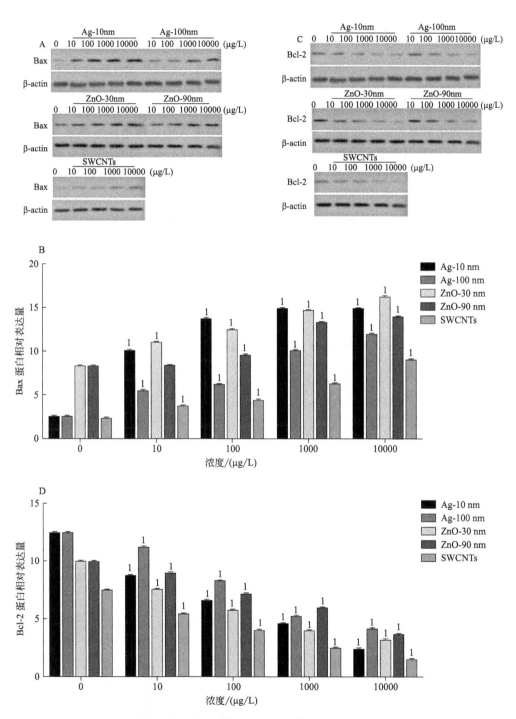

图 5-12　不同纳米材料诱导 RTE 细胞内 Bax 和 Bcl-2 蛋白相对表达量变化

1—该组与对照组相比，差异极显著

Bcl-2 是 Bcl-2 蛋白家族的主要成员之一。根据图 5-12C 和 D 的研究结果发现，三种纳米材料诱导 RTE 细胞内 Bcl-2 蛋白质表达量显著下调（$p < 0.01$）。当暴露浓度为 10mg/L 时，Ag-10nm 暴露组诱导的细胞内 Bcl-2 蛋白表达量下调至对照组的 19%，ZnO-30nm 暴露组则为对照组的 33%，而 SWCNTs 处理组诱导的细胞内 Bcl-2 蛋白表达量下调为对照组的 24%。所有结果都受剂量依赖性的影响，其中金属纳米颗粒物处理组具有显著的尺寸依赖效应，随着暴露浓度的增加和颗粒物尺寸的减小，其蛋白表达量下调越剧烈。不同纳米材料对 RTE 细胞内 Bax 蛋白表达量的影响大小排序如下：Ag-10nm＞SWCNTs＞ZnO-30nm＞Ag-100nm＞ZnO-90nm。

在暴露于三种纳米材料中 12 小时后，RTE 细胞中 Caspase3/8/9 的基因和相应蛋白质相对表达量变化如图 5-13、图 5-14 和图 5-15 所示。结果表明，纳米材料诱导 RTE 细胞中 Caspase 3/8/9 的基因和蛋白表达以剂量依赖性方式变化（$p < 0.01$）。当浓度达到 10mg/L 时，Ag-10nm 诱导的 RTE 细胞中 Caspase3 的基因表达量具有最高的增长率，比对照组高 10 倍，其次为 ZnO-30nm 处理组，是对照组的 6.8 倍。

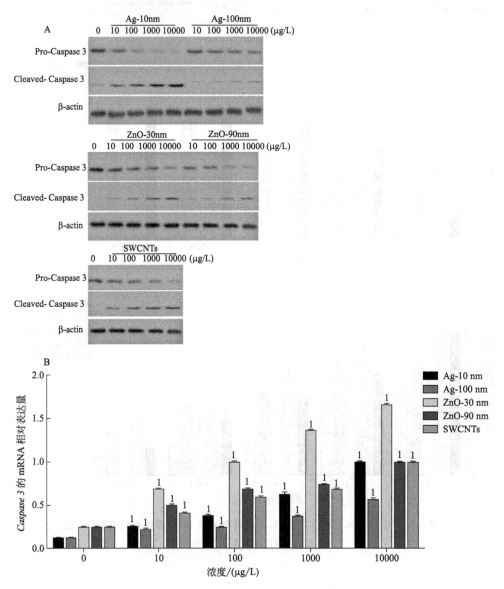

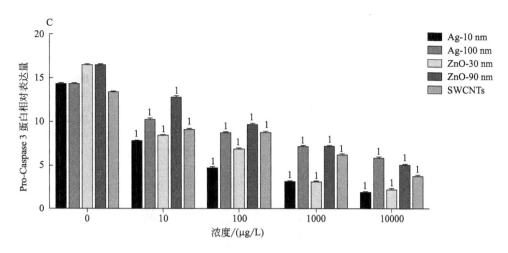

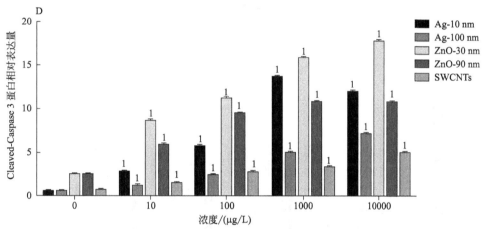

图 5-13　不同纳米材料诱导 RTE 细胞内 Caspase 3 相对表达量变化

1—该组与对照组相比，差异极显著

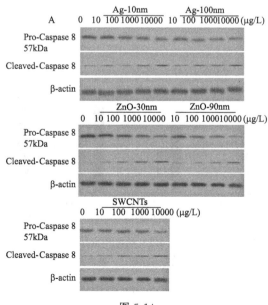

图 5-14

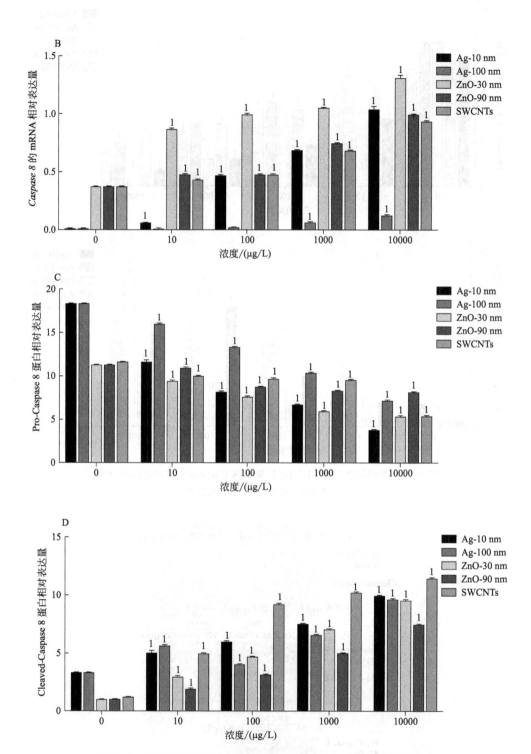

图 5-14　不同纳米材料诱导 RTE 细胞内 Caspase 8 相对表达量变化

1—该组与对照组相比，差异极显著

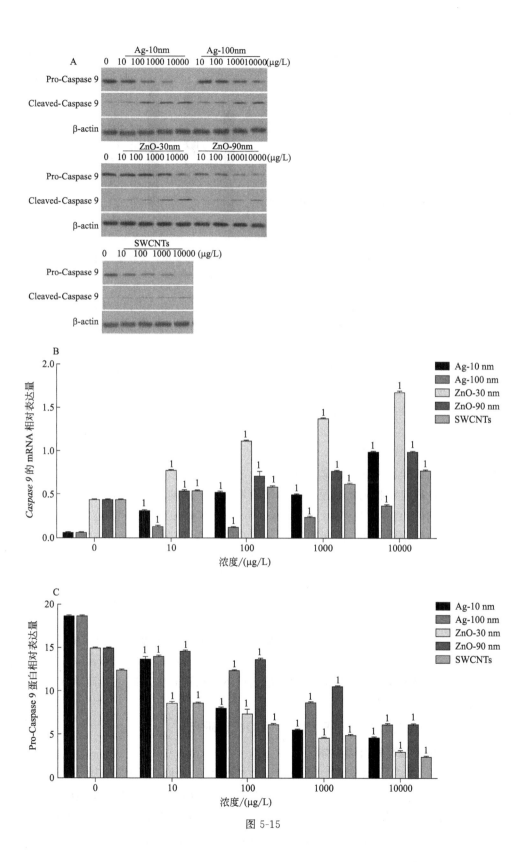

图 5-15

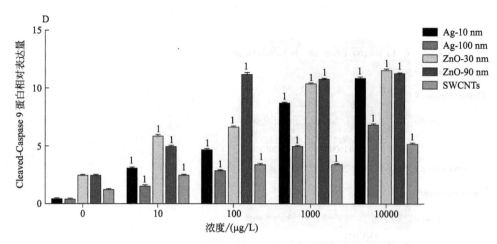

图 5-15　不同纳米材料诱导 RTE 细胞内 Caspase 9 相对表达量变化

1—该组与对照组相比，差异极显著

当暴露浓度为 10mg/L 时，Ag-10nm 诱导的 Caspase 8、9 基因相对表达量是对照组的 100 倍和 20 倍，Ag-100nm 处理组则为对照组的 13 倍和 7.26 倍。Pro-Caspase、Cleaved-Caspase 蛋白表达的变化分别为下调和上调。切割后半胱氨酸蛋白（cleaved-Caspase）是凋亡的主要标志物，通过分析蛋白条带相对光密度发现，纳米材料诱导 RTE 细胞 Cleaved-Caspase 3 上调率大小顺序为：Ag-10nm＞Ag-100nm＞SWCNTs＞ZnO-30nm＞ZnO-90nm；诱导 Cleaved-caspase 8 上调率大小顺序为：SWCNTs＞ZnO-30nm＞ZnO-90nm＞Ag-10nm＞Ag-100nm；诱导 Cleaved-caspase 9 上调率大小顺序为：Ag-10nm＞Ag-100nm＞ZnO-30nm＞ZnO-90nm＞SWCNTs。

纳米银、氧化锌颗粒物和单壁碳纳米管诱导的 RTE 细胞凋亡具有浓度依赖效应，其中金属纳米颗粒物处理组细胞凋亡率呈现尺寸依赖效应。不同纳米材料诱导的细胞凋亡率变化大小顺序为：Ag-10nm＞ZnO-30nm＞ZnO-90nm＞Ag-100nm＞SWCNTs。纳米银和氧化锌颗粒物通过线粒体通路诱导 RTE 细胞内 Bax 蛋白表达量上调，Bcl-2 蛋白表达量下调，产生过量 ROS，引起线粒体功能障碍，使得细胞色素 c 释放并进入细胞质中，激活 Caspase 9，并进一步激活 Caspase 3 导致细胞凋亡；单壁碳纳米管通过死亡受体通路使 RTE 细胞内 $TNF-\alpha$ 基因相对表达量上调，cyto c 基因低表达，激活 Caspase 8 和 Caspase 9，进而活化 Caspase 3，最终导致细胞凋亡。

综上所述，本实验通过检测纳米银、氧化锌颗粒物和单壁碳纳米管诱导的 RTE 细胞凋亡率，细胞内 cyto c、Bax、Bcl-2、$TNF-\alpha$、Caspase 3、Caspase 8、Caspase 9 基因和蛋白相对表达量发现，纳米银和氧化锌颗粒物通过线粒体通路诱导细胞凋亡，而单壁碳纳米管则通过死亡受体通路诱导细胞凋亡。

5.3.1.3　不同纳米材料诱导 RTE 细胞自噬的机理研究

(1) 共聚焦显微镜观察自噬小体

将 RTE 细胞以 10^5 个/孔的密度接种在 8 孔显微镜室（Ibidi，德国）并孵育 24h，后去上层培养基，PBS 漂洗 1 遍，加入纳米颗粒物悬液，5% CO_2，37℃ 培养箱中孵育 12h，对照组使用 500nmol/L 雷帕霉素（自噬诱导剂）和 $60\mu mol/L$ 氯喹（自噬抑制剂）（ENZO，USA）处理。将染毒后的细胞和对照组细胞用 PBS 漂洗 2 次，并用 Hoechst 33342 和 CY-

TO-ID® Green detection reagent（ENZO，USA）在黑暗中再染色 15min。利用 ZEISS LSM 700 共聚焦显微镜（LSM 700，ZEISS，德国）观察自噬小体与细胞核等结构。

　　纳米银、氧化锌颗粒物和单壁碳纳米管暴露 12h 后，RTE 细胞内自噬小体的生成与形态变化如图 5-16 所示，其中 CK 为对照组（用无血清培养基取代纳米材料悬液），CQ 为氯喹处理组（一种自噬抑制剂，用以抑制自噬小体与溶酶体结合），RAPA 为雷帕霉素组（一种自噬诱导剂）。图片由共聚焦显微镜进行拍摄，绿色荧光小球为自噬小体结构，蓝色为细胞核质，不同纳米材料诱导 RTE 细胞产生不同数量的自噬小体。部分细胞呈现长梭形结构，核质分布松散，细胞核发生皱缩或损伤，呈非规则圆形。通过比较发现纳米材料诱导的 RTE 细胞内自噬小体的产生随着暴露浓度的增加而增多，在纳米银和氧化锌处理组，随着颗粒物尺寸的减小，其自噬小体产生量增加。与雷帕霉素和氯喹处理组对照，当暴露浓度为 10mg/L 时，纳米银和氧化锌颗粒物诱导 RTE 细胞内大量自噬体蓄积（绿色荧光光斑），这说明纳米银和氧化锌可能诱导 RTE 细胞自噬功能障碍，而 SWCNTs 暴露组蓄积量较少。

本图彩图

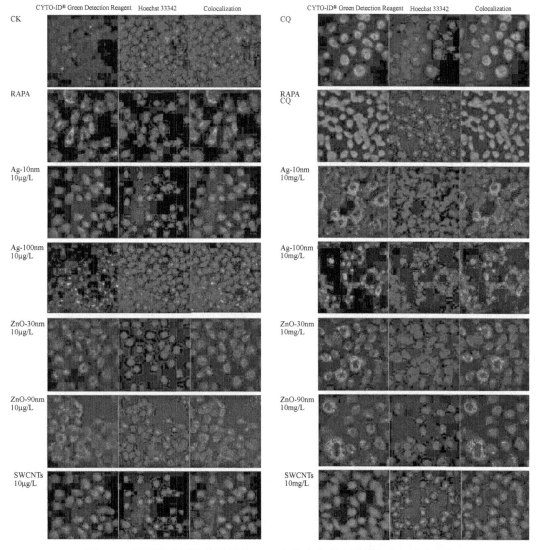

图 5-16　不同纳米颗粒物诱导的 RTE 细胞内自噬小体的生成与形态变化

（2）细胞内 *Atg5*、*Atg7*、*Beclin1*、*LC3B* 基因相对表达量检测

总 RNA 提取：对照组和处理组 RTE 细胞经离心收集（1500r/min，5min），置于预冷的 PBS 中，加入 1mL TRIzol® Reagent，剧烈振荡，随后加入 0.2mL 氯仿。2~3min 之后，离心（12000g，4℃，15min）转移上清液至新的 1.5mL 离心管，然后加入等体积 70％乙醇，振荡混匀。转移上清至 Spin Cartridge（含套管），离心（12000g，室温，15s），弃废液。随后加入 50μL RNase-Free DNase Buffer，以彻底去除残余的基因组 DNA，加入 700μL Wash Buffer Ⅱ至 Spin Cartridge（含套管），离心（12000g，室温，15s），弃废液。再次加入 500μL Wash Buffer Ⅱ至 Spin Cartridge（含套管），离心（12000g，室温，15s），重复上述操作一遍，空转 1min。最后，用 RNase-Free Water 洗脱 Spin Cartridge 中心，室温放置 1min 后，离心（12000g，室温，2min），利用紫外分光光度计和电泳法测定其含量、纯度及质量，确保 OD_{260} 与 OD_{280} 的比值在 1.8~2.0 之间，才能满足实验要求，然后贮存在 −80℃备用。逆转录实验操作步骤及条件如表 5-5 所示。

表 5-5　第一链反转录 DNA 合成反应体系及条件

试剂组分	体积（20μL）
Total RNAs(100ng~1μg)	1μL
2×RT Reaction Mix	10μL
RT Enzyme Mix	2μL
加入 RNase-Free Water 补充至 20μL	
反应条件：25℃，10min；50℃，30min；85℃，5min，贮存在 −20℃备用	

qRT-PCR 检测：首先，定量 PCR 引物设计用 Primer Premier 6.0 和 Beacon designer 7.8 软件进行，然后由杭州浩基生物公司合成，引物序列如表 5-6 所示。

表 5-6　*Atg5*、*Atg7*、*Beclinl*、*Lc3B*、*Rat GAPDH* 基因引物序列

基因名称	基因序列号	引物序列（5′→3′）
Atg5	NM_001014250.1	5′ TCAGCTCTGCCTTGGAACATCA 3′
		5′ AAGTGAGCCTCAACTGCATCCTT 3′
Atg7	NM_001012097.1	5′ TTGGGGTGTAATGTGGCTAGAACA 3′
		5′ CAGAGGCTGCCTCACGGGAT 3′
Beclin1	NM_053739.2	5′ GGCAGTGGCGGCTCCTATTC 3′
		5′ CTGTGAGGACACCCAAGCAAGAC 3′
LC3B	NM_022867.2	5′ GCACTCGCCTTGTACGTGGTT 3′
		5′ CCTGTTGCTGTTGCCTTCAGA 3′
Rat GAPDH	NM_017008.4	5′ GAAGGTCGGTGTGAACGGATTTG 3′
		5′ CATGTAGACCATGTAGTTGAGGTCA 3′

构建 RT-PCR 扩增体系和反应条件。总体系为 20μL，包括：8μL SDW，10μL Power SYBR® Green Master Mix，0.5μL Forward Primer（10μmol/L），0.5μL Reverse Primer（10μmol/L），1μL cDNA。反应条件：95℃，1min；40 个循环（95℃，15s，63℃，25s，收集荧光）55℃到 95℃熔解曲线。

进行基因表达差异统计分析：每个样品重复三次，各个基因的相对表达水平以 $Ct(2^{-\Delta\Delta Ct})$ 进行统计分析。

纳米材料暴露（12h）诱导的 RTE 细胞内自噬相关基因 $Atg\,5$ 和 $Atg\,7$ 相对表达量变化数据表明，暴露于纳米银、氧化锌和 SWCNTs 后两个基因的相对表达量均显著上调（图 5-17 和图 5-18）。

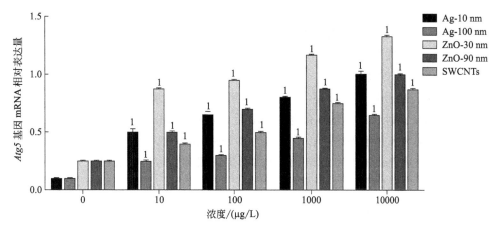

图 5-17　不同纳米材料诱导 RTE 细胞内 $Atg5$ 基因相对表达量变化
1—该组与对照组相比，差异极显著

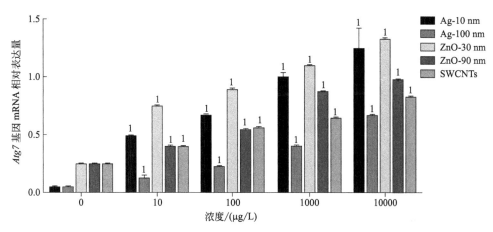

图 5-18　不同纳米材料诱导 RTE 细胞内 $Atg7$ 基因相对表达量变化
1—该组与对照组相比，差异极显著

当暴露浓度为 10mg/L 时，Ag-10nm 暴露组具有最高的 $Atg5$ 和 $Atg7$ 基因相对表达量上调率，与对照组相比分别增加了 11.5 倍和 39 倍；其次是 Ag-100nm 处理组，分别上调了 8 倍和 21 倍。三种纳米材料诱导的 $Atg5$ 和 $Atg7$ 相对表达量上调率的大小排序为：Ag-10nm＞Ag-100nm＞ZnO-30nm＞ZnO-90nm＞SWCNTs。

（3）细胞内 mTOR、Beclin1、LC3B 蛋白相对表达量检测

将细胞以 5.0×10^5 个/孔的密度接种到六孔板中，并在暴露之前培养 24h。细胞用浓度为 0μg/L、10μg/L、100μg/L、1000μg/L 和 10000μg/L 的纳米颗粒悬浮液处理 12h。细胞经漂洗、消化和离心收集处理后置于预冷的 PBS 中。利用总蛋白提取试剂盒进行样品总蛋白的提取，然后采用 BCA 法进行蛋白定量（按照试剂盒说明书进行操作）。随后以每个孔 60μg 总蛋白进行上样，每孔 10～15μL，5％浓缩胶 60V，8％～12％分离胶 80V 进行电泳 2h 左右。将 PVDF 膜甲醇中浸泡 20s，然后转移到含 5％甲醇的 Tris-Glycine 转移缓冲液中平衡至少 5min；SDS-PAGE 凝胶在 Tris-Glycine 转移缓冲液平衡至少 30min；在冷却条件下以 100V 恒压全湿转膜 2h。转膜结束后，放到 T-TBS（含 5％脱脂奶粉或 BSA），室温封闭 1h，然后 T-TBS 漂洗（5min×3 次）。将 Cleaved-Caspase 3/Caspase3/9 一抗以一定比例溶于 TBS 溶液（含 3％脱脂奶粉或 BSA），4℃孵育过夜，后用 T-TBS 漂洗（5min×4 次）。随后将羊抗鼠 IgG 二抗和羊抗兔 IgG 二抗以一定比例溶于 T-TBS（含 2％脱脂奶粉），室温孵育 1h，然后用 T-TBS 漂洗（5min×5 次）。采用 SuperSignal® West Dura Extended Duration Substrate 进行信号检测，按说明书操作，用 ECL 工作液孵育转印膜，最后去除多余 ECL 试剂，保鲜膜密封后进行显影和定影。最后，采用 BandScan 5.0 软件分析条带的光密度值，结果以平均数±标准差表示，对照组为 β-actin 表达量。

细胞自噬标志物 Beclin 1 和 LC3B 的基因和蛋白相对表达量分别通过 qRT-PCR 和蛋白质印迹进行分析，结果如图 5-19 所示。

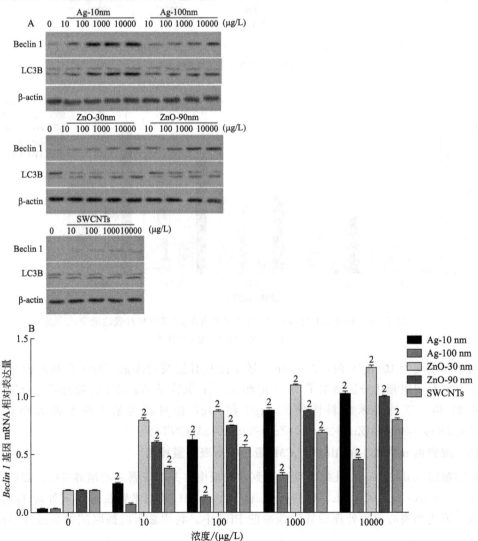

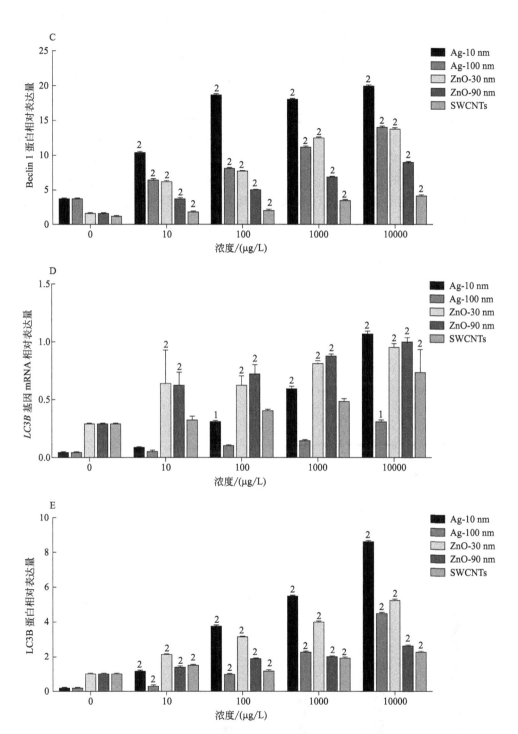

图 5-19　不同纳米材料诱导 RTE 细胞内 *Beclin 1* 和 *LC3B* 基因与蛋白相对表达量
1—该组与对照组相比，差异显著；2—该组与对照组相比，差异极显著

Beclin 1 和 LC3B 的基因和蛋白质表达随着暴露浓度的增加而上调并具有剂量依赖效应。且金属纳米颗粒暴露组呈现尺寸依赖效应。当暴露浓度为 10mg/L 时，Ag-10nm 暴露组 Beclin1 和 LC3B 的基因表达水平分别是对照组的 34 倍和 28 倍，Ag-100nm 暴露组分别是对照组的 20 倍和 8.1 倍。三种纳米材料诱导的 *Beclin 1* 和 *LC3B* 基因表达量上调幅度大小顺序为：Ag-10nm＞Ag-100nm＞ZnO-30nm＞ZnO-90nm＞SWCNTs。通过分析蛋白条带相对光密度发现相似的变化趋势。

mTOR 是调节自噬信号传导途径的关键分子信号。纳米银、氧化锌和 SWCNTs 引起的 T-mTOR 和 p-mTOR 的改变如图 5-20 所示。图 5-20A 中 T-mTOR 的蛋白表达量变化不显著，但 p-mTOR 则呈现轻微下调趋势，蛋白条带光密度检测则呈现下调趋势，其中 Ag-10nm 处理组具有最大的下调率，Ag-100nm 处理组排在第二位，第三位则是 SWCNTs 处理组。由此可知，纳米材料诱导的 mTOR 蛋白相对表达量下调幅度大小顺序如下：Ag-10nm＞Ag-100nm＞SWCNTs＞ZnO-30nm＞ZnO-90nm。

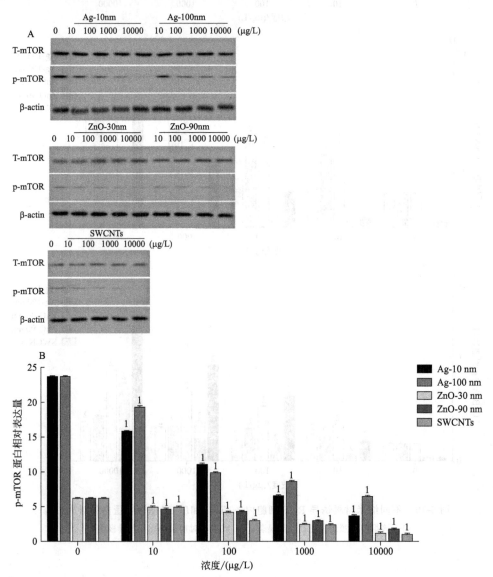

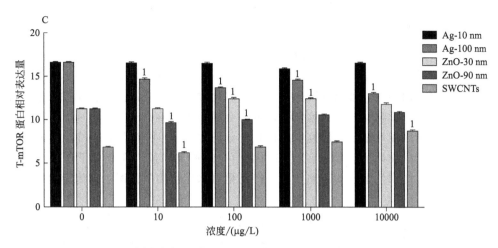

图 5-20　不同纳米材料诱导 RTE 细胞内 mTOR 蛋白相对表达量变化

1—该组与对照组相比，差异极显著

10μg/L 和 10mg/L 的纳米银（10nm 和 100nm）、氧化锌（30nm 和 90nm）颗粒物和单壁碳纳米管诱导的 RTE 细胞自噬小体含量随着暴露浓度的增加而增加，纳米银和氧化锌颗粒物诱导的自噬小体具有尺寸依赖效应；0.01～10mg/L 的纳米银（10nm 和 100nm）、氧化锌（30nm 和 90nm）颗粒物和单壁碳纳米管暴露上调 *Atg 5* 和 *Atg 7* 的 mRNA 相对表达量以及 *Beclin 1* 和 *LC3B* 的 mRNA 和蛋白表达量，具有浓度依赖效应，且大小排序为：Ag-10nm＞Ag-100nm＞ZnO-30nm＞ZnO-90nm＞SWCNTs；0.01～10mg/L 的纳米银（10nm 和 100nm）、氧化锌（30nm 和 90nm）颗粒物和单壁碳纳米管诱导的 T-mTOR 的蛋白表达量变化不显著，但 p-mTOR 则呈现轻微下调趋势，其幅度大小顺序为：Ag-10nm＞Ag-100nm＞SWCNTs＞ZnO-30nm＞ZnO-90nm。

综上所述，0.01～10mg/L 的纳米银（10nm 和 100nm）、氧化锌（30nm 和 90nm）颗粒物和单壁碳纳米管诱导 RTE 细胞发生剂量与尺寸依赖性自噬，当暴露浓度为 10mg/L 时，纳米银和氧化锌颗粒物诱导 RTE 细胞内大量自噬体蓄积，引起自噬功能障碍，而单壁碳纳米管处理组则未发现其自噬功能障碍。

5.3.1.4　案例亮点

纳米材料的风险问题是生态毒理领域前沿科学问题，空气污染是环境健康的主要问题，是世界范围内发病率和死亡率的主要原因之一。其中 $PM_{2.5}$ 作为典型的空气污染，已有研究发现 $PM_{2.5}$ 中含有纳米颗粒（NPs），易通过呼吸道沉积在人的气管和肺组织中，气管上皮细胞是抵抗病原体的第一道屏障，其损伤将影响人类健康。作为 $PM_{2.5}$ 的脆弱靶点，呼吸道细胞损伤的潜在机制尚未完全阐明，本案例通过研究典型纳米材料——Ag-NPs、ZnO-NPs、SWC-NTs 对 RTE 细胞自噬及凋亡途径相关基因表达的影响，探讨了影响 Ag-NPs、ZnO-NPs、SWC-NTs 自噬及凋亡的关键因素，通过对自噬及凋亡相关基因和蛋白表达模式的分析，探讨了自噬及凋亡的分子机制，并比较了不同大小和剂量的 Ag-NPs、ZnO-NPs、SWC-NTs 诱导自噬和凋亡的差异，为进一步研究自噬及凋亡机制提供了理论依据。

5.3.2 教学案例 2——阿特拉津单一及与铜联合暴露对瓯江彩鲤的毒性效应及作用机制研究

三嗪类除草剂占据了全球 30% 的农药市场。阿特拉津是三嗪类除草剂的一种，是我国使用时间最长、最普遍的除草剂之一，是地表和地下水最常见的污染物[106]，对水生生物有低毒。阿特拉津结构稳定，难以降解，被微生物矿化过程十分缓慢。阿特拉津低浓度存在时对生物可能不会产生影响，但从长远来看，可能会缩短生物寿命[107]。同时，阿特拉津的基因毒性和致畸变作用在对小鼠的研究中已得到充分证实[108]。目前有关阿特拉津的生态毒理效应的研究主要集中在哺乳动物的鼠类和两栖动物的蛙类，且研究侧重于积累、发育等方面。有关阿特拉津对水生生物的毒理效应，特别是对水生生物的代谢、遗传毒性的研究报道较少。

通常情况下，地表水中铜的浓度较低，但农业生产中广泛使用的含铜杀菌剂、杀虫剂和肥料等，随着地表径流进入水体后会加剧铜的污染[109-111]。在被污染的水生生态系统中，过量的铜离子对许多水生生物包括藻类、鱼类等都有显著的毒性[112-114]。有研究指出，铜中毒表现为抑制酶活性必需的巯基以及红细胞葡萄糖磷酸脱氢酶的活性，影响体内氧化、还原、水解过程，并可使蛋白质变性，使核酸、核蛋白沉淀，干扰酶系统而引起生物中毒。过量的铜被吸收后，蓄积在肝脏中，从而引起大量溶血等中毒症状[115,116]。

近 50 年来，人们对单一污染物的理化性质及其环境行为进行了相当详细的研究，并取得了许多相应的成果。事实上，在自然界中绝对意义的单一污染是不存在的，污染多有伴生性和综合性的特点，因此混合化合物对机体的联合作用越来越受到人们的重视。目前国内外对联合毒性的研究涉及重金属、农药、环境激素等多种无机和有机污染物，研究对象集中在鼠类、大型蚤、鱼、虾、藻类等动植物，有关联合毒性的研究已越来越受到国内外学者的关注，但有关铜与阿特拉津联合毒性目前还未见有系统的报道。

鱼类容易受到农药的危害。化学农药通过水体慢慢富集在鱼类体内，造成对水产品的污染，甚至会导致鱼类因慢性中毒而死亡。有机磷农药如对硫磷对鱼类的毒害作用极为明显，可引起鱼类骨骼发生畸形，还能破坏鱼的生殖功能；敌百虫达到一定浓度时，不仅对鱼的胚胎有致畸性，而且对已孵出的鱼苗也具有摧畸作用。加利福尼亚大学的科学家小组的研究发现，美国中西部地区野生豹蛙出现雌雄同体趋势和除草剂阿特拉津有很大关系，这种常用的除草剂在水源中普遍存在，可能导致两栖动物出现性别变异。环境污染物（重金属、无机和有机污染物等）对鱼类生理生化的影响及作用机制是生态毒理学研究的热点领域之一，国内外有关这方面的研究成果丰富，但有关除草剂阿特拉津和重金属铜复合污染对鱼类的毒理研究，目前报道还比较少。

瓯江彩鲤（*Cyprinus carpio* var. *color*）是浙江省瓯江流域广泛养殖的一种鲤科鱼类，因主要为当地农民在稻田中养殖，俗称"田鱼"。该品种鱼不仅肉质细嫩、营养丰富，而且体色艳丽、丰富，作为食用和观赏鱼类均具有巨大的开发潜力。近年来，由于城市建设、工矿企业的迅猛发展，大量污染物（重金属等）排入瓯江水系，严重影响了鱼类的养殖[117,118]。关于污染物对瓯江彩鲤毒性效应的基础数据目前还未见报道，因此，环境污染物对瓯江彩鲤的毒性作用及可能机理值得深入研究。

5.3.2.1 阿特拉津单一及与铜联合暴露对瓯江彩鲤肝脏组织 DNA 损伤的影响

DNA 损伤是遗传毒理学研究的一个重要领域，DNA 损伤会导致基因突变、生物大分子诱变及细胞癌变等严重后果[119]。单细胞凝胶电泳实验（彗星实验）是 20 世纪 90 年代建立起来的一种在单细胞水平上检测 DNA 损伤的方法，由于其具有高度灵敏性等特点，已广泛用于各种细胞 DNA 损伤的评估[120]。在本次实验中，我们采用单细胞凝胶电泳技术，对阿特拉津单一及与铜联合暴露条件下诱发瓯江彩鲤肝脏细胞的 DNA 损伤作用进行研究，以进一步从遗传毒理学水平探讨阿特拉津单一及复合污染对瓯江彩鲤的致毒作用和机制。

（1）实验动物

瓯江彩鲤购于浙江省丽水市某养殖场。实验前在室内玻璃水族箱（60cm×40cm×35cm）中暂养 7d，暂养水为曝气自来水，每天不间断充气，每天投喂饲料 1 次，试验前一天停止喂食，选取个体相近、体重相近的健康鱼进行毒性实验［体长（2.50±0.05）cm，体重（0.45±0.02）g］。

（2）实验处理

阿特拉津单一毒性：正式实验前进行阿特拉津浓度范围选择试验，观察 24h 及 48h 瓯江彩鲤的反应，在各污染物对鱼染毒历时 24h 的最小致死浓度 MLD 和最大致死浓度 LD_{100} 区间内，按等对数间距设置各污染物水溶液的急性毒性试验浓度。根据急性毒性试验测定的 96h LC_{50} 浓度（LC_{50} 为 42.37mg/L），按 96h LC_{50} 浓度的 1/10、1/8、1/6、1/4、1/2 的比例，暴露实验设 6 个处理：空白对照组和阿特拉津浓度分别为 4.24mg/L、5.30mg/L、7.06mg/L、10.59mg/L 和 21.19mg/L 的 5 个浓度组。每个浓度设一组平行。实验在玻璃缸（20cm×20cm×40cm）中进行。每一浓度放鱼 20 尾，实验水体 20L，实验用水为曝气 48h 之后的自来水，水温为 22～25℃，pH 值为 6.5～7.0，溶解氧为 6～8mg/L，暴露实验持续 21d。实验采用静态置换法，每天更新溶液 50%，每天定时投喂。实验过程中鱼基本没有出现死亡情况（死亡率小于 5%）。

联合毒性：根据预实验结果和国家《渔业水质标准》（GB 11607—89）、《农田灌溉水质标准》（GB 5084—2005），将 Cu^{2+} 暴露浓度定为 0.1mg/L 和 1.0mg/L。铜和阿特拉津组合浓度梯度分别为（0.1+4.24）mg/L、（0.1+5.30）mg/L、（0.1+7.06）mg/L、（0.1+10.59）mg/L、（1.0+4.24）mg/L、（1.0+5.30）mg/L、（1.0+7.06）mg/L 和（1.0+10.59）mg/L，每个浓度设 3 个重复。实验方法同上。

细胞样品的获得：将新鲜肝脏放入盛有 1mL 的 50mmol/L pH 7.4 磷酸缓冲液（PBS）的离心管中，用眼科剪剪碎，静置。用 PBS 调细胞至（4～6）×10^6 个/mL，得单细胞凝胶电泳细胞悬浮液。

单细胞凝胶电泳试验[121,122]：

① 制片　先在预热的毛玻璃载玻片上铺上 70μL 0.7% 正常熔点琼脂糖（NMA）(PBS 配制），盖上盖玻片，令其均匀展开，置 4℃冰箱中 10min 使琼脂糖固化，胶定型，推片移去盖玻片，为第一层凝胶（底层凝胶）。在室温下，将 25μL 细胞悬浮液与 75μL 0.5% 低熔点琼脂糖（LMA）(用细胞缓冲液配制）混匀，并迅速将细胞悬液-凝胶混合物滴加到第一层琼脂糖上，盖上盖玻片使其均匀铺开，置于 4℃冰箱中 10min 使琼脂糖固化，胶定型，推片移去盖玻片，此为第二层凝胶（顶层凝胶）。

② 裂解细胞　将载玻片浸入新配制的 4℃冷细胞裂解液中 2h。

③ 电泳　将载玻片取出，用蒸馏水洗去过多的盐，在新配制的电泳液中 4℃避光放置 30min，并使液面高出载玻片 0.25cm 左右。室温下，调节电流 220mA，电压 22V，电泳 30min。

④ 染色　取出玻片，蒸馏水冲洗，吸净残液，用 $15\mu g/mL$ 的溴化乙啶（EB）$40\mu L$ 染色 10min，盖上盖玻片。

⑤ 镜检　置于倒置荧光显微镜下，采用 100W 汞灯作为光源，激发波长 580nm，400 倍下，每片随机观察 100 个细胞，每个浓度组制片 5～7 张。

⑥ 瓯江彩鲤肝脏 DNA 损伤的评价指标　DNA 损伤程度分 5 级。

0 级（G0）：　<5%　无损伤，核完整；

Ⅰ级（G1）：　5%～20%　轻度损伤，可见彗尾，核缩小；

Ⅱ级（G2）：　20%～40%　中度损伤，见明显彗尾，核缩小；

Ⅲ级（G3）：　40%～95%　重损伤，彗尾荧光信号强，并见明显缩小的核；

Ⅳ级（G4）：　>95%　完全损伤，仅见荧光强而密的彗尾，核基本消失。

（3）阿特拉津对瓯江彩鲤肝脏 DNA 损伤的影响

从表 5-7 可知，随着阿特拉津染毒剂量的增加，瓯江彩鲤肝脏中 DNA 损伤率、尾长和尾相均呈上升趋势，且存在明显的剂量-效应关系，相关系数 r 值依次为 0.9897、0.9888、0.9882（$p<0.01$）。

表 5-7　阿特拉津对瓯江彩鲤肝脏 DNA 损伤的影响

染毒剂量 /(mg/L)	动物数	DNA 损伤率/%	DNA 尾长 /μm	DNA 尾相
0	20	7.25±0.5	1.025±0.05	0.503±0.01
4.24	20	10.5±0.58①	2.1±0.08①	1.01±0.01①
5.30	20	19.25±0.96①	3.15±0.06①	1.415±0.12①
7.06	20	25.25±0.5①	4.275±0.10①	1.978±0.11①
10.59	20	51.0±0.82①	5.3±0.08①	2.33±0.01①
21.19	20	79.0±1.41①	7.65±0.40①	3.265±0.15①
r	—	0.9897	0.9888	0.9882

① 表示存在极显著差异，即 $p<0.01$。

（4）铜对暴露在阿特拉津中的瓯江彩鲤肝脏 DNA 损伤的影响

由图 5-21 可知，当 Cu^{2+} 为 0.1mg/L 时，随着阿特拉津浓度的增加，瓯江彩鲤肝脏细胞 DNA 损伤率呈现逐渐升高的趋势，尾长和尾相也随之升高，与单一阿特拉津染毒组比较差异不显著，但均显著高于对照组（$p<0.01$）；当 Cu^{2+} 为 1.0mg/L 时，细胞 DNA 损伤率、尾长和尾相均随着阿特拉津暴露剂量的增加而升高，且与对照组和单一阿特拉津染毒组比较，均有显著差异（$p<0.01$）。说明随着 Cu^{2+} 浓度的增加，阿特拉津的毒性明显增强。

阿特拉津可使 DNA 链断裂，造成瓯江彩鲤肝脏组织 DNA 损伤，产生细胞毒性。提示阿特拉津的遗传毒性是致瓯江彩鲤毒性的分子机制之一。

阿特拉津与铜离子的联合毒性实验结果表明，在脂质过氧化、细胞内钙离子代谢过程、解毒酶系统及 DNA 损伤等指标水平上，阿特拉津与铜离子均表现为协同作用，且协同作用强度与阿特拉津、铜离子的暴露浓度具有一定的关系。

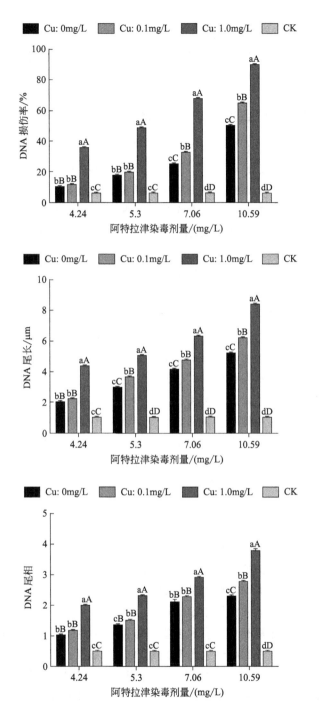

图 5-21　铜对暴露在阿特拉津中的瓯江彩鲤肝脏 DNA 损伤的影响

(注：图中的 aA、bB、cC、dD 含义为：要比较的平均数间有相同字母视为差异不显著，无相同字母的数据视为差异显著。以阿特拉津暴露浓度 4.24mg/L 组为例：Cu^{2+} 0mg/L 和 Cu^{2+} 0.1mg/L 均标记为 "bB"，则表示两组间不存在显著性差异；CK 组和 Cu^{2+} 0mg/L、Cu^{2+} 0.1mg/L、Cu^{2+} 1.0mg/L 标记字母均不同，则表示 CK 组与 Cu^{2+} 0mg/L、Cu^{2+} 0.1mg/L、Cu^{2+} 1.0mg/L 三组间，均存在显著性差异。)

5.3.2.2 案例亮点

本案例中，采用单细胞凝胶电泳技术，对阿特拉津单一及与铜联合暴露条件下诱发瓯江彩鲤肝脏细胞的 DNA 损伤作用进行研究，以进一步从遗传毒理学水平探讨阿特拉津单一及复合污染对瓯江彩鲤的致毒作用和机制。

5.3.3 教学案例 3——铅致黑斑蛙雄性毒性效应及其机制的研究

铅是环境中普遍存在的重金属元素之一，广泛应用于日常生活和工业生产。在这些应用中，只有四分之一的铅被重新回收利用，其余的以各种形式排放到环境介质中。由于铅具有不可降解性，很容易造成环境污染，在环境中以微量、痕量甚至超痕量的形式持续存在，通过食物链对各营养级产生影响和危害，甚至威胁着种群的生存和繁衍。

世界卫生组织 2002 年通报[123]：铅在危害人类健康的主要风险因子中排至第 16 位。在美国卫生与公共服务部（HHS）[124] 颁布的第十一版《2004—2006 致癌物报告》中，铅及铅化合物被列入新的环境致癌物名单。铅的毒性效应研究引起了全世界的普遍关注。但是，不难发现，有关铅毒性效应的众多研究，主要集中在人类和哺乳类，且在有关人类的研究中，多为高铅作业环境中铅的毒效应[125]。当然，自世界野生动物基金会（WWF）[126] 将铅确认为近 70 种环境激素中最重要的无机污染物后，也有关于铅致鱼类、蟹类等毒性效应的研究[127]，但鲜见有关其他物种的研究。这不仅不利于全面了解铅对整个生态系统的影响，而且，在评价铅致人类毒性效应方面也是片面的，铅可在其他生物体内富集而通过食物链传递给人类。在其他物种中，两栖类由于其皮肤具有高渗透性、水陆两栖等生物学特点，较之爬行类、鸟类等更易在其体内蓄积铅，受到铅污染的威胁。

近年来，对全球范围内两栖类动物数量的调查发现，世界各地的青蛙、蟾蜍和其他两栖类动物的数量在日渐减少[128]，到 1993 年，已有超过 500 个蛙类和蝾螈种群被列为数量下降或保护关注类群[129]。作为生态系统的重要组成部分，全球两栖类种群数量下降，将对其他生物有机体产生重要影响[130]。因此，加强对两栖类种群动态的研究，探明其下降机制，制定相应的保护对策，减少两栖类数量的下降，对保护人类生存环境亦具有重要意义。调查发现引起其种群数量下降的原因有多种，包括 UV-B 辐射、生境破碎、疾病、生物入侵、污染等[131-132]。其中，有关污染原因，引起了广大相关工作者的极大兴趣。但是，大量的报道主要集中在污染物对两栖类卵和蝌蚪的影响[133]，有关污染物对两栖类成体的毒性研究较少，尚未见污染物对两栖类成体雄性生殖毒性的研究。

研究发现，铅对有机体具有多器官和多组织毒性，对生殖系统均具有潜在危害。且众多研究表明，铅的雄性生殖毒性比雌性生殖毒性要强，即精巢对铅的敏感性要比卵巢高许多，精巢是铅作用的重要靶器官[134,135]。已经有流行病学和动物实验证实，铅能引起人和实验动物精子总数减少，精子畸变率升高，精子活动无力，血清中雄性激素水平下降及生殖能力降低等[136,137]，但上述研究多集中在哺乳类动物，鲜见铅对两栖动物雄性生殖毒性及其作用机制的研究，尤其是低铅剂量条件下的研究则更少见。因此，低剂量条件下重金属铅对两栖动物的雄性生殖毒性及其作用机制值得深入研究。

蛙是一种经典的实验用动物，具有比较丰富的生物学背景材料，且易于繁殖和饲养，是环境安全性评价的一类理想的动物模型。本研究选择我国分布广泛的两栖动物黑斑蛙（*Rana nigromaculata*）为模式动物，系统研究铅对黑斑蛙的雄性生殖毒性效应及作用机理，深入揭示重金属类污染物对两栖动物的雄性生殖毒性效应及作用机制，为当前探寻两栖动物种群数量下降的原因提供一定的参考依据，也为进一步开展重金属对两栖动物的生殖毒性研究提供重要信息。

5.3.3.1 铅对黑斑蛙精巢组织 DNA 损伤的影响

DNA 损伤是遗传毒理学研究的一个重要领域，DNA 损伤导致的诱变、癌变、突变效应是遗传毒性的长期后遗症。Stohs[138] 和 Saleh[139] 研究报道，铅可直接作用于 DNA 造成 DNA 结构改变，也可通过产生自由基，诱导 DNA 氧化损伤。

单细胞凝胶电泳实验是 20 世纪 90 年代建立起来的一种在单细胞水平上检测 DNA 损伤的方法，由于其具有高度灵敏性等特点，已广泛用于各种细胞 DNA 损伤的评估。在本次实验中，采用单细胞凝胶电泳技术，对铅诱发黑斑蛙精巢生殖细胞的 DNA 损伤作用进行了研究，以进一步从遗传毒理学水平探讨铅致黑斑蛙的雄性生殖毒性的作用机制。

(1) 实验动物

健康成年雄性黑斑蛙据其是否具有 1 对颈侧外声囊和第 1 指基部是否具有婚垫两个雌雄鉴别标准，选择雄性黑斑蛙[140,141]。在室内盛有 2～3cm 深的曝气自来水（曝气 3d 以上）的玻璃水族缸（实验前用 10% 的稀硝酸浸泡）中暂养 7d 后，挑选健壮、规格整齐的黑斑蛙进行实验 [体长 (7.19±0.33) cm，体重 (36.29±6.60) g]。

(2) 实验处理

实验用黑斑蛙随机分 6 组，每组 10 只，根据 96h 急性毒性实验，参考铅的国家污水综合排放标准，将染毒组黑斑蛙分别暴露于 3cm 深的 0.1mg/L、0.2mg/L、0.4mg/L、0.8mg/L 和 1.6mg/L 的 Pb^{2+} 溶液中 [按铅计，用 Pb (NO$_3$)$_2$ 配制]，对照组黑斑蛙暴露于 3cm 深的清洁水溶液中。所有实验浓度均设一平行组。实验容器为室内玻璃水族箱 (60cm×40cm×35cm)，实验用水为曝气过的自来水（实验时水温 18～22℃，pH 值为 6.5～7.0，溶氧为 6～8mg/L）。暴露实验持续 30d。实验采用静态置换法，每天更换实验溶液，每天投喂两次。驯养期间及实验过程中黑斑蛙基本没有出现死亡情况。染毒结束后，用双毁髓法处死取精巢组织待测。

(3) 单细胞凝胶电泳试验[142,143]

细胞样品的获得：将新鲜肝脏放入盛有 1mL 的 50mmol/L pH 7.4 磷酸缓冲液 (PBS) 的离心管中，用眼科剪剪碎，静置。用 PBS 调细胞数量至 (4～6)×10^6 个/mL，得单细胞凝胶电泳细胞悬浮液。

单细胞凝胶电泳试验：

① 制片　先在预热的毛玻璃载玻片上铺上 70μL 0.7% 正常熔点琼脂糖 (NMA)(PBS 配制)，盖上盖玻片，令其均匀展开，置 4℃ 冰箱中 10min 使琼脂糖固化，胶定型，推片移去盖玻片，为第一层凝胶（底层凝胶）。在室温下，将 25μL 细胞悬浮液与 75μL 0.5% 低熔点琼脂糖 (LMA)(用细胞缓冲液配制) 混匀，并迅速将细胞悬液-凝胶混合物滴加到第一层琼脂糖上，盖上盖玻片使其均匀铺开，置于 4℃ 冰箱中 10min 使琼脂糖固化，胶定型，推片移去盖玻片，此为第二层凝胶（顶层凝胶）。

② 裂解细胞　将载玻片浸入新配制的 4℃ 冷细胞裂解液中 2h。

③ 电泳　将载玻片取出，用蒸馏水洗去过多的盐，在新配制的电泳液中 4℃ 避光放置 30min，并使液面高出载玻片 0.25cm 左右。室温下，调节电流 220mA，电压 22V，电

泳 30min。

④ 染色　取出玻片，蒸馏水冲洗，吸净残液，用 15μg/mL 的溴化乙啶（EB）40μL 染色 10min，盖上盖玻片。

⑤ 镜检　置于倒置荧光显微镜下，采用 100W 汞灯作为光源，激发波长 580nm，400 倍下，每片随机观察 100 个细胞，每个浓度组制片 5～7 张。

⑥ 黑斑蛙肝脏 DNA 损伤的评价指标　DNA 损伤程度分 5 级。

0 级（G0）：<5%　无损伤，核完整；

Ⅰ级（G1）：5%～20%　轻度损伤，可见彗尾，核缩小；

Ⅱ级（G2）：20%～40%　中度损伤，见明显彗尾，核缩小；

Ⅲ级（G3）：40%～95%　重损伤，彗尾荧光信号强，并见明显缩小的核；

Ⅳ级（G4）：>95%　完全损伤，仅见荧光强而密的彗尾，核基本消失。

(4) 结果与分析

从表 5-8 可知，随着染铅剂量的增加，黑斑蛙精巢中 DNA 损伤率、尾长和尾相均呈上升趋势，且存在明显的剂量-效应关系，相关系数 r 值依次为 0.979、0.982、0.982（$p <$ 0.01）。在 0.2mg/L Pb^{2+} 处理下，尾长显著高于对照组，在 0.4mg/L 处理下，DNA 损伤率、尾长和尾相均显著高于对照组。

表 5-8　铅对黑斑蛙精巢 DNA 损伤的影响

染毒剂量 /(mg/L)	动物数	DNA 损伤率 /%	DNA 尾长 /μm	DNA 尾相
0	10	14.87±0.34	1.44±0.05	0.53±0.02
0.1	10	15.00±0.39	1.50±0.10	0.55±0.04
0.2	10	15.13±0.32	1.61±0.04①	0.59±0.02
0.4	10	29.83±0.45②	2.99±0.04②	1.09±0.01②
0.8	10	46.29±0.19②	4.57±0.12②	1.67±0.04②
1.6	10	73.97±0.36②	7.59±0.23②	2.77±0.09②
r	—	0.979	0.982	0.982

① 该组与对照组相比，差异极显著。

② 此两个组之间差异显著。

单细胞凝胶电泳实验，是目前检测 DNA 链（单链或双链）断裂的灵敏手段。本实验发现 0.2mg/L Pb^{2+} 处理下，DNA 尾长显著高于对照组，0.4mg/L Pb^{2+} 处理下，DNA 损伤率显著高于对照组。说明，低铅可以使 DNA 链断裂。

本实验检测的是精巢组织 DNA 损伤，精巢组织是精子发生的场所，其 DNA 损伤的增加，在一定程度上表明铅可使生殖细胞 DNA 损伤率增加。生殖细胞损伤，可以导致两种后果：一是损伤细胞不能与异性细胞结合，直接影响繁殖速率，影响子代的数量；二是引起遗传性疾病，影响存活子代的质量。故认为低铅可对黑斑蛙种群及其繁衍造成威胁。

综上所述，低铅可引起黑斑蛙体细胞 DNA 以及生殖细胞 DNA 等遗传物质损伤，产生细胞毒性，对黑斑蛙种群数量及繁衍造成威胁，但其分子机制有待进一步阐述。提示铅的遗传毒性也是铅致黑斑蛙雄性生殖毒性机制之一。

5.3.3.2　案例亮点

在本案例中，采用单细胞凝胶电泳技术，对铅诱发黑斑蛙精巢生殖细胞的 DNA 损伤作用进行了研究，以进一步从遗传毒理学水平探讨铅致黑斑蛙的雄性生殖毒性的作用机制。

复习思考题

1. 什么是基因突变，基因突变的主要类型有哪些，请简单概括。

2. 什么是染色体畸变，染色体畸变的类型主要有哪些？

3. 什么是 DNA 损伤，DNA 损伤可怎样分类，请加以概括。

4. 在烷化剂致突变的过程中，易于被烷化的碱基位置有哪些，请举例。

5. DNA 损伤的修复方式有哪些，请加以简单概括。

6. 遗传毒性的常用试验方法有哪些，请简单举例。

7. 解释什么是表观遗传，什么是表观遗传学。

8. 基因表达的方式有哪些，请加以概括。

第6章 免疫毒效应

6.1 免疫毒性的概念和主要机理

6.1.1 免疫毒性的概念

免疫毒性（immunotoxicity）是指不同的化学物可直接损伤免疫细胞的形态和功能，或通过干扰神经内分泌网络等，使机体免疫功能低下，引起免疫应答过低，导致个体易受感染因素或肿瘤的攻击，也可影响免疫细胞的抗原识别能力或敏感性，过度的或不适应的免疫应答引起病理损害，表现为超敏反应或自身免疫性疾病。化学物对免疫系统的作用具有双相性，同一化学物可在不同条件下分别表现为对机体的免疫抑制或免疫增强。免疫毒性表现自身免疫反应是机体对自身组织成分或细胞抗原失去免疫耐受性，导致自身免疫效应细胞和自身抗体，对自身组织进行病理性免疫应答，引起组织结构的损伤。

6.1.2 免疫毒理学

6.1.2.1 免疫毒理学概念

免疫毒理学（immunotoxicology）是毒理学的一个重要分支，是研究外源性化学物、物理因素及生物因素对机体免疫系统不良反应及其机制的一门学科。在某些情况下，免疫系统是最容易受到攻击的靶位，在其他器官系统尚未观察到毒作用时，免疫系统可能已经受到损害，如免疫病理学改变、细胞免疫异常、体液免疫异常、特异性免疫改变或宿主抵抗力下降等。因此，免疫系统的效应变化是某些危害的毒理学安全性评价中较为敏感的指标，而选择敏感的生物标志物检测早期健康危害效应将会极大地提高安全性评价工作的科学性和效率。

6.1.2.2 免疫毒理学的研究内容

免疫毒理学的研究内容主要是建立和改进免疫毒性检测与评价方法。进一步改进和确定免疫功能检测与宿主抵抗力试验；建立检测外源化学物免疫毒性的体外试验方法；建立评价外源化学物对局部免疫功能（肺、皮肤、胃肠道）影响的方法；建立从动物免疫毒性检测结果外推到人的数学模型等。

免疫毒性机制的研究中关于外源化学物对机体免疫系统的影响，包括直接和间接影响两方面，应从这两方面入手，采用行之有效的研究手段，将整体、细胞、分子、基因水平上的研究方法有机结合，综合分析外源化学物免疫毒性机制，它包括外源化学物引起免疫抑制或免疫缺损的机制和引起超敏反应以及自身免疫反应或自身免疫病的机制。

为保护人群身体健康及职业接触者的安全，应加强对有拮抗外源化学物致免疫毒性的药品或保健品的研究，尽量减少外源化学物对人体造成的不良影响，从天然资源获取具有免疫调节作用的保健品尤为重要。

6.1.3　免疫应答

免疫应答（immune response）是机体的一个重要防护和调节机制。如果免疫系统受损，传染病的发病率就会大大地增加，从而间接影响到动物的生命。外源性化学物质本身多是小分子的物质，并不能引起免疫应答，但是经器官“操作”后，化学物和损伤的组织成分相结合就可能产生抗原性，引起免疫病理性损伤。对免疫功能的检测有助于对外源性化学物所造成损害的临床表现及病理过程有进一步的了解。免疫毒性的研究还有助于我们了解化学物损害机体的生物学机制。由于免疫应答具有高度的选择性和特异性，并且由多种免疫细胞和免疫因子参与完成，现在我们可以利用体外培养各种免疫细胞的方法，在培养基内加入各种外源性化学物，从而了解这些外源性化学物作用的部位，并提供有关外源性化学物与生物效应之间作用性质方面的资料。

6.1.4　机体的免疫系统及免疫功能

高等动物具有完善的免疫功能，而免疫功能又是由免疫系统完成的。免疫系统首先识别各种异物，激活免疫细胞，产生特异杀伤或解毒效应。机体的免疫系统包括免疫器官、免疫细胞和免疫分子。

根据免疫器官的发生和作用不同，免疫器官可分成两类，一类称中枢免疫器官（central immune organ），包括胸腺、法氏囊（鸟类）或法氏囊类似器官；另一类是周围免疫器官（peripheral immune organ），包括淋巴结、脾脏、扁桃体与阑尾等。中枢淋巴器官是造血干细胞增殖、分化为 T 和 B 淋巴细胞的场所，周围淋巴器官是免疫反应的重要场所。胸腺是一个很重要的中枢淋巴器官，其结构和大小随年龄而有明显的变化。通过动物实验已经证明，新生期作胸腺试验的动物，其外周免疫器官的胸腺依赖区（thymus dependent area，或称 T 细胞区）内的淋巴细胞稀少，血中淋巴细胞显著减少，失去对同种异体移植的免疫排斥反应，细胞免疫功能低下，体液功能受损。

参与免疫反应的细胞，即免疫细胞有淋巴细胞、单核细胞、中性粒细胞、嗜酸性粒细胞和肥大细胞等。这些细胞的起源都是造血干细胞。淋巴细胞的形态与功能十分复杂。以往根据淋巴细胞功能、寿命、分布、理化性状、对有丝分裂的反应和对药物的敏感性不同，将它们分成 T 细胞和 B 细胞。但后来发现淋巴细胞表面具有特殊的结构，统称表面标记（surface marker），一般指表面抗原、表面免疫球蛋白和表面受体。根据淋巴细胞的表面标记不同，可将淋巴细胞分成 T 细胞、K 细胞和 NK 细胞，免疫分子主要包括免疫球蛋白（Immunoglobulin，Ig）、补体（complement）和淋巴因子（lymphokine）。

机体的免疫反应功能主要表现在三个方面，即防御功能、稳定功能和监视功能。防御功能（defense）是指病原体侵入机体后，通过各种屏障，包括呼吸道、消化道、血脑屏障及各种抗体、补体所起的防御作用。防御功能正常状态就能杀灭各种病原体。但防御功能过高或过低都有可能产生疾病，过高可产生变态反应，过低则易造成免疫缺损，出现反复感染。稳定功能（homeostasis）是指机体在正常情况下有清除衰老和损伤细胞的功能，从而保持机体的动态稳定，这种功能发生异常，就会产生自身免疫。监视功能（surveilance）是指识别和清除体内突变细胞的功能。人体在正常情况下，具有清除突变细胞的能力，众所周知体细胞突变是肿瘤发生的基础，一旦监视功能过低就有可能发生肿瘤。

机体的免疫反应过程是很复杂的，它是由吞噬细胞系和淋巴细胞系共同完成的。这一过程包括免疫细胞对抗原的识别，即抗原分子与免疫细胞间的相互作用；免疫细胞的活化和分化过程，即免疫细胞间的相互作用；效应细胞和效应分子的效应作用。

6.1.5 外源化学物对免疫系统的影响

外源化学物对免疫系统的影响主要表现在三个方面，即免疫抑制、超敏反应及自身免疫反应。

6.1.5.1 免疫抑制

环境中存在着多种具有免疫抑制作用的外源化学物，例如多氯联苯（PCB）、多溴联苯（PBB）、六氯苯（HCB）、四氯二苯呋喃（TCDF）、四氯二苯对二噁英（TCDD）等多卤代芳烃类物质，苯并（a）蒽（BA）、7,12-二甲基苯并（a）蒽（DMBA）、三甲基胆蒽（3-MCA）、苯并（a）芘（BaP）等多环芳烃类物质，DDT、敌百虫、甲基对硫磷等农药类物质，铅、镉、汞、铬、镍、锌、铜、有机锡等金属类物质，二氧化氮、二氧化硫、臭氧、一氧化碳等大气污染物，氯乙烯、苯、苯乙烯、联苯胺、三硝基甲苯、石棉等工业污染物，环磷酰胺、氨甲蝶呤、6-巯基嘌呤、5-氟尿嘧啶、环孢菌素 A、雌二醇、白消安等治疗用药物。

外源化学物对免疫功能的抑制作用包括对体液免疫功能、细胞免疫功能、巨噬细胞功能、NK 细胞功能及宿主抵抗力等的影响，以多卤代烃类对啮齿类动物免疫功能影响为例，见表 6-1。

表 6-1 多卤代烃类对啮齿类动物免疫功能及宿主抵抗力的影响

检测项目	化学物质			
	PCB	PBB	TCDD	TCDF
宿主抵抗力				
细菌	下降	无影响	下降	未检测
内毒素	下降	无影响	下降	未检测
病毒	下降	未检测	下降	未检测
寄生虫	下降	无影响	未检测	未检测
肿瘤细胞	下降	未检测	未检测	未检测
细胞免疫				
DTH	下降	未检测	下降	下降
淋巴细胞增殖	下降	下降	下降	下降

检测项目	化学物质			
	PCB	PBB	TCDD	TCDF
体液免疫				
PFC	下降	下降	下降	未检测
抗体滴度	下降	下降	下降	未检测
巨噬细胞功能	未检测	无影响	无影响	未检测

6.1.5.2　超敏反应

超敏反应（hypersensitivity reaction）又称变态反应（allergy），是指机体受同一抗原再次刺激后产生的一种异常或病理性免疫反应。超敏反应与免疫反应本质上都是机体对某些抗原物质的特异性免疫应答，但超敏反应主要表现为组织损伤或生理功能紊乱，免疫反应则主要表现为生理性防御效应。

根据超敏反应发生的机制和特点，可将其分为四种类型，见表 6-2。

表 6-2　超敏反应的分类

类别	靶部位	表现特点	参与分子和细胞
Ⅰ 型 速发型	胃肠道	胃、肠变态反应	IgE，可能有 IgG
	皮肤	荨麻疹，特应性皮炎	肥大细胞、嗜碱性粒细胞
Ⅱ 型 细胞毒型	红细胞	溶血性贫血、输血反应	IgC 或 IgM、补体、巨噬细胞
	白细胞	粒细胞减少	K 细胞
Ⅲ 型 免疫复合物型	血管、细胞核	脉管炎、红斑狼疮	IgC、IgA 或 IgA
	肾	慢性肾小球肾炎	补体、中性粒细胞
	关节	类风湿性关节炎	嗜碱性粒细胞
Ⅳ 型 迟发型	皮肤	接触性皮炎	T 淋巴细胞

Ⅰ、Ⅱ、Ⅲ型超敏反应是由抗体介导的，发生较快，数分钟到数小时即可产生反应。Ⅳ型超敏反应是由致敏 T 淋巴细胞介导的，一般在二次抗原注入后 24～48h 反应达高峰，称迟发型超敏反应。

6.1.5.3　自身免疫

自身免疫（autoimmunity）是机体对自身组织成分或细胞抗原性失去免疫耐受性，导致自身免疫效应细胞和自身抗体产生，称为自身免疫。自身免疫反应达到一定强度，以致破坏正常组织结构并引起相应症状时，就成为自身免疫病。

目前已发现许多外源化学物可引起自身免疫病，其中包括金、镉、汞、锂等金属；青霉素、甲基多巴、吡啶硫胺素、氟烷等药物；联苯胺、多溴联苯、多氯联苯、氯乙烯等有机溶剂、工业化学物；酒石酸、掺假的菜籽油等食品中的化学物、食品添加剂。

外源化学物引起自身免疫反应和自身免疫病，其基本病理特征为化学物质诱导体内自身抗原，刺激机体免疫活性细胞，特别是辅助 T 细胞，进而激活 B 细胞，产生一种或多种自身抗体，抗原与抗体结合形成免疫复合物，随血液循环到某些部位沉积下来，干扰相应器官的正常生理功能，并通过激活补体，促使炎性细胞浸润，造成组织损伤。如氯化汞引起的自身免疫性肾炎，可见染毒鼠血清 IgE 和 IgC 浓度明显升高，腘窝淋巴结（PLN）明显增重，脾脏 IgG 分泌细胞增多，血清中抗核抗体、抗 DNA 抗体和抗肾小球基底膜抗体阳性，病理切片可见肾小球基底膜和外周血管有线状或颗粒状免疫复合物沉积。

外源化学物引起自身免疫的一个重要特点是有明显的个体差异，即在同物种间可表现为遗传易感性和遗传抗性，某些品系的小鼠如新西兰黑小鼠（New Zealand Black mice，NZB小鼠）自身免疫病的发病率特别高。

6.1.5.4 外源化学物对免疫系统的作用特点

（1）反应的灵敏性

很多外源化学物对免疫系统造成不良反应的剂量往往低于它们的一般毒性作用剂量。如小鼠长期接触低剂量的甲基汞、四乙基铅和砷酸钠在表现出明显毒性反应之前，就出现免疫功能改变。

（2）反应的复杂性

外源化学物对免疫系统影响的复杂性主要表现在免疫反应的双重性和作用的选择性。一种外源化学物对机体可产生免疫增强或免疫抑制两种效应，它取决于化学物质剂量大小、进入机体途径以及检测时间。如给抗原前给实验动物腹腔注射镉，可观察到动物抗体生成细胞（PFC）增加，但在给抗原后 2 天给镉，则 PFC 明显减少。氨基硫羰基咪唑啉酮在一定剂量下具有免疫抑制作用，但当剂量加大时免疫抑制作用反而不明显。很多外源化学物可选择性地损伤免疫反应的一个方面或是某种免疫细胞的亚类。例如皮质类固醇损伤辅助 T 细胞（TH），而环孢菌素对各类 T 细胞均有损伤作用，环磷酰胺主要对活化增殖的细胞有毒性，而且对 B 细胞的毒性比 T 细胞大。

6.1.5.5 外源化学物免疫抑制机制

外源化学物免疫抑制机制归纳起来可分为直接作用机制和间接作用机制。许多外源化学物的免疫抑制作用是通过其原形或其代谢产物直接作用于机体的免疫器官和免疫细胞而引起的，称为直接作用机制。通过其原形或其代谢产物间接作用于机体的免疫器官和免疫细胞而引起的，称为间接作用机制。

（1）直接作用机制

直接作用机制常见的有细胞毒作用、对淋巴细胞成熟过程的影响、对淋巴细胞增殖和分化的影响。

① 细胞毒作用　是指外源化学物直接作用于免疫细胞和免疫器官，引起细胞死亡，免疫细胞数目减少，免疫器官萎缩，免疫功能抑制。根据细胞死亡的形态学和生物化学改变，细胞死亡分为坏死（necrosis）和凋亡（apoptosis）。凋亡细胞染色质凝聚、细胞质浓缩。膜包绕的核质以及胞质成分称凋亡小体。细胞凋亡是机体自我调节的一种生理现象，既可是一种生理过程，也可是一种病理过程。有机锡化学物是一类广泛应用于塑料工业、农业和防腐涂料中的化学物。三-n-丁基锡（TBT）是防腐涂料中最常用的有机锡，其毒作用的靶部位主要是免疫系统。较低浓度的有机锡就可引起胸腺萎缩，皮质区胸腺数目减少，抑制巨噬细胞和 NK 细胞活性。TBT 引起胸腺细胞死亡的主要机理可能是由于胞内游离钙浓度升高而引起细胞凋亡。

② 对淋巴细胞成熟过程的影响　淋巴细胞是由骨髓多能干细胞发育而来。干细胞是一

群未分化的母细胞，其中一部分进入胸腺，在胸腺素的作用下，发育成熟为 T 淋巴细胞。T 淋巴细胞的正常发育需要胎肝或骨髓不断向胸腺提供淋巴干细胞，因此，某些外源化学物对骨髓多能干细胞的毒性作用可能是引起免疫抑制的机制之一。

③ 对淋巴细胞增殖、分化的影响　淋巴细胞在受到抗原或有丝分裂原的刺激，产生免疫应答的最初阶段，使静止的淋巴细胞活化增殖成为有活性的细胞。其活化过程是，抗原或有丝分裂原与淋巴细胞膜上受体结合后，激活膜上的 GTP 结合蛋白，GTP 结合蛋白进一步激活膜上的磷脂酶 C（PLC），PLC 水解磷脂酰肌醇二磷酸（PIP2），使其分解成肌醇三磷酸（IP3）和甘油二酯（DAG）。胞内游离 Ca^{2+} 浓度升高，导致淋巴因子的产生，如白介素-2（IL-2）的产生和 IL-2 受体的表达，淋巴细胞活化。对活化过程中任一环节的影响都会改变淋巴细胞的增殖与分化，进而影响免疫功能。二甲基苯并蒽（DMBA）在体外可明显抑制 PHA 或单克隆抗体 OKT3 刺激的人外周血单核细胞的增殖反应，但 DMBA 必须在加刺激原以前与单核细胞作用，才能产生这种抑制作用，说明 DMBA 干扰单核细胞增殖的早期过程。

（2）间接作用机制

间接作用机制常见的有对神经内分泌网络的影响、对营养和代谢的影响两种。

① 对神经内分泌网络的影响　外源化学物对下丘脑-垂体-肾上腺轴（HPA）的激活，可分泌许多内分泌素及一些生物活性物质，如糖皮质激素、儿茶酚胺、乙酰胆碱、性激素、内啡肽、甲状腺素、生长激素等。这些内分泌素对免疫系统均有调节作用，其中研究最多的是糖皮质激素，它几乎对所有的免疫细胞都有抑制作用，包括淋巴细胞、中性粒细胞、巨噬细胞、肥大细胞等。

② 对营养和代谢的影响　营养状况能影响机体免疫功能。营养不良可使免疫系统一级和二级淋巴器官的大小、质量、结构和细胞组成都有明显改变，其严重程度依次为胸腺、脾脏、肠系膜淋巴结、颈部与腋窝淋巴结及阑尾。营养不良时，体液免疫、细胞免疫均降低，增加对感染的易感性。单一营养素的缺乏也会对免疫功能有明显的影响，如维生素 A 缺乏可引起脾脏、胸腺退化，外周血淋巴细胞数减少，NK 细胞数明显下降，抗体产生减少。

6.1.5.6　化学物质对免疫功能影响及其作用机制

生态系统中的某些化学物，如重金属、工业污染物、农药、化学污染物等都可以影响免疫功能，具体表现有以下几个方面。

使免疫功能受到抑制或产生免疫缺损。很多化学物质可以对免疫功能包括体液免疫功能和细胞免疫功能产生抑制作用，但必须指出的是并不是所有的化学物质都可以引起免疫抑制。例如许多金属对免疫功能有抑制作用，但是硒却可以增强免疫反应，在给抗原前或与抗原同时给硒，反应增强最明显。另外锌在体外试验中也具备增加抗体反应的能力。实验动物在接触某些化学物后，其免疫功能抑制的程度取决于所接触化学物的剂量。

改变宿主的防御功能，降低机体抵抗力。机体在接触外源性化学物后，可以改变其对细胞、病毒、寄生虫及可移植肿瘤和自发肿瘤的抵抗力，一般来说由于细胞介导免疫（cell mediated immunity，CMI）或体液介导免疫（humoral mediated immunity，HMI）严重抑制而造成宿主对一些感染因子敏感性增加，抵抗力下降。当动物接触化学物后用肿瘤细胞去激发，可以发现肿瘤发生率在接触化学物的动物组中明显高于对照组。

产生变态反应。变态反应是病理性免疫反应，当机体受抗原刺激后产生异常的体液或细胞免疫反应，导致生理功能紊乱或组织损伤。引起变态反应性病变的变应原可以是完全抗原，如异种血清蛋白质、微生物、霉菌、植物、花粉等，也可以是半抗原，许多分子量较小的化学物或某些金属元素，它们本身没有抗原性，但当它们与某些大分子物质结合成复合物，则能引起动物产生抗体，此抗体又能与原来的小分子物质发生特异性结合。化学物质引起的变态反应主要有以下几个特点：①反应表现不同于该物质的一般毒性反应，组织病变也不同于该物质的中毒变化，而是变态反应性炎症；②通常接触某种化学物后，经 1～2 周再次接触该物质，反应即可出现；③变态反应不存在剂量-反应关系，很小的剂量进入体内就可以致敏，再接触小剂量即可出现症状。

6.1.6 化学致癌物引起的肿瘤免疫

肿瘤病因十分复杂，大量流行病学调查和动物实验证明人类肿瘤的 80%～85% 是环境因素引起的，因此化学致癌是人们关注的问题，化学致癌物引起的肿瘤免疫更是当前人们研究的热点。

6.1.6.1 肿瘤细胞的抗原及其特点

正常细胞在突变、转化成肿瘤细胞的过程中基因发生变化导致细胞膜结构及成分的改变，也就是抗原性发生变化，癌细胞抗原的主要特点是器官特异抗原的丢失，胚胎性抗原的重现及新生肿瘤特异抗原的出现。肿瘤特异抗原（tumor specific antigen，TSA）只存在于肿瘤细胞而不存在于正常细胞。在动物中这类肿瘤抗原是由移植排斥实验来证实的，所以也称为肿瘤特异移植抗原（tumor-specific transplantation antigen，TSTA）。肿瘤相关抗原（tumor associated antigen，TAA）是另外一类存在于肿瘤细胞表面的大分子，这类物质并非肿瘤细胞所特有，但在细胞癌变时其含量明显增加，只有量的变化而缺乏严格的肿瘤特异性。带瘤宿主的免疫系统不能识别这类抗原，因它们不具有抗原性。但这类抗原的出现与肿瘤有关，因此称它们为肿瘤相关抗原。胚胎性抗原即是这一类抗原的代表，如癌胚抗原与消化道肿瘤有关，甲胎蛋白与肝癌有关。

6.1.6.2 化学致癌物诱发肿瘤的特点

化学致癌物致癌性不同，所致肿瘤抗原性强弱不同，如由三甲基胆蒽（3-MCA）诱导小鼠肉瘤，其抗原性较二苯并蒽（DBA）为强，而由二苯酰吡喃诱发的小鼠肉瘤抗原性则弱。肿瘤发病潜伏期短，抗原性较强，潜伏期长，抗原性弱。在纯系动物中用化学致癌物诱发出的肿瘤最明显的特点是肿瘤抗原具有个体特异性，如用 3-MCA 诱发的大鼠肉瘤抗原，只能对自身的大鼠抗血清起特异免疫反应，而其他的同系大鼠同样是由 3-MCA 诱发的肉瘤彼此无交叉反应。也有人发现用同一种化学物质在同一宿主的不同部位诱发的两个肿瘤，其抗原性也不尽相同。

6.1.6.3 机体的抗肿瘤免疫机制

目前已知至少有 5 种细胞在肿瘤免疫中起作用，其中包括：T 淋巴细胞、B 淋巴细胞、裸细胞（K 细胞）、巨噬细胞和 NK 细胞。尽管各种细胞杀瘤的作用和途径不同，但最终均使细胞膜溶解成孔，细胞内容物外溢，细胞破裂而亡。

① T 淋巴细胞的细胞毒作用　T 细胞的溶瘤作用在肿瘤免疫中有着重要地位，它不仅可特异性地直接破坏瘤细胞，而且还可释放淋巴因子活化巨噬细胞以杀伤瘤细胞。T 淋巴细胞对瘤细胞杀伤作用的特点是具有免疫特异性，一般需几小时至 24 小时发生反应，不需补

体参与，瘤细胞必须与致敏淋巴细胞密切接触。

② 抗体依赖的细胞介导细胞毒作用　T 细胞是一种能发挥细胞毒性作用的淋巴细胞，由于它的杀伤作用依赖于抗体的存在，所以称为抗体依赖细胞。K 细胞是直接来自骨髓的淋巴样细胞，它不依赖于胸腺，例如裸鼠缺乏胸腺，但仍有 K 细胞功能。K 细胞的功能是由于它的细胞膜上 Fc 受体可与已结合于瘤细胞上的 IgG 型抗体的 Fc 段结合，从而激发 K 细胞的活性，将靶细胞杀伤和破坏，这个杀伤作用是非特异性、无选择性的。

③ NK 细胞的杀伤作用　NK 细胞是一类无需预先致敏即有迅速溶解肿瘤细胞作用的淋巴细胞。它们不同于致敏的 T 细胞、K 细胞、巨噬细胞，故称为天然杀伤细胞，它们有自发性淋巴细胞介导的细胞毒性作用。NK 细胞主要存在于外周血及脾脏中，其活性随年龄而有变化。NK 细胞在免疫监视上起重要作用，对各种类型的肿瘤细胞均有溶解作用，因此有人提出 NK 细胞是宿主抗癌的天然屏障或第一道防线。

④ 免疫毒性与致癌作用　很多化学物可以引起免疫功能下降，特别是细胞免疫功能受到抑制，NK 细胞活性降低，为癌症的发生提供了有利条件。机体正常细胞可在环境因素作用下发生突变并恶性转化形成肿瘤细胞，这时在肿瘤细胞表面出现新的抗原，此时机体可通过免疫监视作用识别肿瘤抗原是"外来"或"非己"细胞，从而调动免疫系统进行防御直到最后消灭肿瘤细胞。近年来 NK 细胞在免疫监视中的作用越来越受到重视，已证明化学致癌物的致癌作用是与 NK 细胞活性有关的，有人曾用 10 种多环芳烃物质进行实验证实，凡是具有免疫抑制作用的多环芳烃物质都具有致癌作用，免疫抑制作用的大小与致癌作用的强弱是相一致的。

6.1.7　免疫毒理学评定方法

6.1.7.1　免疫毒性检测方案

几种免疫毒性检测方案如表 6-3、表 6-4、表 6-5 所示。

表 6-3　美国国家毒理学计划（NTP）推荐的小鼠免疫毒性检测方案

检测项目	检测内容
筛选(一级)	
免疫病理	血液学——白细胞总数及分类
	脏器质量——体重、脾脏、胸腺、肾、肝
	细胞学——脾脏
	组织学——脾脏、胸腺、淋巴结
体液免疫	对 T 淋巴细胞依赖性抗原(SRBC)产生 IgM 空斑细胞数
	对有丝分裂原细菌脂多糖(LPS)的反应
细胞免疫	对有丝分裂原刀豆素(ConA)反应及混合淋巴细胞反应
非特异性免疫	自然杀伤(NK)细胞活性
广泛研究(二级)	
免疫病理	脾脏中 T、B 淋巴细胞数
体液免疫	对 SRBC 的 IgC 抗体形成细胞数
细胞免疫	细胞毒性 T 淋巴细胞(CTL)的溶细胞效应及迟发型变态反应(DTH)

检测项目	检测内容
非特异性免疫	巨噬细胞——腹腔巨噬细胞数及吞噬能力(静止及活化)
模型	同基因型肿瘤细胞
	PYB6 肉瘤(肿瘤发生率)
	B16F10 黑色素瘤(肺部肿瘤的结节数)
	细菌模型
	李斯特菌(死亡率)
(观察终点)	链球菌(死亡率)
	病毒模型
	流感病毒(死亡率)
	寄生虫模型
	疟原虫(寄生物血症)

表 6-4 荷兰 NIPHEH 推荐的大鼠免疫毒性检测方案

项目	检测内容
一级	
免疫病理学	常规血液学(白细胞分类、计数)
	血清 IgM、IgA、IgG 含量
	骨髓细胞构成
	器官质量(胸腺、脾脏、淋巴结)
	组织病理学(胸腺、脾脏、淋巴结、肠系膜淋巴结、支气管相关淋巴组织)
	选择指标:淋巴组织免疫细胞化学和流式细胞计数
二级	
细胞介导免疫	对 T 淋巴细胞依赖性抗原(如卵蛋白、结核菌素、李斯特菌)的敏感性及皮肤激发试验
	对特异性抗原(李斯特菌)的淋巴细胞增殖反应;有丝分裂原[ConA、植物血凝素(PHA)]
	对 T 淋巴细胞的刺激作用
体液免疫	对 T 淋巴细胞依赖抗原(卵清蛋白、破伤风类毒素、旋毛虫)反应的血清 IgM、IgG、IgA、IgE 的浓度
	对非 T 淋巴细胞依赖性抗原 LPS 反应的血清 IgM 浓度
	对 B 淋巴细胞有丝分裂原 LPS 的淋巴细胞增殖反应
巨噬细胞功能	脾黏附细胞和腹腔巨噬细胞在体外对李斯特菌的吞噬和杀伤作用
	脾黏附细胞和腹腔巨噬细胞对 YAC-1 淋巴瘤细胞的溶解作用
自然杀伤细胞功能	脾非黏附细胞对 YAC-1 淋巴瘤细胞的溶解作用
宿主抵抗力	对旋毛虫的激发效应(肌肉幼虫计数及幼虫驱出),对李斯特菌的激发反应(脾脏和肺脏的清除)

表 6-5　国内推荐的实验动物免疫毒性检测方案

项目	检测内容
病理毒性	体重、脾脏质量、胸腺质量
	一般血液学检查：白细胞总数及分类
体液免疫	对胸腺依赖抗原——羊红细胞的抗体空斑反应(PFC)
	血清抗体滴度(血凝法、ELISA 法)
	用有丝分裂原(LPS)刺激淋巴细胞转化
细胞免疫	T 细胞数——ANAE 染色法
	用有丝分裂原(ConA、PHA)刺激淋巴细胞转化
	迟发型变态反应(DTH)
巨噬细胞功能	腹腔巨噬细胞对鸡红细胞的吞噬作用
	单核巨噬细胞对碳粒的廓清能力
宿主抵抗力	对肿瘤细胞的敏感性(TD10-20)
	内毒素的过敏反应(LD10-20)

6.1.7.2　免疫抑制的检测方法

免疫病理学检查包括淋巴器官质量、病理检查及流式细胞术检测细胞表面标记等。

① 淋巴器官质量检测　淋巴器官质量是指实验动物接触外源化学物后，对免疫系统的毒性作用可表现为淋巴器官质量的改变。通过称重了解淋巴器官质量的变化，最常用来检测淋巴器官质量的是胸腺、脾脏、淋巴结。根据接触外源化学物的途径，对不同部位的淋巴结进行称重，如经口接触则对肠系膜淋巴结称重，经呼吸道接触对支气管淋巴结称重。进行肠系膜淋巴结称重时应注意将周围的脂肪组织去除干净，以保证称重的准确。

② 病理检查　病理检查是指除对胸腺、脾脏及淋巴结进行病理检查外，根据暴露途径的不同，对黏膜免疫系统和皮肤免疫系统的组织病理也应进行检查。开始用常规的苏木素-伊红染色，进一步针对特殊的细胞类型可采用免疫酶染色法。有许多单克隆抗体可用来对小鼠、大鼠及人的免疫细胞的分化抗原、细胞黏附分子及活化的标记进行测定。组织病理学的检查只能对所产生的影响做半定量的估计。

③ 流式细胞术检测　荧光激活的细胞分类仪（fluorescence activated cell sortor,FACS）检测细胞表面标记是用于流式细胞术的一种自动分析仪器，利用免疫荧光与细胞生物学、流体力学、光学和电子计算机等多种技术，进行细胞和分子水平研究。用 FACS 分析外源化学物对细胞表面标记的影响，是鉴定化学物免疫毒性十分敏感的指标。

④ 淋巴细胞增殖反应　淋巴细胞增殖试验是测定 B 淋巴细胞和 T 淋巴细胞功能的简便方法，重复性也较好。在进行该试验时需用有丝分裂原刺激淋巴细胞转化，常用的有丝分裂原有细菌脂多糖（LPS）、植物血凝素（PHA）、刀豆素（ConA）等，LPS 主要刺激 B 淋巴细胞，PHA、ConA 刺激 T 淋巴细胞。经刺激后增殖的淋巴细胞用形态学方法、同位素掺入法和比色分析法进行检测。形态学方法简单，在光学显微镜下计数转化细胞，但客观性差。同位素掺入法常用 ^{3}H-TdR 掺入 DNA 后，用液体闪烁仪进行测定，以 cpm 数来表示转化程度，该法能客观反映淋巴细胞转化情况，但需要有 ^{3}H 标记的 TdR 和能测同位素的仪器，因此难以在一般实验室进行。淋巴细胞增殖反应在检测外源化学物对免疫系统毒性上不是一个灵敏的方法，这是因为细胞在体外培养条件下，需经几天时间才能达到反应的高峰，

这段时间有些受到损伤的细胞得到恢复，这是体外试验或半体外试验中一个共同的问题。

⑤ 体液免疫功能检测　有许多方法可用来检测体液免疫功能，包括检测抗体形成细胞（plaque-forming cell，PFC）、抗体产生的量及 B 细胞受体等。在检测外源化学物引起实验动物体液免疫功能变化上，最常用的方法是 PFC 测定。在 PFC 测定时需用抗原免疫动物，常用的抗原有绵羊红细胞（SRBC）、牛血清白蛋白（BSA）、钥孔血蓝蛋白（KLH）及脂多糖（LPS）等。动物经 SRBC 免疫后 4～5 天，血清中出现特异性抗体，脾脏中有大量抗体形成细胞。对抗体可用血凝法、酶免疫吸附分析法（ELISA）、免疫电泳、免疫扩散等方法进行检测，对抗体形成细胞可用 Jeme 改良玻片法、Cunningham 小室法进行测定，方法简单、特异，不需要特殊的仪器，在很多实验室里均可进行。实验结果以 $PFC/10^6$ 脾细胞或 PFC/全脾来表示，如果 PFC 减少与剂量有关，表明有免疫抑制作用。

⑥ 细胞免疫功能检测　检测细胞免疫功能的方法有体内法和体外法。体内法包括迟发型变态反应、皮肤移植排斥反应、移植物抗宿主反应；体外法有淋巴细胞增殖、T 细胞毒性及淋巴因子的产生等。体外法虽然经常采用，但是体内法测定迟发型变态反应应用更广。通常迟发型变态反应可以反映机体细胞免疫状况。对实验动物进行迟发型变态反应检测时，常用的抗原有 KLH、BSA、SRBC 等。它是将抗原定量注入皮内，24～48h 后观察结果，若注射部位出现红肿、硬结为阳性结果。迟发型变态反应是在整体动物身上进行的试验，它比用体外试验更能反映外源化学物对机体免疫功能的影响。在小鼠身上进行 DTH 反应测定，对鉴定外源化学物的免疫毒性有很好的预测价值，当与 NK 细胞检测及 PFC 测定结果一起进行分析，其预测价值就更高。

⑦ NK 细胞活性检测　NK 细胞在机体抗肿瘤、抗感染及免疫调节中起着重要作用，外源化学物对 NK 细胞活性的影响已越来越受到重视。检测 NK 细胞活性的方法主要有同位素释放法和乳酸脱氢酶（LDH）释放法。检测人 NK 细胞活性常用 14562 细胞株作为靶细胞，测定小鼠脾脏 NK 细胞活性用 YAC-1 细胞株作为靶细胞。同位素释放法虽较客观、灵敏，但需价格昂贵的仪器，并有放射性污染环境的问题。LDH 释放法同样可得到客观、准确的结果，却无上述的缺点，因此它不失为检测 NK 细胞活性较好的方法。

⑧ 宿主抵抗力检测　外源化学物诱发免疫毒性可表现为机体对感染因子或肿瘤细胞的抵抗力发生改变。宿主抵抗力的检测大部分是在小鼠身上进行的，包括对细菌、病毒、寄生虫及可移植肿瘤细胞的抵抗力，只有个别是在大鼠身上进行的。常用的细菌有李斯特菌、链球菌、绿脓杆菌等，病毒有脑炎-心肌病毒（EMC）、单纯疱疹性病毒（HSV）、流感 A 型病毒（FLU）等，常用的寄生虫有毛线虫和疟原虫，肿瘤细胞有 PYB6 细胞株，是由多形瘤病毒（Polymavires）在 C57BL/6 小鼠诱发的一种肿瘤，除此之外，还可用 B16F10 黑色素瘤细胞株、Madison109 肺癌细胞株和 LsL～S 肺癌细胞株等。

在进行宿主抵抗力检测时，所用感染因子的剂量及动物数是十分重要的，因为剂量太高太低都得不到满意的结果。在 NIEHS 实验室里过去所选用的剂量为使 10%～30% 对照组动物产生肿瘤或死亡的量，目前将所用的剂量略降低而使实验的敏感性有所提高。尽管很多宿主抵抗力试验在操作上很简单，但需要较多的动物，与免疫功能检测相比其敏感性较差。因此在免疫毒性筛选上，一般不做宿主抵抗力检测。

6.1.7.3　超敏反应的检测方法

① 皮肤超敏反应的检测　外源化学物引起皮肤超敏反应的检测方法最常用的有两种，即局部封闭涂皮试验（buehler test，BT）及皮内和涂皮相结合的方法（guinea pig maximization test，GPMT），局部涂皮法用于强致敏物的筛选，致敏途径与实际接触途径相似，操作简便，但接触剂量不易控制。皮内和涂皮相结合的方法，致敏性强，检出率高，尤适于弱致敏物的检测，该两种方法均以豚鼠为实验模型，但豚鼠实验方法繁杂，费用较贵。近年来新发展两种检测方法，小鼠耳肿实验（mouse ear swelling test，MEST）及啮齿类局部淋巴结实验（murine local lymph node assay，LLNA）由于方法简单，小鼠价格低廉，实验用材少，而且能较好地预测人群接触外源化学物的致敏性，得到广泛应用。

② 呼吸道超敏反应的检测　可采用激发试验、血清中 IgE 的检测及辅助 T 细胞（Th2）分泌的因子等。激发试验是模拟自然发病条件，以少量抗原引起一次较轻的超敏反应发作，用以确定过敏原的试验，主要用于 I 型超敏反应。常用的激发试验有支气管激发试验，鼻黏膜激发试验等，血清中 IgE 检测对 I 型超敏反应的诊断和超敏原的确定有价值，常用的检测方法有放射免疫吸附试验（BAST）、酶联免疫吸附测定（ELISA）及间接血凝法。

6.1.7.4 免疫毒理学研究中应考虑的问题

① 实验动物的选择　在免疫毒理学研究中，最常用的是啮齿类动物，因为对啮齿类动物及其细胞成分了解最多，而且有各种商品化的试剂。除啮齿类动物外，鱼类也用得较多，鱼类生活在自然环境中，是研究环境污染物对机体免疫功能影响很好的模型。在进行免疫毒理学研究时，最好选用纯系动物，这样可以减少个体差异，美国 NTP 推荐用 B6C3F1 小鼠作为实验动物。实验动物年龄多选择成年动物，也可根据不同研究目的，选用不同年龄的动物进行实验。

② 接触受试物的时间　实验动物接触受试物时间的长短不同，对免疫系统的影响不同。有些药物如抗生素在临床上应用时间较短，实验动物接触 1~2 周即可，长时间的接触会产生耐受。然而对某些长期使用的药物，动物接触至少一个月，以评价药物的长期作用。

③ 接触受试物的剂量　在进行免疫毒性检测时，应避免选用有明显一般毒性的剂量。为了确定剂量-反应关系及未观察到不良影响的水平（NOAEL），至少应设三个剂量。高剂量要低于产生明显毒性的剂量，一般应低于 LD_{10} 量且不引起免疫毒性，在高剂量与低剂量间设一中间剂量。选择适当的剂量是十分重要的，特别是对实验结果的解释上，不能受严重的应激及营养不良的影响与干扰。

④ 实验中用的抗原　抗原的来源、给予途径、剂量、免疫后检测时间等均对免疫反应有一定的影响。羊红细胞（SRBC）是最常用的抗原，建议采用静脉注射途径，剂量以每只小鼠 $5 \times 10^6 \sim 1.5 \times 10^8$ 个细胞为宜。

⑤ 注意免疫毒性的器官特异性　如 5-氟尿嘧啶抑制小鼠脾脏及肺的 NK 细胞活性，但却增强肠道 NK 细胞活性。

⑥ 重视局部免疫功能的检测　有些外源化学物经呼吸道进入体内，其主要的靶器官是肺，因此对肺部局部免疫的影响则应引起足够的注意。对肺部免疫功能的检测包括干扰素的产生、肺巨噬细胞功能、自然杀伤细胞活性、细胞毒性 T 细胞活性等。

上述是体内免疫毒理学试验中应考虑的问题，而体外试验常用在机理的探讨上，如果用体外试验进行安全性评价时，有以下几个问题。

免疫系统是一个复杂的和由许多细胞、分子组成的精细的生理调节系统，任何一种体外系统都很难模拟。在体外细胞培养系统中可加入 S9 混合物，但 S9 也不能代表所有的代谢酶。

细胞在体外生存环境发生很大变化，随着细胞在体外培养时间延长，传代次数增多，细胞的生理、生化、代谢方面都发生很大变化，这将影响实验结果。

"神经-内分泌-免疫"三大系统在体内相互作用，相互制约，构成一个复杂的网络，任何环节的紊乱或失调都能直接或间接影响其他系统的功能，这三大系统也只有在体内才能发挥作用。

正因为如此，有时体内、体外实验结果不一致，从而造成过高或过低估计免疫毒性效应，在进行安全性评价时用体外浓度难以推算体内浓度。

6.2 免疫毒性教学案例

6.2.1 教学案例1——鱼腥藻毒素（ANTX-a）诱导鲫鱼免疫细胞毒效应及机理研究

鱼腥藻毒素（ANTX-a），是一种重要的淡水藻毒素，其化学式为 $C_{10}H_{15}NO$，具有半刚性二环仲胺结构。ANTX-a 在早年就在不同国家的水体中检测出，如加拿大、美国、英国和德国等[144,145]。Bumke-Vogt 等[146] 发现，ANTX-a 在美国的水体和蓝藻细胞中的总浓度可达 $1750\mu g/L$。而 Hedman 等[147] 对德国水体中 ANTX-a 含量进行检测，其浓度为 $13.1\mu g/L$。水生生物可通过皮肤、口腔和呼吸器官吸收 ANTX-a 并蓄积在体内。Osswald 等[148] 研究发现，ANTX-a 在鲤鱼体内蓄积量可达 $0.768\mu g/g$（干重）；Toporowska 等[149] 则报道 ANTX-a 在摇蚊幼体中的蓄积量可达 $185\mu g/g$（湿重）。因此，水生生物成为 ANTX-a 主要的受害者。

一直以来，关于 ANTX-a 的毒效应研究主要集中在哺乳动物，对水生生物的研究较少，关于免疫毒性的研究更少。研究表明，ANTX-a 能够影响鲤鱼和金鱼的行为，表现为游泳姿势异常，鳃盖骨快速活动，同时还能抑制鱼苗的生长[150]。近年来，ANTX-a 被证明能够抑制鲫鱼淋巴细胞增殖，降低鲫鱼白细胞的吞噬作用，以及影响斑马鱼体内与碳水化合物代谢、细胞结构维护和应激反应等相关蛋白的表达[151,152]。研究 ANTX-a 对水生生物免疫系统的毒效应值得关注。

6.2.1.1 鱼腥藻毒素（ANTX-a）诱导鲫鱼淋巴细胞的凋亡毒效应

（1）试验动物

试验所用藻食性鲤科鲫鱼购自浙江省水产研究所，约 6～10 个月大，体重控制在 400～500g。所有鲫鱼在实验室中驯化一个周，最后挑选健康、活力大的用于实验。

（2）淋巴细胞提取和诱导

鲫鱼被处死之后，在无菌操作台中将头肾取出，然后置于预冷的磷酸缓冲液（PBS）中。头肾用 PBS 清洗三遍，防止有血块存在，随后用眼科剪剪碎，并过 200 目的不锈钢细胞网筛。利用淋巴细胞分离液，在 5000r/min 的转速下离心 30min 得到淋巴细胞，用 PBS 清洗细胞三遍后将其置于提前配好的 RPMI-1640 培养基（含 10％胎牛血清、$100\mu g/mL$ 青霉素和 $100\mu g/mL$ 链霉素）中，然后将细胞置于培养箱中，培养箱温度控制在 27℃，待用。

将收集到的淋巴细胞分为 5 个组，每个组浓度细胞数控制在 10^6 个/mL，细胞数量利用血细胞计数板计算。将每组细胞暴露在不同浓度的鱼腥藻毒素中，鱼腥藻毒素浓度根据预实验中细胞的半致死剂量和参考文献浓度进行设定，处理好的细胞置于细胞培养箱中 12h。

（3）透射电镜观察

细胞通过离心（1500r/min，5min）收集，用 PBS 缓冲液清洗两遍后置于 2.5％的戊二醛溶液中，置于 4℃冰箱中过夜。倒掉固定液，用 0.1mol/L 且 pH 为 7.0 的磷酸缓冲液漂洗样品，每次 15min，共漂洗三次；在通风橱中用 1％的锇酸溶液固定细胞 1～2h，随后取出锇酸废液，用上述磷酸缓冲液漂洗方法漂洗三次后，用浓度梯度为 30％、50％、70％、80％、90％和 95％的乙醇溶液对细胞进行脱水处理，每种浓度处理 15min，再用无水乙醇和纯丙酮各处理 20min。用包埋剂与丙酮的混合液（体积比＝1/1 和体积比＝3/1）分别处理细胞 1h 和 3h，然后用纯的包埋剂处理，后在 70℃加热过夜而得到包埋好的样品。样品经 Leica EM UC7 型超薄切片机处理后，用柠檬酸铅溶液和醋酸双氧铀 50％乙醇饱和溶液分别染色，即可在 Hitachi H-7650 型透射电镜中观察。

鲫鱼免疫细胞的形态学变化用透射电子显微镜观察。图 6-1 为暴露在 0 和 10mg/L 的 ANTX-a 中 12h 的鲫鱼免疫细胞。如图 6-1（a）和图 6-1（b）所示，对照组的免疫细胞内核质均匀分布，线粒体呈棒槌状；10mg/L 的 ANTX-a 处理组细胞内出现空泡，细胞核发生形变，线粒体出现肿胀现象［图 6-1（c）和图 6-1（d）］。

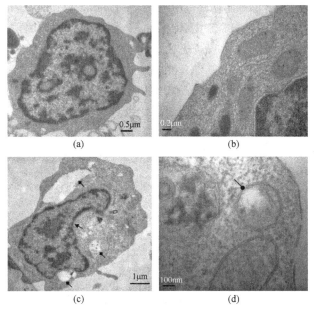

图 6-1　对照组和处理组细胞的超微结构

（4）DNA-ladder 检测

各组暴露细胞经离心收集和 PBS 处理后，利用 AxyPrep 基因组 DNA 提取试剂盒进行 DNA 的提取。提取的 DNA 样品被 30μg/L 的溴化乙锭染色后，用 1％的琼脂糖凝胶进行电泳，最后用 KODAK Gel Logic 200 凝胶成像系统进行拍照。

DNA-ladder 指的是细胞内 DNA 发生断裂，形成长度不等的片段，从而在琼脂糖凝胶电泳上表现为"梯状"的结构图谱。如图 6-2 所示，处理组细胞内 DNA 呈现明显的"梯状"结构，而对照组细胞显示一条总的 DNA 条带。该结果说明鱼腥藻毒素诱导鲫鱼免疫细胞内 DNA 断裂，细胞发生凋亡。

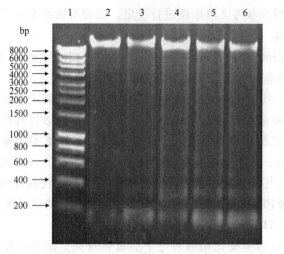

图 6-2 不同浓度 ANTX-a 暴露下的细胞内 DNA-ladder

(5) 流式细胞仪检测细胞凋亡率和细胞周期

细胞经离心和 PBS 缓冲液处理后，用 70％的乙醇溶液在 4℃条件下固定 1 天。固定后的细胞用 PBS 清洗两遍，并过 40μm 的细胞网筛，用 100ng/mL RNA 酶和 50μg/mL PI 染料在室温下孵育 30min 后，用 Guava easyCyte 8HT 流式细胞仪 Incyte 模块检测细胞凋亡率和细胞周期变化。

如图 6-3 所示，0.01mg/L、0.1mg/L、1mg/L 和 10mg/L ANTX-a 诱导鲫鱼免疫凋亡的比例分别为 18.89％、22.89％、39.23％和 35.58％。当 ANTX-a 暴露浓度为 1mg/L 时，细胞凋亡率约为对照组的三倍，具有极显著性差异（$p < 0.01$）。最高浓度组的细胞凋亡率与 1mg/L 处理组相比有所下降，但和对照组相比也具有极显著性差异（$p < 0.01$）。

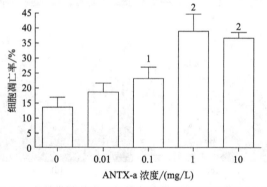

图 6-3 不同浓度 ANTX-a 诱导鲫鱼免疫细胞的凋亡率

1—该组与对照组相比，差异显著；2—该组与对照组相比，差异极显著

免疫细胞周期的变化如下表 6-6 所示，S 期比例降低，说明 DNA 合成减少；G2/M 期比例降低，说明细胞分裂减慢。由此说明，随着 ANTX-a 浓度的升高，免疫细胞合成 DNA 的量逐渐减少，细胞的分裂和增殖能力逐渐下降，从而影响免疫细胞的功能。

表 6-6 ANTX-a 诱导鲫鱼免疫细胞周期的变化

ANTX-a	对照组（0mg/L）	0.01mg/L	0.1mg/L	1mg/L	10mg/L
G0/G1	60.1±0.8	70.5±0.7	65.4±3.4	69.6±2.8	62.5±3.5
S	8.2±2.4	3.0±1.7	7.0±1.9	2.6±0.8	2.9±1.1
G2/M	15.6±3.1	10.3±0.8	10.7±2.1	4.1±1.4	4±1.6

经流式细胞仪检测发现，ANTX-a（0.01～10mg/L）能够诱导鲫鱼免疫细胞发生凋亡，且呈剂量-效应关系，而 10mg/L ANTX-a 使免疫细胞发生坏死；细胞周期检测结果显示，S 期和 G2/M 期比例均降低，说明 DNA 合成减少，细胞分裂减慢。

透射电镜观察结果表明，ANTX-a 诱导鲫鱼免疫细胞出现"空泡化"，细胞核发生形变，染色质分布不均，线粒体肿胀；而对照组的免疫细胞内染色质分布均匀，细胞器形态正常。

DNA-ladder 凝胶电泳结果图显示，ANTX-a 能够诱导鲫鱼免疫细胞内 DNA 断裂，发生片段化，电泳图中呈现"梯状"结构，对照组细胞显示一条总的 DNA 条带。

综上所述：ANTX-a（0.01～10mg/L）能诱导鲫鱼免疫细胞发生凋亡，且 10mg/L 的 ANTX-a 可导致免疫细胞坏死。

6.2.1.2　ANTX-a 诱导鲫鱼淋巴细胞抗氧化系统的变化

（1）鲫鱼免疫细胞内 ROS 变化规律检测

细胞内 ROS 变化由流式细胞仪测定。对照组和处理组的免疫细胞经离心收集后，过 40μm 的细胞网筛，悬浮置于预冷的 PBS 中，随后加入 DCFH-DA 染料至终浓度为 10μmol/L，室温避光孵育 20min。用 Guava easyCyte 8HT 流式细胞仪 Incyte 模块检测 ROS 荧光强度变化规律。检测激发波长 488nm，发射波长 525nm。

如图 6-4 所示，鲫鱼免疫细胞内 ROS 水平随着 ANTX-a 浓度增加而升高。当 ANTX-a 浓度为 0.01mg/L 时，细胞内 ROS 水平和对照组相比明显增加，具有极显著差异性（$p < 0.01$）。实验结果表明，ANTX-a 可明显增加鲫鱼免疫细胞 ROS 水平，且呈现剂量-效应关系。

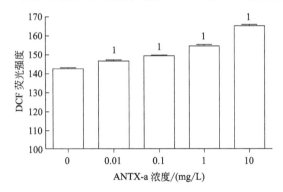

图 6-4　鱼腥藻毒素诱导鲫鱼免疫细胞内 ROS 水平变化

1—该组与对照组相比，差异极显著

（2）超氧化物歧化酶（SOD）活性检测（WST-1）

SOD 被证明是一种重要的抗氧化酶，能够催化超氧阴离子（O_2^-）产生歧化反应。本实验采用黄嘌呤氧化酶法（羟胺法）测定 SOD 活力，所用仪器包括 96 孔板、微量移液器、37℃恒温孵育箱和酶标仪。对照组和处理组的免疫细胞经离心收集后，采用超声破碎细胞，后续步骤按照试剂盒说明书操作，测定波长 450nm。

鲫鱼免疫细胞暴露在不同浓度 ANTX-a 中 12h 后，超氧化物歧化酶（SOD）活性变化如图 6-5。免疫细胞内 SOD 活性随着 ANTX-a 浓度升高呈下降趋势，和对照组相比较，当暴露浓度为 0.01mg/L 时，SOD 活性下降约 40%。结果说明，ANTX-a 降低了抗氧化酶 SOD 活性，对抗氧化系统产生了影响。

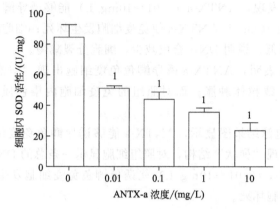

图 6-5　鱼腥藻毒素诱导鲫鱼免疫细胞内 SOD 活性变化

1—该组与对照组相比，差异极显著

（3）过氧化氢酶（CAT）活性检测

CAT 作为过氧化物酶体的标志性酶，存在于生物体细胞内的过氧化物酶体内。CAT 可催化 H_2O_2 分解成氧和水，而研究表明该过程若加入钼酸铵可被迅速中止，而剩余的过氧化氢则可与钼酸铵作用生成一种淡黄色的络合物，最后在 405nm 处测定其变化量，即可计算出 CAT 的活力。对照组和处理组的免疫细胞经离心收集后，采用超声破碎细胞，后续步骤按照试剂盒说明书操作。

图 6-6 为不同浓度鱼腥藻毒素诱导鲫鱼免疫细胞内 CAT 活性的变化情况。由图可知，ANTX-a 诱导免疫细胞内 CAT 活性下降，且 CAT 活性在低浓度时具有显著性差异（$p<0.05$），当暴露浓度为 1mg/L 及以上时，与对照组相比具有极显著差异性（$p<0.01$）。此结果说明，高浓度的 ANTX-a 对 CAT 活性影响较大。

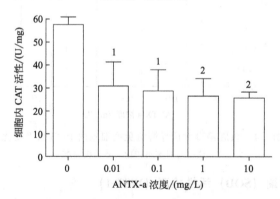

图 6-6　鱼腥藻毒素诱导鲫鱼免疫细胞内 CAT 活性变化

1—该组与对照组相比，差异显著；2—该组与对照组相比，差异极显著

（4）还原型谷胱甘肽（GSH）含量检测

GSH 作为机体内最重要的抗氧化物（非酶性），具有解毒、清除自由基、维持细胞膜完整性及细胞免疫等多种生理功能。研究发现，GSH 可与 DTNB 反应而生成一种黄色化合物，这种化合物可在 405nm 下进行比色定量，从而分析得出 GSH 含量。低速离心收集对照组和处理组细胞，采用超声进行破碎，随后按试剂盒说明书进行操作。

ANTX-a 对鲫鱼免疫细胞内 GSH 浓度影响如图 6-7 所示。从图中可以看出，ANTX-a 对 GSH 含量具有明显的影响。与对照组相比，最低浓度的 ANTX-a（0.01mg/L）可诱导免疫细胞内 GSH 水平下降约 61%，且 ANTX-a 对免疫细胞内 GSH 水平的影响呈剂量-效应关系。

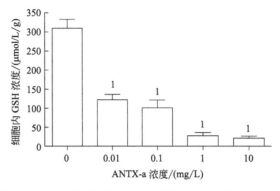

图 6-7　鱼腥藻毒素诱导鲫鱼免疫细胞内 GSH 浓度变化

1—该组与对照组相比，差异极显著

(5) 谷胱甘肽还原酶 (GR)、谷胱甘肽过氧化物酶 (GPx) 与谷胱甘肽 S-转移酶 (GST) 活性检测

谷胱甘肽还原酶（GR）是一种黄素酶，可由辅酶 NADPH 供氢，催化氧化型的谷胱甘肽（GSSG）还原成 GSH，从而增加 GSH 含量，减少 NADPH 的含量。因此，在 340nm 处检测 NADPH 吸光度值的变化而推算出 GR 的活力。GPx 广泛存在于机体内，是一种重要的催化酶，能够催化 GSH 对 H_2O_2 的还原反应，而 GST 是谷胱甘肽结合反应中的关键酶。鲫鱼免疫细胞经离心收集后置于预冷的 PBS 缓冲液中，超声破碎细胞，随后按照 GR、GPx 和 GST 试剂盒说明书操作。

作为对机体内最重要的非酶性抗氧化物 GSH 水平有影响的三种酶，GR、GPx 和 GST 活性变化如图 6-8 所示。ANTX-a 可明显降低 GR 和 GPx 活性，0.01mg/L ANTX-a 诱导鲫鱼免疫细胞内 GR 活性下降了 67%，GPx 活性下降 54%，相比于对照组具有极显著差异（$p < 0.01$）。GST 活性虽有降低，但变化不显著，当 ANTX-a 浓度增加至 10mg/L，其活性显著下降，和对照组相比差异性极显著（$p < 0.01$）。实验结果表明，ANTX-a 能够显著影响 GR 和 GPx 活性，而高浓度的 ANTX-a 对 GST 活性影响较大。

(6) 微量丙二醛 (MDA) 含量检测

免疫细胞内 MDA 的测定采用 TBA 法。研究发现，过氧化脂质降解产物中包含的 MDA 可与 TBA 缩合而成红色产物，其在 523nm 处形成最大吸收峰。免疫细胞经离心收集后用超声破碎，按照试剂盒说明书操作步骤进行测定。

如图 6-9 所示，ANTX-a 可诱导鲫鱼免疫细胞内脂质过氧化产物 MDA 形成。0.1mg/L ANTX-a 可诱导免疫细胞内 MDA 浓度增加 1 倍多，相比于对照组具有极显著差异性。随着 ANTX-a 浓度的升高，MDA 浓度呈上升趋势，具有剂量-效应关系。该结果说明，ANTX-a 可诱导鲫鱼免疫细胞发生脂质过氧化反应，免疫细胞功能受损。

ANTX-a 可诱导鲫鱼免疫细胞内 ROS 和 MDA 浓度升高，且呈现剂量-效应关系；ANTX-a 可降低鲫鱼免疫细胞内抗氧化酶 SOD 和 CAT 活性，使抗氧化防御系统变弱；非酶类抗氧化物质 GSH 水平随着 ANTX-a 浓度的升高，而逐渐降低，这与 GR 和 GPx 酶活性降低相对应；ANTX-a 可诱导鲫鱼免疫细胞内 GST 活性降低，最高浓度时变化显著。

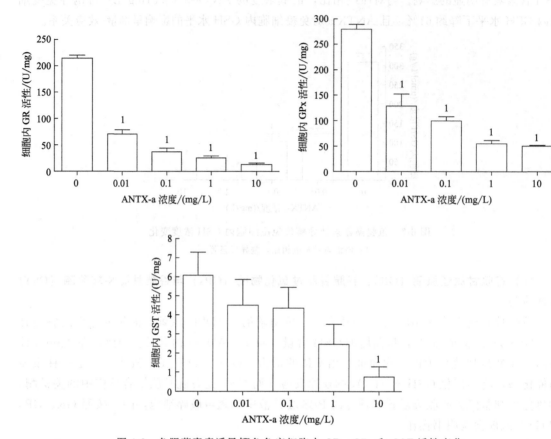

图 6-8　鱼腥藻毒素诱导鲫鱼免疫细胞内 GR、GPx 和 GST 活性变化

1—该组与对照组相比，差异极显著

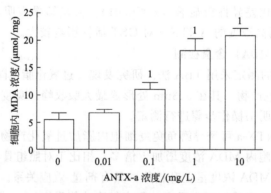

图 6-9　鱼腥藻毒素诱导鲫鱼免疫细胞内 MDA 浓度的变化

1—该组与对照组相比，差异极显著

　　综上所述，ANTX-a 可诱导鲫鱼免疫细胞内抗氧化系统变弱，产生大量活性氧，发生氧化应激和脂质过氧化反应。

6.2.1.3　ANTX-a 对鲫鱼淋巴细胞内线粒体凋亡通路的影响研究

细胞凋亡是指生物机体为了维持内环境的稳定，由基因控制的，细胞自主且有序的死亡现象。目前关于细胞凋亡的信号通路研究主要围绕以下三条：线粒体通路、内质网通路和死亡受体通路。其中以线粒体凋亡通路最为经典，研究得最广。线粒体通路又称为内源性凋亡通路，可由多种因素诱发，如 DNA 损伤、生长环境的变化以及必需生长因子和激素的缺失等[153]。在线粒体凋亡通路研究中，线粒体通透性转变孔（MPTP）起着至关重要的作用，其上游调控因素包括 Ca^{2+} 含量、线粒体膜电位（MMP）和氧化应激等，下游调节指标则含半胱氨酸的天冬氨酸蛋白水解酶（Caspase）家族和 Bcl-2 家族，均在线粒体凋亡通路中起着关键作用[154]。研究表明，藻毒素能够诱导不同类细胞发生凋亡。微囊藻毒素能够诱导黑斑蛙肝脏细胞发生凋亡，其致毒机理为 ROS 的大量增多，导致细胞内发生氧化损伤，线粒体凋亡蛋白 Bax 含量增加，Bcl-2 表达量下降，Caspase3/8/9 蛋白表达量上升[155]。节球藻毒素则可通过破坏线粒体膜电位（MMP），增加细胞内 Ca^{2+} 含量，降低 *Bcl-2* 和提高 *Bax* 的 mRNA 和蛋白表达水平，从而诱导鲫鱼淋巴细胞发生凋亡[156]。

（1）淋巴细胞内线粒体膜电位检测

将对照组和处理组鲫鱼免疫细胞经离心收集（3000r/min，15min），过 $40\mu m$ 的细胞网筛后置于预冷的 PBS 中。将提前配好的 Rh123 染料加入细胞悬浮液中使得终浓度为 $5\mu g/mL$，室温避光孵育 30min。用流式细胞仪 Incyte 模块检测线粒体膜电位（MMP）相应荧光强度变化规律，以此显示鲫鱼免疫细胞内线粒体膜电位变化规律。其中流式细胞仪检测波长 507nm，发射波长 529nm。

线粒体膜电位（MMP）指的是线粒体膜间隙可产生大量正电荷，而线粒体基质产生大量负电荷，从而形成线粒体内膜的跨膜电位。ANTX-a 诱导鲫鱼免疫细胞内线粒体膜电位变化如图 6-10 所示。当 ANTX-a 暴露浓度为 0.01mg/L 时，线粒体膜电位没有显著变化。随着暴露浓度的增加，线粒体膜电位产生显著性变化（$p < 0.01$）。当 ANTX-a 暴露浓度为 10mg/L 时，线粒体膜电位和对照组相比下降了约 30%。

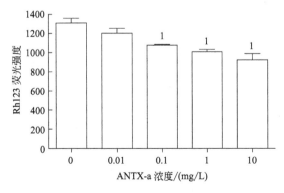

图 6-10　鱼腥藻毒素诱导鲫鱼免疫细胞内线粒体膜电位变化规律

1—该组与对照组相比，差异极显著

（2）淋巴细胞内 *Cox6a/Bax/Bcl-2* 基因表达量检测

① 总 RNA 提取　对照组和处理组鲫鱼免疫细胞经离心收集（1500r/min，5min），置于预冷的 PBS 中，加入 1mL TRIzol® Reagent，剧烈振荡，随后加入 0.2mL 氯仿。2～3min 之后，离心（12000g，4℃，15min）转移上清液至新的 1.5mL 离心管，然后加入等体积 70% 乙醇，

振荡混匀。转移上清至 Spin Cartridge（含套管），离心（12000g，室温，15s），弃废液。随后加入 50μL RNase-Free DNase Buffer，以彻底去除残余的基因组 DNA，加入 700μL Wash Buffer Ⅱ 至 Spin Cartridge（含套管），离心（12000g，室温，15s），弃废液。再次加入 500μL Wash Buffer Ⅱ 至 Spin Cartridge（含套管），离心（12000g，室温，15s），重复上述操作一遍，空转1min。最后，用 RNase-Free Water 洗脱 Spin Cartridge 中心，室温放置1min后，离心（12000g，室温，2min），利用紫外分光光度计和电泳测定其含量、纯度及质量，确保 OD_{260} 与 OD_{280} 的比值在 1.8～2.0 之间，才能满足实验要求，然后贮存在 $-80℃$ 备用。

② 逆转录实验　操作步骤及条件如表 6-7 所示。

表 6-7　第一链反转录 DNA 合成反应体系及条件

试剂组分	体积(20.0μL)
Total RNAs(100ng～1μg)	$X\mu L$
2×RT Reaction Mix	10μL
RT Enzyme Mix	2μL
加入 RNase-Free Water 补充至 20μL	
反应条件：25℃，10min；50℃，30min；85℃，5min；贮存在 $-20℃$ 备用	

③ qRT-PCR 检测　首先，定量 PCR 引物设计用 Primer Premier 6.0 和 Beacon designer 7.8 软件进行，然后由杭州浩基生物公司合成，引物序列如表 6-8 所示。其次，构建 RT-PCR 扩增体系，反应总体系为 20μL，包括 8μL SDW，10μL Power SYBR® Green Master Mix，0.5μL Forward Primer（10μmol/L），0.5μL Reverse Primer（10μmol/L），1μL cDNA。反应条件：95℃，1min；40 个循环（95℃，15s，63℃，25s，收集荧光）55℃ 到 95℃ 熔解曲线。最后，进行基因表达差异统计分析：每个样品重复三次，各个基因的相对表达水平以 Ct（$2^{-\Delta\Delta Ct}$）进行统计分析。

表 6-8　Cox6a/Bax/Bcl-2/18s 基因的引物序列

基因	基因序列号	引物序列($5'→3'$)
Bax	NM_131562.2	F：5′-CGGAGATGAGCTGGATGGAAA-3′
		R：5′-CGTCTTGAGTCGGCTGAAGATTA-3′
Bcl-2	NM_001030253.2	F：5′-CTGGATCGAGGAAAATGGAGGTT-3′
		R：5′-GAAAACGGGTGGAACACAGAGTCT-3′
Cox6a	NM_001005592.1	F：5′-CATGAGCAGCCCGAGTTCGTA-3′
		R：5′-GGGTTGTGGAAGAGCGTCTTGT-3′
18s	FJ915075.1	F：5′-CGGACACGGAAAGGATTGACAGA-3′
		R：5′-CGTTCGTTATCGGAATGAACCAGAC-3′

细胞色素 c 氧化酶（Cox）是参与线粒体呼吸链上氧化磷酸化过程中的关键酶，与线粒体功能密切相关。图 6-11 是 ANTX-a 对鲫鱼免疫细胞细胞色素 c 氧化酶 6a 基因表达量的影响。如图所示，免疫细胞内 Cox6a 基因表达量随着 ANTX-a 浓度的增加而逐渐降低，且呈现剂量-效应关系。当 ANTX-a 浓度为 10mg/L 时，Cox6a 基因表达量与对照组相比下降约 50%，具有显著性差异（$p<0.01$）。说明线粒体功能受到明显影响。

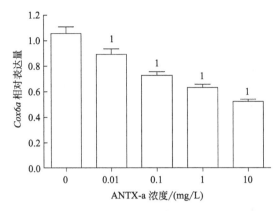

图 6-11　鱼腥藻毒素诱导鲫鱼免疫细胞内 *Cox6a* 基因表达量变化情况

1—该组与对照组相比，差异极显著

Bcl-2 家族控制着线粒体内膜和外膜的通透性，因此成为线粒体凋亡的主要调控者。Bax 属于 Bcl-2 家族中的促凋亡蛋白，是线粒体凋亡通路中的主要介导者。如图 6-12 所示，ANTX-a 可诱导鲫鱼免疫细胞内 *Bax* 基因表达量逐渐上升，呈现剂量-效应关系。和对照组相比，*Bax* 基因表达量在 ANTX-a 浓度为 10mg/L 时增加了 14 倍，说明 ANTX-a 诱导鲫鱼免疫细胞凋亡与线粒体凋亡通路相关。

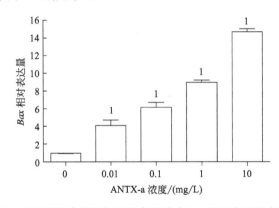

图 6-12　鱼腥藻毒素诱导鲫鱼免疫细胞内 *Bax* 基因表达量变化情况

1—该组与对照组相比，差异极显著

Bcl-2 是 Bcl-2 家族中的抗凋亡蛋白，受家族中 BH3-only 类蛋白调控，可通过抑制其表达来调节细胞凋亡。如图 6-13 所示，低浓度的 ANTX-a（0.01mg/L）即可诱导鲫鱼免疫细胞内 *Bcl-2* 基因表达量显著下降（$p < 0.01$）。随着暴露浓度的逐渐升高，处理组间变化虽然不是很明显，但却呈现了逐渐下降趋势，说明 ANTX-a 可明显抑制鲫鱼免疫细胞内抗凋亡蛋白 Bcl-2 的表达，其毒效应与线粒体凋亡通路相关。

（3）淋巴细胞内 Caspase3/9 蛋白表达量检测

将对照组和处理组鲫鱼免疫细胞经离心收集（3000r/min，15min）后置于预冷的 PBS 中。利用总蛋白提取试剂盒进行样品总蛋白的提取，然后采用 BCA 法进行蛋白定量（按照试剂盒说明书进行操作）。随后以每个孔 60μg 总蛋白进行上样，每孔 10～15μL，5% 浓缩胶 60V，8%～12% 分离胶 80V 进行电泳 2h 左右。将 PVDF 膜在甲醇中浸泡 20s，然后转移到含 5% 甲醇的 Tris-Glycine 转移缓冲液中平衡至少 5min。SDS-PAGE 凝胶在 Tris-Glycine 转

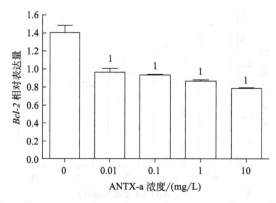

图 6-13　鱼腥藻毒素诱导鲫鱼免疫细胞内 *Bcl-2* 基因表达量变化情况

1—该组与对照组相比，差异极显著

移缓冲液平衡至少 30min，在冷却条件下以 100V 恒压全湿转膜 2h。转膜结束后，放到 T-TBS（含 5％脱脂奶粉或 BSA），室温封闭 1h，然后 T-TBS 漂洗（5min×3）。将 Cleaved-Caspase 3/Caspase3/9 一抗以一定比例溶于 TBS 溶液（含 3％脱脂奶粉或 BSA），4℃孵育过夜，后用 T-TBS 漂洗（5min×4）。随后将羊抗鼠 IgG 二抗和羊抗兔 IgG 二抗以一定比例溶于 T-TBS（含 2％脱脂奶粉），室温孵育 1h，然后用 T-TBS 漂洗（5min×5）。采用 SuperSignal® West Dura Extended Duration Substrate 进行信号检测，按说明书操作，用 ECL 工作液孵育转印膜，最后去除多余 ECL 试剂，保鲜膜密封后进行显影和定影。最后，采用 BandScan 5.0 软件分析条带的光密度值，结果以平均数±标准差表示，以 β-actin 为对照组。

　　Caspase 家族是细胞内一类富含半胱氨酸的天冬氨酸特异性蛋白酶，是多条细胞凋亡信号通路的汇聚点，是促使细胞凋亡的最终途径的蛋白总称。Caspase 9 是凋亡的启动子之一，能够激化并调节下游凋亡效应子，如 Caspase 3。如图 6-14 所示，0.01mg/L、0.1mg/L、1mg/L 和 10mg/L 的 ANTX-a 均可促进鲫鱼免疫细胞内 Caspase 9 蛋白表达水平升高，且呈现明显的浓度效应。与对照组相比，0.01mg/L 的 ANTX-a 即可提高 Caspase9 蛋白表达量，差异性极显著（$p < 0.01$）。

　　半胱氨酸天冬氨酸蛋白酶 3（Caspase 3）在正常情况下是以酶原的形式存在于细胞浆中，在细胞发生凋亡时，Caspase 3 被剪切激活（Cleaved-Caspase 3），对靶蛋白进行水解。图 6-15 为 ANTX-a 诱导鲫鱼免疫细胞内 Caspase 3 和 Cleaved-Caspase 3 蛋白表达水平。如图所示，胞内 Caspase 3 蛋白表达量无明显变化，而 Cleaved-Caspase 3 蛋白表达水平明显上升，且随着暴露浓度的升高而升高，当 ANTX-a 浓度达到 10mg/L 时，其蛋白水平约为对照的 8 倍。

　　ANTX-a 可诱导鲫鱼免疫细胞内线粒体膜电位下降，Cox 在 mRNA 水平表达量降低；ANTX-a 降低了鲫鱼免疫细胞内抗凋亡蛋白 Bcl-2 的基因表达量，提高了促凋亡蛋白 Bax 的基因表达量，均呈浓度-效应关系；ANTX-a 可对 Caspase 家族中 Caspase 3 和 Caspase 9 产生影响，从而导致细胞发生凋亡。

　　综上所述，0.01mg/L、0.1mg/L、1mg/L 和 10mg/L 的鱼腥藻毒素可诱导鲫鱼免疫细胞发生凋亡，且与内源性线粒体信号通路相关，说明鱼腥藻毒素对水生生物可产生免疫毒性，且线粒体为主要靶细胞器。

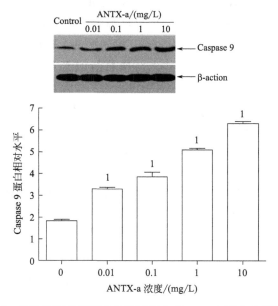

图 6-14 鱼腥藻毒素对鲫鱼免疫细胞内 Caspase 9 蛋白水平的影响

1—该组与对照组相比，差异极显著

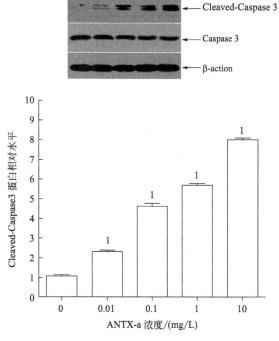

图 6-15 鱼腥藻毒素对免疫细胞内 Cleaved-Caspase3 蛋白水平的影响

1—该组与对照组相比，差异极显著

6.2.1.4 鱼腥藻毒素对鲫鱼淋巴细胞内 TNF-α 受体通路的影响研究

(1) 淋巴细胞内 *TNF-α* 和 *PGAM5* 基因表达量检测

① 总 RNA 提取　对照组和处理组鲫鱼免疫细胞经离心收集（1500r/min，5min），置于预冷的 PBS 中，加入 1mL TRIzol® Reagent，剧烈振荡，随后加入 0.2mL 氯仿。2～3min 之后，离心（12000g，4℃，15min）转移上清液至新的 1.5mL 离心管，然后加入等体积70%乙醇，振荡混匀。转移上清至 Spin Cartridge（含套管），离心（12000g，室温，15s），弃废液。随后加入 50μL RNase-Free DNase Buffer，以彻底去除残余的基因组 DNA，加入 700μL Wash Buffer Ⅱ 至 Spin Cartridge（含套管），离心（12000g，室温，15s），弃废液。再次加入 500μL Wash Buffer Ⅱ 至 Spin Cartridge（含套管），离心（12000g，室温，15s），重复上述操作一遍，空转 1min。最后，用 RNase-Free Water 洗脱 Spin Cartridge 中心，室温放置 1min 后，离心（12000g，室温，2min），利用紫外分光光度计和电泳测定其含量、纯度及质量，确保 OD_{260} 与 OD_{280} 的比值在 1.8～2.0 之间，才能满足实验要求，然后贮存在 -80℃ 备用。

② 逆转录实验　操作步骤及条件如表 6-9 所示。

表 6-9　第一链反转录 DNA 合成反应体系及条件

试剂组分	体积（20.0μL）
Total RNAs（100ng～1μg）	X μL
2×RT Reaction Mix	10μL
RT Enzyme Mix	2μL
加入 RNase-Free Water 补充至 20μL	
反应条件：25℃，10min；50℃，30min；85℃，5min，贮存在 -20℃ 备用	

③ qRT-PCR 检测　首先，定量 PCR 引物设计用 Primer Premier 6.0 和 Beacon designer 7.8 软件进行，然后由杭州浩基生物公司合成，引物序列如表 6-10 所示。

表 6-10　*PGAM5*/*TNF-α*/*18s* 基因的引物序列

基因	基因序列号	引物序列（5′→3′）
PGAM5	NM_001007323.2	F：5′-GACACGCTCATTCACTCCTCCAT-3′
		R：5′-GTGACTGGTGGGACAGGCTCTAT-3′
TNF-α	KF500408.1	F：5′-GCCATCCATTTAACAGGTGCAT-3′
		R：5′-GCTAATTTCAAGCCGCCTGAA-3′
18s	FJ915075.1	F：5′-CGGACACGGAAAGGATTGACAGA-3′
		R：5′-CGTTCGTTATCGGAATGAACCAGAC-3′

其次，构建 RT-PCR 扩增体系，反应总体系为 20μL，包括：8μL SDW，10μL Power SYBR® Green Master Mix，0.5μL Forward Primer（10μmol/L），0.5μL Reverse Primer（10 μmol/L），1μL cDNA。反应条件：95℃，1min；40 个循环（95℃，15s，63℃，25 s，收集荧光）55～95℃熔解曲线。

最后，进行基因表达差异统计分析：每个样品重复三次，各个基因的相对表达水平以 Ct（$2^{-\Delta\Delta Ct}$）进行统计分析。

将鲫鱼免疫细胞暴露在 ANTX-a 中 12h，细胞膜死亡受体肿瘤坏死因子 $TNF\text{-}\alpha$ 基因的表达量由 RT-PCR 测定。如图 6-16 所示，当 ANTX-a 浓度为 0.01mg/L 时，$TNF\text{-}\alpha$ 的 mRNA 表达量明显下降（$p < 0.01$），和对照组相比下降了 39%。随着 ANTX-a 暴露浓度的增加，$TNF\text{-}\alpha$ 基因表达量逐渐下降。

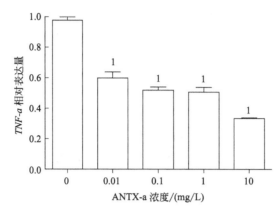

图 6-16　鱼腥藻毒素诱导鲫鱼免疫细胞内 $TNF\text{-}\alpha$ 表达量的变化

1—该组与对照组相比，差异极显著

磷酸甘油酸变位酶 PGAM5 是一种线粒体蛋白磷酸酶，与细胞的多种功能相关。ANTX-a 对鲫鱼免疫细胞内 $PGAM5$ 基因水平的影响如图 6-17 所示。$PGAM5$ 基因水平通过 RT-PCR 检测得出。如图所示，$PGAM5$ 基因水平随着暴露浓度的增加而升高，呈明显的剂量-浓度效应。当 ANTX-a 浓度为 10mg/L 时，鲫鱼免疫细胞内 $PGAM5$ 基因表达量约为对照组的 8 倍，差异性极显著（$p < 0.01$）。

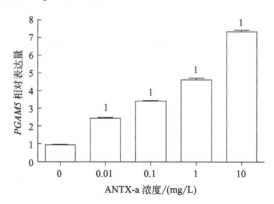

图 6-17　鱼腥藻毒素对鲫鱼免疫细胞内 $PGAM5$ 基因表达量的影响

1—该组与对照组相比，差异极显著

（2）淋巴细胞内 TNF-α 下游通路指标 Western blotting 检测

① 样品制备和定量　将对照组和处理组鲫鱼免疫细胞经离心收集（3000r/min，15min）后置于预冷的 PBS 中。利用总蛋白提取试剂盒进行样品总蛋白的提取，然后采用 BCA 法进行蛋白定量（按照试剂盒说明书进行操作）。

② SDS-PAGE 电泳分析　随后以每个孔 60μg 总蛋白进行上样，每孔 10～15μL，5% 浓缩胶 60V，8%～12% 分离胶 80V 进行电泳 2h 左右。

③ 蛋白质转膜　将 PVDF 膜于甲醇中浸泡 20s，然后转移到含 5% 甲醇的 Tris-Glycine

转移缓冲液中平衡至少 5min；SDS-PAGE 凝胶在 Tris-Glycine 转移缓冲液平衡至少 30min；在冷却条件下以 100V 恒压全湿转膜 2h。

④ 转印膜封闭　转膜结束后，放到 T-TBS（含 5％脱脂奶粉或 BSA），室温封闭 1h，然后 T-TBS 漂洗（5min×3）。

⑤ 一抗杂交　将 RIP3 等一抗以一定比例溶于 TBS 溶液（含 3％脱脂奶粉或 BSA），4℃孵育过夜，后用 T-TBS 漂洗（5min×4）。其中相关一抗稀释倍数：Anti-RIP3 和 Anti-MLKL 是 1∶1000，IKK-α 是 1∶500，p-IKK-α 和 IKK-β 是 1∶600；p-IKKβ 和 p-NF-κB 是 1∶300，NF-κB 是 1∶800。

⑥ 二抗杂交　随后将羊抗鼠 IgG 二抗和羊抗兔 IgG 二抗以一定比例溶于 T-TBS（含 2％脱脂奶粉），室温孵育 1h，然后用 T-TBS 漂洗（5min×5）。

⑦ 信号检测　采用 SuperSignal® West Dura Extended Duration Substrate 进行信号检测，按说明书操作，用 ECL 工作液孵育转印膜，最后去除多余 ECL 试剂，保鲜膜密封后进行显影和定影。

⑧ 数据分析　采用 BandScan 5.0 软件分析条带的光密度值，每个条带重复三次，目的蛋白相对表达量＝［目的蛋白（光密度值）/内参（光密度值）］×10_n，结果以平均数±标准差表示。

受体相关丝氨酸-苏氨酸激酶 RIP3 的蛋白表达量是控制细胞凋亡或细胞坏死的关键。ANTX-a 对鲫鱼免疫细胞内 RIP3 蛋白水平的影响由 Western blotting 法测定。如图 6-18 所示，RIP3 的蛋白水平随着 ATNX-a 浓度的升高而逐渐升高，呈典型的浓度-效应关系。当鲫鱼免疫细胞暴露在 0.01mg/L ANTX-a 中 12h 时，RIP3 蛋白水平与对照组相比增加 1 倍多。

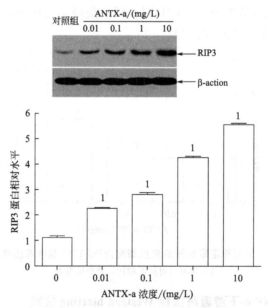

图 6-18　鱼腥藻毒素对鲫鱼免疫细胞内 RIP3 蛋白表达水平的影响

1—该组与对照组相比，差异极显著

底物蛋白激酶 MLKL 是一种拥有激酶结构域但无激酶功能的假激酶，能够被 RIP3 磷酸化，是 RIP3 的一种特异性底物蛋白。如图 6-19 所示，ATNX-a 明显提高了鲫鱼免疫细胞内 MLKL 的蛋白水平。当 ANTX-a 浓度为 0.01mg/L、0.1mg/L、1mg/L 和 10mg/L 时，MLKL 蛋白表达量逐渐增加，且在暴露浓度范围内呈现剂量-效应关系。

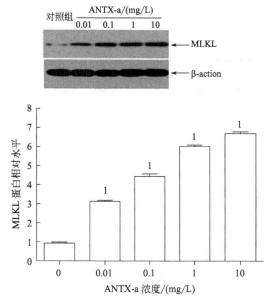

图 6-19　鱼腥藻毒素对鲫鱼免疫细胞内 MLKL 蛋白表达水平的影响

1—该组与对照组相比，差异极显著

IKK 是一类 NF-κB 转录因子的抑制剂，参与细胞内 TNF-α、IL-1β 等细胞因子引起的免疫反应。IKK 复合物包括 IKKα、IKKβ 和 IKKγ，其中 IKKα 和 IKKβ 具有催化作用，磷酸化的 IKKα 和 IKKβ（p-IKKα 和 p-IKKβ）可以激活其下游指标。0.01mg/L、0.1mg/L、1mg/L 和 10mg/L 的 ANTX-a 对鲫鱼免疫细胞内 IKK 和磷酸化的 IKK 蛋白表达量影响如图 6-20 所示。从图中可以看出，IKK 在胞内的总量没有明显变化，而 p-IKKα 和 p-IKKβ 蛋白表达量逐渐下降，且 p-IKKβ 的变化量较 p-IKKα 明显。

NF-κB 是一种常见的转录因子，参与调节细胞死亡和各类炎症因子的表达，如 iNOS、COX-2 和 CCL2 等。NF-κB 可由 IKK 复合物激活，从而由细胞质转至细胞核，激活炎症基因的转录表达。图 6-21 为鲫鱼免疫细胞暴露在不同浓度的 ANTX-a 中 12h，胞内 NF-κB 和 p-NF-κB 蛋白表达量变化情况。从图中可以看出，NF-κB 的蛋白表达量随着浓度的增加逐渐降低，但在最高浓度时有所升高，而 p-NF-κB 蛋白水平随着 ANTX-a 浓度的增加而增加，在最高浓度时又降低。

0.01～10mg/L 的 ANTX-a 降低了鲫鱼免疫细胞内 TNF-α 的 mRNA 表达量，且具有剂量-效应关系；0.01～10mg/L 的 ANTX-a 可提升鲫鱼免疫细胞内 RIP3、PGAM5 和 MLKL 的蛋白表达量，而这很有可能与细胞内线粒体受到影响有关；0.01～10mg/L 的 ANTX-a 降低了 TNF-α 和 RIP3 下游指标 IKKα 和 IKKβ 的磷酸化，而增加了 NF-κB 的磷酸化，且在最高浓度时，p-NF-κB 却有所降低，说明鲫鱼免疫细胞在最高浓度时有可能发生坏死。

综上所述，0.01～10mg/L 的 ANTX-a 诱导鲫鱼免疫细胞发生凋亡与 TNF-α 受体通路相关，当浓度高达 10mg/L 时部分细胞发生坏死，且与 NF-κB 通路相关。

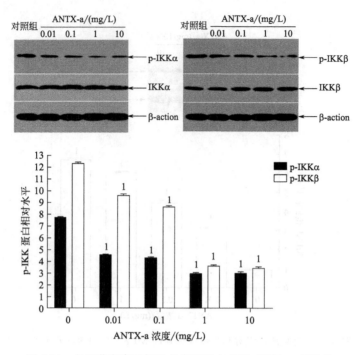

图 6-20　鱼腥藻毒素对鲫鱼免疫细胞内 IKK（IKKα、IKKβ）
以及 p-IKK（p-IKKα、p-IKKβ）蛋白表达水平的影响

1—该组与对照组相比，差异极显著

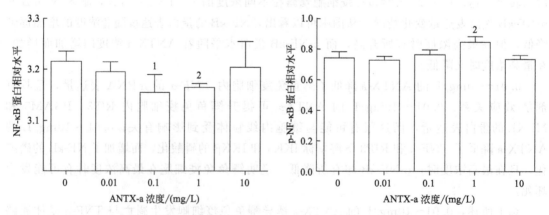

图 6-21　鱼腥藻毒素对鲫鱼免疫细胞内 NF-κB 以及 p-NF-κB 蛋白表达水平的影响

1—该组与对照组相比，差异显著；2—该组与对照组相比，差异极显著

6.2.1.5 案例亮点

（1）作为藻类水华产生的藻毒素，ANTX-a 一直以来的被研究的重心都集中在其神经毒性，其他器官毒性研究很少。而免疫系统作为生物体的第一道防线，研究 ANTX-a 对其的影响对人类预防疾病等具有重要意义。本案例研究发现，ANTX-a 不仅具有神经毒性，且在短时间内能够对水生生物产生免疫毒性。

（2）10μg/L 的 ANTX-a 即可对水生生物的免疫系统产生毒效应，导致细胞发生凋亡，且存在明显的剂量-效应关系，当浓度高达 10mg/L 时，则可能引起细胞坏死。ANTX-a 诱导鲫鱼免疫细胞发生凋亡与线粒体凋亡通路和 TNF-α 受体通路相关。

6.2.2 教学案例 2——基于鱼体模型的典型持久性污染物全氟辛酸（PFOA）免疫毒效应及机理研究

全氟化物作为全球性新型持久性有机污染物，目前受到人们广泛的关注。最近大量研究表明 PFCs 的代表物，全氟辛烷磺酸类物质（PFOS）和全氟辛酸类物质（PFOA）对环境安全造成了巨大的威胁[157]。其中，组织病理学分析检测手段可以大致了解环境毒素是否引起动物组织的病理改变。已有大量研究表明 PFOS 会引起哺乳动物的免疫组织胸腺和脾脏的萎缩，甚至造成病变，抑制免疫球蛋白生成[158]。

对于脊椎动物斑马鱼，其最主要的免疫器官是脾脏和头肾。相比肾脏，脾脏是重要的造血和免疫反应场所[159]，并被认为是生产、贮存红细胞和中性粒细胞的主要器官[160]。肾脏虽然也是鱼类主要的造血器官之一[161]，但其头肾还兼具免疫细胞的产生、分化和增殖，以及捕获抗原和产生抗体的功能[162]。因此，可以说肾脏的免疫功能相当于高等脊椎动物的脊髓[163]。

6.2.2.1 PFOA 体内暴露对斑马鱼免疫组织的损伤

（1）试验动物及处理

试验用斑马鱼（*Danio ratio*）购自浙江省杭州市花鸟鱼市场，试验前暂养 2 周。在室内盛有 6L 曝气脱氯自来水（曝气 3d 以上）的玻璃水族缸（试验前用 10％的稀硝酸浸泡）中暂养 7d 后，挑选健壮的斑马鱼进行试验。斑马鱼平均体重（1±0.2）g，试验水温为（20±0.2）℃。试验期间，每天早晚喂食两次，投饵之前先吸污换水，试验过程中个体死亡率小于 5％。将 600 条斑马鱼随机分成 5 组（设为对照组和 PFOA 浓度分别为 0.05mg/L、0.1mg/L、0.5mg/L 和 1mg/L 的试验组），分别在 7d、14d 和 21d 后取样，每个浓度组取 30～40 尾鱼。染毒结束后，将斑马鱼的脾脏和肾脏组织取出，投入 2.5％戊二醛固定液中 4℃固定过夜。

（2）电镜观察

采用透射电镜观察 PFOA 暴露后斑马鱼脾脏和肾脏的微结构变化。将 2.5％戊二醛固定过夜的脾脏和肾脏用 0.1mol/L，pH7.0 的磷酸缓冲液漂洗样品三次，每次 15min；然后在通风橱中用 1％的锇酸溶液固定样品 1～2h；去除固定液，用 0.1mol/L，pH7.0 的磷酸缓冲液漂洗样品三次，每次 15min；用梯度浓度（包括 30％、50％、70％、80％、90％ 和 95％六种浓度）的乙醇溶液对样品进行脱水处理，每种浓度处理 15min，再用 100％的乙醇处理 20min；最后过渡到纯丙酮中处理 20min。样品脱水处理后，采用包埋剂梯度渗透：用包埋剂与丙酮的混合液（体积比＝1/1）处理样品 1h；用包埋剂与丙酮的混合液（体积比＝

3/1）处理样品 3h；纯包埋剂处理样品过夜。将经过渗透处理的样品包埋起来，70℃加热过夜，即得到包埋好的样品。样品在 Leica EM UC7 型超薄切片机中切片，获得 70～90nm 的切片，切片经柠檬酸铅溶液和醋酸双氧铀 50％乙醇饱和溶液各染色 5～10min，即可在 Hitachi H-7650 型透射电镜中观察。

图 6-22 表征在 PFOA 浓度为 0 和 1mg/L，暴露 14d 后，斑马鱼脾脏形态学变化。左图为对照组脾脏细胞，右图为 PFOA 暴露 14d 后的脾脏细胞。无 PFOA 组表示的是正常的脾脏组织细胞中的细胞核和细胞质［图 6-22（a）］。在 PFOA 浓度为 1mg/L 时，脾脏细胞核出现收缩，细胞核周间隙扩张，相比对照组脾脏结构出现损伤［图 6-22（b）］。

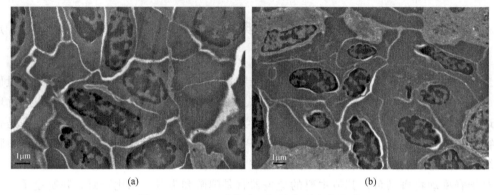

(a)　　　　　　　　　　　　(b)

图 6-22　PFOA 对脾脏组织结构形态的影响

图 6-23 和图 6-24 分别表征在 PFOA 浓度为 0mg/L 和 1mg/L，暴露 14d 后，斑马鱼脾脏免疫细胞形态学变化。图 6-23 为对照组脾脏细胞，图 6-24 为被 PFOA 暴露 14d 后的脾脏细胞；且左图为对照组肾脏完整免疫细胞，右图为肾脏免疫细胞局部电镜图。无 PFOA 组为正常的脾脏免疫细胞的细胞核和线粒体（图 6-23）。如图 6-24 所示，在浓度为 1mg/L PFOA 暴露 14d 后，脾脏免疫细胞质内出现空泡化［图 6-24（a）］，大量脂褐质色素颗粒［图 6-24（b）］及线粒体扩张［图 6-24（c）］，上述现象均表明 PFOA 暴露后对脾脏免疫细胞造成损伤。

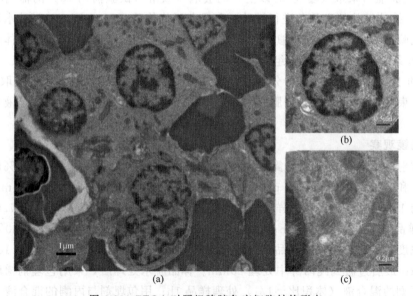

(a)　　　　　　　(b)

(c)

图 6-23　PFOA 对照组脾脏免疫细胞结构形态

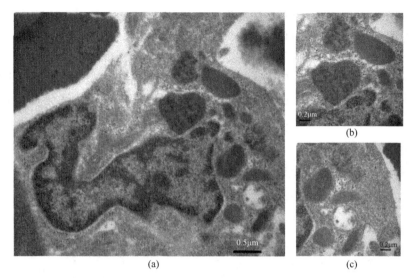

图 6-24　1mg/L PFOA 对脾脏免疫细胞结构形态的影响

图 6-25 和图 6-26 表征在 PFOA 浓度为 0mg/L 和 1mg/L，暴露 14d 后，斑马鱼肾脏形态学变化。左图为对照组肾脏组织，右图为被 PFOA 暴露 14d 后的肾脏组织。无 PFOA 组为正常的肾脏组织细胞的细胞核、线粒体、内质网和高尔基体［图 6-25（a）和图 6-26（b）］。如图 6-25 所示，在浓度为 1mg/L PFOA 暴露 14d 后，肾脏结构细胞的细胞质中出现髓鞘样小体、细胞核均质化、空泡化以及轻微的内质网扩张，上述现象均表明 PFOA 暴露后对肾脏组织结构造成损伤［图 6-25（b）和图 6-26（b）］。

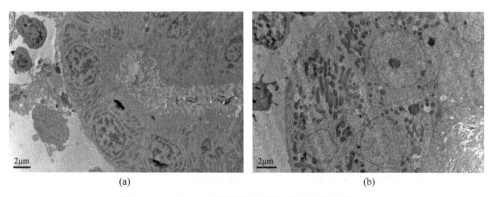

图 6-25　PFOA 对肾脏组织结构形态的影响（一）

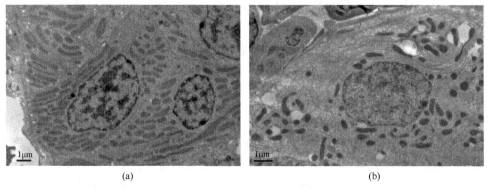

图 6-26　PFOA 对肾脏组织结构形态的影响（二）

图 6-27 和图 6-28 表征在 PFOA 浓度为 0mg/L 和 1mg/L，暴露 14d 后，斑马鱼肾脏形态学变化。左图为对照组肾脏中免疫细胞，右图为被 PFOA 暴露 14d 后肾脏中的免疫细胞。无 PFOA 组为正常的免疫细胞的细胞核、线粒体、内质网和高尔基体［图 6-27（a）和图 6-28（a）］。在浓度为 1mg/L PFOA 暴露 14d 后，肾脏免疫细胞的细胞质中出现内质网扩张、线粒体扩张、空泡化，上述现象均表明 PFOA 暴露后对肾脏免疫细胞造成损伤［图 6-27（b）和图 6-28（b）］。

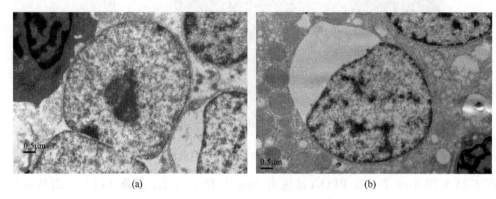

(a)　　　　　　　　　　　　　　　(b)

图 6-27　PFOA 对肾脏免疫细胞结构形态影响（一）

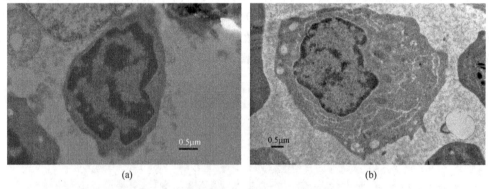

(a)　　　　　　　　　　　　　　　(b)

图 6-28　PFOA 对肾脏免疫细胞结构形态影响（二）

PFOA 干扰脾脏免疫细胞内脂类物质的运输及代谢，造成脂褐质色素颗粒在细胞内堆积；PFOA 所引起的免疫细胞线粒体扩张，可能会抑制其进一步增殖、分化及成熟，甚至诱导其凋亡；PFOA 所引起的免疫细胞内质网扩张，可能会导致其内部蛋白质合成出现障碍，并进一步激活内质网凋亡通路；PFOA 会对脾脏和肾脏组织结构造成损伤，可能导致斑马鱼免疫系统失调。

6.2.2.2　PFOA 对斑马鱼脾脏和肾脏中重要免疫因子表达的影响

（1）免疫因子基因表达测定

① 组织总 RNA 提取

脾脏和肾脏样品分别在液氮中充分研磨，取 50～80mg 粉末加入 1mL Trizol，剧烈振荡，然后加入 0.2mL 氯仿；盖上离心管盖子，剧烈振荡 15s，室温放置 5min。室温下，12000r/min 离心 10min；转移不多于 80% 上层水相至新的离心管中，加入等体积的异丙醇，上下充分混匀，冰上放置 10min，4℃，12000r/min 离心 15min，弃去上清；加入 1mL 预冷的 75％乙醇，上下混匀，4℃，12000r/min 离心 5min，弃去上清，空气干燥；加入 30～50μL RNase-Free Water，充分溶解后，加入 DNase Ⅰ进行消化，去除基因组 DNA 污染，分光光度计测定含量和纯度，确保 OD_{260}/OD_{280} 的比值介于 1.8～2.0 之间，可满足实验要求。

② 逆转录实验（反应体系见表 6-11）

表 6-11　细胞因子第一链反转录 cDNA 合成反应

试剂组分	体积(10.0μL)
Total RNAs(500ng)	$X\mu L$
加入 RNase-Free H_2O 补充到 5.0μL,65℃,水浴 5min,立即放到冰上	
RT buffer Mix	3.0μL
Primer Mix	1.35μL
RT Enzyme Mix	0.65μL
反应条件:30℃,10min;42℃,30min;70℃,15min	

③ 基因表达水平差异检测（Real-Time PCR）

采用 Primer Premier 6.0 和 Beacon designer 7.8 软件进行荧光引物的设计，然后由上海生物工程有限公司负责合成，引物序列见表 6-12。

Real-Time PCR 反应体系为（25μL）：10.5μL ddH_2O；12.5μL SYBR Premix Ex Taq^{TM}（2×）；0.5μL PCR-F（10μmol/L）；0.5μL PCR-R（10μmol/L）；1.0μL 模板 cDNA。

Real-Time PCR 反应条件：95℃，1min；40 个循环［95℃，10s；62℃，25s（收集荧光）］；熔解曲线分析 55～95℃。

Real-Time PCR 基因表达差异的数据统计：每个样品重复三次，各个基因的相对表达水平以 $Ct(2^{-\Delta\Delta Ct})$ 进行统计分析。

表 6-12　细胞因子 RT-PCR 引物设计

基因名称	基因序列号	引物序列(5′→3′)
Danio BAFF	FJ587513	F:5′-CAGCTTGAGTCATGCGCCAAAC-3′
		R:5′-TCAGGCCAGTTTTATTGCTCC-3′
Danio IFN	NM_207640	F:5′-GTCCTGACATTGGATCACATC-3′
		R:5′-TGCGTATCTTGCCACACATTC-3′
Danio IL-1β	AY340959	F:5′-ATCCAAACGGATACGACCAG-3′
		R:5′-TCGGTGTCTTTCCTGTCCAT-3′
Danio IL-4	NM_001170740	F:5′-GCATATACCGGGACTGGAAACTG-3′
		R:5′-CACATGTTCTTATGTCCTTTGAGCC-3′
Danio IL-21	EF143579	F:5′-CGAAGATCCTCACGCTCAGCAA-3′
		R:5′-CACTCCAGAGCAGACGCAACAC-3′
Danio 18s	FJ915075	F:5′-GGACACGGAAAGGATTGACAGATT-3′
		R:5′-CGTTCGTTATCGGAATGAACCAGAC-3′

④ 干扰素 mRNA 表达水平分析

剂量效应：如图 6-29 和图 6-30 所示，在 7d 和 14d 暴露时间段，斑马鱼脾脏和肾脏中 IFN 的表达趋势均随 PFOA 暴露浓度的增加呈先上升后下降趋势，并且在暴露至第 21d 时，脾脏和肾脏中 IFN 表达量均随暴露增加而降低。脾脏中 IFN 最高表达量出现于 7d，0.5mg/L 暴露组，其相对表达量是对照组的 3.6 倍；其最低表达量出现于 21d 1mg/L 暴露组，其相对表达量是对照组的 35%。与脾脏结果不同，肾脏中 IFN 最高表达量和最低表达量出现于 7d 暴露时段的 0.1mg/L 组和 1mg/L 组，其相对表达量分别是对照组的 2.5 倍和 70%（图 6-30）。

时间效应：如图 6-29 所示，当暴露时间在 21d 内，PFOA 浓度为 0.05mg/L 时，脾脏中 IFN 表达水平会随时间出现一个缓慢上升趋势，但最后会恢复至对照水平；当暴露时间在 21d 内，PFOA 浓度在 0.05mg/L 至 1mg/L 时，脾脏中 IFN 会先出现显著的应激上升，然后随暴露时间延长而下降，最后降至对照组水平以下。肾脏中时间效应结果与脾脏中不同，PFOA 低浓度时（≤0.1mg/L），IFN 表达会先出现显著的应激上升，然后随暴露时间延长而下降；PFOA 浓度在 0.05mg/L 至 1mg/L 时，肾脏中 IFN 表达水平会随时间先升后降（图 6-30）。

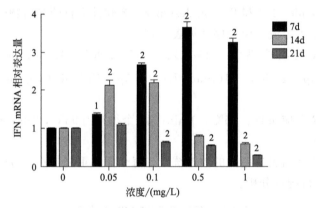

图 6-29　PFOA 对脾脏中 IFN 的 mRNA 表达水平的影响

1—该组与对照组相比，差异显著；2—该组与对照组相比，差异极显著

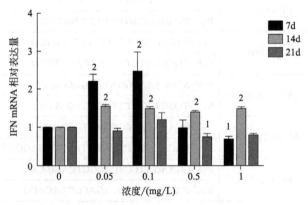

图 6-30　PFOA 对肾脏中 IFN 的 mRNA 表达水平的影响

1—该组与对照组相比，差异显著；2—该组与对照组相比，差异极显著

对比结果：通过图 6-29 和图 6-30 的比较发现，虽然相比脾脏，肾脏中 IFN 对 PFOA 更敏感，在暴露 7d 后，低浓度暴露组和高浓度暴露组分别会出现应激性高表达和低表达现象，但脾脏中 IFN 表达变化幅度远大于肾脏中 IFN 的表达变化幅度，且肾脏中 IFN 表达随暴露时间延长而逐渐恢复，而 PFOA 高浓度组脾脏中 IFN 的表达不会随暴露时间的延长而逐渐缓解。综上所述，脾脏中 IFN 的表达水平更易受到 PFOA 的影响。

⑤ B 淋巴细胞刺激因子（BAFF）mRNA 表达水平分析

剂量效应：如图 6-31 和图 6-32 所示，在任意时间段，脾脏和肾脏中 BAFF 的表达趋势均随暴露浓度的增加呈先上升后下降趋势，但脾脏的浓度拐点随暴露时间的延长，逐渐前移，从 0.1mg/L 组移至 0.05mg/L，但肾脏的浓度拐点除 14d 暴露组外，一直维持在 0.5mg/L。脾脏中 BAFF 最高表达量出现于 7d 0.5mg/L 暴露组，其相对表达量是对照组的 2.4 倍；脾脏中 BAFF 最低表达量出现于 14d 1mg/L 暴露组，其相对表达量是对照组的 50%（图 6-31）。与脾脏结果不同，肾脏中 BAFF 最高表达量出现于 21d 0.5mg/L 暴露组，最低表达量出现于 14d 1mg/L 暴露组，其相对表达量分别是对照组的 10.6 倍和68%（图 6-32）。

时间效应：如图 6-31 所示，当暴露时间在 21d 内，PFOA 浓度 ≤0.05mg/L 时，脾脏中 BAFF 表达水平随暴露时间的延长而逐渐下降；当暴露时间为 7d，PFOA 浓度为 0.05mg/L 至 1mg/L 时，脾脏中 BAFF 表达量随 PFOA 暴露浓度的升高而增加；当暴露时间为 14d，PFOA 浓度在 0.05mg/L 至 1mg/L 时，脾脏中 BAFF 表达量随 PFOA 暴露浓度的升高呈先上升后下降的趋势。与脾脏不同，肾脏在 PFOA 浓度为 0.1mg/L 和 0.5mg/L 时，出现了 BAFF 表达量随暴露时间延长（21d 内）而明显升高的趋势（图 6-32）。

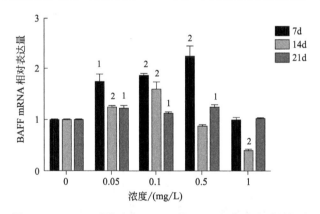

图 6-31　PFOA 对脾脏中 BAFF 的 mRNA 表达水平的影响

1—该组与对照组相比，差异显著；2—该组与对照组相比，差异极显著

对比结果：比较图 6-31 和图 6-32，发现在 21d 暴露组中，脾脏中 BAFF 应激高表达仅能维持在 PFOA 浓度为 0.05mg/L 时，而肾脏中 BAFF 应激高表达可维持在 0.5mg/L。此外，脾脏 14d 1mg/L 暴露组的相对表达量仅是对照组的 50%，几近崩溃，而肾脏 21d 1mg/L 暴露组的 BAFF 相对表达量仍是应激状态，为对照组的 1.4 倍。综上所述，脾脏中 BAFF 的表达水平更易受到 PFOA 的影响。

⑥ 白介素（IL-1β）mRNA 表达水平分析

剂量效应：如图 6-33 所示，当暴露时间在 14d 内，脾脏中 IL-1β 表达水平均随 PFOA 暴露浓度的升高呈先上升后下降的趋势，且拐点均位于 PFOA 浓度为 0.5mg/L 组；当暴露时间为

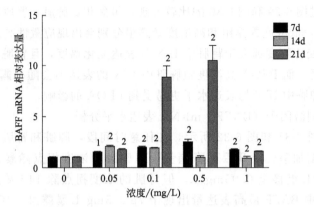

图 6-32　PFOA 对肾脏中 BAFF 的 mRNA 表达水平的影响

1—该组与对照组相比，差异显著；2—该组与对照组相比，差异极显著

21d 时，脾脏中 IL-1β 表达量随 PFOA 暴露浓度的增加而逐渐下降。肾脏中三个时段 IL-1β 的表达趋势均随暴露浓度的增加呈先上升后下降趋势，且浓度拐点均大致维持在 0.1mg/L（图 6-34）。此外，脾脏中 IL-1β 最高表达量出现于 14d 0.5mg/L 暴露组，其相对表达量是对照组的 8.1 倍；其最低表达量出现于 21d 1mg/L 暴露组，其相对表达量是对照组的 15%（图 6-33）。与脾脏结果不同，肾脏中 IL-1β 最高表达量和最低表达量分别出现于 7d 暴露时段的 0.1mg/L 组和 1mg/L 组，其相对表达量分别是对照组的 2.7 倍和 32%（图 6-34）。

时间效应：如图 6-33 所示，脾脏中 IL-1β 表达水平随暴露时间的延长呈先升后降的趋势。与脾脏不同，除 PFOA 浓度为 1mg/L 和 0.5mg/L 时，肾脏中 IL-1β 时间效应表达趋势与脾脏一致，其余均不同。当 PFOA 浓度为 0.1mg/L 时，肾脏中 IL-1β 的表达量出现明显递减趋势。

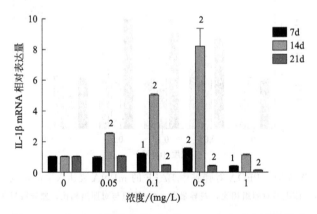

图 6-33　PFOA 对脾脏中 IL-1β 的 mRNA 表达水平的影响

1—该组与对照组相比，差异显著；2—该组与对照组相比，差异极显著

对比结果：通过图 6-33 和图 6-34 的比较发现，虽然相比脾脏，肾脏中 IL-1β 对 PFOA 更敏感，在暴露 7d 后，低浓度暴露组和高浓度暴露组分别会出现应激性高表达和低表达现象，但脾脏中 IL-1β 表达变化幅度远大于肾脏中 IL-1β 的表达变化幅度，且暴露时间为 21d 时，0.1mg/L 组斑马鱼肾脏中 IL-1β 表达仍可维持应激，而脾脏中 IL-1β 表达量已降至对照组 34%。因此，脾脏中 IL-1β 的表达水平更易受到 PFOA 的影响。

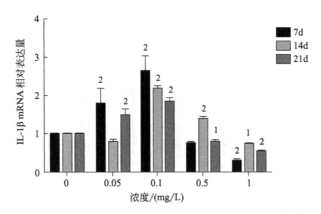

图 6-34　PFOA 对肾脏中 IL-1β 的 mRNA 表达水平的影响

1—该组与对照组相比，差异显著；2—该组与对照组相比，差异极显著

⑦ IL-4 mRNA 表达水平分析

剂量效应：如图 6-35 所示，当暴露时间在 7d 时，脾脏中 IL-4 表达水平随 PFOA 暴露浓度的升高呈先上升后下降的趋势；当暴露时间在 14d 时，脾脏中 IL-4 表达水平随 PFOA 暴露浓度的升高先下降再上升最后下降的趋势。当暴露时间为 21d 时，脾脏中 IL-4 表达量随 PFOA 暴露浓度的增加先增后减。除第 7d 外，肾脏中 IL-4 表达量变化趋势均随暴露浓度的增加呈下降趋势（图 6-36）。

时间效应：PFOA 浓度≤0.5mg/L 时，脾脏中 IL-4 表达水平随暴露随时间呈先下降后上升的趋势；PFOA 浓度为 1mg/L 时，脾脏中 IL-4 表达量随 PFOA 暴露时间的延长，呈先上升后下降的趋势（图 6-35）。与脾脏不同，肾脏中各浓度组 IL-4 表达量均随暴露时间延长呈递减趋势（图 6-36）。

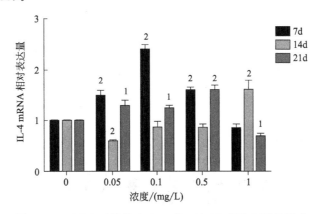

图 6-35　PFOA 对脾脏中 IL-4 的 mRNA 表达水平的影响

1—该组与对照组相比，差异显著；2—该组与对照组相比，差异极显著

对比结果：通过比较图 6-35 和图 6-36，可发现在 21d 暴露组中，脾脏中 IL-4 表达量相对肾脏中 IL-4 表达量，仍可维持在较高水平，因此，肾脏中 IL-4 的表达水平更易受到 PFOA 的影响。

⑧ IL-21 mRNA 表达水平分析

剂量效应：如图 6-37 所示，当暴露时间为 7d 时，脾脏中 IL-21 表达水平均随 PFOA 暴露浓度的升高呈上升趋势；当暴露时间为 14d 和 21d 时，脾脏中 IL-21 表达量随 PFOA 暴露

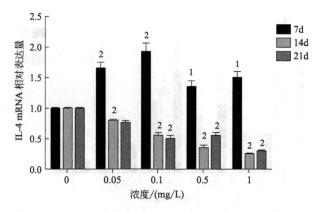

图 6-36　PFOA 对肾脏中 IL-4 的 mRNA 表达水平的影响

1—该组与对照组相比，差异显著；2—该组与对照组相比，差异极显著

浓度的增加呈先增后减趋势。此外，肾脏中的 IL-21 表达量随暴露时间的改变而发生明显变化，暴露 7d，IL-21 表达量随暴露浓度的增加呈先升后减；暴露 14d，IL-21 表达量随暴露浓度的增加呈先增后减再增趋势；暴露 21d，IL-21 表达量随暴露浓度的增加呈轻微递减趋势（图 6-38）。脾脏中 IL-21 最高表达量出现于 14d 0.5mg/L 暴露组，其相对表达量是对照组的 9.1 倍；脾脏中 IL-21 最低表达量出现于 21d 0.5mg/L 暴露组，其相对表达量是对照组的 31%。肾脏中 IL-21 最高表达出现于 14d 1mg/L 暴露组，最低表达量出现于 21d 0.5mg/L 暴露组，其相对表达量分别是对照组的 3.3 倍和 83%（图 6-38）。

　　时间效应：如图 6-37 所示，发现脾脏中各浓度组 IL-21 的表达量均随暴露时间延长而呈先上升后下降趋势。与此同时，当 PFOA 浓度≤0.1mg/L 时，肾脏中 IL-21 表达水平随暴露随时间延长呈先上升后下降，并恢复至对照组水平；当 PFOA 浓度范围在 0.5mg/L 至 1mg/L 时，肾脏中 IL-21 表达量变化与脾脏中 IL-21 表达量变化一致（图 6-38）。

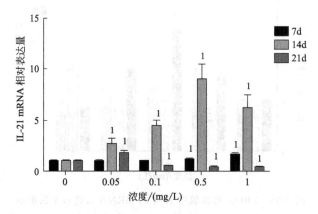

图 6-37　PFOA 对脾脏中 IL-21 的 mRNA 表达水平的影响

1—该组与对照组相比，差异极显著

　　脾脏和肾脏中的细胞因子的表达量是一种动态变化过程，它们会随 PFOA 暴露剂量和暴露时间的改变而发生变化。PFOA 暴露 14d 组，肾脏中的细胞因子 IL-4 和 IL-21 的表达趋势相反，说明 IL-4 和 IL-21 有拮抗反应；肾脏中 IFN 和 IL-1β 对 PFOA 较为敏感，在低浓度条件下，7d 暴露条件即出现应激反应；脾脏中细胞因子 IL-1β 和 IL-21 的表达水平会随暴露时间的延长总体呈先升后降趋势。

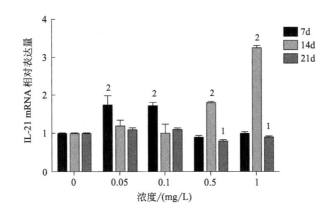

图 6-38　PFOA 对肾脏中 IL-21 的 mRNA 表达水平的影响

1—该组与对照组相比，差异显著；2—该组与对照组相比，差异极显著

6.2.2.3　PFOA 对斑马鱼脾脏和肾脏中 NF-κB 通路的影响

转录因子 NF-κB 家族由 P50、P52、c-Rel、P65 和 Rel-b 组成，是先天性和适应性免疫反应的关键因子[164]。转录因子 NF-κB 家族能反映早期免疫反应中细胞因子及其他可溶性因子的表达变化，包括它们的增殖及初始识别能力变化[165]。同时，激活转录因子 NF-κB 的过程是多样的，它可以被 ROS 激活[166]，也可以通过 TLR 信号通路，从而激活 myd88，导致 IkBs 降解并活化 NF-κB。

① 组织总 RNA 提取

脾脏和肾脏样品分别在液氮中充分研磨，取 50～80mg 粉末加入 1mL Trizol，剧烈振荡，然后加入 0.2mL 氯仿；盖上离心管盖子，剧烈振荡 15s，室温放置 5min。室温下，12000r/min 离心 10min；转移不多于 80% 上层水相至新的离心管中，加入等体积的异丙醇，上下充分混匀，冰上放置 10min，4℃，12000r/min 离心 15min，弃去上清；加入 1mL 预冷的 75% 乙醇，上下混匀，4℃，12000r/min 离心 5min，弃去上清，空气干燥；加入 30～50μ RNase-Free Water，充分溶解后，加入 DNase Ⅰ 进行消化，去除基因组 DNA 污染，分光光度计测定含量和纯度，确保 OD_{260}/OD_{280} 的比值介于 1.8～2.0 之间，可满足试验要求。

② 逆转录实验（体系组成见表 6-13）

表 6-13　细胞因子上游蛋白和免疫球蛋白第一链反转录 cDNA 合成反应

试剂组分	体积(10.0μL)
Total RNAs(500ng)	$X\mu L$
加入 RNase-Free H_2O 补充到 5.0μL,65℃,水浴 5min,立即放到冰上。	
RT buffer Mix	3.0μL
Primer Mix	1.35μL
RT Enzyme Mix	0.65μL
反应条件:30℃,10min;42℃,30min;70℃,15min	

③ 基因表达水平差异检测（Real-Time PCR）

采用 Primer Premier 6.0 和 Beacon designer 7.8 软件进行荧光引物的设计，然后由上海生物工程有限公司负责合成，引物序列如表 6-14 所示。

表 6-14　细胞因子上游蛋白和免疫球蛋白 RT-PCR 引物

基因名称	基因序列号	引物序列(5′→3′)
Danio relA (NF-kB)	AY163839	F:5′-CATTCCCTACGGCTAAACGA-3′
		R:5′-AGAAAAAGGAGGTGGGTGGA-3′
Danio MyD88	NM_212814	F:5′-AACAGTTGGAACACACCGAAT-3′
		R:5′-ATGACCACCACCATCCTCTT-3′
Danio TLR-2	AY388399	F:5′-TGTCTCCCACCCTGAAACTC-3′
		R:5′-TAGTGCCACCTTCCTTCACC-3′
Danio IgM	AY643751	F:5′-TAGTGCCACCTTCCTTCACC-3′
		R:5′-GAAGCCTCCAATTCTGTTGG-3′
Danio IgD	BX510335	F:5′-GACACATTAGCCCATCAGCA-3′
		R:5′-CTGGAGAGCAGCAAAAGGAT-3′
Danio IgZ/T	AY643750	F:5′-GAACCAAACTCAGGGTTGGA-3′
		R:5′-GAACCAAACTCAGGGTTGGA-3′
Danio 18s	FJ915075	F:5′-GGACACGGAAAGGATTGACAGATT-3′
		R:5′-CGTTCGTTATCGGAATGAACCAGAC-3′

Real-Time PCR 反应体系为（$25\mu L$）：$10.5\mu L$ ddH$_2$O；$12.5\mu L$ SYBR Premix Ex Taq^{TM}（$2\times$）；$0.5\mu L$ PCR-F（$10\mu mol/L$）；$0.5\mu L$ PCR-R（$10\mu mol/L$）；$1.0\mu L$ 模板 cDNA。

Real-Time PCR 反应条件：95℃，1min；40 个循环 ［95℃，10s；62℃，25s（收集荧光）］；熔解曲线分析 55～95℃。

Real-Time PCR 基因表达差异的数据统计：每个样品重复三次，各个基因的相对表达水平以 Ct($2^{-\Delta\Delta Ct}$) 进行统计分析。

④ Toll 样受体（TLR2）mRNA 表达水平分析

剂量效应：如图 6-39 和图 6-40 所示，在三个暴露时间段内，脾脏和肾脏中 TLR2 的表达量均随暴露浓度的增加呈先上升后下降趋势，并且脾脏和肾脏的浓度拐点也同样随暴露时间的延长，逐渐前移，分别从 0.1mg/L 前迁至 0.05mg/L，从 0.5mg/L 前迁至 0.1mg/L 左右。此外，脾脏中 TLR2 最高表达量出现于 7d 0.1mg/L 暴露组，其相对表达量是对照组的 2.7 倍；脾脏中 TLR2 最低表达量出现于 21d 1mg/L 暴露组，其相对表达量是对照组的 56%（图 6-39）。肾脏中 TLR2 最高表达出现于 7d 0.5mg/L 暴露组，最低表达量出现于 14d 1mg/L 暴露组，其相对表达量分别是对照组的 2.3 倍和 48%（图 6-40）。

时间效应：当暴露时间在 21d 内，PFOA 浓度≤0.5mg/L 时，脾脏中 TLR2 表达水平随暴露随时间呈先下降后上升的趋势；当暴露时间在 21d 内，PFOA 浓度为 1mg/L 时，脾脏中 TRL2 表达量随 PFOA 暴露时间的延长，总体呈下降的趋势，最后均降至对照组水平以下（图 6-39）。与脾脏不同，肾脏中低浓度组（0.05mg/L 和 0.1mg/L）TRL2 表达量均随暴露时间延长呈递减趋势（图 6-40）。

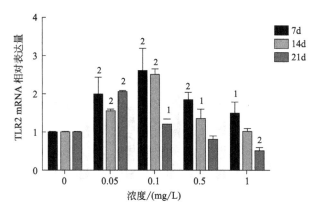

图 6-39　PFOA 对脾脏中 TLR2 的 mRNA 表达水平的影响

1—该组与对照组相比，差异极显著；2—此两个组之间差异显著

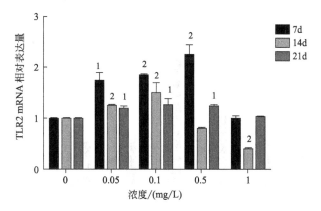

图 6-40　PFOA 对肾脏中 TLR2 的 mRNA 表达水平的影响

1—该组与对照组相比，差异极显著；2—此两个组之间差异显著

对比结果：通过图 6-39 和图 6-40 的比较，脾脏和肾脏中 TLR2 的表达趋势基本一致，且两者表达波动幅度相差不大。

⑤ 髓样分化因子（myd88）表达水平分析

剂量效应：如图 6-41 所示，当暴露时间为 7d 和 14d 时，脾脏中 myd88 表达水平均随 PFOA 暴露浓度的升高呈先升后降趋势；当暴露时间为 21d 时，脾脏中 myd88 表达量随 PFOA 暴露浓度的增加呈先增后减趋势。此外，肾脏中的 myd88 表达量随暴露时间的改变也发生明显变化。暴露 7d，myd88 表达量随暴露浓度的增加呈先升后减；暴露 14d，myd88 表达量随暴露浓度的增加呈上升趋势；暴露 21d，myd88 表达量随暴露浓度的增加呈轻微递减趋势（图 6-42）。脾脏中 myd88 最高表达量出现于 14d 0.1mg/L 暴露组，其相对表达量是对照组的 3.8 倍；脾脏中 myd88 最低表达量出现于 21d 1mg/L 暴露组，其相对表达量是对照组的 46%（图 6-41）。肾脏中 myd88 的最高表达量出现于 7d 0.1mg/L 暴露组，最低表达量出现于 21d 1mg/L 暴露组，其相对表达量分别是对照组的 2.7 倍和 34%（图 6-42）。

时间效应：如图 6-41 所示，当 PFOA 浓度≤0.05mg/L 时，脾脏中 myd88 表达水平随暴露时间的延长而逐渐降低；当 PFOA 浓度在 0.1mg/L 至 1mg/L 时，脾脏中 myd88 表达量随 PFOA 暴露时间的延长呈先上升后下降趋势，且在暴露至第 21d 后降至对照组水平以下。在肾脏中，PFOA 浓度为 0.05mg/L 和 0.1mg/L 时，图 6-42 显示，此浓度时，肾脏中 myd88 表达量随暴露时间的延长而逐渐降低。

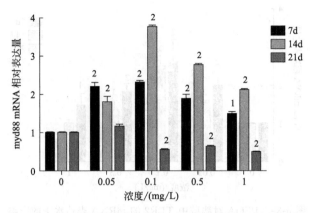

图 6-41　PFOA 对脾脏中 myd88 的 mRNA 表达水平的影响

1—该组与对照组相比，差异极显著；2—此两个组之间差异显著

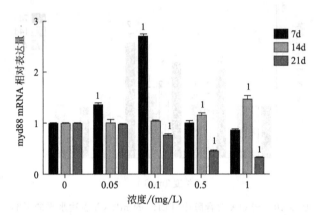

图 6-42　PFOA 对肾脏中 myd88 的 mRNA 表达水平的影响

1—该组与对照组相比，差异极显著

对比结果：仅通过图 6-41 和图 6-42 的比较，很难评估脾脏和肾脏中 myd88 对 PFOA 的敏感程度。

⑥ 转录因子 relA mRNA 表达水平分析

剂量效应：当暴露时间为 7d 时，脾脏中 relA 表达水平随 PFOA 暴露浓度的升高呈上升趋势；当暴露时间为 14d 和 21d 时，脾脏中 relA 表达量随 PFOA 暴露浓度的增加呈先上升后下降趋势，且拐点均位于 PFOA 浓度为 0.1mg/L 组（图 6-43）。此外，如图 6-44 所示，在第 7d 和第 21d，肾脏中 relA 的表达趋势与脾脏中 relA 的表达趋势基本一致，但在第 14d，除 1mg/L 组，肾脏中 relA 的表达量基本处于对照水平。脾脏中 relA 最高表达量出现于 7d 1mg/L 暴露组，其相对表达量是对照组的 4.0 倍；脾脏中 relA 最低表达量出现于 21d 1mg/L 暴露组，其相对表达量是对照组的 70%（图 6-43）。肾脏中 relA 最高表达量和最低表达量出现于 21d 暴露时段的 0.1mg/L 组和 1mg/L 组，其相对表达量分别是对照组的 1.7 倍和 64%（图 6-44）。

时间效应：当 PFOA 浓度≤0.5mg/L 时，脾脏中 relA 表达水平随暴露时间呈先升后降的趋势；当 PFOA 浓度为 1mg/L 时，脾脏中 relA 表达量随 PFOA 暴露时间的延长，呈递减趋势，最后降至对照组水平以下（图 6-43）。与脾脏有所不同，当 PFOA 浓度为 0.05mg/L 时，肾脏中 relA 表达水平随暴露时间呈上升趋势；当 PFOA 浓度为 1mg/L 时，肾脏中 relA 表达量随 PFOA 暴露时间呈递减趋势（图 6-44）。

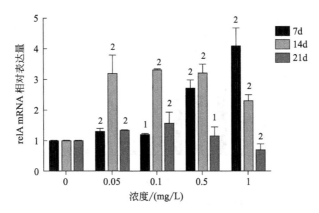

图 6-43　PFOA 对脾脏中 relA 的 mRNA 表达水平的影响
1—该组与对照组相比，差异显著；2—该组与对照组相比，差异极显著

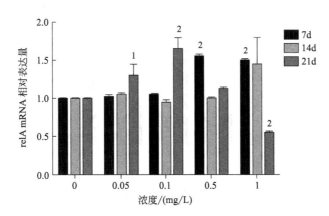

图 6-44　PFOA 对肾脏中 relA 的 mRNA 表达水平的影响
1—该组与对照组相比，差异显著；2—该组与对照组相比，差异极显著

对比结果：综上所述，仅通过图 6-43 和图 6-44 的比较，很难评估脾脏和肾脏中 relA 对 PFOA 的敏感程度。

⑦ 免疫球蛋白 mRNA 表达水平分析

剂量效应：如图 6-45 和 6-46 所示，在任意时间段，脾脏和肾脏中 IgD 的表达均随暴露浓度的增加呈先上升后下降趋势，但脾脏的浓度拐点随暴露时间的延长，逐渐后移，从 0.05mg/L 组移至 0.1mg/L，而肾脏的浓度拐点在三个时段一直维持在 0.1mg/L。脾脏中 IgD 最高表达量出现于 14d 0.05mg/L 暴露组，其相对表达量是对照组的 3.7 倍；其最低表达量出现于 14d 1mg/L 暴露组，其相对表达量是对照组的 22%（图 6-45）。肾脏中 IgD 最高表达量和最低表达量分别出现于 7d 0.1mg/L 暴露组和 14d 1mg/L 暴露组，其相对表达量分别是对照组的 10.6 倍和 78%（图 6-46）。

时间效应：如图 6-45 所示，当 PFOA 浓度为 0.05mg/L 时，脾脏中 IgD 表达水平会随时间出现一个先上升后下降趋势；当 PFOA 浓度在 0.1～0.5mg/L 时，脾脏中 IgD 会随暴露时间延长呈逐渐上升的趋势。然而肾脏中时间效应结果与脾脏中不同，当 PFOA 浓度在 0.5mg/L 和 1mg/L 时，肾脏中 IgD 表达水平会随时间呈下降趋势（图 6-46）。

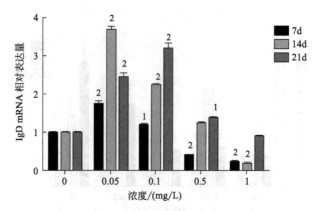

图 6-45　PFOA 对脾脏中 IgDm RNA 表达水平的影响

1—该组与对照组相比，差异显著；2—该组与对照组相比，差异极显著

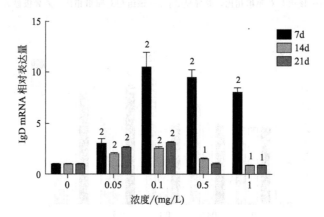

图 6-46　PFOA 对肾脏中 IgDm RNA 表达水平的影响

1—该组与对照组相比，差异显著；2—该组与对照组相比，差异极显著

　　对比结果：综上所述，仅通过图 6-45 和图 6-46 的比较，很难评估脾脏和肾脏中 IgD 对 PFOA 的敏感程度。但通过比较时间效应结果，发现相比脾脏，肾脏中 IgD 的表达水平更易受到 PFOA 的影响。

　　剂量效应：如图 6-47 所示，在 PFOA 暴露 7d 和 14d 后，脾脏中 IgM 的表达量随暴露浓度的增加呈先升后降的趋势，并且脾脏的浓度拐点随暴露时间的延长，逐渐后移，从 0.05mg/L 组移至 0.1mg/L。当暴露时间延长至 21d 时，IgM 的表达量随暴露浓度的增加而逐渐降低。脾脏中 IgM 最高表达量出现于 7d 0.05mg/L 暴露组，其相对表达量是对照组的 1.9 倍；其最低表达量出现于 21d 1mg/L 暴露组，其相对表达量是对照组的 52%。肾脏中 IgM 最高表达量和最低表达量分别出现于 7d 0.1mg/L 暴露组和 21d 1mg/L 暴露组，其相对表达量分别是对照组的 2.0 倍和 45%（图 6-48）。

　　时间效应：如图 6-47 所示，当 PFOA 浓度≤0.5mg/L 时，脾脏中 IgM 表达水平会随时间呈下降趋势。在肾脏中，除 PFOA 浓度为 0.1mg/L 和 1mg/L 时，肾脏中 IgM 表达水平会随时间呈下降趋势，其余未能看出明显趋势（图 6-48）。

　　对比结果：综上所述，通过上述剂量效应比较，脾脏中 IgM 更易受到 PFOA 的影响。

　　剂量效应：如图 6-49 所示，在任意时间段，脾脏中 IgZ 的表达趋势随暴露浓度的增加呈先上升后下降趋势，且浓度拐点在三个时段均维持在 0.5mg/L。然而，肾脏中 IgZ 的表

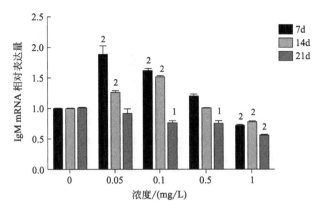

图 6-47　PFOA 对脾脏中 IgM mRNA 表达水平的影响

1—该组与对照组相比，差异显著；2—该组与对照组相比，差异极显著

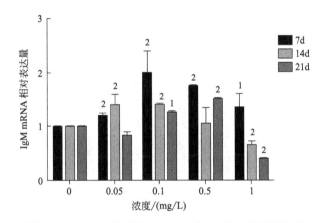

图 6-48　PFOA 对肾脏中 IgM mRNA 表达水平的影响

1—该组与对照组相比，差异显著；2—该组与对照组相比，差异极显著

达量在三个时段也呈现随暴露浓度的增加呈先升后降的趋势，但其浓度拐点随时间发生改变，从 0.5mg/L 迁移至 0.05mg/L，最后至 0.1mg/L（图 6-50）。此外，脾脏中 IgZ 最高表达量出现于 7d 0.5mg/L 暴露组，其相对表达量是对照组的 4.8 倍；无最低表达量出现（图 6-49）。肾脏中 IgZ 最高表达量和最低表达量分别出现于 7d 0.5mg/L 暴露组和 14d 1mg/L 暴露组，其相对表达量分别是对照组的 2.8 倍和 65％（图 6-50）。

时间效应：如图 6-49 所示，当 PFOA 浓度≤0.1mg/L 时，脾脏中 IgZ 表达水平会随时间上升；当 PFOA 浓度在 0.5～1mg/L 时，脾脏中 IgZ 表达量随暴露时间先降后升。在肾脏中，当 PFOA 浓度在 0.5～1mg/L 时，时间效应结果与脾脏一致，但当 PFOA 浓度≤0.1mg/L 时，肾脏中 IgZ 表达水平无法看出趋势（图 6-50）。

对比结果：通过剂量效应比较，发现脾脏中 IgZ 对 PFOA 相对较为敏感，波动范围较大；但 PFOA 抑制肾脏中 IgZ mRNA 的表达相对明显，IgZ 表达量降至对照组水平以下。

脾脏和肾脏中的免疫球蛋白表达水平受 PFOA 剂量和暴露时间影响，且各种免疫球蛋白对 PFOA 的敏感程度不同：脾脏中的 IgM，肾脏的 IgD 和 IgZ mRNA 表达水平较易受 PFOA 干扰。PFOA 对 TLR/NF-κB 通路蛋白表达水平有影响，表明 PFOA 可能会通过 TLR/NF-κB 通路影响细胞因子表达。

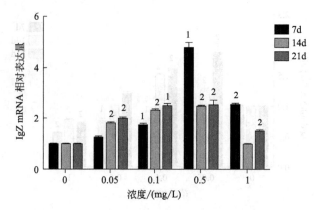

图 6-49　PFOA 对脾脏中 IgZ mRNA 表达水平的影响

1—该组与对照组相比，差异显著；2—该组与对照组相比，差异极显著

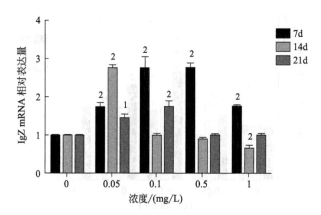

图 6-50　PFOA 对肾脏中 IgZ mRNA 表达水平的影响

1—该组与对照组相比，差异显著；2—该组与对照组相比，差异极显著

6.2.2.4　PFOA 对斑马鱼免疫水平影响的毒理评价新模型研究

（1）数据来源

染毒结束后，将斑马鱼的脾脏和肾脏组织取出，并采用定量即时聚合酶链式反应，检测获得脾脏和肾脏中细胞因子、免疫球蛋白以及相关上游蛋白 mRNA 表达量数据，用于下一步分析。

（2）PFOA 对脾脏免疫水平的影响

如图 6-51 所示，脾脏中 7d、14d 和 21d 的免疫球蛋白三角结构均是随 PFOA 暴露浓度的增加，呈先变大后缩小的趋势。其中 14d 和 21d 的Ⅴ组三角结构缩小至对照组标准正三角形以内。此外，对内角角度进行分析，将Ⅱ与Ⅲ组归为低浓度组，Ⅳ和Ⅴ组归为高浓度组，根据内角角度变化可以看出，在 7d 时，Ⅱ组三角形结构与对照组正三角形结构相似，但随时间延长，Ⅱ组三角形结构开始偏离正三角形结构；然而高浓度组与之恰好相反。

综上可得，脾脏中，低浓度 PFOA 对免疫球蛋白初期影响较小，但随暴露时间的延长，IgD 表达增强，免疫球蛋白三角结构开始偏离正三角形结构；高浓度组正好相反，暴露初期，IgZ 相对表达量较高，随暴露时间的延长，IgZ 表达能力减弱，三角形结构趋于正三角形结构。此外，Ⅱ、Ⅲ、Ⅳ组免疫球蛋白因受 PFOA 的影响仍处于应激高表达状态，而Ⅴ组因 PFOA 暴露浓度偏高，14d 时免疫球蛋白表达量降至对照组以下，说明Ⅴ组斑马鱼免疫

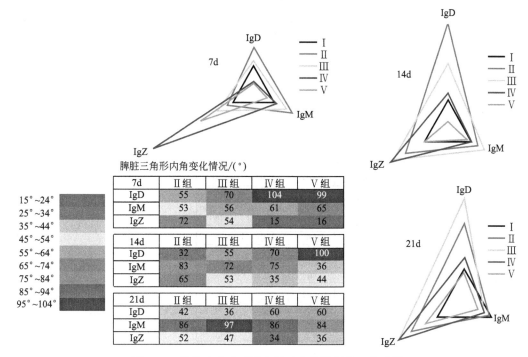

脾脏三角形内角变化情况/(°)

7d	Ⅱ组	Ⅲ组	Ⅳ组	Ⅴ组
IgD	55	70	104	99
IgM	53	56	61	65
IgZ	72	54	15	16

14d	Ⅱ组	Ⅲ组	Ⅳ组	Ⅴ组
IgD	32	55	70	100
IgM	83	72	75	36
IgZ	65	53	35	44

21d	Ⅱ组	Ⅲ组	Ⅳ组	Ⅴ组
IgD	42	36	60	60
IgM	86	97	86	84
IgZ	52	47	34	36

15°~24°
25°~34°
35°~44°
45°~54°
55°~64°
65°~74°
75°~84°
85°~94°
95°~104°

图 6-51　脾脏中免疫球蛋白相对表达量雷达三角形图

系统监管能力已大幅减弱。

（3）PFOA 对肾脏免疫水平的影响

如图 6-52 所示，肾脏中 7d、14d 和 21d 的免疫球蛋白三角结构均随 PFOA 暴露浓度的增加，呈先变大后缩小的趋势，其中 14d 和 21d 的Ⅴ组三角形结构基本缩小至对照组标准正三角形以内。此外，对内角角度进行分析，发现暴露 7d 后，Ⅲ组、Ⅳ组和Ⅴ组三角形变化趋势基本相同，并且相对 14d 和 21d 内角角度变化较为剧烈。综上可得，肾脏中，免疫球蛋白初期受 PFOA 影响较为严重，尤其是 IgD，但随暴露时间的延长，IgD 表达水平降低，免疫球蛋白三角形结构趋于稳定，但Ⅱ、Ⅲ、Ⅳ组免疫球蛋白受 PFOA 的影响仍处于应激高表达状态，而Ⅴ组因 PFOA 暴露浓度偏高，14d 和 21d 时，免疫球蛋白表达水平降低至对照组水平以下，说明Ⅴ组斑马鱼免疫系统监管能力大幅减弱。

（4）脾脏和肾脏免疫水平比较

通过比较图 6-51 和图 6-52，脾脏和肾脏中免疫球蛋白水平总体变化趋势基本一致：Ⅱ、Ⅲ、Ⅳ组免疫球蛋白会受 PFOA 的影响持续处于应激高表达状态，而Ⅴ组会因 PFOA 暴露浓度过高而最终引起免疫球蛋白表达水平降至对照组水平以下（即Ⅴ组三角图形缩小至对照组三角形以内），导致斑马鱼免疫系统监管能力大幅减弱。但暴露初期（即 7d），低浓度（Ⅱ和Ⅲ组）暴露条件下，脾脏和肾脏中的免疫应答存在差距，脾脏相对肾脏，具有较好的稳定性，其免疫球蛋白三角结构变化不大，但肾脏中免疫球蛋白三角结构出现剧烈变动。

（5）PFOA 对脾脏内细胞因子与免疫球蛋白关系影响的分析

为进一步考察脾脏中细胞因子与免疫球蛋白的内在联系，对各时间段，按浓度剂量作线性相关性分析，并定义 $r^2 \geq 0.6$ 时，两者具有相关性。如表 6-15 所示，细胞因子会对免疫球蛋白起一定的调控作用，但对其调控能力会随暴露时间的改变而发生变化。根据分析结果

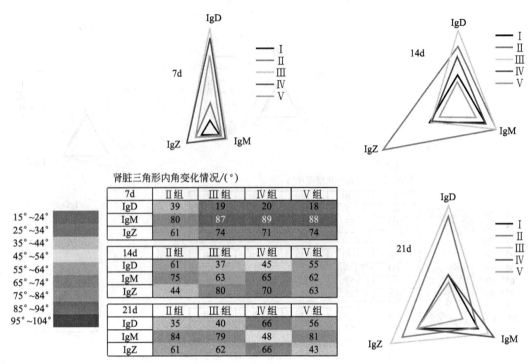

图 6-52　肾脏中免疫球蛋白相对表达量雷达三角形图

显示：7d 时，IFN 和 IL-21 分别对 IgD 和 IgZ 的表达水平有调控作用；14d 时，IgD 会受 IFN、BAFF 和 IL-4 调控，IgM 会受 IFN 调控，IgZ 会受 IL-1β 调控；21d 时，IgM 会受 IFN 和 IL-1β 调控。

表 6-15　脾脏中细胞因子与免疫球蛋白线性相关（r^2）结果

细胞因子	暴露时间/d	免疫球蛋白		
		IgD	IgM	IgZ
IFN	7	0.562	0.151	**0.718**
	14	**0.808**	**0.857**	0.200
	21	0.028	**0.900**	0.095
BAFF	7	0.444	**0.606**	0.150
	14	**0.932**	0.261	0.119
	21	0.025	0.296	0.029
IL-1β	7	0.034	0.205	0.111
	14	0.015	0.080	**0.852**
	21	0.004	**0.864**	0.183
IL-4	7	0.091	0.421	0.037
	14	**0.805**	0.392	0.280
	21	0.098	0.066	0.572
IL-21	7	**0.693**	0.536	0.399
	14	0.132	0.066	0.268
	21	0.041	0.508	0.067

细胞因子与免疫球蛋白三阶拟合结果如下。

① 细胞因子　如图 6-53 所示，IFN、BAFF、IL-1β、IL-4 和 IL-21 的三阶拟合图图形均不相似，说明各个细胞因子在斑马鱼脾脏中发挥不同功能。但通过比较高表达区域，可发现在某些暴露阶段，细胞因子之间可能存在协同作用。如图 6-53（b）和（d）所示，BAFF 和 IL-4 在浓度区间 0.1～0.5 mg/L，时间区间 0～10d 之间，存在高表达区域重合；如图 6-53（c）和（e）所示，IL-1β 和 IL-21 在浓度区间 0.4～0.8mg/L，时间区间 10～18d 之间，存在高表达区域重合。此外，其他各图的高表达区域互不相同，这种不同也反映了斑马鱼脾脏免疫系统对 PFOA 的防御过程。

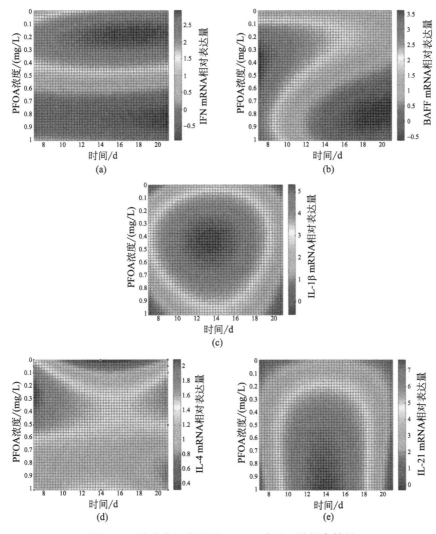

图 6-53　脾脏中细胞因子 mRNA 表达三阶拟合结果

② 免疫球蛋白　如图 6-54 所示，IgD、IgM 和 IgZ 的三阶拟合图形互不相似，说明各个免疫球蛋白在斑马鱼脾脏中发挥不同功能，且上游蛋白对其调控过程也各不相同。通过观察，可发现 IgD 的高表达区域位于浓度区间 0.1～0.4mg/L，时间区间 10～21d 之间 [图 6-54（a）]；IgM 的高表达区域位于浓度区间 0.1～0.4mg/L，时间区间 0～14d 之间 [图 6-54（b）]；IgZ 的高表达区域位于浓度区间 0.3～0.7mg/L，时间区间 0 至 10d 之间 [图 6-54（c）]。

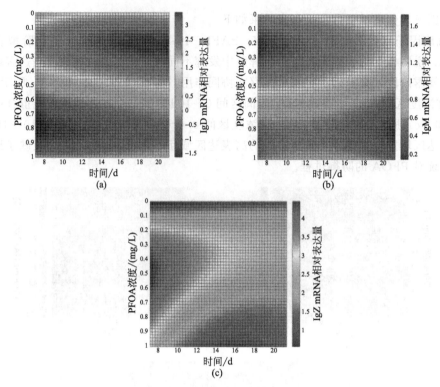

图 6-54　脾脏中免疫球蛋白 mRNA 表达三阶拟合结果

③ 细胞因子与免疫球蛋白之间的关系　对比图 6-53 和图 6-54，可见 IFN 与 IgD，BAFF 与 IgZ 的三阶拟合图基本一致，因此可推测 IFN 和 BAFF 参与 IgD 和 IgZ mRNA 表达的调控过程。此外 IL-4 和 IgM 部分高表达区域一致，IL-21 的高表达区域与 IgZ 的高表达区域近乎相反，上述结果可推测 IL-4 和 IL-21 也参与免疫球蛋白 mRNA 表达的调控过程。但脾脏中 IL-1β 的拟合图形与免疫球蛋白的拟合图形差异较大，因此推测在脾脏中 IL-1β 对免疫球蛋白影响不显著。

(6) PFOA 对肾脏内细胞因子与免疫球蛋白关系影响的分析

为进一步考察肾脏中细胞因子与免疫球蛋白的内在联系，对各时间段，按浓度剂量作线性相关性分析，并定义 $r^2 \geqslant 0.6$ 时，两者具有相关性。如表 6-16 所示，细胞因子会对免疫球蛋白起一定的调控作用，但对其调控能力会随暴露时间的改变而发生变化。根据分析结果显示：7d 时，IgD、IgM 和 IgZ 均受 BAFF 的调控作用；14d 时，IgD 会受 BAFF 调控，IgM 会受 BAFF 和 IL-21 调控；21d 时，IgD 会受 IL-1β 和 IL-21 调控，IgM 会受 BAFF 调控，IgZ 会受 IL-1β 调控。

表 6-16　肾脏中细胞因子与免疫球蛋白线性相关（r^2）结果

细胞因子	暴露时间/d	免疫球蛋白		
		IgD	IgM	IgZ
IFN	7	0.012	0.145	0.115
	14	0.396	0.194	0.135
	21	0.525	0.042	0.614

细胞因子	暴露时间/d	免疫球蛋白		
		IgD	IgM	IgZ
BAFF	7	**0.669**	**0.620**	**0.851**
	14	**0.718**	**0.872**	0.582
	21	0.041	**0.701**	0.086
IL-1β	7	0.021	0.189	0.12
	14	0.581	0.328	0.084
	21	**0.867**	0.121	**0.679**
IL-4	7	0.346	0.442	0.393
	14	0.011	0.193	0.255
	21	0.009	0.032	0.006
IL-21	7	0.002	0.075	0.056
	14	0.395	**0.672**	0.177
	21	**0.660**	0.02	0.558

细胞因子与免疫球蛋白三阶拟合结果如下。

① 细胞因子　如图 6-55 所示，除 IFN 与 IL-1β 以外，其余各图的三阶拟合图形互不相似，说明除 IFN 与 IL-1β 以外，其余各个细胞因子在斑马鱼肾脏中发挥不同功能。此外，通过比较高表达区域，可发现在某几个暴露阶段，细胞因子之间可能存在协同作用，也可能存在拮抗作用。如图 6-55 (c) 和 (d) 所示，在浓度区间 0.1mg/L 至 0.4mg/L，时间区间 0 至 7d 之间，IL-1β 与 IL-4 存在高表达重合区域；如图 6-55 (b)、(c) 和 (e) 所示，BAFF、IL-4 和 IL-21 的高表达区域各不一致，并几乎不重合。通过分析上述现象，可以帮助我们了解细胞因子之间的相互关系，从而进一步阐明斑马鱼肾脏免疫系统对 PFOA 的应激反应过程。

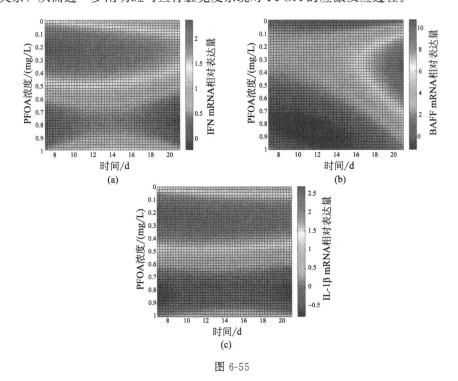

图 6-55

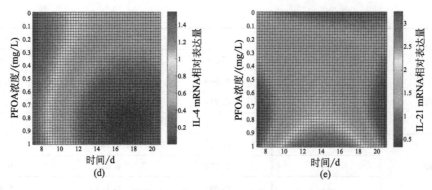

图 6-55　肾脏中细胞因子 mRNA 表达三阶拟合结果

② 免疫球蛋白　如图 6-56 所示，IgD、IgM 和 IgZ 的三阶拟合图形具有一定的相似性，通过观察，可发现 IgD 的高表达区域位于浓度区间 0.1～0.6mg/L，时间区间 0～10d 之间［图 6-56 (a)］；IgM 的高表达区域位于浓度区间 0.1～0.5mg/L，时间区间 0～21d 之间［图 6-56 (b)］；IgZ 的高表达区域位于浓度区间 0.1～0.5mg/L，时间区间 0 至 12d 之间［图 6-56 (c)］。

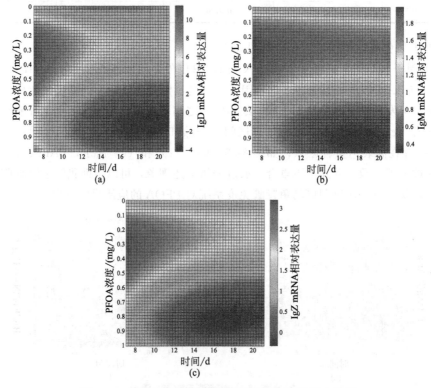

图 6-56　肾脏中免疫球蛋白 mRNA 表达三阶拟合结果

③ 细胞因子与免疫球蛋白之间的关系　根据图 6-55 和图 6-56 的分析结果可得，前炎症因子（IFN 和 IL-1β）与 IgM 三阶拟合图的高表达区域基本一致，因此可推测 IFN 和 IL-1β 参与 IgM mRNA 表达的调控过程。此外，IL-4 与免疫球蛋白部分高表达区域一致；BAFF 和 IL-21 的高表达区域与 IgD 的高表达区域近乎相反。根据上述结果可推测：IL-4、IL-21 和 BAFF 也参与免疫球蛋白 mRNA 表达的调控过程。

（7）脾脏内细胞因子上游通路蛋白表达与细胞因子关系分析

为进一步考察脾脏中上游通路蛋白与细胞因子的内在联系，对各时间段，按浓度剂量作线性相关分析，并定义 $r^2 \geqslant 0.6$ 时，两者具有相关性。如表 6-17 所示，上游通路蛋白会对细胞因子起一定的调控作用，但对其调控过程会随暴露时间的改变而发生变化。根据分析结果显示：7d 时，IL-4 受 TLR2 和 myd88 调控，IL-21 受 relA 调控；14d 时，IFN 受 TLR2 调控；21d 时，IFN 会受 myd88 调控，BAFF 会受 TLR 调控，IL-1β 会受 relA 调控，IL-21 会同时受 TLR2 和 myd88 调控。此外，数据显示 myd88 与 TLR2、relA 也存在线性相关，但 TLR2 和 relA 之间不存在线性相关。

表 6-17　脾脏中细胞因子与其上游通路蛋白线性相关（r^2）结果

上游指标	时间/d	各参数						
		relA	TLR2	IFN	BAFF	IL-1β	IL-4	IL-21
myd88	7	0.033	**0.940**	0.080	0.490	0.143	**0.729**	0.065
	14	**0.680**	**0.736**	0.169	0.000	0.475	0.006	0.308
	21	0.015	0.536	**0.966**	0.576	0.014	0.428	**0.873**
relA	7		0.015	0.569	0.534	0.311	0.162	**0.986**
	14		0.487	0.281	0.216	0.465	0.153	0.283
	21		0.366	0.060	0.209	**0.969**	0.012	0.022
TLR2	7			0.170	0.518	0.168	**0.826**	0.041
	14			**0.605**	0.085	0.215	0.162	0.004
	21			0.561	**0.949**	0.470	0.085	**0.737**

细胞因子上游通路蛋白表达三阶拟合结果及与细胞因子关系分析如下。

① 细胞因子上游通路蛋白　如图 6-57、图 6-58 和图 6-59 所示，TLR2、myd88 和 relA 的三阶拟合图形具有相似性，尤其是 myd88 和 relA，其在低浓度区间的高表达区域基本一致。通过观察，发现 TLR2 的高表达区域位于浓度区间 0.1～0.4mg/L，时间区间 0～18d 之间（图 6-57）；myd88 的高表达区域位于浓度区间 0.1～0.5mg/L，时间区间 0～18d 之间（图 6-58）；relA 的主要高表达区域位于浓度区间 0.1～0.5mg/L，时间区间 8～18d 之间，相比 myd88，其还余有一块高表达区域位于浓度区间 0.9～1mg/L，时间区间 0～8d 之间（图 6-59）。根据上述结果可得，myd88 是 NF-κB 重要的上游调控蛋白。

② 细胞因子上游通路蛋白与细胞因子关系　与图 6-53 比较可得，IFN 与 TLR2，BAFF 与 myd88 及 relA，IL-1β 与 myd88 及 relA，IL-4 与 TLR2 及 myd88，IL-21 与 myd88 及 relA 的三阶拟合图中，部分高表达区域一致，因此可推测脾脏中 TLR2、myd88 和 relA 参与细胞因子（IFN、BAFF、IL-1β、IL-4 和 IL-21）mRNA 表达的调控过程。

（8）肾脏内细胞因子上游通路蛋白表达与细胞因子关系分析

为进一步考察肾脏中上游通路蛋白与细胞因子的内在联系，对各时间段，按浓度剂量作线性相关性分析，并定义 $r^2 \geqslant 0.6$ 时，两者具有相关性。如表 6-18 所示，上游通路蛋白会对细胞因子起一定的调控作用，但对其调控过程会随暴露时间的改变而发生变化。根据分析结果显示：7d 时，IFN、IL-1β、IL-4、IL-21 受 myd88 调控，但 BAFF 受 TLR2 调控；14d 时，IL-1β 受 TLR2 调控，IL-4 同时受 TLR2 和 myd88 调控；21d 时，IL-1β、IL-4、IL-21

受 myd88 调控，但 BAFF 受 TLR2 调控。此外，数据显示 relA 与 TLR2、myd88 均存在线性相关，但 TLR2 和 relA 之间不存在线性相关，该结果与表 6-17 脾脏结果存在出入。

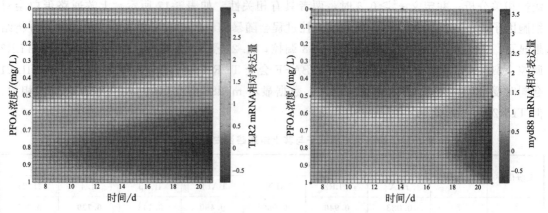

图 6-57　脾脏中 TLR2 mRNA 表达三阶拟合结果　　　图 6-58　脾脏中 myd88 mRNA 表达三阶拟合结果

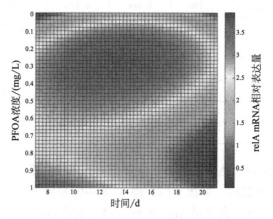

图 6-59　脾脏中 relA mRNA 表达三阶拟合结果

表 6-18　肾脏中细胞因子与其上游通路蛋白线性相关（r^2）结果

上游指标	时间/d	各指标						
		relA	TLR2	IFN	BAFF	IL-1β	IL-4	IL-21
myd88	7	0.229	0.330	**0.940**	0.130	**0.816**	**0.612**	**0.688**
	14	**0.647**	0.413	0.041	0.285	0.008	**0.851**	0.589
	21	0.471	0.000	0.401	0.035	**0.852**	**0.687**	**0.812**
relA	7		0.016	0.361	0.297	0.321	0.003	0.195
	14		**0.826**	0.008	0.304	0.337	0.417	0.062
	21		0.509	0.420	0.294	**0.808**	0.191	0.323
TLR2	7			0.286	**0.743**	0.501	0.088	0.174
	14			0.073	0.509	**0.643**	**0.826**	0.020
	21			0.068	**0.614**	0.148	0.070	0.000

细胞因子上游通路蛋白表达三阶拟合结果及与细胞因子关系分析如下。

① 细胞因子上游通路蛋白　如图 6-60、图 6-61 和图 6-62 所示，TLR2、myd88 和 relA 的三阶拟合图形具有相似性，并且在低浓度区域以及暴露初期，myd88 和 relA 的高表达区基本一致。通过观察，TLR2 的高表达区域位于浓度区间 0.1～0.4mg/L，时间区间 0～10d 之间（图 6-60）；myd88 的高表达区域位于浓度区间 0.1～0.4mg/L，时间区间 0～12d 之间（图 6-61）；relA 的高表达区域有三块，分别位于浓度区间 0.2～0.5mg/L，时间区间 1～12d 之间，浓度区间 0.1～0.4mg/L，时间区间 18～21d，浓度区间 0.9～1mg/L，时间区间 0～12d 之间（图 6-62）。根据上述结果可得，TLR/myd88 通路对 NF-κB 的调控能力随暴露浓度的增加而逐渐降低。

② 细胞因子上游通路蛋白与细胞因子关系　与图 6-55 对比可见，IFN 与 TLR2 及 myd88，BAFF 与 relA，IL-1β 与 TLR2 及 myd88，IL-4 与 relA 及 myd88，IL-21 与 myd88 的三阶拟合图中部分高表达区域一致，因此可推测肾脏中 TLR2、myd88 和 relA 参与细胞因子（IFN、BAFF、IL-1β、IL-4 和 IL-21）mRNA 表达的调控过程，且各暴露阶段所调控的细胞因子各不相同。

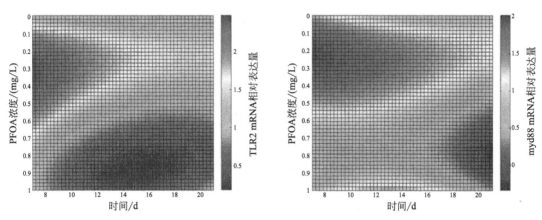

图 6-60　肾脏中 TLR2 mRNA 表达三阶拟合结果　　图 6-61　肾脏中 myd88 mRNA 表达三阶拟合结果

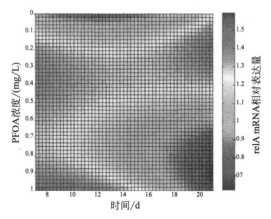

图 6-62　肾脏中 relA mRNA 表达三阶拟合结果

PFOA 暴露初期，脾脏内免疫球蛋白的水平相比肾脏，具有较好的稳定性，但随暴露时间延长，暴露剂量增加，脾脏和肾脏中的免疫系统均面临崩溃。斑马鱼受 PFOA 暴露后，

IL-1β、IFN、IL-4 和 IL-21 都会对免疫球蛋白起一定的调控作用，其中 BAFF 对免疫球蛋白的调控作用尤为重要。在斑马鱼肾脏中，PFOA 能通过 TLR/myd88/NF-κB 通路干扰 IL-1β、IFN 及 IL-21 mRNA 的表达。在斑马鱼脾脏中，relA 的表达水平主要受上游蛋白 myd88 影响，但相比肾脏，脾脏中 NF-κB 通路对细胞因子的调控能力尚显不足。比较脾脏和肾脏对免疫球蛋白调控的分析结果可得，肾脏中细胞因子和免疫球蛋白的反应水平较脾脏具有滞后性；比较脾脏和肾脏中细胞因子上游通路结果可得，相比肾脏，脾脏中 TLR/myd88/NF-κB 通路对细胞因子的调控能力较弱。

6.2.2.5　案例亮点

①　以模式生物斑马鱼为试验载体，对 PFOA 诱导的脾脏和肾脏微结构变化进行了全面的评价分析。

②　首次采用雷达三角，将各免疫球蛋白表达水平拟合成整体，评价 PFOA 对斑马鱼免疫系统的影响程度。

③　首次报道 PFOA 可通过 TLR/myd88/NF-κB 通路干扰斑马鱼脾脏和肾脏中细胞因子的表达水平。

④　首次采用 MATLAB 软件对数据进行三阶多项式拟合处理，并结合线性相关分析结果，分别分析 PFOA 对斑马鱼脾脏和肾脏免疫毒性差异性。

⑤　首次报道斑马鱼脾脏和肾脏中细胞因子与免疫球蛋白关系随 PFOA 暴露时间和剂量的变化过程。

复习思考题

1. 什么是免疫毒性，什么是免疫毒理学，免疫毒理学的主要研究内容有哪些？
2. 根据免疫器官的发生和作用不同，免疫器官可分成几类，请举例。
3. 机体的免疫反应功能主要表现在哪些方面？
4. 外源化学物对免疫系统的影响主要表现在哪些方面，请加以概括。
5. 概括外源化学物对免疫系统作用的主要特点。
6. 概括外源化学物免疫抑制的主要机制。
7. 简单概括化学物质对免疫功能的影响及其作用机制。
8. 叙述肿瘤细胞的抗原及其主要特点。

第7章　发育毒效应

7.1　发育毒性的概念和主要机理

7.1.1　发育毒性和致畸作用的基本概念

发育毒理学（developmental toxicology）是毒理学的重要分支学科，是研究发育生物体在受精卵、妊娠期、出生后直到性成熟的发育过程中，由于出生前暴露于环境有害因子导致的异常发育结局及有关的作用机制、发病原理、影响因素和毒物动力学等。

发育毒性（developmental toxicity）是指出生前后接触有害因素，子代个体发育为成体之前诱发的有害影响。

畸形（malformation）是指发育生物体解剖学上形态结构的缺陷。对生物体外观、生理功能和（或）寿命等可产生有害影响，可以存活也可能死亡。

致畸物（teratogen）可定义为在妊娠期间因母体接触而引起胚胎发生不可逆的、有害的结构异常的各种因子。大致可分：化学性、物理性（如放射线）和生物性物质（如某些病毒）三类。其中最主要的是化学性因素，即某些外源化学物。

致畸作用（teratogenic effect）是指能作用于妊娠母体，干扰胚胎的正常发育，导致先天性畸形的毒作用。具有畸形的胚胎或胎儿称为畸胎（teras）。业内已肯定环境污染物中甲基汞对人有致畸作用。从动物实验中发现，有致畸作用的还有四氯代二苯并二噁英、西维因、敌枯双、艾氏剂、五氯酚钠和脒基硫脲等。

致畸性（teratogenicity）是指某种环境因素（化学因素、物理因素及生物因素）使动物和人产生畸形胚胎的能力。

变异（variation）是由遗传和遗传外因素控制的外观变化，或分化改变而引起的差异。指在同一种属的子代与亲代之间或子代的个体之间，有时出现不完全相同的现象。例如肋骨或椎骨数目多于或少于正常，甚至某些内脏易位都属于变异。一般认为变异不影响正常生理功能，更不危及生命。但是在动物致畸试验中，如果某种变异出现较多，并呈一定剂量-效应关系，应该引起注意。

胚体-胎体毒性（embryo-fetal toxicity）广义上包括孕体结构和功能方面的各种损害，狭义指孕体的死亡和生长发育迟缓，不包括结构畸形。

7.1.2 致畸作用的基本原理

胚胎出现先天畸形，目前一般认为与下列情况有关：①突变引起胚胎发育异常而致先天性畸形；②核酸合成过程受阻，使某些细胞分裂发生障碍影响胚胎的正常形成而出现的畸形；③细胞死亡和增殖受抑制，使某些组织变性、坏死，导致某些器官的畸形；④胚胎组织发育过程的不协调，造成各细胞和组织之间在时间和空间关系上发生紊乱，导致特定组织、器官系统的异常；⑤生物合成物质或基质缺乏导致胎儿畸形，如偶氮染料可使胎盘转运不良，胎儿缺乏营养而致畸。

目前会导致胎儿畸形的因素主要有放射性、感染性、母体代谢失衡、药物和环境化学物四大类别。放射性主要包括原子武器、放射性碘、放疗等。感染性主要包括巨细胞病毒、疱疹病毒Ⅰ和Ⅱ、细小病毒 B-19、风疹病毒、梅毒、弓形体、水痘病毒、委内瑞拉马脑炎病毒等。母体代谢失衡主要包括酒精中毒、绒毛膜采样（60天前）、地方性呆小病、糖尿病、叶酸缺乏、高热、苯丙酮尿症、风湿病、先天性心脏传导阻滞等。药物和环境化学物主要包括氨基蝶呤、氨甲蝶呤、雄性激素、白消安、可卡因、香豆素、环磷酰胺、己烯雌酚、二苯基乙内酰脲、碘化物、锂、有机汞、美噻唑、美蓝、青霉胺、1,3-顺式视黄酸、四环素、甲苯、3,5,5-三甲基-2,4-二氧噁烷唑、丙戊酸等。

已确定的人类致畸物及其引发的致畸表现如表 7-1 所示。

表 7-1 人类致畸物及其引起的致畸表现

致畸物	最常见的主要畸形表现
反应停	短肢畸形、肢带发育不良、耳畸形
酒精	生长迟缓、小头、智力低下、睑裂缩小
己烯雌酚	阴道腺病、宫颈糜烂、阴道腺癌
新双香豆素	鼻软骨发育不良、CNS 缺陷、先天性钙化性软骨发育不良
苯妥英（乙内酰脲）	生长迟缓、异常颜面容貌特征、小头畸形、精神发育迟缓
三甲双酮	发育迟缓、V 型眉、低耳、唇腭裂
氨基蝶呤/氨甲蝶呤	脑积水、生长迟缓、精神发育迟缓
链霉素	耳聋或听力损害
四环素	牙斑、牙釉质发育不良
电离辐射	主要脏器畸形(18～36 天接触)、脑过小和精神发育迟缓(8～15 周接触)
糖尿病	先天性心脏病、尾发育不良综合征
碘缺乏	甲状腺肿、精神发育迟缓、生长迟缓
苯丙酮	小头畸形、精神发育迟缓
风疹病毒	耳聋、白内障、心脏缺陷
巨细胞病毒	生长迟缓、精神发育迟缓、听力损害
弓形体	脑积水、视觉消失、精神发育迟缓
锂（碳酸锂）	神经管缺陷
尼古丁、烟焦油	颜面畸形、神经管缺陷
抗甲状腺药物	甲状腺机能减退、甲状腺肿
雄激素	女子男性化

致畸物	最常见的主要畸形表现
青霉胺	皮肤弹性组织改变
甲基汞	大脑萎缩、癫痫、痉挛状态、精神发育迟缓
多氯联苯	生长迟缓、皮肤褪色(变色)
委内瑞拉马脑炎病毒	脑组织破坏、白内障、胎胎死亡
梅毒	牙齿和骨骼发育异常、精神发育迟缓

7.1.3　发育毒性的主要表现

发育毒性的主要表现有发育生物体死亡、生长改变、结构异常、功能缺陷四种。发育生物体死亡主要包括受精卵未发育即死亡;胚泡未着床即死亡(早早孕丢失);着床后发育到某一阶段死亡。早期死亡被吸收或自子宫排出(自然流产);晚期死亡成为死胎。

生长改变(altered growth)是指生长迟缓,生长发育指标低于正常对照的均值2个标准差。

结构异常(structural abnormality)是指胎儿形态结构异常,即畸形。

功能缺陷(functional deficiency)即胎仔的生化、生理、代谢、免疫、神经活动及行为的缺陷或异常。

出生缺陷(birth defect)指婴儿出生前即已形成的发育障碍,包括畸形和功能缺陷。如先天性心脏病、唇腭裂、神经管畸形、尿道下裂、隐睾症等。

不良妊娠结局(adverse pregnancy outcomes)指妊娠后不能产生外观和功能正常的子代。

7.1.4　发育毒性的作用特点和影响因素

与对其他器官系统的毒性作用相比,外源化学物的发育毒性作用有显著的特点:致畸作用受到多种因素的影响,包括敏感期、遗传类型、剂量、母体毒性等。

卵子受精后一直发育直至出生为止,都称为孕体。从受精到新生儿的发育过程经历着:着床前期、器官形成期(最容易引起畸形的阶段)、胎儿期、围生期和出生后的发育期。

着床前期又称为分化前期,从受精时算起,到完成着床之前。该期限在人类为11~12d;啮齿动物为前6d。这时受损伤的胚泡容易死亡,称为着床前丢失。有些化学毒物作用于胚泡,使之死亡而丢失。

器官形成期是指孕体着床后直到硬腭闭合的一段时间,是发生结构畸形的关键期(critical period),也称致畸敏感期。在此期间,大多数器官对致畸作用有特殊敏感期,即所谓的时间"靶窗"(target window)。自受精之日计算:人是3~8周,大、小鼠是6~15d,家兔为6~18d。在器官形成期,染毒除致畸外,也可能引起胚胎死亡。人和灵长类以流产告终,一胎多仔动物胚胎死亡后被吸收,称为吸收胎。在这一时期,外源化学物表现出发育毒性,以结构畸形最突出,也可有胚胎死亡、生长迟缓。

胎儿期是指器官形成结束后(人类从第56~58d起)到分娩的一段时间。以组织分化,生长和生理学的成熟为基本特征,接触发育毒物很可能对生长和功能成熟产生效应,主要表现为全身生长迟缓、特异的功能障碍、经胎盘致癌和死胎。

围生期和出生后的发育期的发育毒性主要表现为发育免疫毒性、神经行为发育异常、儿童期肿瘤等。发育免疫毒性物质，例如二噁英、氯氰菊酯、乙醇等会影响出生后 T 细胞、B 细胞和吞噬细胞的发育、分化、迁移、归巢和功能。最终暂时或永久性损害子代的免疫系统。发育神经毒性表现为对感觉、运动、自主和认知的影响。妊娠期饮酒会出现乙醇综合征胎儿（FAS）。父母亲吸烟（烟碱）可改变胎儿中枢神经系统烟碱受体发育，增加出生后的学习、行为和注意力障碍。儿童期肿瘤：围生期是一生中对致癌物最敏感的时期，许多儿童期高发肿瘤（如急性淋巴细胞性白血病、神经母细胞瘤、骶骨前畸胎瘤等）都可能与出生前因素有关。因为这一时期细胞增殖快，药物代谢酶的个体发生不全，免疫监视功能低。发育各阶段发育毒性的重要表现如表 7-2 所示。

表 7-2　发育各阶段发育毒性的重要表现

发育阶段	重要表现
着床前期	胚胎死亡
器官形成期	畸形、胚胎死亡
胎儿期	生长迟缓、功能不全、胎儿死亡、经胎盘致癌
新生儿期	生长迟缓、神经系统、免疫系统功能不全、儿童期肿瘤

7.1.5　发育毒性的剂量-反应模式

发育毒性的剂量-反应模式主要有三类。①除了在较高剂量几乎全窝胚胎死亡外，正常胎、生长迟缓和结构畸形同时存在，这一类型较常见。②在远远低于胚胎致死的剂量下即可出现致畸，甚至全窝致畸，这种模式表示受试物有高度致畸作用，较少见。③只有生长迟缓和胚胎致死，但没有畸形发生。

发育毒性的阈值需要极大的样本数，难以用实验找出一个发生率很低的剂量-反应关系。多数发育毒性机制还不清楚，或支持或不支持阈值的存在，确定发育毒性阈值时应考虑个体的阈值和群体的阈值之间的区别。

发育毒性在不同的物种之间也存在较大差异。表 7-3 对此做出简单举例。

表 7-3　对沙力度胺（thalidomide）反应的跨物种差异

物种	剂量（最低有效毒性剂量）/[mg/(kg·d)]	与人类的倍数差异
人类	0.5	
老鼠	30	60×
大鼠	50	100×
狗	100	200×
仓鼠	350	700×

7.1.6　母体毒性与发育毒性

母体毒性（maternal toxicity）是指外源化学物在一定剂量下，对受孕母体产生的损害作用。具体表现包括体重减轻、出现某些临床症状甚至死亡。

母体因素对发育毒性的影响主要包括遗传学、疾病、营养、应激、对胎盘的毒性 5 个方面。母体毒性与胚胎毒性的关系主要有 4 种：具有发育毒性，但无母体毒性；同时出现发育毒性和母体毒性；具有母体毒性，但不具有致畸作用；在一定剂量下，既无母体毒性，也不表现发育毒性。

7.1.7　发育毒性和致畸作用试验与评价

7.1.7.1　动物发育毒性试验

动物发育毒性试验的优点是容易控制接触条件，接触动物数量、年龄、状态及选择检测效应指标（终点）。甚至一些轻微的效应对研究人体影响很有意义。缺点是试验结果外推到人存在不确定性，预测对人的致畸性特异性不够高；从较高剂量暴露结果外推到人（暴露剂量较低）有一定困难，况且人与人之间的个体差异要比动物的更大。

动物发育毒性试验主要的试验方案有 3 种。①三段生殖毒性试验主要用于评价药物的生殖发育毒性。②一代和多代生殖毒性试验主要用于评价食品添加剂、农药及其他化学物的生殖发育毒性。③改进的大鼠发育神经毒性的试验程序（1988 年 EPA 发布）。

动物发育毒性试验最佳方案是对成年动物进行染毒并试验，包括子代从受精卵到性成熟所有生长发育阶段，观察期应贯穿一个完整的生命周期。最常选用的方案为三段生殖毒性试验。

为了使生殖发育毒性实验设计方便，将连续、完整的生殖发育过程细分为以下 6 个阶段，如图 7-1 所示。

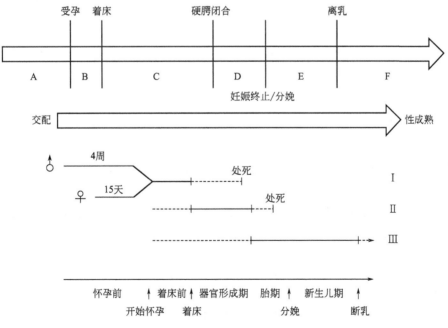

图 7-1　三段生殖毒性实验示意图

图中 I 表示生育力与早期胚胎发育毒性试验；II 表示胚体-胎体毒性试验；
III 表示出生前和出生后发育毒性试验。实线表示染毒期。

三段式生殖毒性实验各段试验流程图分别如图 7-2、图 7-3、图 7-4 所示。

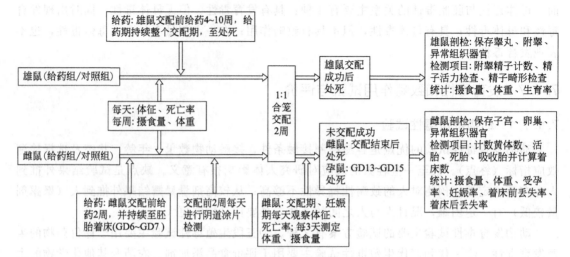

图 7-2　生育力与早期胚胎发育毒性试验流程图

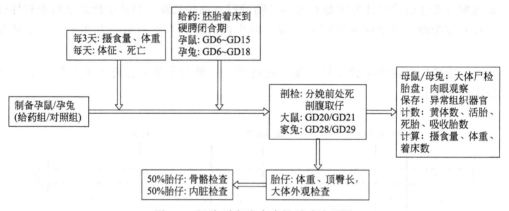

图 7-3　胚胎-胎仔发育毒性试验流程图

7.1.7.2　致畸试验

致畸作用是发育毒性中最重要、最容易观察到一种表现，故化学物发育毒性的评定主要通过致畸试验。在致畸试验中除可观察到出生幼仔畸形外，也可同时发现生长发育迟缓和胚胎致死。Ⅱ 段试验是评定化学物是否具有致畸作用的标准方法。

致畸试验动物的选择一般要求选用两种哺乳动物。啮齿类：首先考虑大鼠，也可采用小鼠。非啮齿类：多选家兔。

致畸试验的剂量分组最少应设三个剂量组：高、中、低。每组剂量成等比级数关系。另设对照组。原则上高剂量组可引起母体轻度中毒；中剂量组可允许母体出现某些极轻微中毒症状；最低剂量组不应观察到任何中毒症状。

致畸试验的动物交配应将性成熟雌雄动物按雌雄 1：1 或 2：1 比例同笼交配，每日通过阴栓或阴道涂片精子检查，将已确定受孕雌鼠随机分入各剂量组和对照组。出现阴栓或精子之日即为受孕第 1 天。

致畸试验的动物染毒，染毒时间应选择在器官形成期，即从着床期到硬腭闭合时期。大、小鼠孕期的第 6～15 天，兔孕期的 6～18 天。染毒方式与途径应与人体实际接触情况一

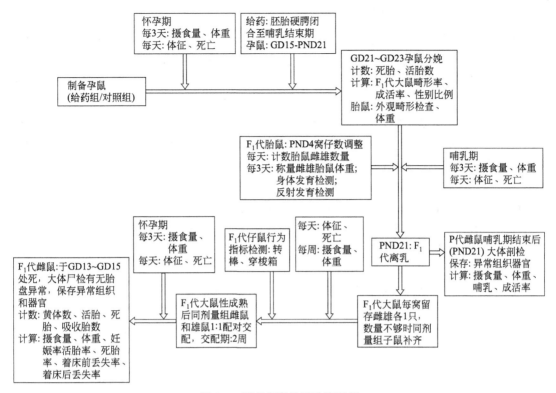

图 7-4　围产期毒性试验流程图

致，一般多经口给予。

在致畸试验染毒期间应观察妊娠动物的体征和死亡（1 次/日）；体重和体重改变（2 次/日）；摄食量（1 次/日）；其他毒性研究中已证实的重要靶效应。

致畸试验的胎体检查：自然分娩前 1～2 天将受孕动物处死，一般大鼠在受孕后第 19～20 天，小鼠第 18～19 天，家兔在第 29 天处死。剖腹处死时对所有妊娠动物进行尸体解剖和肉眼检查。保存肉眼发现有改变的脏器，以便进行组织学评价。取出子宫及活产胎体，并另行记录死胎和吸收胎。活胎取出后，先检查性别，逐只称重，并按窝计算平均体重，然后对下列几方面：外观畸形、内脏及软组织畸形、骨骼畸形进行畸形检查。以上检查只能检出结构与形态的畸形，不能检出可能发生的生化功能或神经行为缺陷。故为了全面了解可能存在的先天缺陷和生理功能异常，可将试验雌鼠保留 1/4 左右待其自然分娩，饲养观察出生幼仔以便检查。

致畸试验的结果评定主要有两方面。①对母体毒性的评价指标：体重、体重变化、食物和水消耗量、死亡率、交配率、受孕率、脏器重及母体畸胎出现率等。②对孕体影响的评价指标：着床数、黄体数、平均胎体体重/窝、活胎数/窝、吸收胎数/窝、畸胎数/窝等。发育毒性的剂量-反应关系比较复杂。随着剂量增加，先出现发育迟缓，然后胚胎-胎儿死亡和畸形发生，剂量很大时可致全部死亡。试验最后应能得出受试物对母体和胚胎-胎儿各自的无可见有害作用水平（NOAEL）和最小有害作用剂量（LOAEL）。为了比较不同化学物的致畸强度，可计算致畸指数：

$$致畸指数 = 雌鼠 LD_{50} / 最小致畸剂量$$

评定标准：致畸指数在 10 以下不致畸；10～100 为致畸；100 以上为强致畸。

7.1.7.3 动物实验结果外推到人的问题

动物实验中所见发育毒性的类型，不一定与人所产生的一样；发育毒性的所有表现（死亡、生长迟缓、结构异常和功能缺陷），与人都是有关系的，不应仅注意结构异常；人在孕期中摄入量不太小的物质，只要对实验动物产生发育毒性，就表示对人是一种潜在危害。

用流行病学的方法研究环境中的生殖毒物对人群生殖、发育影响的情况，包括性质、程度以及原因。环境流行病学研究必须配合以环境化学毒物的检测和人体生物标志物的检测即分子流行病学研究。环境流行病学研究不是一般的流行病学调查，必须科学设计、严格选择对象和对照，观察指标客观量化。

在某些罕见的病例中，可能不需要正式研究就可以识别异常出生结局。对老污染物或老产品只能采用回顾性或横断面调查，这类调查较难获得明确的结论，需要足够大的效应和研究人群。在出生时异常结局的发生率不能反映异常的真实比率。病例报告和出生缺陷监测登记对获得人类的发育毒性证据是有用的。

确认人类致畸物的标准有以下几点。①一种特殊的缺陷或几种缺陷并发（综合征）的频率突然增加。②缺陷的增加与某种已知的环境改变（如一种新药的广泛使用）相关联。③在妊娠的特殊阶段已知暴露于某种环境的改变，产生有特征性缺陷的综合征。④缺少妊娠时引起特征性缺陷婴儿的其他共同的因子。

7.1.7.4 致畸化学物的分类

国际生命科学研究所（International Life Science Institute，ILSI），根据动物试验中发育毒性的类型、严重程度和发生率，将致畸化学物分为4类，如表7-4所示。ICH根据人类用药危险性，将它们分为5类，供临床医师参考。美国FDA根据药物对人孕体造成危害的证据，将它们分为5类。根据欧洲致畸物危险度分级分类标准，可分5级。WHO制定了全球化学品统一分类和标签制度（GHS）。

表7-4 致畸化学物的分类

基准	A类	B类	C类	D类
最小母体中毒剂量与最小致畸剂量的比值	远大于1	大于1或两剂量间有很大重叠	小于1	母体中毒时无致畸
畸胎率	高，与剂量有关	高，与剂量有关	低，但与剂量有关	—
较低剂量时畸形的类型	有特定器官系统	一般为多发性，也可能有特定的特点	无特异性，广泛多发	—
靶细胞	特定细胞	特定细胞	泛化、非特定细胞	不详
安全系数范围	>400	>300～400	>250～300	>100～250

7.1.7.5 发育毒性的初筛和替代试验

随着细胞、组织和器官培养技术的进步，发展了一些发育毒物体外初筛试验，建立了全胚胎培养、器官培养和细胞培养的体外试验法。这些试验方法的结果与没有母体毒性的整体动物致畸试验有较好的相关，且可严格控制实验条件，故可用这些试验作发育毒物的初筛，预测对整体动物的致畸性，发现致畸作用的靶器官，或阐明致畸机制等。

常见的体外初筛试验有：大鼠全胚胎培养、器官培养、细胞微团培养法。

① 大鼠全胚胎培养　自从 1978 年首次在体外进行啮齿类动物全胚胎培养成功后，这一技术逐渐被应用于毒理学研究。用于着床后全胚胎培养的胚体正处于器官发生期，是对有毒外源物高度敏感的发育阶段，能较好地反映化学物对胚体的影响。该方法在毒理学、药理学等领域被广泛应用，但本法技术难度相对较大，费用高。具体试验方法；从孕期 9~10 天大鼠子宫取出胚体，剥去 Reichert's 膜，放入培养液中加入外源化学物，在孵箱中通气旋转培养。观察心脏搏动、卵黄囊直径、胚芽、神经管闭合、体节数目及体长等发育情况。根据 Brow 评分对器官形态分化做出评价。可筛选受试化学物的发育毒性、探讨其剂量-反应关系和作用机制。

② 器官培养　器官培养是将胚体或胚体组织、器官或器官的一部分在体外培养，观察化学物对其发育过程的影响。常选用胚体肢芽、腭板、晶状体、肾、肺、肝等组织器官进行培养。其中以肢芽培养系统在方法学上较为完备。肢芽培养的具体方法：取 12d 小鼠胚体，在显微镜下选用 52~55 体节数的胚体，取下前肢，置于含受试物的培养液中，连续通气浸没旋转培养 3d，固定、染色、制作肢体压片，检查肢体中软骨原基的发育和分化。

③ 细胞微团培养　从第 11d 的大鼠胚体取出代表 CNS 的原代中脑细胞微团、肢芽区或其他区的细胞微团，置于含有不同浓度受试物的培养瓶中共同培养 5d，用中性红染色判断细胞死活，苏木精染色判断 CNS 分化数量，用 Alcian 蓝染色判断肢芽软骨细胞分化数量。通过比较受试物组与对照组数据，评价化学物的发育毒性。

胚胎干细胞（ESC）试验：ESC 是一种具有发育全能性的细胞，一般从哺乳动物的囊胚内细胞群分离培养而来。适当条件下，ESC 可被诱导分化为多种组织、细胞。最早建立的 ESC 株来源于小鼠，此后的 20 多年里相继建立了猪、牛、兔、灵长类动物的 ESC。由于 ESC 提供了在细胞和分子水平上研究胚体发育过程中早期事件的良好材料，在发育毒理学、药物开发领域的前景非常广阔。通过几种化学物对 ESC 的毒性效应，发现 ESC 对致畸物的敏感性比培养的纤维细胞高。此外，ESC 在发育毒理学的应用，可避免物种差异，至少部分解决了实验动物结果外推于人的难题。

体内预筛试验（C.K 试验）由 Chernoff 和 Kavlock 在 1982 年提出改进。其基本原理为：大多数出生前受到的损害将在出生后表现为存活力下降和（或）生长障碍。故在仔鼠出生后，观察其外观畸形、胚胎死亡、生长迟缓等发育毒性表现，而不进行常规试验中内脏和骨骼检查，就可达到初筛目的。美国 EPA 在《可疑发育毒物危险度评价指南》（1985）中指出：在该试验中造成胎仔死亡的毒物应优先考虑进行深入的发育毒性试验，影响胎仔生长的毒物次之，该试验结果阴性而且试验设计合理者，原则上不做进一步的测试。

7.2　发育毒性教学案例

7.2.1　教学案例 1——卤代阻燃剂对黑斑蛙蝌蚪甲状腺干扰效应及机理研究

近年来，为了降低火灾的发生频率和危害程度，各种阻燃型化合物逐渐被添加到工业产品中[167]。四溴双酚 A（tetrabromobisphenol A，TBBPA）是一种全球产量最大、使用最广泛的溴化阻燃剂。在空气、土壤、底泥、水生生物体内，甚至人体血液等多种介质中也均发现 TBBPA 的存在[168,169]。Tollback 等[170] 检测出实验室中日本男子血清 TBBPA 含量达 5～100pg/g。Ronan 等[171] 对法国女性体内 TBBPA 含量进行调查，发现有较高浓度 TBBPA 存在于血清和母乳中。研究表明，TBBPA 暴露可以引起动物体内甲状腺激素水平的变化。四氯双酚 A（tetrachlorobisphenol A，TCBPA）作为一种典型的氯代阻燃剂，是电子垃圾拆解区内常见的内分泌干扰素，严重危害环境和人体健康[172]。

甲状腺素干扰物（thyroid hormone disrupting chemicals，TDCs）是指环境中可以影响生物体甲状腺激素（thyroid hormones，THs）的合成、分泌、运输、作用和代谢等过程的化学污染物，卤代阻燃剂被认为是一类可疑的 TDCs[173,174]。两栖动物的变态发育过程受 THs 调控，因此两栖动物一直被认为是研究甲状腺激素功能和信号通路的模式生物[175]。

7.2.1.1　生长发育指标的检测

(1) 蝌蚪的暴露

黑斑蛙蝌蚪购自浙江长兴创意生态发展有限公司。待黑斑蛙蝌蚪长到 Gs26 期和 Gs43 期时，分别进行两批实验，一批实验为 TBBPA 暴露实验，另一批实验为 TCBPA 暴露实验。每批实验 4 个处理浓度，分别为：DMSO、$0\mu g/L$、$100\mu g/L$、$250\mu g/L$，每个处理浓度组做三个平行。

(2) 生长发育指标的检测

变态前期的暴露实验，当暴露第 7d 时，从各平行样中挑选 5 只蝌蚪，随后用 2% 的 MS-222 麻醉后，经冲洗后称体重。在体视镜下观察蝌蚪，在 Photoshop 软件中测量蝌蚪的后肢长、尾长以及全长。

暴露 7d 后，各暴露组与对照组相比，后肢长、尾长、全长、体重均无显著差异。暴露 21d 后，$250\mu g/L$ TCBPA 和 TBBPA 暴露组与对照组相比后肢长、尾长、全长、体重都存在显著差异（$p<0.05$）。其中 $100\mu g/L$ 和 $250\mu g/L$ TBBPA 两个暴露组暴露 21d 后蝌蚪的后肢长分别减少 7.8% 和 10.5%（如图 7-5 所示），21d 后，$100\mu g/L$ 和 $250\mu g/L$ 两个 TCBPA 暴露组蝌蚪的尾长分别减少 4.5% 和 7.8%。可见 TCBPA 和 TBBPA 暴露浓度越高，对蝌蚪生长发育抑制作用越强。$250\mu g/L$ TCBPA 组暴露 7d、14d、21d 后，与对照组蝌蚪全长均值相比，分别减少了 5.23%、7.51% 和 8.61%。综合以上说明，TCBPA 和 TBBPA 毒物对黑斑蛙蝌蚪的生长和发育（后肢长、尾长、全长、体重）存在抑制作用，并且时间-剂量效应较为明显。

如表 7-5 所示，暴露期间，$250\mu g/L$ 的 TCBPA 暴露组和 $100\mu g/L$ 的 TBBPA 暴露组蝌蚪均没有出现死亡，整体存活率达到 98.3%。结果表明，在实验浓度下，TCBPA 与 TBBPA 毒物对黑斑蛙蝌蚪无明显的致死效应。$250\mu g/L$ 的 TCBPA 暴露组和 $100\mu g/L$ 的 TBBPA 暴露组则比对照组平均慢了 2 个发育阶段；暴露 21d 后，$100\mu g/L$ 的 TBBPA 暴露组和 $250\mu g/L$ TCBPA 暴露组都比对照组平均慢了 3 个发育阶段。综上所述，TCB-PA 与 TBBPA 抑制了蝌蚪的变态发育，推后了蝌蚪的发育阶段。

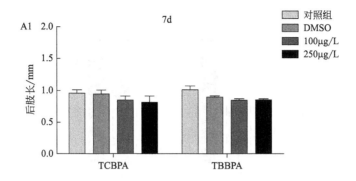

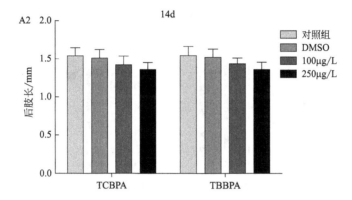

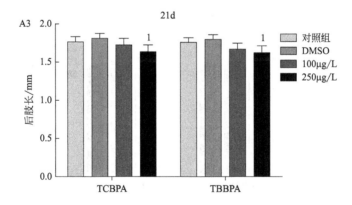

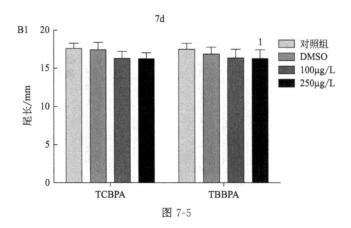

图 7-5

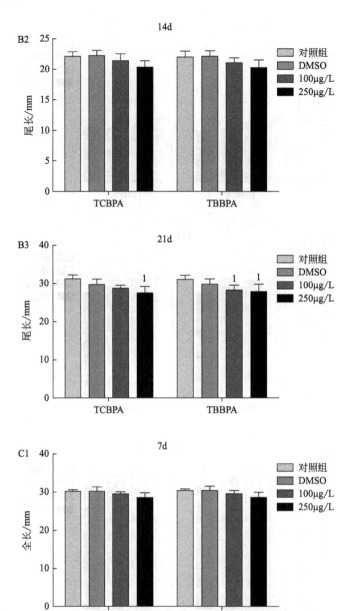

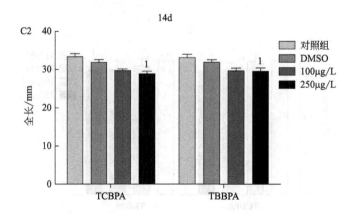

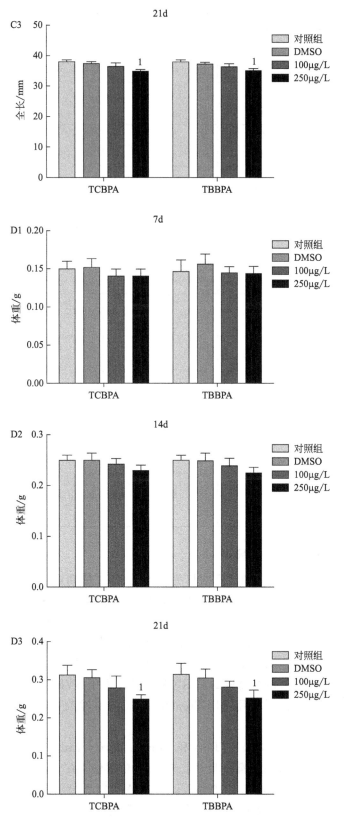

图 7-5　TCBPA/TBBPA 对黑斑蛙蝌蚪后肢长/尾长/全长/体重的影响

1—该组与对照组相比，差异显著

表 7-5　TCBPA/TBBPA 对黑斑蛙蝌蚪发育阶段的影响

发育阶段（Gs） 浓度/(μg/L)	蝌蚪数量													平均阶段	总数
	27	28	29	30	31	32	33	34	35	36	37	38	39		
7d															720
0	0	27	69	18	6	0	0	0	0	0	0	0	0	29(28~31)	120
DMSO	0	33	54	21	9	3	0	0	0	0	0	0	0	29(28~32)	120
TCBPA-100	0	34	78	12	6	0	0	0	0	0	0	0	0	29(28~31)	120
TCBPA-250	0	45	60	9	6	0	0	0	0	0	0	0	0	29(28~31)	120
TBBPA-100	3	36	57	18	6	0	0	0	0	0	0	0	0	29(27~31)	120
TBBPA-250	6	27	63	18	0	0	0	0	0	0	0	0	0	29(27~30)	120
14d															716
0	0	0	6	9	18	12	37	21	15	0	9	3	0	33(29~38)	120
DMSO	0	0	6	16	9	27	33	12	12	0	0	3	0	33(29~38)	118
TCBPA-100	0	0	12	12	37	36	18	9	0	3	3	0	0	32(29~37)	120
TCBPA-250	0	3	12	24	37	30	15	9	0	3	0	0	0	31(28~37)	120
TBBPA-100	0	0	9	37	33	34	0	15	9	0	3	0	0	31(29~37)	120
TBBPA-250	0	3	6	40	0	34	30	0	3	0	0	0	0	32(28~38)	118
21d															711
0	0	0	0	6	9	14	15	30	18	6	3	9	3	35(30~39)	119
DMSO	0	0	0	6	12	37	15	24	12	9	3	3	7	35(30~39)	118
TCBPA-100	0	0	3	9	21	21	33	9	9	6	0	3	0	33(29~38)	117
TCBPA-250	0	0	6	21	18	27	27	8	6	0	3	3	0	32(29~38)	120
TBBPA-100	0	0	3	24	36	30	6	9	0	3	0	0	0	32(29~38)	120
TBBPA-250	0	0	9	30	15	27	18	3	6	4	3	2	0	32(29~38)	117

7.2.1.2　生长发育相关基因的检测

甲状腺激素的测定及 HTP 轴涉及的相关基因 mRNA 的测定：Gs26 期的蝌蚪暴露 21d 和 35d 后每缸挑选 3 只蝌蚪将其头部切割下来，加入一定量的 PBS（pH7.4），用手工研磨器将标本匀浆充分。$2000 \sim 3000 r/min$，离心 20min 左右。收集上清，用酶联免疫吸附法（ELISA）测定 T3、T4 含量，测定步骤严格按照厂家说明书来操作。当 Gs26 期和 Gs34 期的黑斑蛙蝌蚪暴露 21d 后，采用 RNAiso Plus 进行总 RNA 提取。采用琼脂糖-甲醛凝胶电泳和 260/280 吸光度比值来检测提取的总 RNA 质量；采用 SYBR ExScript qRT-PCR 试剂盒进行实时荧光定量 PCR，并使用 ABI StepOnePlus™ 实时荧光定量 PCR 系统进行检测，并做三个重复实验。

本研究中，测定黑斑蛙蝌蚪被 TCBPA 和 TBBPA 暴露了 21d、35d 的 T3、T4 激素含量。T4 的含量在 TCBPA 和 TBBPA 暴露下显著上升。21d 的时候，在 $250\mu g/L$ TCBPA 暴露下上升了 22.9%（$p<0.01$），在 $100\mu g/L$ 和 $250\mu g/L$ TBBPA 暴露下分别上升了 8.2% 和 24.6%（$p<0.01$）。35d 的时候，在 $250\mu g/L$ TCBPA 暴露下上升量接近 21d 上升量，未出现明显波动，在 $250\mu g/L$ TBBPA 暴露下相比 21d 减少了 8.7%，如图 7-6 所示。

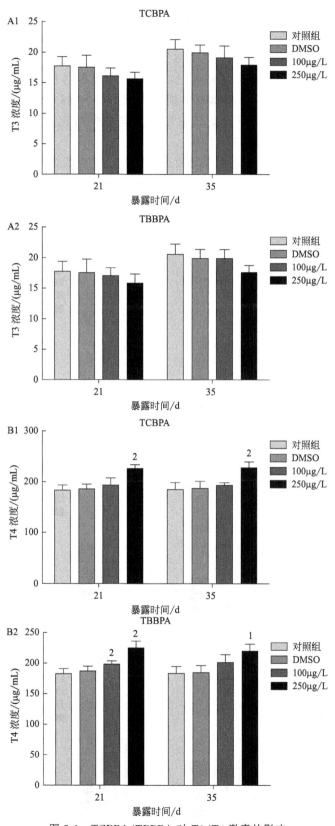

图 7-6　TCBPA/TBBPA 对 T3/T4 激素的影响

1—该组与对照组相比，差异显著；2—该组与对照组相比，差异极显著

在黑斑蛙蝌蚪中，利用 qRT-PCR 技术对甲状腺激素相关基因表达水平进行测定，从而确定甲状腺激素的含量。Gs26 期的黑斑蛙蝌蚪暴露 21 天后，Dio2 mRNA 在 $100\mu g/L$、$250\mu g/L$ TBBPA 中分别下降 48.4% 和 78.6%（$p < 0.05$）。TRβ mRNA 在 $250\mu g/L$ TCB-PA 暴露下，下降 77.1%（$p < 0.05$）。Gs43 期的黑斑蛙蝌蚪暴露 21 天后，Dio2 mRNA 在 $100\mu g/L$、$250\mu g/L$ 的 TCBPA 暴露下分别下降 32.5% 和 68%，在 TBBPA 暴露下分别下降 52.7% 和 29.8%。相比之下，变态中期的黑斑蛙蝌蚪比变态前期的黑斑蛙蝌蚪对 TBBPA/TCBPA 更为敏感，如图 7-7 所示。

有研究表明，TCBPA 和 TBBPA 都是通过绑定甲状腺运载蛋白从而抑制两栖动物的变态发育，TBBPA 的抑制作用较 TCBPA 弱[176]。浓度为 5.4～540ng/L 的 TBBPA 能够抑制林蛙（Rana rugosa）蝌蚪尾巴的生长。甲状腺（glandula thyreoidea）是脊椎动物体内重要的内分泌腺，其分泌的 THs 参与调控机体的生长发育、新陈代谢及其繁殖等重要的生理过

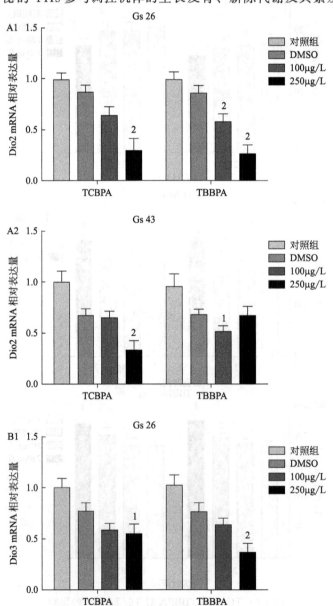

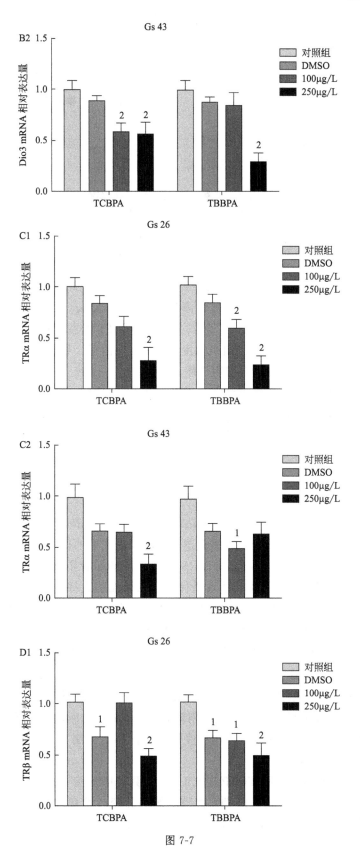

图 7-7

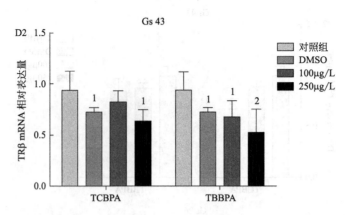

图 7-7　TCBPA/TBBPA 对 Dio2/Dio3/TRα/TRβ mRNA 相对表达量的影响

1—该组与对照组相比，差异显著；2—该组与对照组相比，差异极显著

程[177]。本试验结果显示，与对照组相比，250μg/L TCBPA 和 TBBPA 处理组后肢长、尾长、全长、体重在暴露 21 天后差异显著性降低。其中，250μg/L TBBPA 组蝌蚪全长分别减少了 5.71%、6.58%、6.74% 和 7.51%。另外，暴露 21 天后，100μg/L TBBPA 处理组和 250μg/L TCBPA 处理组都比对照组平均慢了 3 个发育阶段。结果表明，TCBPA 和 TBBPA 对黑斑蛙蝌蚪的生长发育确实有抑制作用。

TDCs 与甲状腺转运蛋白竞争性结合以及通过干扰下 HTP 轴的反馈调节等途径来干扰 TH 的作用[178]。甲状腺激素通过 T3 与特异性核受体结合后发挥作用[179]。低浓度的 T4 能够诱导蝌蚪早期的变态发育，而高剂量的 T4 对蝌蚪后期也无作用，但是低剂量的 T3 能够对蝌蚪后期生长发育起作用[180]。本试验研究结果显示，在 TCBPA 和 TBBPA 的暴露下，黑斑蛙蝌蚪体内 T4 浓度上调，T3 浓度下调。说明 TCBPA 和 TBBPA 通过影响 T3、T4 浓度的变化进而抑制了黑斑蛙蝌蚪的变态发育。

与 TH 密切相关的 Dio2 和 Dio3 基因表达能够反映 TH 的浓度[181-183]。Dio2 酶在 T4 转化为 T3 过程中起着关键作用，并且它的表达量准确地表明了两栖动物对于甲状腺调控性变态发育的适应性[184]。激素受体 TRα 和 TRβ 对分子转换起着重要作用[185]。受体 TRα 和 TRβ 的异常可能会导致甲状腺激素无法和受体结合从而无法发挥作用，所以在一定程度上，TRs 基因的表达，尤其是 TRβ，已经被用于衡量 TH 在两栖动物体内影响程度[186]。有研究表明，在非洲爪蟾的早期发育阶段 TRα 和 TRβ 起着关键作用。在两栖动物的变态发育早期主要是由 TRα 所介导[187]。相反，TRβ 是甲状腺激素的直接响应基因，介导着变态后期的发育包括尾部的收缩和器官的重塑[188]。因此，在这个研究中 TRα 的相对表达量下降与蝌蚪变态发育抑制之间有很大的关系，在 TCBPA/TBBPA 干扰蝌蚪生长发育中起了关键性作用。本试验 RT-PCR 结果显示，黑斑蛙蝌蚪在 21 天暴露之后，TRα 和 TRβ 基因表达量都下调，暗示 TCBPA 和 TBBPA 对甲状腺受体的活性都有抑制作用，且 TCBPA 对受体活性抑制能力更强。

综上所述，本研究结果表明 TCBPA 和 TBBPA 具有甲状腺干扰效应，对变态发育前期（Gs 26 期）和变态发育中期（Gs 43 期）黑斑蛙蝌蚪的变态发育均有一定程度的抑制作用，引起了甲状腺激素 T3 和 T4 水平的变化，同时，Dio2、Dio3、TRα 和 TRβ 基因也介导了此干扰过程。

7.2.1.3 案例亮点

本案例研究旨在探讨 TCBPA/TBBPA 对黑斑蛙蝌蚪甲状腺的干扰效应及相关基因表达的影响。试验分别将处于变态前期和变态中期的黑斑蛙蝌蚪暴露于剂量为 $100\mu g/L$、$250\mu g/L$ 的 TCBPA 和 TBBPA 中,在连续暴露 7 天、14 天、21 天及 35 天后采样,采集头部样品,测量后肢长、尾长、全长、体重以及发育阶段的分布等。应用酶联免疫法检测 T3 和 T4 的含量。同时,RT-PCR 检测 *Dio2*、*Dio3*、*TRα* 和 *TRβ* 基因的表达变化。

7.2.2 教学案例 2——微囊藻毒素影响黑斑蛙发育的机理研究

微囊藻毒素是研究报道最多的一类蓝藻毒素[189],而微囊藻毒素-LR(MCLR)是 100 多种微囊藻毒素中分布最广和最毒的一种变体[190]。MCLR 具有环七肽的结构,其分子结构式如图 7-8 所示[191]。

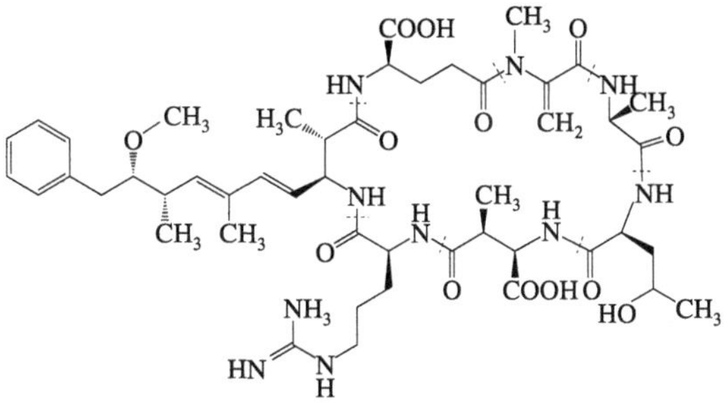

图 7-8 MCLR 的分子结构式

有毒蓝藻水华时常发生于春末至秋初,而水生动物的繁殖季节也处于这个时间段,所以其生长发育过程容易受到 MCLR 威胁。近年来,很多研究表明 MCLR 能影响水生动物的生长和发育。Oberemm 等[192]表明斑马鱼从胚囊期至胚胎发育结束的阶段暴露于 $0.5\mu g/L$、$5\mu g/L$ 和 $50\mu g/L$ MCLR 后,其幼体存活率降低,并且生长迟缓。Wu 等[193]研究表明亲本斑马鱼暴露于低浓度的 MCLR 后,其 F_1 代畸形率升高,体重偏低,孵化率降低,存活率降低,同时 F_1 代斑马鱼的活动严重减退。进一步调查发现其多巴胺、二羟苯乙酸和 5-羟色胺相应减少,相关基因的表达也发生异常,表明 MCLR 也干扰了斑马鱼 F_1 神经递质系统和神经元发育。Qi 等[194]发现 $4.0\mu mol/L$ MCLR 通过诱导斑马鱼幼体的内质网应激,引起斑马鱼严重的发育毒性,包括畸形率上升、体重下降、心率下降等。Su 等[195]研究也表明 MCLR 暴露能引起斑马鱼的体重下降,体长下降。然而,Yan 等[196]研究发现 MCLR 是通过诱导甲状腺激素水平降低,以及 HPT 相关基因表达异常,如 *CRF*、*TSH*、*NIS*、*TG*、*Deio1* 基因表达下调和 *TRs* 和 *Deio2* 基因表达的下调,引起甲状腺干扰,并最终引起生长迟缓、体长减少。此外,Hou 等[197]报道斑马鱼幼体暴露于 $0.3\mu g/L$、$3\mu g/L$ 和 $30\mu g/L$ MCLR 90 天后,发现 MCLR 能拖延斑马鱼卵巢成熟和精子发育。综上所述,MCLR 能干扰水生动物的生长和发育,引起外表畸形、体重下降、体长下降、生长拖延、心率下降、行为活动减退等毒性效应,对水生动物的生存和生态系统的健康发展造成威胁。

7.2.2.1 MCLR 慢性暴露对黑斑蛙蝌蚪发育和性别分化的影响

内分泌干扰物(EDCs)是一系列扮演着激动剂和拮抗剂角色的化学物质,能干扰人类和动物体的激素、激素受体以及内分泌通路[198]。一些内分泌干扰物,如阿特拉津、乙炔雌二醇（EE2）、克霉唑以及双酚 A 等物质被证明能很好地诱导内分泌干扰效应，影响水生生物的生长、发育、性别分化和交配行为[199]。

MCLR 能引起生殖系统和甲状腺系统的内分泌扰乱效应，干扰水生生物的生长，产生生殖障碍[199]。目前为止，MCLR 污染物对两栖动物的生长和发育仍存在健康风险。

两栖动物的变态发育是研究 EDCs 的发育毒性效应和性别反转效应的卓越的模型[200,201]。在当前研究中，我们调查 $1\mu g/L$ MCLR 的慢性暴露对黑斑蛙的生长、发育和性别分化的影响。由于发育阶段 Gs 25 期和 Gs 27 期均是蛙性别分化的敏感时期[202,203]，当前研究的 MCLR 暴露起始于 Gs 26 期。

(1) 实验动物及处理

受精过的黑斑蛙卵购买于浙江长兴创意生态农业有限公司（杭州，浙江，中国）。蛙卵孵化于盛有除氯的自来水 [温度为 (23 ± 1)℃，pH 为 6.5 ± 0.5，溶解氧为 (7 ± 1) mg/L] 的 30L 玻璃缸中，并提供 10h/14h 自然光/暗周期条件。在孵化阶段 10 天后，健康的蝌蚪达到了 Gs 24 期，随机分配于 9 个重复的盛有 12L 暴露水的玻璃缸。每个玻璃缸含有 21 只相同大小规格的蝌蚪。每天三次喂养蝌蚪一定量的商业饲料（厦门殷海饲料有限公司，中国），并每天更换暴露水。暴露过程起始于蝌蚪 Gs 26 期，如图 7-9 所示。9 个重复的含有蝌蚪的玻璃缸随机分配于三个处理组：$0\mu g/L$ MCLR（空白对照组），$1\mu g/L$ MCLR 和 $1\mu g/L$ EE2。在处理组中，$1\mu g/L$ EE2 处理组指定为雌性化的阳性空白对照组。每只缸允许最终的蝌蚪密度为 2 只/L。每天记录实验用水的温度和 pH 值。当达到 Gs 42 期（变态高潮期），蝌蚪转移至有斜坡和浅的实验用水的玻璃缸中，避免淹死。

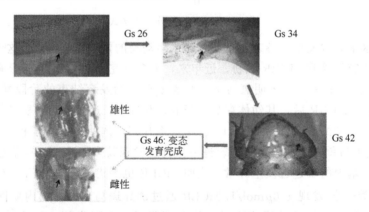

图 7-9　黑斑蛙蝌蚪暴露于 MCLR 和 EE2 的过程

(2) 蝌蚪的体长、体重、后肢长、畸形率和死亡率检测

每天监测蝌蚪的健康状况，并记录死亡率。当黑斑蛙幼体达到 Gs 46 期时，变态发育完成。每只幼体用吸水纸轻轻拭干，并随后用分析天平称重。鼻-排泄口长和后肢长采用游标卡尺测定，可精确至 0.01cm。然后，用肉眼观察每只幼体的外部畸形情况。

当黑斑蛙幼体达到 Gs 46 期，对 MCLR 和 EE2 暴露对体重、鼻-排泄口长、后肢长、畸形率和死亡率的影响进行了评估（表 7-6 和图 7-10）。与对照组相比，$1\mu g/L$ 的 MCLR 和 EE2 对黑斑蛙幼体的体重、鼻-排泄口长、后肢长没有显著影响（表 7-6）。相比之下，$1\mu g/L$ EE2 处理组的外部畸形具有统计学显著差异，但 $1\mu g/L$ MCLR 处理组没有统计学差异。幼体的外部畸形表型表现为脚趾弯曲或发育不全的前肢 [图 7-10（b）和图 7-10（c）] 和后肢脚趾弯曲 [图 7-10（e）]。空白组的幼体畸形率为 2.3%，$1\mu g/L$ MCLR 处理组的幼体畸形率为 6.4％，1μg/L EE2 处理组的幼体畸形率为 18.6％。

　　1μg/L MCLR 处理组对蝌蚪的存活存在不利的影响，而 1μg/L EE2 处理组则没有影响。与对照组相比，MCLR 处理组显著增加了蝌蚪的死亡率。空白组的幼体死亡率是 27％，1μg/L MCLR 组的幼体死亡率是 52％，1μg/L EE2 组的幼体死亡率是 28％。

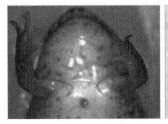 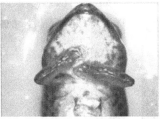 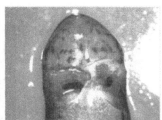

(a) 正常的前肢　　　　　(b) 脚趾弯曲的前肢　　　　　(c) 发育未完全的前肢

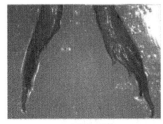 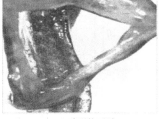

(d) 正常的后肢　　　　　(e) 畸形的后肢

图 7-10　MCLR 和 EE2 暴露后 Gs 46 期幼体

表 7-6　MCLR 和 EE2 对黑斑蛙发育和变态的影响

处理组	n	体重/g	鼻-排泄口长/cm	后肢长/cm	畸形率/%			死亡率/%
					前肢畸形(n)	后肢畸形(n)	总畸形率/%	
对照组	44	0.66±0.15	1.73±0.09	2.26±0.10	1	0	1(2.3%)	27%
1μg/L EE2	43	0.73±0.16	1.71±0.14	2.18±0.20	7	1	8[1](18.6%)	28%
1μg/L MCLR	31	0.71±0.11	1.71±0.08	2.15±0.16	2	0	2(6.4%)	52%[1]

① 表示显著差异（即 $P<0.05$）。

注：当黑斑蛙幼体到达 Gs 46。黑斑蛙幼体的体长、鼻-排泄口长和后肢长表示为平均值±标准偏差。

（3）蝌蚪的发育速率和性别分化检测

　　每个处理组中的一个重复缸指定用于测定蝌蚪的发育阶段和发育时间。一旦指定缸中的蝌蚪出现死亡，去除死亡的蝌蚪并从其他两个重复缸中补充个体大小一致的蝌蚪，以确保指定缸中相同的样本大小。考虑到 Gs 42 期蝌蚪的表型容易分辨，当第一只蝌蚪个体达到 Gs 41 期，则记录每只的发育阶段；同时，也记录每只蝌蚪从起始发育阶段 Gs 26 期至发育阶段 Gs 42 期的发育时间。当幼体达到 Gs 46 期时，通过解剖镜进行性腺总形态学观察，来检测幼体的性别比率。典型的精巢形状是椭圆形，没有可见的体节；而典型的卵巢具有明显的体节，并且长度远长于精巢。性腺表型如图 7-9 中所示。每只幼体的性表型可鉴别为雄性、雌性和模糊不清的性。

　　图 7-11 表示当 MCLR 和 EE2 暴露后，第一只蝌蚪个体达到 Gs 41 期，处于不同发育阶段的蝌蚪百分比。MCLR 和 EE2 处理组与对照组相比，处于不同发育阶段的蝌蚪百分比均没有显著变化。在 Gs 40～41 期发育阶段，空白组的蝌蚪百分比为 55％，1μg/L MCLR 处理

组的蝌蚪百分比为 40％，1μg/L EE2 处理组的蝌蚪百分比为 55％。在 Gs 38～39 期发育阶段，空白组的蝌蚪百分比为 10％，1μg/L MCLR 处理组的蝌蚪百分比为 30％，1μg/L EE2 处理组的蝌蚪百分比为 40％。因此，与对照组相比，当蝌蚪个体到达 Gs 41 期，1μg/L MCLR 可轻微拖延蝌蚪的发育，而 1μg/L EE2 轻微提前了蝌蚪的发育。

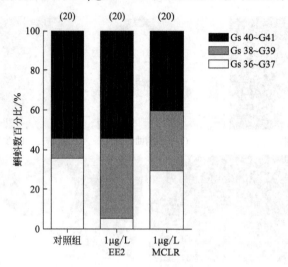

图 7-11　当第一只蝌蚪个体到达 Gs 41 期，MCLR 和 EE2 暴露组中蝌蚪在不同发育阶段的百分比

与对照组相比，MCLR 和 EE2 处理组中在不同暴露天数到达 Gs 42 期的蝌蚪百分比没有显著差异（图 7-12）。在经历 60～69 暴露天数到达 Gs 42 期的空白组蝌蚪百分比为 10％，而 1μg/L MCLR 和 1μg/L EE2 处理组蝌蚪的百分比分别是 20％和 20％。结果表明 MCLR 和 EE2 处理组的蝌蚪较空白组稍微提前到达 Gonsner 42 期。

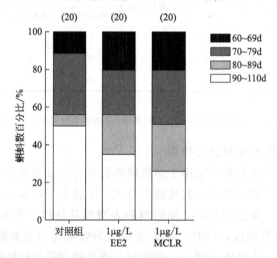

图 7-12　MCLR 和 EE2 处理组中在不同暴露天数到达 Gs 42 期的蝌蚪百分比

当到达 Gonsner 46 期，各处理组的黑斑蛙幼体采用性腺总形态学鉴别性别，性别比例如表 7-7 所示。在空白组中（$n=44$），有 50％是雄性，50％是雌性。相比之下，1μg/L MCLR 处理组（$n=31$）显著增加雌性百分比至 64.5％，而 1μg/L EE2 处理组（$n=43$）显著增加雌性百分比至 86.0％。此外，在各处理组中，未发现有模糊的性腺。

1μg/L MCLR 暴露能显著增加蝌蚪的死亡率，但对蝌蚪的体重、鼻-排泄口、后肢长、外部畸形和发育速率没有显著影响；1μg/L MCLR 慢性暴露显著提高黑斑蛙蝌蚪的偏雌性的性别比率。

表 7-7　黑斑蛙蝌蚪暴露于 MCLR 和 EE2 后的性腺总形态学

处理组	总 n	性别比率	
		雄性/%(n)	雌性/%(n)
对照组	44	50.0(22)	50.0(22)
1μg/L EE2	43	14.0[②](6)	86.0[②](37)
1μg/L MCLR	31	35.5[①](11)	64.5[①](20)

① 表示差异显著（$P<0.05$）。

② 表示差异极显著（$P<0.01$）。

注：各处理组中蝌蚪的样本大小（n）和性别比例。

7.2.2.2　MCLR 暴露对黑斑蛙发育影响的分子机理

甲状腺激素（TH）信号在调节两栖动物的发育、躯体生长、分化和生殖中扮演着至关重要的作用，并且该信号可直接受到甲状腺受体 TRs 的调节[203]。然而，TRs 也可被甲状腺激素 TH 诱导产生，常常用于评估 TH 信号的扰乱效应。一些研究报道甲状腺干扰物能通过扰乱水生动物的 TRs 基因表达，引起水生动物的发育毒性，包括发育延迟、生长阻滞、死亡率的增加和孵化率的降低[204,205]。此外，许多研究发现 MCLR 也能引起甲状腺干扰。Cheng 等[206] 发现成年斑马鱼 MCLR 暴露导致其 F₁ 后代甲状腺激素含量减少，并引起孵化率降低和生长迟延。Zhao 等[207] 通过实验证明小鼠暴露于 MCLR 引起甲状腺功能紊乱，随后引起摄食过量和体重下降的病症。然而，很少有直接证据证明 MCLR 通过改变 TRs 基因表达，来影响两栖动物的生长和发育。

（1）实验动物及处理

暴露过程起始于蝌蚪 Gs 26 期。9 个重复的含有蝌蚪的玻璃缸随机分配于三个处理组：0μg/L MCLR（空白对照组），1μg/L MCLR 和 1μg/L EE2。在处理组中，1μg/L EE2 处理组指定为雌性化的阳性空白对照组。每只缸允许最终的蝌蚪密度为 2 只/L。每天记录实验用水的温度和 pH 值。当达到 Gs 42 期（变态高潮期），蝌蚪转移至有斜坡和浅的实验用水的玻璃缸中，避免淹死。在各处理组中，相同大小的 Gs 34 期（预发育期）蝌蚪和 Gs 46 期（变态完成期）雄性幼体用于基因表达分析。采用解剖手段和解剖镜来鉴定雄性幼体性别，作为幼体样本。蝌蚪样本去除尾部，而雄性幼体去除四肢部分。随后，样本马上执行液氮速冻，并储存于−80℃，用于基因表达实验。

（2）qRT-PCR 测定

采用 Trizol（Invitrogen，Carlsbad，CA，USA）试剂盒，根据厂家说明书提取一式三份蝌蚪/幼体样本的总 RNA。RNA 采用 RNase-free DNase Set（Qiagen，Valenica，CA，USA）试剂盒提纯。凝胶电泳和 OD_{260}/OD_{280} 比值用于评估提取的 RNA 的质量。随后，SuperScript™ III First-Strand Synthesis SuperMix for qRT-PCR（Invitrogen Life Technologies Karlsruhe，Germany）用于合成 cDNA。基因检测引物采用 Primer Premier 6.0 和 Beacon Designer 7.8 软件设计，并列于表 7-8。采用 CFX384 TouchTM Real-Time PCR Detection System（Bio-Rad，USA）仪器进行 real-time PCR 实验。反应混合物包括 8.0μL SDW，10.0μL Power SYBR® Green Master Mix（Applied Biosystems，Foster City，CA，USA），0.5μL forward primers，0.5μL reverse primers 和 1.0μL cDNA。热循环程序条件为 95℃ 1min，40 个循环（95℃，15s，63℃，25s），

收集荧光。基因表达水平是基于内参基因 $RPL13A$ ，并采用可比较的 $Ct(2^{-\triangle\triangle Ct})$ 方法分析[208]。基因表达实验重复三次，均得到类似的结果。

表 7-8　实时荧光定量 PCR 的引物

基因	基因序列号	引物序列	大小/bp
$HSD17B1$	KY427931	F:5′-CAGCGACACCCGTTCCCTTTA-3′	79
		R:5′-GTCGGTATCCTGAGCCACATCTT-3′	
$CYP19A1$	KY511419	F:5′-GAAGTCCACCAAACGATTCCTAGC-3′	151
		R:5′-CAGGACAATTTCATTTCCGTCAGTA-3′	
$ESR1$	KY427936	F:5′-GCAAAGACGACTGGCTCAACTG-3′	85
		R:5′-GGTGCTCCATCCCTTTATTGCTCAT-3′	
Frog $TR\alpha$	KC139354.1	F:5′-GTGAGATGGCAGTGAAGCGAGAA-3′	105
		R:5′-CATCCAGATTGAACGCAGACAAAGA-3′	
Frog $TR\beta$	KC139355.1	F:5′-GGCAACAGATTTGGTTTTGGACG-3′	133
		R:5′-CTCCTCTGATGTCGGTTCTGGTTT-3′	
Frog $RPL13A$	MG844184	F:5′-CAGAGCACCTAGCCGCATCTT-3′	114
		R:5′-GGAGGTGGGATACCGTCAAAGA-3′	

MCLR 和 EE2 暴露后，Gonsner 34 期黑斑蛙蝌蚪头部的 $TR\alpha$ 和 $TR\beta$ 基因表达水平如图 7-13 所示。1μg/L MCLR 暴露引起 $TR\alpha$ 基因表达水平显著上调。相比较之下，1μg/L EE2 暴露显著下调了 $TR\alpha$ 和 $TR\beta$ 的基因表达水平。

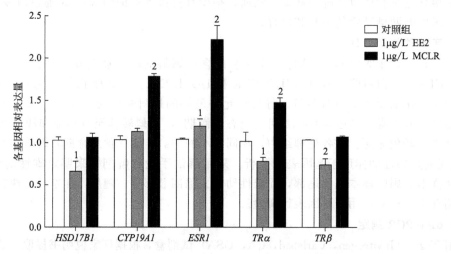

图 7-13　MCLR 和 EE2 慢性暴露对 Gs 34 期蝌蚪头部
$HSD17B1$ 、$CYP19A1$ 、$ESR1$ 、$TR\alpha$ 和 $TR\beta$ 基因表达的影响
1—该组与对照组相比，差异显著；2—该组与对照组相比，差异极显著

同时，Gs 46 期黑斑蛙幼体的头部和躯体部分的 $TR\alpha$ 和 $TR\beta$ 基因表达水平如图 7-14 所示。1μg/L MCLR 暴露后，幼体 $TR\alpha$ 基因表达水平显著上调。然而，1μg/L EE2 显著下调了幼体 $TR\alpha$ 和 $TR\beta$ 的基因表达水平。

1μg/L 的 MCLR 和 EE2 慢性暴露后，Gs 34 期黑斑蛙蝌蚪头部的 $HSD17B1$ 、$ESR1$ 和

*CYP*19A1 的基因表达水平如图 7-13 所示。1μg/L MCLR 暴露显著上调了 *ESR1* 和 *CYP*19A1 的基因表达水平。相比较之下，1μg/L EE2 显著上调了 *ESR1* 的基因表达水平，但下调了 *HSD*17B1 的基因表达水平。

Gs 46 期黑斑蛙幼体的头部和躯体部分的 *HSD*17B1、*ESR1* 和 *CYP*19A1 的基因表达水平如图 7-14 所示。1μg/L MCLR 暴露后，幼体 *HSD*17B1 和 *ESR1* 基因的表达水平显著上调，而 *CYP*19A1 基因表达水平显著下调。1μg/L EE2 暴露后，幼体 *ESR1* 的基因表达水平显著上调，而 *HSD*17B1 水平显著下调。

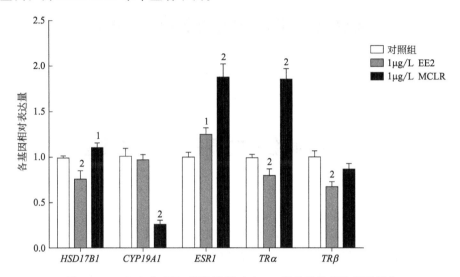

图 7-14 MCLR 和 EE2 慢性暴露对 Gs 46 期幼体头部和躯干部分
*HSD*17B1、*CYP*19A1、*ESR 1*、*TRα* 和 *TRβ* 基因表达的影响
1—该组与对照组相比，差异显著；2—该组与对照组相比，差异极显著

TRa 基因表达的上调可能是 1μg/L MCLR 诱导蝌蚪外部形态学参数和发育速率毒性效应的补偿响应；研究结果充分证明 1μg/L MCLR 通过上调蝌蚪 *HSD*17B1 和 *ESR1* 基因表达水平，呈现出雌激素效应，引起蝌蚪偏雌性的性别比率。当前研究表明 1μg/L MCLR 对两栖动物物种和生态系统造成严重风险。

7.2.2.3 案例亮点

① 本案例研究采用 Illumina 对黑斑蛙肝脏和脾脏组织进行 cDNA 文库构建和测序，获得了 6701 条非重复序列，为黑斑蛙的生态毒理学研究提供了分子生物学信息。

② 本案例研究表明 1μg/L MCLR 暴露显著增加黑斑蛙蝌蚪的死亡率。

③ 本案例研究证明 1μg/L MCLR 通过上调黑斑蛙蝌蚪 *HSD*17B1 和 *ESR1* 的基因表达，下调 *CYP*19A1 基因表达引起黑斑蛙蝌蚪偏雌性的性别比率，表现出雌激素效应。

复习思考题

1. 发育毒性是什么，什么是发育毒理学？
2. 致畸物是什么，什么是致畸性，什么是致畸作用？
3. 简单概括致畸作用的基本原理。
4. 简单概括发育毒性的主要作用特点和影响因素。
5. 什么是母体毒性？母体因素对发育毒性有哪些影响？

第8章 外源物质对生物机体生态毒效应的调控和保护机制

8.1 外源物质的调控及保护机理

8.1.1 外源物质

外源物质（exogenous substances）为外界存在而非机体内部所产生的化学物质，机体经常接触的外源化学物质包括食品添加剂、药物及其辅料、环境污染物、日用品添加剂等。

某些外源物质进入生物机体会对机体产生毒性，例如各类食品添加剂、工业色素、重金属、农药等；但某些外源物质进入机体后会对机体进行调控和保护，例如抗氧化剂、植物激素、植物生长剂、抗逆剂等。

外源物质在给人们生活带来更多便利、舒适的同时，也会给大众健康带来隐患。随着社会的发展，人民生活水平的提高，对大众健康和公共安全的重视，已提高到国家安全的高度。如何检测、预警和防治外源物质对广大人民健康和公共安全的危害，是直接关系到我国顺利实施可持续发展战略与建立生态文明的重大科学与技术问题。当然，随着科技的进步，不少外源物质也被有效地运用到各类科学研究中。所以，对于外源物质的评价，我们需要客观和分类评判。本章主要针对外源物质对生物机体生态毒效应的调控和保护进行举例讲解。

8.1.2 外源物质的生物转化

8.1.2.1 生物转化概述

生物转化是指外源物质在机体内经一系列化学变化并形成其衍生物以及分解产物的过程，或称代谢转化。所形成的衍生物即代谢物。生物转化是机体对外源物质处置的重要环节，是机体维持稳态的主要机制，具体过程如图 8-1 所示。

外源物质生物转化酶所催化的反应一般分为两大类，即第一阶段反应（Ⅰ相反应）和第二阶段反应（Ⅱ相反应）。

第一阶段反应包括氧化反应、还原反应和水解反应，这些反应涉及暴露或引入一个功能基团，如—OH、—NH$_2$、—SH 或—COOH，通常仅导致水溶性的少量增加；第二阶段反应包括葡萄糖醛酸化、硫酸化、乙酰化、甲基化，与谷胱甘肽结合以及与氨基酸结合。

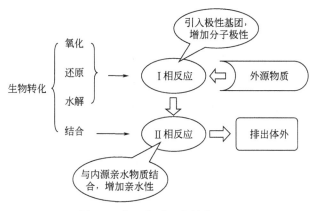

图 8-1　外源物质生物转化过程

8.1.2.2　生物转化的毒理学意义

外源物质生物转化的结果一是改变其毒效学性质，二是便于机体排出体外。大多数情况是生物转化终止了药物的药效作用或降低了外源物质的毒性，但对有的毒物却可使毒性增强，甚至产生致癌、致突变和致畸效应，又称为代谢活化（metabolic activation）或生物活化。

生物的代谢类型分为代谢解毒和代谢活化两种。代谢解毒：初始外源物质有毒，中间产物低毒性或无毒，最终产物呈现无毒性。代谢活化：初始外源物质无毒，中间产物产生毒性，但最终产物却呈现无毒性。

8.1.2.3　毒物代谢酶的基本概述

（1）毒物代谢酶的基本特性

毒物代谢酶对底物的专一性相对较差，一类或一种酶可代谢几种外源物质，而且还可代谢内源性物质等。外源物质可刺激（诱导）很多生物转化酶类合成。某些生物转化酶具有多态性，其结构（即氨基酸序列）和活性不同。有些手性外源物质的生物转化具有立体选择性。

（2）毒物代谢酶的分布

在脊椎动物中，肝脏是含外源物质生物转化酶最丰富的组织器官，皮肤、肺脏、鼻黏膜、眼及胃肠道次之。此外，其他组织或器官如肾脏、肾上腺、胰、脾、心、大脑、睾丸、卵巢、胎盘、血浆、血细胞、血小板、淋巴细胞及大动脉等均有生物转化酶。肠道菌群在某些外源物质生物转化中起着重要的作用。

关于生物转化的主要组织器官和细胞及其转化能力的比较，详见表 8-1 所示。

表 8-1　生物转化主要器官和细胞及其转化能力比较

转化能力	器官	细胞
强	肝脏	实质细胞（肝细胞）
	肺	Clara 细胞、Ⅱ型上皮细胞
中等	肾脏	近曲小管细胞
	小肠	黏膜内层细胞
	皮肤	上皮细胞
弱	睾丸	输精管与支持细胞

8.1.3　Ⅰ相反应

生物转化的Ⅰ相反应主要包括氧化反应、还原反应和水解反应，各类反应及相应酶的亚细胞分布见表8-2。

表 8-2　外源物质生物转化Ⅰ相反应的亚细胞分布

反应	胞浆	线粒体	微粒体	溶酶体	其他
氧化	醇脱氢酶、醛脱氢酶、醛氧化酶、黄嘌呤氧化酶、双胺氧化酶	醛脱氢酶、单胺氧化酶	前列腺素 H 合成酶、黄素单加氧酶、细胞色素 P450	—	
还原	偶氮和硝基还原、羰基还原、二硫还原、硫氧化物还原、醌还原	—	偶氮和硝基还原、羰基还原、醌还原、还原性脱卤	—	肠道菌群：偶氮和硝基还原血：羰基还原
水解	酯酶、环氧水化酶	—	酯酶、环氧水化酶	酯酶、肽酶	血：酯酶、肽酶

8.1.3.1　氧化反应

氧化反应是生物转化Ⅰ相反应中的一个，其主要反应类型如图 8-2 所示。

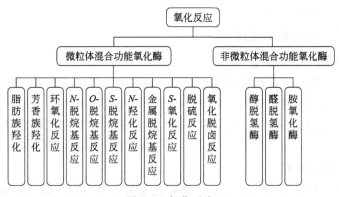

图 8-2　氧化反应

微粒体混合功能氧化酶（MFO）又称为 P450 酶系单加氧酶。微粒体混合功能氧化酶系（microsomal mixed function oxidase system，MFOS）主要存在于肝细胞内质网中，特异性低，可催化几乎所有环境化学物的氧化反应。表 8-3 举例了人肝主要 P450 底物、抑制剂和诱导剂。

表 8-3　人肝主要 P450 底物、抑制剂和诱导剂

P450	底物	抑制剂	诱导剂
CYP1A2	乙酰苯胺、咖啡因	α-萘黄铜	焦牛肉、吸烟
CYP2A6	香豆素、丁二烯	对乙酰氨基酚	苯巴比妥（PB）
CYP2B6	环磷酰胺	邻甲基苯海拉明	未知
CYP2C8	酰胺咪嗪	槲皮素	未知
CYP2C9	双氯高灭酸、苯妥英	苯磺唑酮	利福平

P450	底物	抑制剂	诱导剂
CYP2C19	安定、环己烯巴比妥	反苯环丙胺	利福平
CYP2D6	异喹呱	氟西汀、洛贝林、奎尼丁	未知
CYP2E1	乙醇、亚硝胺	氨基三唑、二甲亚砜	乙醇、异烟肼
CYP3A4	尼非地平、二氢吡啶	乙炔雌二醇	地塞米松、PB、利福平

注：人肝不表达 CYP1A1。

P450 酶系单加氧酶催化氧化的总反应方程式如下所示，其反应过程的主要特点是需要一个氧分子。在这个过程当中还需要 NADPH 提供电子。P450 酶系单加氧酶能直接激活氧分子，其中一个氧原子加入底物分子中，另一氧原子被还原为水，因此又称为混合功能氧化酶。

$$底物(RH) + O_2 + NADPH + H^+ \longrightarrow 产物(ROH) + H_2O + NADP^+$$

NADPH 是一种辅酶，叫还原型辅酶Ⅱ，学名烟酰胺腺嘌呤二核苷酸磷酸，曾经被称为三磷酸吡啶核苷酸 (triphosphopyridine nucleotide)，使用缩写 TPN，亦写作 [H]，亦叫作还原氢。在很多生物体内的化学反应中起递氢体的作用，具有重要意义。它是烟酰胺腺嘌呤二核苷酸 (NAD$^+$) 中与腺嘌呤相连的核糖环系 $2'$-位的磷酸化衍生物，参与多种合成代谢反应，如脂类、脂肪酸和核苷酸的合成。这些反应中需要 NADPH 作为还原剂、氢供体，NADPH 是 NADP$^+$ 的还原形式。

细胞色素 P450 酶系（简称 P450）因其在内源性和外源性的化学物质尤其对各种杀虫剂和环境有害化学物质的氧化代谢方面起着重要的作用，而受到广泛的重视。该酶系还在昆虫对杀虫剂的抗性机制以及选择毒性中，以及昆虫对寄主植物的适应性等方面都起着重要作用。

细胞色素 P450 酶系参与的氧化反应包括：脂肪族羟化、芳香族的羟化、双键的环氧化作用、N-脱烷基反应、O-/S-脱烷基反应、N-羟基化反应、金属脱烷基反应、脱硫反应等。

脂肪族羟化是指脂肪族化合物侧链（R）通常在末端倒数第一个或第二个碳原子发生氧化，形成羟基，反应过程如下所示。八甲磷通过脂肪族羟化生成 N-羟甲基八甲磷，其毒性增加 10 倍。

$$RCH_3 \xrightarrow{\text{O}} RCH_2OH$$

大多数芳香族毒物被羟化为酚类。例如苯可被氧化成苯酚，苯胺可氧化为对氨基酚、邻氨基酚或羟基苯胺。

N-羟化反应是指芳香胺、伯胺、仲胺类化合物等外源化合物氨基（—NH$_2$）上的一个氢与氧结合的反应。苯胺是重要的化工原料，对血液和神经的毒性强烈，N-羟基苯胺是高铁血红蛋白形成剂。

环氧化是指外来化合物的 2 个碳原子与氧原子之间形成桥式结构。黄曲霉毒素 B$_1$（AFB$_1$）和氯乙烯等含双键的芳香族和烯烃类毒物氧化时，常常形成环氧化中间产物，环氧化物不稳定可重排而成酚类。如苯环上有卤素取代，或是多环芳烃进行环氧化时，则能形成较稳定的环氧化物。其毒性高于母体毒物。

双键环氧化是指脂肪族烯烃双键上引入一个氧原子而形成 1,2-环氧化合物的反应。例如氯乙烯在氧的作用下生成环氧氯乙烯，环氧氯乙烯又被氧化成氯乙醛。具体反应如图 8-3 所示。氯乙烯是一种有毒物质，长期吸入、接触会有患肝癌的风险，氯乙醛有急性毒作用，对皮肤有明显的刺激作用。

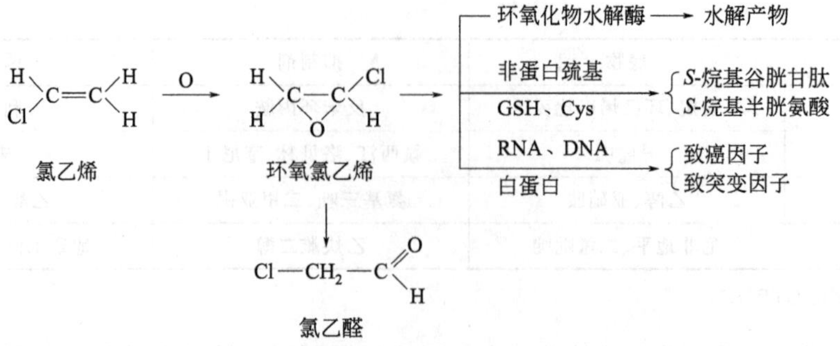

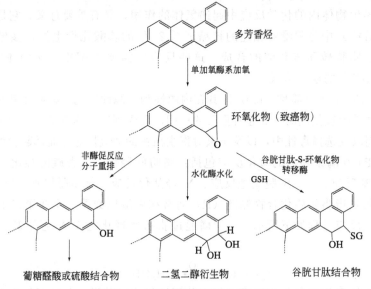

图 8-3　氯乙烯的氧化过程

芳香环氧化反应的环氧化产物不稳定，易羟化。例如萘在温和氧化剂的作用下所得产物为醌，在强烈氧化剂的作用下所得产物为酸酐。萘环比侧链更易氧化，所以不能用侧链氧化法制萘甲酸。电子云密度高的环易被氧化。例如 α-硝基萘氧化得 3-硝基邻苯二甲酸酐，α-萘胺氧化得邻苯二甲酸酐（氨基所在的环被氧化）。多环芳烃的生物转化过程如图 8-4 所示。

图 8-4　多环芳烃的生物转化过程

杂原子脱烷基反应（N—，O—，S—脱烷基反应）。氮、氧和硫原子上连接有烷基的毒物，可以发生脱烷基反应。胺类化合物氨基 N 上的烷基被氧化脱去一个烷基，形成醛类或酮类。这些反应过程是先使烷基氧化为羟烷基毒物，后者又分解产生醛或酮。如：二甲基亚硝胺通过 P450 的催化作用，进行 N-脱烷基反应，进一步产生有亲电子剂 CH_3^+（碳正离子），可使 DNA 发生烷化作用，致癌和致突变。S-脱烷基（主要见于一些醚类化学物）的方程式如下所示。以甲硫醇嘌呤为例，举例方程式如图 8-5 所示。

$$R-S-CH_3 \longrightarrow [R-S-CH_2OH] \longrightarrow RSH + HCHO$$

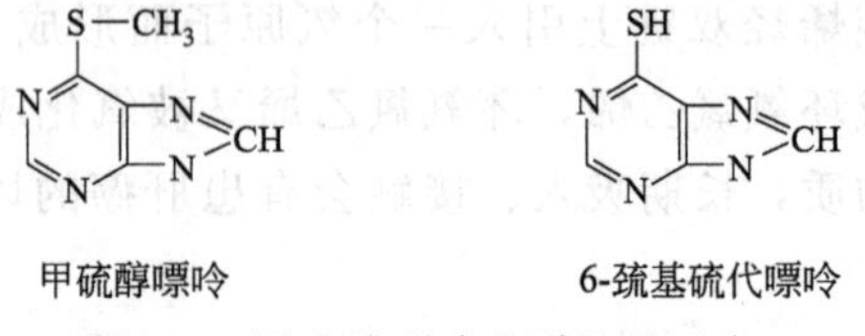

甲硫醇嘌呤　　　　　　　　　　　　6-巯基硫代嘌呤

图 8-5　甲硫醇嘌呤的脱烷基反应

卤代烃类化合物可先转化为不稳定的中间代谢产物，即卤代醇类化合物，再脱去卤族元素，此过程为氧化基的转移，方程式如下所示。农药 1,1,1-三氯-2,2-双乙烷（DDT），可经氧化脱卤反应形成 1,1-二氯-2,2-双乙烷（DDE）和 2,2-双乙酸（DDA）。DDE 易在脂肪中蓄积，DDA 可随尿液排出，毒性远小于 DDT。

$$R—CH_2X \longrightarrow R—CHOH \longrightarrow RCHO + HX$$

硫醚类在氧化过程中生成亚砜与砜类为 S-氧化反应。具体反应方程式如图 8-6 所示。硫醚类化合物，S 原子被氧化，形成亚砜、砜。

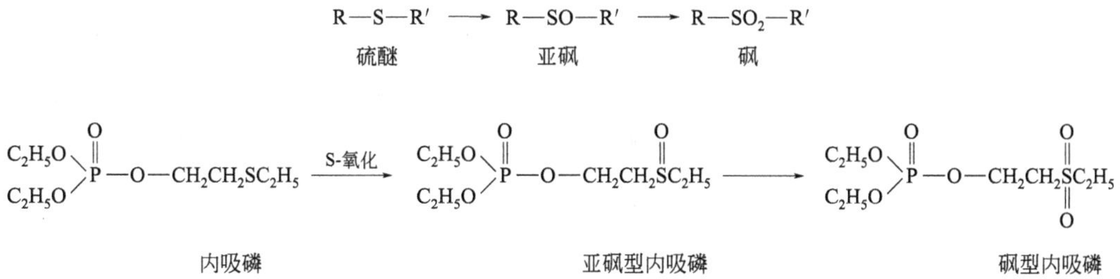

$$R—S—R' \longrightarrow R—SO—R' \longrightarrow R—SO_2—R'$$
硫醚　　　　　　亚砜　　　　　　　砜

图 8-6　S-氧化反应

非微粒体混合功能氧化酶催化的氧化反应如：肝组织胞液、血浆和线粒体中，有一些专一性不太强的酶，催化的某些外来化合物的氧化与还原反应。例如醇脱氢酶、醛脱氢酶、过氧化氢酶、黄嘌呤氧化酶等。肝细胞胞液中含有单胺氧化酶和双胺氧化酶，可催化胺类氧化，形成醛类和氨。主要催化有醇、醛、酮功能基团的外源化学物。

醇脱氢酶（存在于胞液中）：

$$RCH_2OH + NAD(P)^+ \rightleftharpoons RCHO + NAD(P)H_2^+$$

醛脱氢酶（存在于肝细胞线粒体和胞液中）：

$$RCHO + NAD(P)^+ \rightleftharpoons RCOOH + NAD(P)H_2^+$$

胺氧化酶（主要存在于线粒体）：

$$RCH_2NH_2 + [O] \rightleftharpoons RCHO + NH_3 + H_2O$$

前列腺素的合成中共氧化反应。例如，肾脏髓质、血小板、血管内皮细胞、胃肠道、脑、肺及尿膀胱上皮细胞含有前列腺素 H 合成酶（PHS），乳腺上皮细胞的乳过氧化物酶，以及白细胞的髓过氧化物酶催化的反应。PHS 具有两个催化活性：一为环加氧酶，可将花生四烯酸转变成环状内氢过氧化物 PGG_2，该过程涉及 2 个氧分子加到花生四烯酸的每个分子上；另一是过氧化物酶，将氢过氧化物转变成相应的醇 PGH_2，它通过外源化学物的氧化来完成。

8.1.3.2　还原反应

通常参与还原反应的基团包括硝基和偶氮基、羰基，以及二硫化物、亚砜化合物（—NO_2，—N=N—，—CO 等）。偶氮还原和硝基还原是经肠道菌群和两种肝脏酶，即细胞色素 P450 和 NADPH 醌氧化还原酶（一种胞浆黄素酶，也称为 DT-黄递酶）催化。

还原反应发生的条件：存在局部性还原环境；某些酶可在有氧条件下催化还原反应；氧化还原反应中的可逆反应。催化还原反应的酶类主要存在于肝、肾和肺的微粒体和胞液中。肠道处于厌氧环境，肠道菌丛还原酶催化的还原反应。

① 偶氮还原反应 脂溶性偶氮化合物易被肠道吸收，主要在肝微粒体和肠道中还原；非脂溶性偶氮化合物不易吸收，主要在肠道中被肠道菌丛还原。其主要反应方程式如下所示。

$$R-N = N-R' \longrightarrow R-NH_2 + R'NH_2$$

② 醛和酮的还原 醛类和酮类可分别还原成伯醇和仲醇。

$$\underset{\text{醛}}{RCHO} \longrightarrow \underset{\text{伯醇}}{RCH_2OH} \quad \underset{\text{酮}}{RCOR'} \longrightarrow \underset{\text{仲醇}}{RCHOHR'}$$

$$\underset{\text{乙醇}}{CH_3CH_2OH} \underset{\text{醇脱氢酶}}{\rightleftharpoons} \underset{\text{乙醛}}{CH_3CHO}$$

③ 含卤素基团还原反应 与碳原子结合的卤素被氢原子取代。例：在 NADPH-Cyt P450 催化下，$CCl_4 + NADPH \longrightarrow CCl_3^{\cdot} + HCl$，其中 $CCl_3^{\cdot}$ 能破坏肝细胞膜脂质结构。

④ 亚砜的还原反应 二硫化物、亚砜化合物等可在体内被还原，示意图如图 8-7 所示。

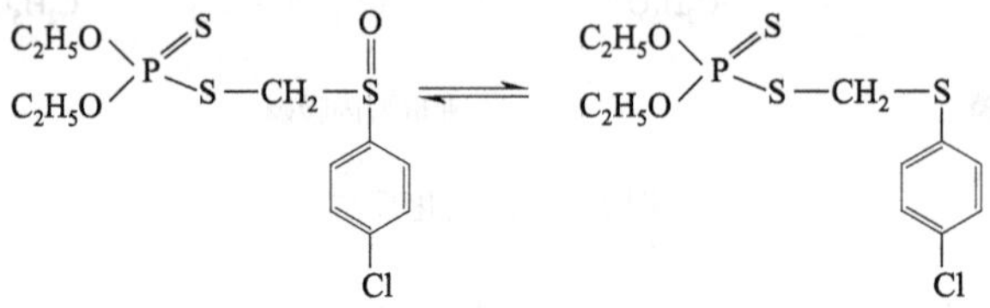

三硫磷亚砜　　　　　　　　　　三硫磷

图 8-7　亚砜的还原反应

8.1.3.3 水解反应

有许多毒物，如酯类、酰胺类和含有酯键的磷酸盐取代物极易水解，水解后毒性大为降低。水解反应不需要消耗代谢能量。在血浆、肝、肾、肠黏膜、肌肉和神组织中有许多水解酶，微粒体中也存在。酯酶、酰胺酶是广泛存在的水解酶，酯酶和酰胺酶可分别水解酯类和胺类。酯类毒物被酯酶催化水解生成醇和酸，酰胺被酰胺酶催化水解成酸和胺，硫酯被分解为羧酸和硫醇。

常见的水解反应可大致分为酯类水解反应、酰胺类水解反应、水解脱卤反应三种。

酯类水解反应：在酯酶的催化下生成相应的羧酸和醇类，反应方程式如下所示。该反应是许多有机磷杀虫剂在哺乳动物体内的主要代谢方式。

$$RCOOR' + H_2O \longrightarrow RCOOH + R'OH$$

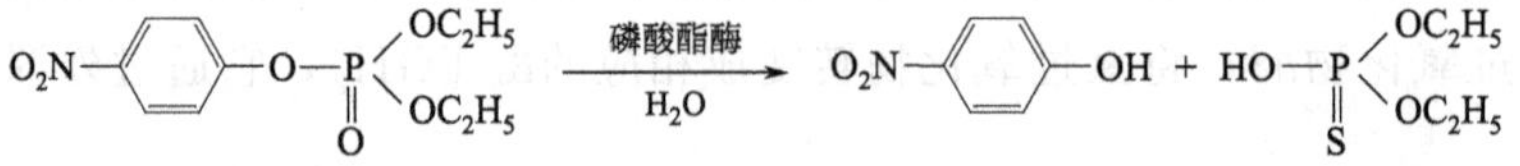

对硫磷　　　　　　　　　　　　二乙基硫代磷酸

酰胺类水解反应：酰胺酶能特异性地作用于酰胺键，使酰胺类化合物发生水解。反应方程式如下所示。

$$RCONHR' + H_2O \longrightarrow RCOOH + R'NH_2$$

水解脱卤反应：DDT 水解脱卤后生成 DDE，产生的 DDE 毒性降低，可继续转化为易排泄物。人体吸收的 DDT，60% 可经此途径转化。具体的反应方程式如下所示。

$$\begin{array}{c} ClC_6H_4 \\ \diagdown \\ \diagup \\ ClC_6H_4 \end{array} CHCCl_3 + H_2O \longrightarrow \begin{array}{c} ClC_6H_4 \\ \diagdown \\ \diagup \\ ClC_6H_4 \end{array} C = CCl_2 + HCl$$

8.1.4　Ⅱ相反应

Ⅱ相反应又称为结合作用，是进入机体的外来物质在代谢过程当中与某些其他内源性化合物或基团发生的生物合成反应。特别是外来有机化合物及其含有羟基、氨基、羧基以及环氧基的代谢产物最易发生。外来化合物及其代谢物与体内某些内源性化合物或基团结合所形成的产物称为结合物。

第二阶段反应中，毒物原有的功能基团或由第一阶段反应引入（暴露）的功能基团与内源性辅因子反应。参加结合反应的必须为内源性化合物，直接由体外输入的物质不能进行。除了甲基化和乙酰化结合反应外，其他第二阶段反应显著增加毒物的水溶性，促进其排泄。

第二阶段反应可引起代谢活化，如致癌物 2-乙酰氨基芴（2-AAF）和 2-氨基芴，可以在 N-乙酰转移酶和脱乙酰酶催化下互相转化，并均可经 P450 和黄素单加氧酶催化形成 N-羟基芳酰胺和 N-羟基芳胺。这两种毒物是近致癌物，与硫酸结合、乙酰化和葡糖醛酸结合，结合物在酸性 pH 尿中可水解或由小肠菌丛的 P-葡糖苷酸酶催化水解，生成 N-羟基芳香胺，后者可自发性生成芳基氮宾离子（亲电子剂），攻击 DNA，引起膀胱癌和结肠癌。

结合反应可大致分为葡萄糖醛酸结合、硫酸结合、谷胱甘肽结合、乙酰基结合、氨基酸结合、甲基结合六种。

发生结合反应的功能基团的类型详见表 8-4。

表 8-4　发生结合反应的功能基团类型

结合物	功能基团
葡萄糖醛酸	$-OH, -COOH, -NH_2, -SH$
硫酸	Aromatic$-OH$, Aromatic$-NH_2$, Alcohols
谷胱甘肽	Epoxide, Organic halide
乙酰基	$-NH_2, -SO_2NH_2$, Hydrazine
氨基酸	Aromatic$-NH_2, -COOH$
甲基	Aromatic$-OH, -NH_2, -NH, -SH$

注：Aromatic，芳香的；Epoxide，环氧化物；Organic halide，有机卤化物；Hydrazine，肼（联氨）。

葡萄糖醛酸结合是第二阶段反应中最普遍进行的一种，由 UDP（尿苷二磷酸）-葡萄糖醛酸基转移酶催化，对毒物的代谢（解毒和活化）具有重要的作用。葡萄糖醛酸结合作用主要是在肝微粒体中进行，此外肾、肠黏膜和皮肤中也可发生。

硫酸结合：外来化合物及其代谢物中的醇类、酚类或胺类化合物可与硫酸结合，形成硫酸酯。内源性硫酸的来源是含硫氨基酸的代谢产物，但必须先经过 ATP 的活化，成为 $3'$-磷酸腺苷-$5'$-磷酰硫酸（PAPS），再在磺基转移酶的作用下与酚类、醇类或胺类结合为硫酸酯。苯酚与硫酸结合较为常见。

谷胱甘肽结合：谷胱甘肽 S-转移酶（GST）催化还原性 GSH（亲核剂）与含有亲电子 C、N、S、O 的毒物反应，生成结合物。底物的共同点为：有一定疏水性，含有亲电子原子，并可与 GSH 发生非酶反应。GSH 结合物具有极性和水溶性，可经胆汁排泄，并可经体循环转运至肾。在肾内 GSH 结合物经一系列酶催化作用转变为硫醚氨酸衍生物，由尿排泄。

乙酰结合：涉及酶催化或非酶催化的从乙酰辅酶 A 将乙酰基转移到含伯胺、羟基或巯基的毒物。具体反应过程如图 8-8 所示。

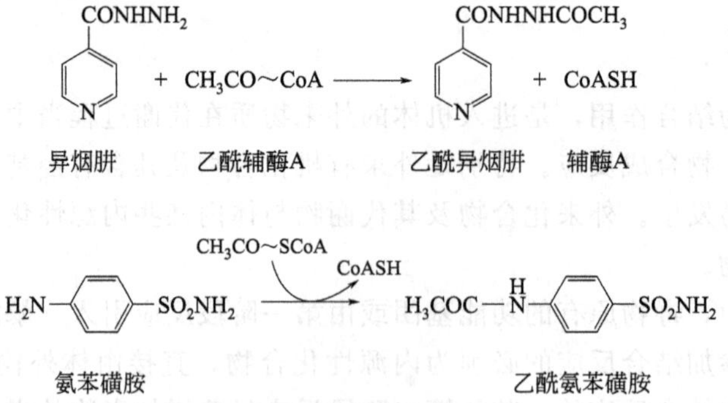

图 8-8　乙酰化作用

甘氨酸结合：羧酸必须首先经酰基辅酶 A 合成酶催化，需要 ATP 和乙酰辅酶 A，活化生成酰基辅酶 A 硫酯，再由 N-乙酰转移酶催化与氨基酸如甘氨酸、谷氨酸和牛磺酸的氨基反应，形成酰胺键。

甲基化作用：内源性底物的甲基化，如组胺、氨基酸、蛋白质、糖和多胺对细胞的正常调节有重要的意义，仅当毒物符合这些酶的底物要求时，甲基化作用才有意义，甲基化反应不是毒物结合的主要方式。具体反应过程如图 8-9 所示。

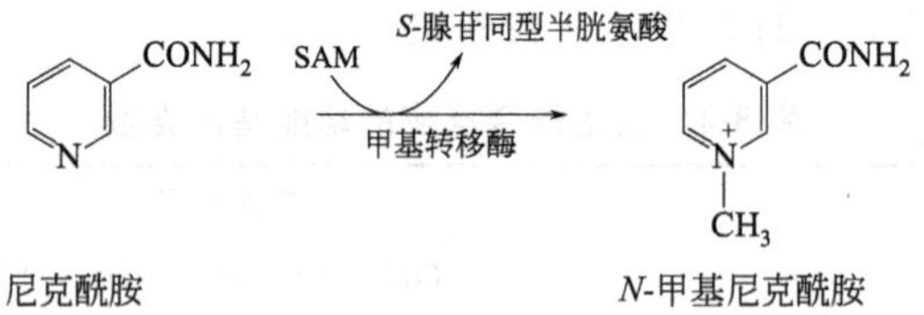

图 8-9　甲基化作用

在一般情况下，外来化合物的生物转化过程并不只限于一种反应，不同反应可先后进行。例如，先进行氧化、还原、水解反应，再进行结合反应。也可能在某种组织器官中发生一种反应，再在另一组织器官进行另一种反应。

根据结合作用的不同类型，结合位点的酶也会存在差异，结合基团的来源也会不同，表8-5 举例了不同结合作用及结合酶的类型。

表 8-5　结合作用的主要类型及结合酶定位

结合物	底物类型	结合基团的来源	酶定位
葡萄糖醛酸	酚、醇、羧酸、胺、巯基	尿苷二磷酸葡萄糖醛酸	微粒体
硫酸	酚、醇、芳香胺	3′-磷酸腺苷-5′-磷酰硫酸	胞液
乙酰基	芳香胺、胺等	乙酰辅酶 A	线粒体、胞液
甲基	酚、胺	S-腺苷蛋氨酸	胞液
甘氨酸	酰基辅酶 A	甘氨酸	线粒体、微粒体
谷胱甘肽	环氧化物、卤化物、硝基毒物等	谷胱甘肽	胞液、微粒体

8.1.5 影响生物转化的因素

代谢是化学物毒作用的决定因素。很多因素可影响外源物质的生物转化，包括机体的遗传生理因素和环境因素两大类。

遗传生理因素有动物的物种、性别、年龄等，常体现在代谢酶的种类、数量和活性的差异上。代谢酶的多态性也是影响毒性反应个体差异的重要因素。各种环境因素主要通过影响代谢酶和辅酶的合成过程以及催化过程来干扰外源化学物的生物转化，如代谢酶的诱导和抑制。另外，其他影响因素还有营养状态、疾病等。

8.1.5.1 毒物本身的影响

(1) 毒物对代谢酶的抑制作用

参与生物转化的酶系统一般并不具有较高的底物专一性，几种不同的化合物都可作为同一酶系的底物。因此，当一种外来化合物在机体内出现或数量增多时，可影响某种酶对另一种外来化合物的催化作用，即两种化合物出现竞争性抑制。

(2) 毒物对代谢酶的诱导作用

有些外来化合物可使某些代谢过程催化酶系活力增强或酶的含量增加，此种现象称为酶的诱导。凡具有诱导效应的化合物称为诱导物。诱导的结果可促进其他外来化合物的生物转化过程，使其增强或加速。在微粒体混合功能氧化酶诱导过程中，还观察到滑面内质网增生、酶活力增强以及对其他化合物代谢转化的促进等均与诱导有关。

(3) 毒物的代谢饱和状态

毒物的剂量或浓度可影响毒物的代谢状况，机体在单位时间内代谢毒物的容量有一定限度，当毒物达到一定浓度时，代谢酶催化能力达到饱和——代谢饱和，此时，毒物正常的代谢途径可能被改变。毒物的代谢途径，可因剂量的不同产生差异。以氯乙烯为例，其代谢情况如图 8-10 所示。

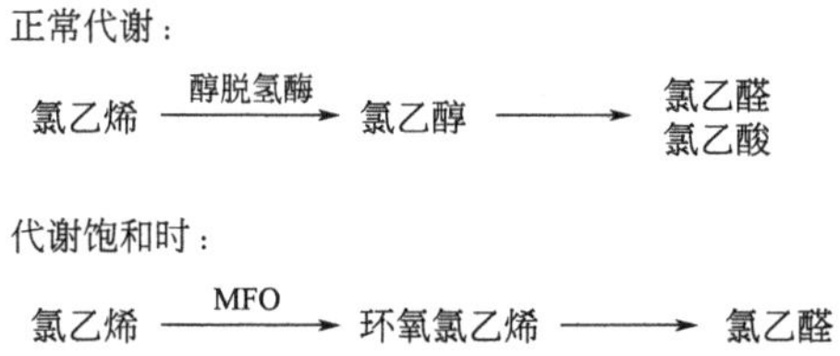

正常代谢：

氯乙烯 $\xrightarrow{\text{醇脱氢酶}}$ 氯乙醇 $\longrightarrow$ 氯乙醛 氯乙酸

代谢饱和时：

氯乙烯 $\xrightarrow{\text{MFO}}$ 环氧氯乙烯 $\longrightarrow$ 氯乙醛

图 8-10 氯乙烯代谢情况

8.1.5.2 种属和个体差异

种属和个体差异主要在于体内酶的种类和活力。因为物种的差异，代谢酶活力不同，从而影响半衰期；代谢酶种类不同，影响生物转化途径。例如苯胺在小鼠体内的生物半衰期为 35min，狗为 167min。安替比林在大鼠体内的生物衰减期为 140min，人为 600min。其次个体差异会导致酶活力不同。

8.1.5.3 年龄及性别的影响

年龄：年龄的增长伴随着代谢酶活力的变化，初生到成年到老年呈钟形变化。性别：性激素决定两性转化的差异，一般而言雄性大于雌性。激素：除性别影响之外，性激素可使妊娠期间肝微粒体单加氧酶、甲基转移酶等活性下降，有些酶在妊娠后期下降，此外，甲状腺素、胰岛素、肾上腺皮质激素等都可影响酶活性。

8.1.5.4 营养状况的影响

生物体的营养状况也可引起体内代谢水平和酶活性的变化从而改变毒物在体内吸收、转化和排泄速度，影响动物对毒物的毒性反应。膳食中如缺乏维生素 A、维生素 C、维生素 B_1、磷脂等，一般也可以使得化合物毒性改变。因维生素 A 可影响内质网的结构，使混合功能酶活性受损；维生素 C 可参与细胞色素 P450 的功能过程；维生素 B_2 是黄素酶的辅基；磷脂是生物膜的重要组成部分。实验动物缺乏营养主要通过对有机体代谢活力的影响来表现。改变某些矿物质的摄入也明显影响代谢情况。

8.2 外源物质的调控及保护机理教学案例

8.2.1 教学案例 1——天然抗氧化剂 EGCG 对节球藻毒素（NOD）诱导的小鼠肝毒性的保护作用及其机理研究

节球藻毒素（nodularin，NOD）是一种具有强烈肝毒性的藻类生物毒素。为了揭示 NOD 对人类肝脏的毒效应，以模式生物小鼠（ICR）为对象，研究长期低剂量 NOD [$10\mu g/$（$kg \cdot d$）；$LD_{50} = 50\mu g/kg$] 诱导下，小鼠体重、肝重、LBI% 及肝功能变化情况，并对肝脏形态学、病理学上的微结构变化进行观察。

EGCG 属于天然抗氧化剂，具有极强的自由基清除能力。使用 EGCG 作为保护剂进行 NOD 染毒前的预处理，再通过 H-E 染色、TEM 透射观察、抗氧化指标检测以及凋亡、炎症相关细胞因子在基因及蛋白水平上的表达来评价 EGCG 对 NOD 诱导的肝毒性的保护作用。

8.2.1.1 节球藻毒素诱导下小鼠肝脏常规指标检测

在众多藻毒素中，节球藻毒素（NOD）是一种新型的具有强烈肝毒性的生物毒素，对鱼类[209]、甲壳类[210]、贝类[211] 等水生生物有直接毒性作用，并通过富集作用对更高等级生物产生毒效应。对于人类，暴露在 NOD 下的最主要途径是食用富集了 NOD 的水产品。NOD 具有强烈肝毒性，对人类肝脏健康构成了严重的威胁，而肝脏是机体内实质器官中血液供应最丰富、代谢率最高的器官，并起着代谢中枢的作用，机体的生长发育与肝脏的代谢密切相关。因此，NOD 对哺乳动物的肝毒性特征是一个亟待明确的问题，本章节实验采用 ICR 级小鼠作为实验载体，进行 NOD $10\mu g/kg$ 的染毒，实验周期为 21d，观察与对照组相比 NOD 处理组小鼠肝脏的常规指标变化情况，以此判断 NOD 的肝毒性对人类健康所造成的潜在危害。

（1）供试材料

实验采用 ICR 级昆明系雄性小鼠，体重为 $21\sim24g$，由杭州师范大学实验动物中心提供。小鼠饲养在标准的饲养笼里，房间通风良好，温度保持在（24 ± 2）℃，光暗比为 12∶12。所有的小鼠提供充足的标准饲料（蛋白质 16%），并且可以自由饮水。实验采用的节球藻毒素（NOD）购自美国 Enzo 公司，纯度为 95%；麻醉剂为 5% 的水合氯醛（0.4mL/只），购自华东医药；ALT 试剂盒、AST 试剂盒、LDH 试剂盒均购自南京建成生物科技有限公司。

（2）实验小鼠处理方法

将 30 只 22g（2 星期）左右的 ICR 级昆明系雄性小鼠随机分成 3 个小组，分别为对照组、EGCG 100mg/kg 处理组及 NOD 10μg/kg 处理组。实验开始前对每个小组的小鼠进行称重，并记录。对照组每天灌胃 0.2mL 生理盐水（浓度为 0.86%），腹腔注射 0.2mL 生理盐水；EGCG 处理组每天灌胃 0.2mL EGCG 溶液（100mg/kg），腹腔注射 0.2mL 生理盐水；NOD 处理组每天灌胃 0.2mL 生理盐水，腹腔注射 0.2mL NOD 溶液（10μg/kg），实验周期为 21d。小鼠处死前一天晚上进行饥饿处理。取血前对小鼠进行麻醉，腹腔注射 0.4mL 水合氯醛（5%），再进行称重并记录，然后对小鼠进行解剖，取出肝脏，进行称量并记录，肝脏样品置于 Eppendorf 管中进行保存；再用腹腔大静脉取血法对小鼠进行采血，将血液样品置于冰盒中保存待测。最后，对小鼠进行断颈法处死。

NOD 诱导下小鼠发育状况见表 8-6。由表格可以发现 NOD 处理组的小鼠与对照组相比体重显著下降（$p < 0.01$），其肝脏重量也呈现出显著下降（$p < 0.01$）。这说明了在 NOD 暴露下，小鼠的生长及肝脏发育受到了严重的影响。

表 8-6　各个实验组中小鼠体重及肝重的比较

组别	最初的体重/g	最后的体重/g	肝脏重量/g	肝脏体重指数(LBI)/%
Ⅰ 对照组	22.16±1.51	37.50±1.80	2.16±0.19	5.85±0.24
Ⅱ EGCG100	22.31±0.74	36.19±2.20[②]	2.00±0.18	5.90±0.43
Ⅲ NOD10	22.93±0.84	33.74±1.86[①]	1.56±0.16[①]	4.55±0.37[①]

① （$p < 0.01$）明显不同于对照组（Ⅰ）。

② （$p < 0.05$）明显不同于 NOD10（Ⅲ）。

（3）血液中谷丙转氨酶（ATL）检测方法

ALT 的测定原理为：在 pH7.4 条件下，ALT 作用于丙氨酸及 α-酮戊二酸组成的底物，生成丙酮酸及谷氨酸。反应 30min 后加入 DNPH 盐酸溶液，即终止反应，同时 DNPH 与酮酸中羰基加成，生成丙酮酸苯腙。苯腙在碱性条件下呈红棕色。操作方法为：取小鼠血液样本 0.1mL，基质液 0.5mL 混匀后，37℃ 水浴 30min；加入 2,4-二硝基苯肼液 0.5mL，混匀后 37℃ 水浴 20min；最后加入 0.4mol/L 氢氧化钠溶液 5mL，混匀后室温放置 5min，505nm 波长，蒸馏水调零后，测各管 OD 值，查标准曲线，求得相应的 ALT 活力单位。

在对 ALT 的检测中，发现 NOD 处理组中小鼠血液 ALT 含量上升了 63.6%，呈显著增加的趋势（$p < 0.01$）（图 8-11）。

（4）血液中谷草转氨酶（AST）检测方法

AST 的测定原理为：AST 能使 α-酮戊二酸和天门冬氨酸移换氨基和酮基，生成谷氨酸和草酰乙酸。草酰乙酸在反应过程中可自行脱羧成丙酮酸。丙酮酸与 DNPH 反应产生丙酮酸苯腙，在碱性溶液中显红棕色。操作方法为：取待测样本 0.1mL，基质液 0.5mL 混匀后，37℃ 水浴 30min；加入 2,4-二硝基苯肼溶液 0.5mL，混匀后 37℃ 水浴 20min；最后加入 0.4mol/L 氢氧化钠溶液 5mL，混匀后室温放置 5min，505nm 波长，蒸馏水调零后，测各管 OD 值，查标准曲线，通过拟合公式求得相应的 AST 活力单位。

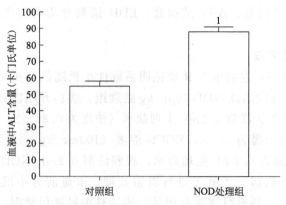

图 8-11　不同处理组血液中 ALT 含量
1—该组与对照组相比，差异极显著

由图 8-12 可以看出，NOD 处理组中血液 AST 活性显著增强（$p < 0.05$；9.5％左右）。

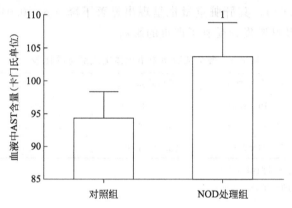

图 8-12　不同处理组小鼠血液 AST 含量
1—该组与对照组相比，差异显著

(5) 血液中乳酸脱氢酶（LDH）检测方法

LDH 的测定原理为：LDH 可催化乳酸生成丙酮酸，丙酮酸与 DNPH 反应生成丙酮酸二硝基苯腙，在碱性溶液中呈现棕红色。操作方法为：首先，在空白管中加入 0.05mL 蒸馏水，20μL 血清样本，0.25mL 基质缓冲液；标准管中加入 0.05mL 蒸馏水，20μL 2mmol/L 标准液，0.25mL 基质缓冲液；测定管中加入 20μL 血清样本，0.25mL 基质缓冲液，0.05mL 辅酶Ⅰ；对照管中加入 0.05mL 蒸馏水，20μL 待测样本，0.25mL 基质缓冲液。四类管子分别混匀，在 37℃下水浴 15min。然后在四类管子中分别加入 0.25mL 2,4-二硝基苯肼，混匀后 37℃下水浴 15min，最后，分别加入 2.5mL 0.4mol/L NaOH 溶液，混匀，室温放置 3min，440nm 下测定各管吸光度。

在对 LDH 泄漏情况的检测来看，NOD 处理组 LDH 泄漏量显著增加（$p < 0.01$），约为 6.8％（图 8-13）。说明了 NOD 暴露下会导致肝细胞的损伤并造成 LDH 的严重泄漏。

在 10μg/kg 浓度的 NOD 腹腔注射暴露下，小鼠体重显著下降，肝脏发育严重不良；在 10μg/kg 浓度的 NOD 腹腔注射暴露下，小鼠肝脏细胞受损，ALT、AST 显著增加，极有可能造成了肝脏慢性炎症；在 10μg/kg 浓度的 NOD 腹腔注射暴露下，部分小鼠肝实质细胞受损，导致肝细胞内 LDH 泄漏。

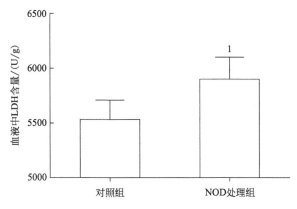

图 8-13 不同处理组血液中 LDH 含量

1—该组与对照组相比，差异极显著

8.2.1.2 节球藻毒素对模式生物小鼠的肝脏微结构影响

NOD 具有强烈的肝毒性。NOD 可有效抑制蛋白磷酸酶 PP1 和 PP2A 的活性[212]，引起胞内蛋白高度磷酸化作用，诱导胞内中间丝的不可逆过度磷酸化，从而导致细胞骨架解体[213]，并且能引起肝细胞的氧化应激作用，从而改变生物体内关于氧化应激的酶活性[214]。NOD 不但具有促癌作用，更是一种新型的水环境强烈致癌物质。

NOD 是一种全球性的且对人类具有充分暴露途径的高肝毒性环境毒素。作为 NOD 的靶器官，肝脏是生物体内极为重要的代谢解毒场所，NOD 诱导产生肝脏微结构的病理学、形态学变化未见报道。微结构的研究是对 NOD 肝毒性机理研究的环境毒理学基础，因此，本实验拟通过小鼠在 NOD 胁迫下亚慢性毒理研究，构建 NOD 慢性中毒的小鼠模型。同时，根据文献报道[215]，相对于灌胃的暴露方式，腹腔暴露途径可以更直接地反映机体在 NOD 暴露下的肝细胞微结构变化。因此，本研究选择 $1/5$ LD_{50} 的 $10\mu g/(kg \cdot d)$ 作为亚慢性毒性实验暴露剂量。通过直接观察、H-E 染色及透射电镜观察的方法研究小鼠在 NOD 亚慢性胁迫下组织及细胞水平下的微结构变化，从形态学变化及病理特征的角度对 NOD 致肝毒性机制进行探讨，为 NOD 的环境毒效应研究提供直接的证据，为 NOD 引起的生态及人体健康风险评价提供科学依据。

(1) 小鼠解剖观察

小鼠使用 5% 水合氯醛（0.4mL）进行腹腔注射麻醉，麻醉后进行固定、解剖。解剖后，对小鼠腹腔黏膜增生情况进行观察，并拍照（Canon，PC1209，Japan）；之后迅速取出完整肝脏，放入预冷生理盐水（0.86%）中进行漂洗，采用断颈法处死小鼠。漂洗后的小鼠肝脏摊开置于滤纸上，进行拍照（Canon，PC1209，Japan），观察小鼠肝脏有无肉眼可见的病变。

解剖后，将小鼠腹腔黏膜上翻，并用镊子夹住，进行黏膜增生情况观察。其增生情况如图 8-14 所示。如图所示，对照组黏膜正常；在 NOD10 组中，小鼠皮下的白色黏膜呈现显著增加的现象。

如图 8-15（a）所示，对照组的小鼠肝脏表面光滑，色泽亮丽；而 NOD 处理组 21d［图 8-15（b）］及 28d［图 8-15（c）］的小鼠肝脏表面呈现出"草莓样"，其表面布满了细密的小孔，就像草莓表面一样凹凸不平，并且与对照组相比，颜色偏暗红色。肝表面的塌陷小孔之

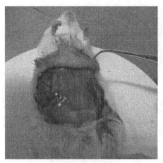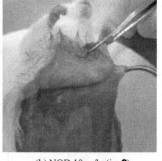

(a) 对照组　　　　　　　　　(b) NOD 10μg/kg(i.p.❶)

图 8-14　各个实验组小鼠腹腔黏膜增生情况

间的距离约为 0.5～1.0mm，布满了整个肝脏的表面，而根据肉眼观察，并未发现图 8-15 （b）和图 8-15（c）之间具有明显差异。

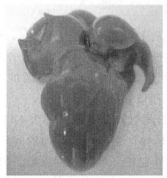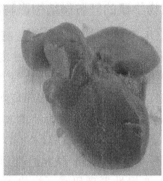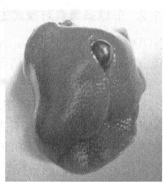

(a) 对照组　　　　　　(b) NOD处理组21d　　　　　(c) NOD处理组28d

图 8-15　肝脏表面观察

（2）小鼠肝脏切片 H-E 染色观察

肝脏样品取出后用生理盐水漂洗，滤纸吸干，浸入 10％的福尔马林中固定；再进行梯度酒精脱水，以二甲苯替换出酒精使之透明；进行石蜡包埋后，上切片机切片，切片厚度约为 5μm；染色前使用二甲苯脱去切片中的石蜡，再经由高浓度到低浓度的酒精，最后入蒸馏水；将已入蒸馏水的切片放入苏木精水溶液中染色数分钟，酸水及氨水中分色，流水冲洗 1h 后入蒸馏水片刻，再放入 70％和 90％酒精中脱水各 10min，然后放入酒精伊红染色液染色 2～3min；之后，经由纯酒精脱水及二甲苯透明化后，由树脂包埋。最后，在显微镜 （OLYMPUS BX40，Germany）下观察其病理学变化。

为了更好地观察肝脏表面"草莓样"结构，对暴露 21d 的肝脏样品进行垂直表面的切片取样。如图 8-16（a）（2～4）所示［NOD 处理组，10μg/（kg·d）］，可以清楚地观察到肝脏表面的明显塌陷及微小结节结构 ［图 8-16（a）（2～4），图 8-16（b）5、6"∨"］。同时，可观察到在肝脏不同部位出现了不同程度的肝细胞嗜酸性病变（acidophilic degeneration），出现嗜酸性病变的细胞具有更强的噬伊红特性，使细胞呈现亮红色，其细胞质出现脱水收缩的现象，并伴随核固缩，呈现出更强的噬碱性（图 8-16，普通箭头）。在肝脏表面

---

❶ i. p.——腹膜内注射。

的微小结节处、肝血窦及肝脏汇管区，出现不同程度的炎症细胞积聚现象（黑色小点），如淋巴细胞、中性粒细胞等，炎症细胞浸润（inflammatory infiltration）导致了肝细胞受到破坏并出现点状坏死（spotty necrosis）［图 8-16（a）2、3、4，图 8-16（b）5、7、8；燕尾型箭头］。高倍观察组［图 8-16（b）］中，特别是在嗜酸性变性的细胞质中，可见一些微小的圆形空泡，这是典型的微泡性脂肪病变（microvesicular steatosis）［图 8-16（b）6、7、8］。最后，在肝细胞胞质、汇管区、肝细胞间质中都观察到黄褐色的胆汁淤积，称为慢性淤胆（chronic cholestasis）［图 8-16（b）5、6、7；圆形箭头］。

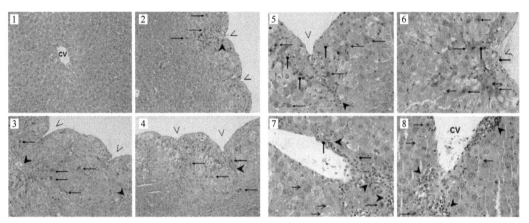

(a) 21d 暴露实验的低倍图(200×)　　　　　　(b) 21d 暴露实验的高倍图(400×)

图 8-16　H-E 染色观察由 NOD 诱导的肝毒性对小鼠肝脏的影响（21d）

1、5—对照组，10μg/(kg·d)；2～4，6～8—NOD 处理组［10μg/(kg·d)，i.p.，21d］；CV—中央静脉

在 21d 的暴露试验中，发现嗜酸性病变是 NOD 诱导的肝细胞病变的关键。然而，在H-E 染色的过程中，对肝脏的挤压等人为原因也会导致肝细胞的嗜酸性增强，部分肝细胞呈现出亮红色。因此，延长了 NOD 的染毒时间，进行了第 2 阶段的实验，观察肝脏细胞会不会由于染毒时间的延长由嗜酸性病变演变成嗜酸小体的出现。

从图 8-17 可以看出，随着 NOD 暴露时间的增加，嗜酸性病变的面积较 21d 样品出现了明显的增加，并且可以观察到部分肝细胞已经进一步演变成了嗜酸性小体，整个细胞彻底凋亡［图 8-17（b）5～8；方形箭头］；微小结节处的炎症细胞浸润以及塌陷处的开裂趋势更加明显［图 8-17（a）i；"∨"］，且整个肝板的排列由于肝细胞的嗜酸性病变及炎症的影响而显得混乱［图 8-17（a）2］，血管及胆管的部分上皮细胞出现了脱落，从而导致了血管的变形以及胆管增生或损失［图 8-17（a）2～4］。胆管的病变则促成了慢性淤胆的进一步加剧［图 8-17（b）5～8；圆形箭头］。而肝脏的微泡性脂肪病变也有一定的加剧趋势，空小泡的数量增多，有的小泡甚至增大到了正常肝细胞的大小［图 8-17（b）］。

（3）小鼠肝脏切片透射电镜（TEM）超微结构观察

肝脏样品取出后用生理盐水漂洗，滤纸吸干，用手术刀迅速切下米粒大小的肝脏样品，浸入 2.5％的戊二醛中常温下过夜。之后，倒掉戊二醛后用磷酸缓冲液冲洗样品 3 次。再用锇酸固定样品 1h。然后用梯度酒精（50％、70％、80％、90％、95％、100％）及纯丙酮进行脱水处理，脱水后用包埋剂对样品进行渗透过夜处理，包埋后用梯度温度进行固化（37℃，过夜；45℃，12h；60℃，24h）。再用超薄切片机切片至 50～60nm，最后用 3％醋酸铀-枸橼酸铅进行双染色，透射电镜（H-7650，Hitachi，Japan）下观察样品超微结构。

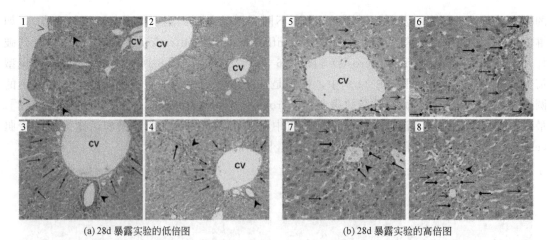

(a) 28d 暴露实验的低倍图　　　　　　　　(b) 28d 暴露实验的高倍图

图 8-17　H-E 染色观察由 NOD 诱导的肝毒性对小鼠肝脏的影响（28d）

1，5—200x；2，6—100x；3，7—200x；4，8—200x（分别是 2、6 的放大）；CV—中央静脉

　　为了更好地了解 NOD 对小鼠肝脏的毒性作用，课题组使用透射电镜（TEM）观察了肝细胞的超微结构变化。在低倍镜下（12000×），可观察到 NOD 暴露下的肝细胞细胞核出现了明显的脱水、不规则皱缩现象，细胞核体积与对照组正常肝细胞相比明显缩小，细胞核内的核仁消失，染色质出现凝集或边集现象（chromatin agglutination），细胞核有自溶的趋势 [图 8-18（b），普通箭头]；在细胞质中，更清楚地看到了在 H-E 染色中观察到过的微泡性脂肪病变现象（microvesicular steatosis），细胞核周围呈现出很多圆形空白的脂肪小滴 [图 8-18（b）；双尾箭头]；另外，吞噬小泡（phagocytotic vesicle）也频繁出现在细胞质中，往往包绕着胞质中退化了的细胞器，如线粒体 [图 8-18（b）；方形箭头]。

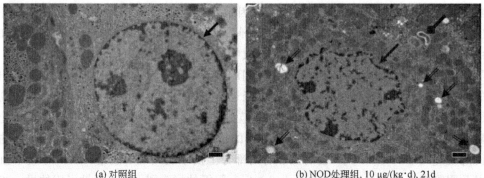

(a) 对照组　　　　　　　　　(b) NOD处理组, 10 μg/(kg·d), 21d

图 8-18　低倍电镜观察 NOD 引起的肝细胞超微结构变化

（标尺长度为 1μm）

　　在高倍镜（60000×）下观察到 NOD 处理组的肝细胞出现了一些典型的肝细胞病变特征。与对照组 [图 8-19（a）]相比，NOD 处理组 [图 8-19（b）]中的肝细胞线粒体出现了病变，其线粒体嵴出现了一定程度的肿胀，并且分布更加错乱（普通细箭头）；肝细胞胞质中的内质网出现了显著的肿胀，原来分布在内质网上的核糖体（密集黑色小颗粒）同时出现了脱粒现象（开放型粗箭头）；并且，在胞质中也偶有发现脂肪小滴（双尾箭头）。此外，在图 8-19（c）和图 8-19（d）中，可清楚地观察到胞质中频繁出现吞噬泡现象（方形箭头），其中往往包绕着一些退化了的细胞器，并且与胞质间有明显的界线，特别是在图 8-19（d）中，吞噬泡中可见退化的内质网，以及细小的黑色颗粒核糖体。

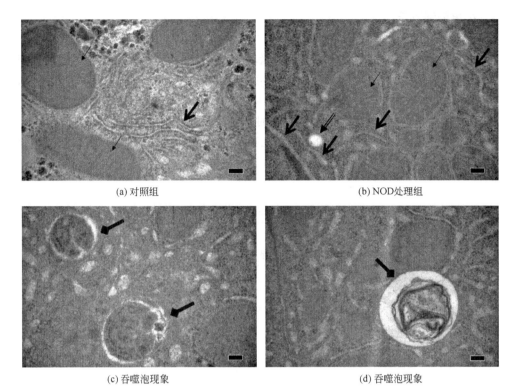

(a) 对照组　　　　　　　　　　　　　　(b) NOD处理组

(c) 吞噬泡现象　　　　　　　　　　　　(d) 吞噬泡现象

图 8-19　高倍电镜观察 NOD 引起的肝细胞超微结构变化

(60000×，标尺长度为 0.2μm)

NOD［10μg/（kg·d），i.p.］21d 的非致死剂量暴露可诱导小鼠肝脏出现"草莓状表面"的肉眼可见的形态学改变；在 H-E 染色下，观察到 NOD［10μg/（kg·d），i.p.］21d 的非致死剂量暴露可诱导小鼠肝脏出现微小结节、细胞嗜酸性病变、炎症细胞浸润、慢性淤胆及脂肪病变等病理学现象。当暴露时间延长到 28d 时，嗜酸性病变恶化并出现嗜酸小体。在 TEM 观察下，小鼠肝细胞在 NOD［10μg/（kg·d），i.p.］21d 的非致死剂量诱导下出现肝细胞核皱缩、染色质凝集或边集、线粒体嵴肿胀及分布散乱、内质网肿胀、核糖体脱粒等现象，并且在胞质中多有观察到微泡性脂肪变性及吞噬小泡。

8.2.1.3　EGCG 对节球藻毒素诱导的肝毒性的保护作用

茶多酚是茶叶的提取物，占茶叶干重的 15%～30% 左右，其大部分为黄烷醇类物质，称为儿茶素，包括表没食子儿茶素没食子酸酯（EGCG）等多种物质[216]。EGCG 含量占茶多酚总量的 50%～80%，是儿茶素中的代表性物质。已有大量文献报道了 EGCG 的抗氧化能力[217]，其主要原因是 EGCG 具备强烈的清除自由基作用，调节抗氧化酶活性。EGCG 还具备一定的防癌抗癌功效，能有效抑制受损细胞向肿瘤转变以及癌细胞的增殖[218,219]。除此之外，EGCG 还是凋亡相关基因，如 *Bax*、*Bcl-2* 的有效调控者[220]，并且有大量报道称 EGCG 可以诱导肿瘤细胞的凋亡，从而达到抑制癌症的作用[221]。从前期研究中，我们发现 NOD 诱导的小鼠肝中毒中，炎症起着至关重要的作用，而 EGCG 作为一种天然抗氧化剂，有着显著的抗炎效果[222]，由此，我们预料 EGCG 可以通过抗炎作用来抑制 NOD 的肝毒性。

（1）小鼠处理方法

60 只小鼠被随机分配到 6 个实验组中，每组 10 只小鼠。组 I 从第一天开始，就用 0.86％的生理盐水进行腹腔注射及灌胃，剂量均为 0.2mL。组 II 为 EGCG 对照组。组 III 是纯 NOD 处理组，剂量为 $10\mu g/kg$（$LD_{50}=30\mu g/kg$）。组 IV、V 及 VI 在 NOD（$10\mu g/kg$）处理前，用不同浓度梯度的 EGCG 进行预处理（50mg/kg、100mg/kg 和 200mg/kg），实验周期为 21d。具体分组处理情况见表 8-7。处理时间结束后，用 0.4mL 的 5％水合氯醛进行麻醉固定，用腹腔静脉取血法进行取血，保存在预冷的 Eppendorf 管中。肝脏经生理盐水漂洗后置于滤纸上吸干并称重观察，之后分组放入预冷 Eppendorf 管中，加入液氮封存在－80℃冰箱内。

表 8-7　不同组小鼠处理方法

分组（$n=10$）		处理方法	
		第一星期	第二、三星期
I	对照组	生理盐水(i.g.①)	生理盐水(i.g.) 生理盐水(i.p.)
II	EGCG 对照组	EGCG100mg/kg(i.g.)	EGCG100mg/kg(i.g.) 生理盐水(i.p.)
III	NOD 处理组	生理盐水(i.g.)	生理盐水(i.g.) NOD 10μg/kg(i.p.)
IV	低剂量 EGCG 保护组	EGCG 50mg/kg(i.g.)	EGCG 50mg/kg(i.g.) NOD 10μg/kg(i.p.)
V	中剂量 EGCG 保护组	EGCG 100mg/kg(i.g.)	EGCG 100mg/kg(i.g.) NOD 10μg/kg(i.p.)
VI	高剂量 EGCG 保护组	EGCG 200mg/kg(i.g.)	EGCG 200mg/kg(i.g.) NOD 10μg/kg(i.p.)

① i.g.——灌胃。

实验过程中未发现意外死亡的小鼠。麻醉后的小鼠进行固定解剖，发现 NOD 处理组中的小鼠腹腔内膜出现增厚的现象，而在高剂量 EGCG 处理组中，这种现象却没有发生；之后，将小鼠肝脏完整取出用生理盐水漂洗，置于滤纸上吸干，并拍照观察。发现在 NOD 单独处理组中出现的肝脏"草莓状表面"现象在高剂量 EGCG 预处理组中（200mg/kg）得到了有效修复，未发现明显的肝表面微孔塌陷，表面光滑且色泽鲜亮，与对照组相似。而在低剂量（50mg/kg）及中剂量组（100mg/kg）中，肝脏表面还是呈现"草莓状表面"的现象，这说明 EGCG 对 NOD 引起的肝毒性具有一定的有效剂量区间。具体现象如图 8-20 所示。

（2）H-E 组织病理学观察

肝脏样品取出后用生理盐水漂洗，滤纸吸干，浸入 10％的福尔马林中固定；再进行梯度酒精脱水，以二甲苯替换出酒精使之透明；进行石蜡包埋后，上切片机切片，约为 $5\mu m$；染色前使用二甲苯脱去切片中的石蜡，再经由高浓度到低浓度的酒精，最后入蒸馏水；将已入蒸馏水的切片放入苏木精水溶液中染色数分钟，酸水及氨水中分色，流水冲洗 1h 后入蒸馏水片刻，再放入 70％和 90％酒精中脱水各 10min，然后放入酒精伊红染色液染色 2～

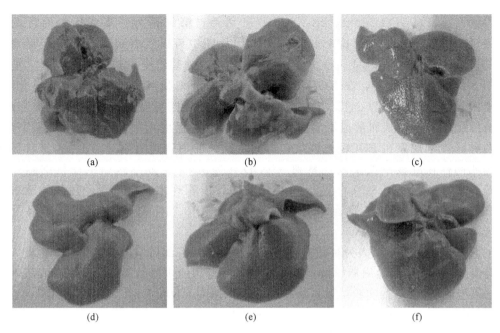

图 8-20 不同处理组小鼠肝脏表面观察

(a)—对照组；(b)—EGCG 对照组；(c)—NOD 处理组；(d)—低剂量 EGCG 保护组；

(e)—中剂量 EGCG 保护组；(f)—高剂量 EGCG 保护组

3min；之后，经由纯酒精脱水及二甲苯透明化后，由树脂包埋。最后，在显微镜（OLYM-PUS BX40，Germany）下观察其病理学变化。

H-E 染色是组织学、病理学等广泛应用的基本实验技术方法。如图 8-21 所示，第一列为组Ⅲ中的小鼠肝脏切片（NOD $10\mu g/kg$，i.p.），而第二列则是组Ⅵ（NOD

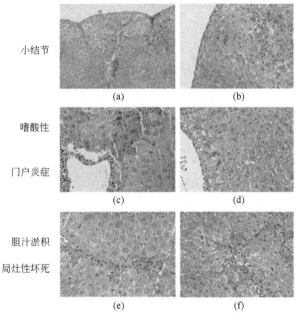

图 8-21 H-E 染色下不同处理组小鼠肝脏的形态学观察（21d）

10μg/kg，i. p.；EGCG 200mg/kg）小鼠肝脏切片。第一排为"草莓状表面"现象在H-E 染色下的放大观察，从这个肝脏横截面切片图中可以观察到其表面已经形成明显的塌陷及微小结节［图 8-21（a）］；相反，在 EGCG 处理组中，其肝表面光滑无明显塌陷［图 8-21（b）］。此外，在 NOD 处理组中的部分肝细胞，其细胞质嗜酸性显著增强，呈现出鲜红色［图 8-21（c）］。与此同时，在肝板汇管区可观察到大量黑色细小淋巴、中性粒细胞的积聚，从而形成汇管区炎症，并在一定程度上损伤胆管［图 8-21（c）］。而这两种病理学现象在 EGCG 处理组都得到了很好的消除［图 8-21（d）］。点状坏死及带状坏死同样在肝板中被反复观察到（NOD 处理组），炎症细胞如中性粒细胞及淋巴细胞等积聚在一起［图 8-21（e）］。黄褐色的胆汁淤积现象同样出现，往往伴随着炎症细胞浸润［图 8-21（e）］。而在 EGCG 处理组中［图 8-21（f）］，炎症得到了有效缓解并且未发现胆汁淤积现象。

在 H-E 染色过程中，人为对肝脏的挤压同样会造成肝细胞嗜酸性的增加，因此，为减少实验误差，延长了实验周期以做进一步观察，所得到的实验结果如图 8-22 所示。与 21d 实验结果相比较，28d 的实验结果显示其肝脏边缘细胞不仅仅具有"草莓状表面"，而且还呈现出水样变性，其肝细胞体积变大，细胞质松散，伊红着色能力降低［图 8-22（a）］。最重要的是，在 NOD 处理组的肝板中发现了很多深红色的嗜酸小体［图 8-22（c）］，这些嗜酸小体是从嗜酸性变性的细胞转变而来的，说明随着 NOD 暴露时间的增加，肝细胞损伤越发严重，一些嗜酸性变性细胞直接转变为嗜酸小体。同时，还观察到了更为严重的点状坏死、胆汁淤积等病理学现象。另一方面，EGCG 预处理组的肝板上，未发现水样变性，但还有轻微的微小结节未去除［图 8-22（b）］。与此同时，嗜酸小体、点状坏死等都未在 EGCG 预处理组中发现，黄褐色的胆汁淤积也没有观察到，说明在 EGCG 的药理作用下，肝板内的胆汁代谢已趋于正常［图 8-22（d）］。

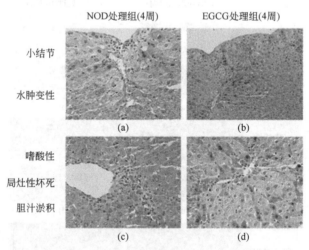

图 8-22　H-E 染色下不同处理组的形态学观察（28d）

小鼠肝板中各种病理学现象的出现情况详见表 8-8。包括微小结节、嗜酸性变性、嗜酸小体、炎症浸润、脂肪变性、胆汁淤积以及水样变性等。从表中可以看出，EGCG 的预处理有效减小了小鼠肝脏出现各种不同病变的概率，具有良好的保护效应。

表 8-8　不同组小鼠肝脏的病理学变化

分组	微小结节	嗜酸性变性	嗜酸小体	炎症细胞浸润	脂肪变性	胆汁淤积	水样变性
Ⅰ	−（−）	−（−）	−（−）	−（−）	−（−）	−（−）	−（−）
Ⅱ	−（−）	−（−）	−（−）	−（−）	−（−）	−（−）	−（−）
Ⅲ	+（+）	+（+）	−（+）	+（+）	+（+）	+（+）	−（+）
Ⅳ	+（+）	+（+）	−（+）	+（+）	+（+）	+（+）	−（+）
Ⅴ	+（+）	+（+）	−（+）	+（+）	+（+）	+（+）	−（−）
Ⅵ	+（+）	+（+）	−（−）	+（+）	−（+）	−（−）	−（−）

注：−未观察到（21d）；+观察到（21d）；（−）未观察到（28d）；（+）观察到（28d）。

（3）TEM 透射电镜下观察超微结构变化

将小鼠肝脏取出后置于生理盐水中漂洗干净，再使用滤纸吸干并平铺，使用锋利的手术刀快速切出肝脏样品（样品大小为 $1mm^3$ 左右），将样品迅速放入戊二醛固定液中，尽量保全样品原来的状态。之后将肝脏样品放在 2.5％戊二醛溶液中 4℃固定过夜，然后按下列步骤处理样品。

① 漂洗：倒掉固定液，用 0.1mol/L，pH7.0 的磷酸缓冲液漂洗样品三次，每次 15min。

② 锇酸固定：用 1％的锇酸溶液固定样品 1～2h。

③ 再漂洗：去除固定液，用 0.1mol/L，pH7.0 的磷酸缓冲液漂洗样品三次，每次 15min。

④ 酒精梯度脱水：用梯度浓度（包括 50％、70％、80％、90％和 95％五种浓度）的酒精溶液对样品进行脱水处理，每种浓度处理 15min，再用 10％的酒精处理 20min，最后用纯丙酮处理 20min。

⑤ 包埋剂梯度渗透：a. 用包埋剂与丙酮的混合液（体积比＝1/1）处理样品 1h；b. 用包埋剂与丙酮的混合液（体积比＝3/1）处理样品 3h；c. 纯包埋剂渗透样品过夜，这一步要将样品转移到干燥的新管中，该新管中放入纯的包埋剂。

⑥ 经过渗透处理的样品分装到 0.5mL 的 Eppendorf 管中包埋起来，70℃加热过夜。

如图 8-23（a）所示，在低倍镜下，NOD 处理组出现了核固缩、染色质凝集边集、脂肪变性（胞质中透明囊泡）等现象，在 EGCG 处理组中，得到了极大的改善。而在高倍镜下，如图 8-23（b）6 所示，核糖体脱粒、内质网肿胀、线粒体嵴肿大分布错乱等说明了细胞器受到了严重的损伤，而通过 EGCG 的作用，这些现象得到了有效的改善，如图 8-23（b）所示。并且，还在高倍镜下观察到了吞噬小泡［图 8-23（b）7；方形箭头］，这可能是由于受到 NOD 的毒害，胞内部分细胞器损伤退化，激发了吞噬小泡的产生，从而对这些退化细胞器进行清除。

（4）抗氧化指标检测

检测对象为不同小组中的小鼠肝脏。当需要进行肝脏数据分析时，从−80℃冰箱内取出部分样品进行解冻并匀浆，其他样品继续冰冻，避免反复冻融造成肝脏细胞受损从而造成数据失真。在冰浴条件下，对所有小鼠肝脏样品进行手动玻璃匀浆器匀浆，保证所有样品匀浆的程序相同以确保肝脏样品间细胞破碎程度相同（30 次匀浆，保证匀浆彻底）。谷胱甘肽

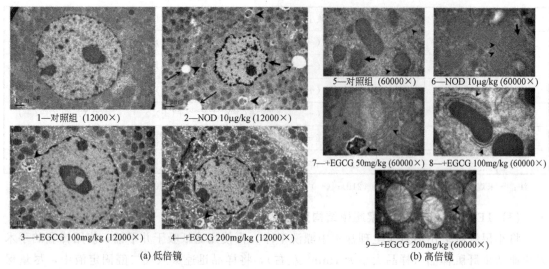

1—对照组（12000×）　　2—NOD 10μg/kg（12000×）

3—+EGCG 100mg/kg（12000×）　4—+EGCG 200mg/kg（12000×）

(a) 低倍镜

5—对照组（60000×）　6—NOD 10μg/kg（60000×）

7—+EGCG 50mg/kg（60000×）8—+EGCG 100mg/kg（60000×）

9—+EGCG 200mg/kg（60000×）

(b) 高倍镜

图 8-23　各实验组小鼠肝细胞微结构变化

（GSH）、超氧化物歧化酶（SOD）、过氧化氢酶（CAT）及丙二醛（MDA）的检测都严格遵照生产厂家的操作说明书来进行操作。

　　如图 8-24 所示，谷胱甘肽（GSH）含量在 EGCG 单独处理组中与对照组相比没有显著差异；NOD 单独处理组中，其 GSH 含量显著增加（$p < 0.05$）；而在三个 EGCG 预处理梯度浓度组中，GSH 含量显著增加，并表现出一定的浓度依赖性。

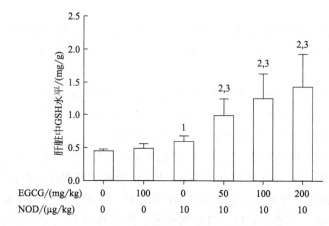

图 8-24　各处理组小鼠肝脏 GSH 水平

1—与空白对照组相比，存在显著差异性；2—与空白对照组相比，存在极显著差异性；

3—与未经 EGCG 预处理组相比，存在极显著差异性

　　图 8-25 为过氧化氢酶（CAT）活性变化情况，同样的 EGCG 单独处理组未发生明显变化，组Ⅲ显著降低（$p < 0.01$），EGCG 梯度浓度组随着剂量的增加，CAT 活性不断增高，显示了 EGCG 具有明显提升 CAT 活性的能力。

　　图 8-26 为超氧化物歧化酶（SOD）的变化情况，首先，在 EGCG 单独处理中，SOD 水平有了显著增高（$p < 0.05$），之后，在 NOD 单独处理组中，与对照组相比显著降低（$p < 0.05$）。最后在 EGCG 预处理组中，随着 EGCG 剂量的增加，SOD 活性不断增强。

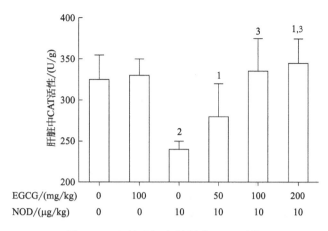

图 8-25　各处理组小鼠肝脏 CAT 活性

1—与空白对照组相比，存在显著差异性；2—与空白对照组相比，存在极显著差异性；

3—与未经 EGCG 预处理组相比，存在极显著差异性

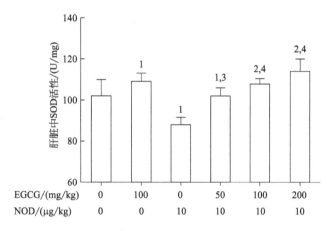

图 8-26　各处理组小鼠肝脏 SOD 活性

1—与空白对照组相比，存在显著差异性；2—与空白对照组相比，存在极显著差异性；

3—与未经 EGCG 预处理组相比，存在显著差异性；4—与未经 EGCG 预处理组相比，存在极显著差异性

图 8-27 为丙二醛 MDA 含量变化情况，EGCG 单独处理组无明显变化，NOD 单独处理组使得 MDA 含量激增（$p < 0.01$），之后，随着 EGCG 的使用和剂量的加大，MDA 含量又显著减少，并与 EGCG 剂量呈现显著负相关，最后，在组Ⅴ和组Ⅵ中，其 MDA 含量与对照组相当，无明显差异。

以上实验证明 EGCG 可有效抑制 NOD 引起的肝脏氧化应激作用，提高抗氧化酶活性，抑制脂质过氧化作用；EGCG 可有效抑制 NOD 引起的肝板炎症现象，具有一定的抗炎症作用；EGCG 可有效抑制 NOD 引起的肝细胞脂肪变性、嗜酸性变性及胆汁淤积等现象。

8.2.1.4　节球藻毒素诱导的小鼠肝毒性分子机制及 EGCG 保护机理研究

在 H-E 染色中观察到了嗜酸小体产生及胆管损伤，这些肝脏病理学现象被认为和肝细胞凋亡有关[223]。嗜酸小体是嗜酸性变性的肝细胞继续恶化而产生的，从 21d 和 28d 的 H-E 染色观察结果来看，这是一个渐进的过程。极有可能是肝细胞受到 NOD 毒害后，启动了凋亡程序，逐渐退化为嗜酸小体，最后被吞噬。已有众多研究表明，NOD 可以诱导细胞发生

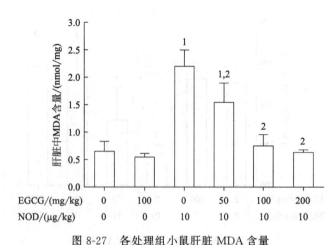

图 8-27　各处理组小鼠肝脏 MDA 含量

1—与空白对照组相比，存在极显著差异性；2—与未经 EGCG 预处理组相比，存在极显著差异性

凋亡，因此，有必要对凋亡相关因子如 Bax 和 Bcl-2 进行检测，并分析保护剂 EGCG 在其中发挥的作用。

与此同时，NOD 诱导的炎症现象（炎症细胞浸润）同样在 NOD 处理组小鼠肝脏中频繁观察到，并且发现 EGCG 具有一定的抗炎症效应。炎症细胞因子在炎症作用过程中起着调节促进作用，主要的炎症细胞因子有：TNF-α、IL-6、IL-1β、IL-8、IL-10、TGF-β 等。

（1）RT-PCR 检测

Bcl-2、Bax 和 TNF-α 的基因表达通过 RT-PCR 来进行测定。其中，肝细胞内总 RNA 的提取所使用的试剂盒购自杭州浩基生物有限公司。严格根据产品说明书的要求进行实验操作，最后使用紫外分光光度计来进行检测。反转录实验通过 2 个步骤的基因扩增来实现。第一步，离心管［成分包括 $2\mu g$ Total RNA；$1\mu g$ Oligo（dT）18；$1\mu g$ dNTPs（10mmol/L）］中加入 $15\mu L$ DEPC 处理水后 70℃环境下变性 5min，然后立即放到冰上；第二步为依次加入 $4\mu L$ 5×First-strand Buffer、$2\mu L$ 0.1mol/L DTT、25 units RNase inhibitor 及 200units SuperScript^{TM}Ⅱ RTase，混合离心，42℃温育 1h，-20℃长期保存。基因表达水平差异通过 iQ^{TM}5 多重实时荧光定量 PCR 仪（美国 Bio-Rad 公司）来进行检测。采用 Primer Premier 6.0 和 Beacon designer 软件进行荧光引物的设计，然后由上海生物工程有限公司负责合成。

主要序列如下：

基因	基因序列号	引物序列(5′→3′)
Bcl-2	NM_009741	5′-GCTGGGATGCCTTTGTGGAACT-3′
		5′-CAGAGACAGCCAGGAGAAATCAAAC-3′
Bax	NM_007527	5′-GGAGATGAACTGGACAGCAATATGG-3′
		5′-CTAGCAAAGTAGAAGAGGGCAACCA-3′
TNF-α	NM_013693	5′-CGGTGCCTATGTCTCAGCCTCTT-3′
		5′-GACCGATCACCCCGAAGTTCAGTA-3′
18S rRNA	NR_003278	5′-CGGACACGGACAGGATTGACA-3′
		5′-CCAGACAAATCGCTCCACCAACTA-3′

反应体系（25μL）为 ddH$_2$O，10.5μL；SYBR Premix Ex Taq^{TM}（2$\times$），12.5μL；PCR-F（10μmol/L）：0.5μL；PCR-R（10μmol/L），0.5μL；模板 cDNA，1.0μL。反应条件为 95℃，1min；95℃，10s，45 个循环；62℃，25s 状态下进行荧光收集，熔解曲线分析在 55～95℃下进行。每个样品重复三次。

（2）Western blotting 检测

① 样品制备和定量　采用总蛋白提取试剂盒（含 Protease Inhibitor Cocktail）进行 16 个样品总蛋白的提取，然后采用 BCA 定量试剂盒进行总蛋白定量。

② SDS-PAGE 电泳分析　配制 10％分离胶和 5％浓缩胶，每个孔 60μg 总蛋白进行上样，每孔 10～15μL，浓缩胶 60V，分离胶 80V 进行电泳 3～5h。

③ 蛋白质转膜　PVDF 膜甲醇中浸泡 20s，然后转移到 Tris-Glycine 转移缓冲液（15％甲醇）中平衡至少 5min；SDS-PAGE 胶在 Tris-Glycine 转移缓冲液平衡至少 30min；在冷却条件下以 100V 恒压转膜 2h。

④ 转印膜封闭　转膜结束后，放到 T-TBS（含 5％脱脂奶粉）室温封闭 1h，然后 T-TBS 漂洗，5min$\times$3。

⑤ 一抗杂交　一抗以一定比例溶于 T-TBS（含 3％脱脂奶粉），4℃孵育过夜；然后 T-TBS 漂洗 5min$\times$4；内参 β-actin 以 1∶2000 溶于 T-TBS（含 3％脱脂奶粉）中；本实验中一抗具体稀释倍数如下：

a. Anti-Bax 抗体，Santa Cruz SC-493，1∶1000；

b. Anti-Bcl-2 抗体，Thermo Scientific Santa Cruz SC-492，1∶1000；

c. Anti-TNF-α 抗体，abcam ab1793，1∶700。

⑥ 二抗杂交　二抗以 1∶5000 溶于 T-TBS（含 2％脱脂奶粉），室温 1h；然后 T-TBS 漂洗 5min$\times$5；内参 β-actin 同样方式处理。

⑦ 信号检测　采用 SuperSignal$^®$ West Dura Extended Duration Substrate，按说明书操作，制备约 1mL ECL 工作液，室温孵育转印膜 1min，然后去除多余 ECL 试剂，保鲜膜密封，暗盒中放上 X-ray film 曝光 5～10min 后进行显影和定影。

为明确 NOD 及 EGCG 对小鼠肝脏基因水平的影响，对 *Bcl-2* 和 *Bax* 基因表达进行了检测，其结果将准确反映胞内凋亡相关的免疫机制。由于所有组Ⅱ的数据与对照组都无明显差异，所以未将其数据放入图中。如图 8-28（a）所示，组Ⅲ中的 *Bax* 基因表达量显著增加（3.9 倍；$p < 0.01$），而随着 EGCG 预处理剂量的增加，*Bax* 表达量逐渐减少，在 EGCG 高剂量组中，其表达量与对照组无明显差异。另一方面，*Bcl-2* 在 NOD 处理组的基因表达量与对照无明显差异，而随着 EGCG 预处理的浓度增加，*Bcl-2* 表达量不断增加［图 8-28（b）］。最后，以 *Bcl-2/Bax* 为凋亡基因敏感性的衡量指标，如图 8-28（c）所示，由于 NOD 的毒性作用，凋亡基因敏感性显著降低（$p < 0.01$），而随着 EGCG 的预处理剂量的升高，其敏感性逐渐升高，并呈现出显著差异（$p < 0.01$）。

如图 8-29 所示，在蛋白水平上，NOD 处理组的 Bax 表达与对照组相比显著增加（1.6 倍），而在 EGCG 预处理组中，Bax 表达量明显被抑制，并有一定剂量依赖性，在 200mg/kg 的 EGCG 预处理下，其蛋白表达量与对照组无明显差异。

如图 8-30 所示，NOD 处理组的 Bcl-2 蛋白表达量与对照相比显著下降（$p < 0.01$）；而在 EGCG 处理组中，其 Bcl-2 表达量与 NOD 处理组相比显著增加，存在明显的剂量依赖性。

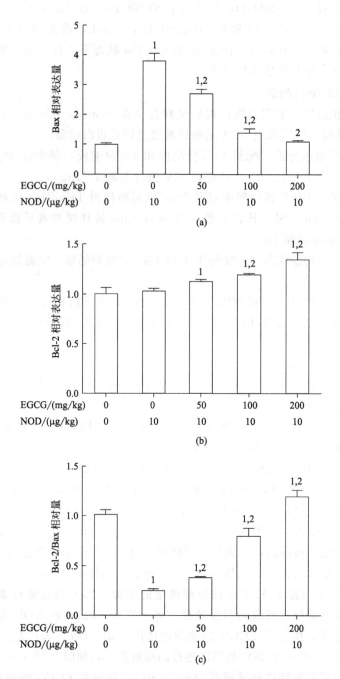

图 8-28　不同处理组凋亡相关基因Bcl-2、Bax 的表达及基因敏感性（Bcl-2 /Bax）的变化

1—与空白对照组相比，存在极显著差异性；2—与未经 EGCG 预处理组相比，存在极显著差异性

　　为有效评价 EGCG 对 NOD 引起的小鼠炎症的抑制效果，本实验测定了炎症相关因子
TNF-α 的基因表达水平。从图 8-31 可以看出，NOD 处理组的TNF-α 表达水平与对照相比
显著增加（7.8 倍；$p < 0.01$），而在 EGCG 处理组中TNF-α 表达量被有效抑制，并随着剂
量的增加，抑制效果愈加明显，在高剂量 EGCG 预处理组中，TNF-α 基因表达水平与 NOD
处理组相比降低了 5.5 倍。这说明 EGCG 能够有效抑制 NOD 诱导产生的 TNF-α 炎症因子

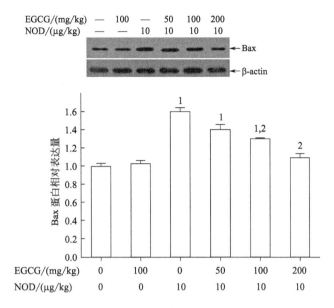

图 8-29　不同实验组中 Bax 蛋白表达水平

1—与空白对照组相比，存在极显著差异性；2—与未经 EGCG 预处理组相比，存在极显著差异性

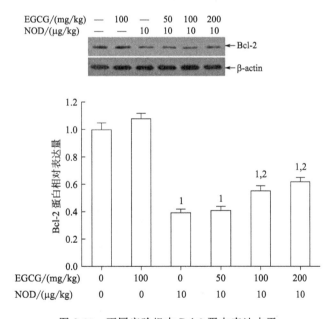

图 8-30　不同实验组中 Bcl-2 蛋白表达水平

1—与空白对照组相比，存在极显著差异性；2—与未经 EGCG 预处理组相比，存在极显著差异性

的基因水平表达，一定程度上缓解 NOD 所造成的肝细胞炎症损伤。

如图 8-32 所示，NOD 处理组中 TNF-α 蛋白表达量显著增加（3.6 倍；$p < 0.01$），而随着 EGCG 预处理剂量的增加，TNF-α 的蛋白表达量不断减少，明显抑制了 TNF-α 细胞因子的蛋白表达，并具有明显的剂量效应。

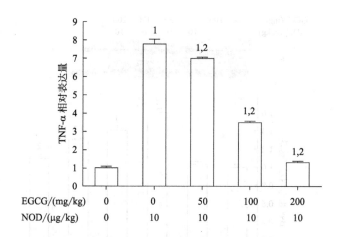

图 8-31　各处理组中 TNF-α 基因水平表达量的变化情况

1—与空白对照组相比，存在极显著差异性；2—与未经 EGCG 预处理组相比，存在极显著差异性

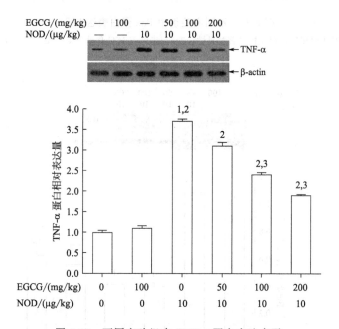

图 8-32　不同实验组中 TNF-α 蛋白表达水平

1—与空白对照组相比，存在极显著差异性；2—与未经 EGCG 预处理组相比，存在显著差异性；

3—与未经 EGCG 预处理组相比，存在极显著差异性

EGCG 对 NOD 诱导的 Bax 蛋白表达上调及 Bcl-2 表达下调有明显的抑制作用；EGCG 对 NOD 诱导产生的 TNF-α 蛋白表达上调有明显的抑制作用；EGCG 作为 NOD 诱导的肝毒性的保护剂，具有抗凋亡及抗炎症作用。

8.2.1.5　案例亮点

① 以模式生物 ICR 小鼠为实验载体，对 NOD 诱导 $[10\mu g/(kg \cdot d)$；i. p.；21d$]$ 的肝脏微结构变化进行了全面的评价分析。

② 首次发现 NOD ［10μg/（kg·d）；i.p.；21d］可诱导小鼠肝脏出现"草莓状表面"的特殊病理学现象。

③ 首次报道 NOD ［10μg/（kg·d）；i.p.；21d］可诱导小鼠肝脏出现炎症效应。

④ 根据 NOD 所表现出来的毒效应特点，创新性地提出了利用天然抗氧化剂 EGCG 来作为保护剂的命题，并取得较好的实验结果。

⑤ 发现 EGCG 可以通过其抗氧化作用、抗凋亡作用及抗炎症作用有效抑制 NOD ［10μg/（kg·d）；i.p.；21d］诱导的小鼠肝毒性，为藻毒素有效保护剂的开发提供科学参考。

8.2.2 教学案例 2——天然抗氧化剂对节球藻毒素诱导的鱼体免疫细胞毒效应的保护作用及机理研究

节球藻毒素是泡沫节球藻的次生代谢物，广泛分布于蓝藻水华暴发水域，能损害鱼类免疫系统，影响鱼类正常的生理机能，对鱼类生存造成危害。本研究选用藻食性鲤科鲫鱼（*Carassius auratus*）为材料，采用离体细胞培养体外诱导方法，通过流式细胞仪细胞凋亡率测定、共聚焦激光显微镜和透射电镜细胞结构观察、琼脂糖凝胶电泳 DNA-Ladder 检测技术研究节球藻毒素对鱼体免疫细胞的毒效应。

EGCG 是一类天然抗氧化剂，具有清除氧自由基等功能，已被广泛应用于临床治疗。有报道称 EGCG 可以抑制原癌基因 *p53* 的表达，增加抗凋亡基因 *Bcl-2* 的表达[224]。近来也有研究称，儿茶素多元酚类化合物可以增加鱼类的免疫能力。

8.2.2.1 节球藻毒素诱导鲫鱼淋巴细胞的凋亡毒效应研究

（1）试剂和毒素

节球藻毒素（NOD）标准品购自美国 Sigma 公司，NOD 分子式：$C_{41}H_{60}N_8O_{10}$，分子量：824.96；RPMI1640 培养基、胎牛血清购自杭州科易生物有限公司；淋巴细胞分离液购自华东医药公司；Hoechst33258 染液、PI（碘化丙啶）染料、RNA 酶、溴化乙锭（EB）、琼脂糖均购自碧云天生物技术研究所；其他试剂为分析纯。

（2）试验鱼种

试验用鲫鱼（*Carassius auratus*）购自浙江省水产研究所，平均年龄 6～12 月，体重 400～500g，行动活泼、鱼鳍完整舒展，健康。实验室驯养一周后进行实验。

（3）淋巴细胞分离与诱导

在无菌室取出健康鲫鱼头肾，置于预冷的 PBS 缓冲液中用眼科剪剪碎，过 100 目不锈钢细胞网筛，应用淋巴细胞分离液，5000r/min 离心 30min 分离得淋巴细胞，收集的细胞用 PBS 缓冲液洗 3 次后置于 RPMI1640 培养液（含 10％新生小牛血清）中培养，细胞培养箱的温度维持在 27℃。为排除单核细胞等干扰，在 27℃培养 2～3h 后收集上清液，1500r/min 离心 10min，细胞加新鲜培养基（含 10％新生小牛血清，100μg/mL 青霉素和 100μg/mL 链霉素）重悬，待用。细胞密度控制在 10^6 个/mL。

（4）流式细胞仪检测细胞凋亡率

对照组和处理组的淋巴细胞离心收集（3000r/min，5min），70％乙醇冰浴过夜。上机前过 40μm 细胞网筛（No.352235，贝迪，新泽西州，美国），用 50μg/mL PI 染料、100μg/mL RNase 和 0.1％ TrionX-100 在室温避光孵育 30min 后，用 Guava easyCyte 8HT 流式细胞仪

Incyte 模块检测细胞凋亡率。检测激发波长 488nm，发射波长 630nm。

实验中鲫鱼淋巴细胞凋亡率采用流式细胞仪进行检测。如图 8-33 所示，节球藻毒素体外暴露能够诱导鲫鱼淋巴细胞发生凋亡，并呈现剂量-效应关系。1μg/L、5μg/L、10μg/L、100μg/L 节球藻毒素暴露 12h 后，细胞凋亡率达到 15.76%、17.36%、44.21%、79.32%，对照组的凋亡率则较低（2.4%）。诱导组细胞的凋亡率和对照组相比，均有显著差异性，10μg/L、100μg/L 节球藻毒素诱导组则表现为差异极显著（$p < 0.01$）。

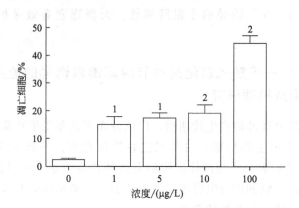

图 8-33　不同浓度节球藻毒素暴露下的细胞凋亡率

1—该组与对照组相比，差异显著；2—该组与对照组相比，差异极显著

(5) 共聚焦激光显微镜观察细胞凋亡

对照组和处理组的淋巴细胞离心收集（3000r/min，5min），用 0.1mol/L，pH7.0 的磷酸缓冲液适当稀释，取 30μL 细胞悬液，加入 5μL Hoechst 33258 （5%）染液，5min 后，将细胞悬液滴加到载玻片上，加盖玻片后于共聚焦显微镜下观察并拍照。共聚焦显微镜的激发波长为 475nm。

鲫鱼淋巴细胞经节球藻毒素体外诱导 12h 后，用 Hochest 33258 染色，在共聚焦激光显微镜下观察。图 8-34 所示，空白组（a）细胞核质呈现出均匀的荧光，诱导组的细胞则表现为颗粒状荧光碎片 [（b）和（c）]。

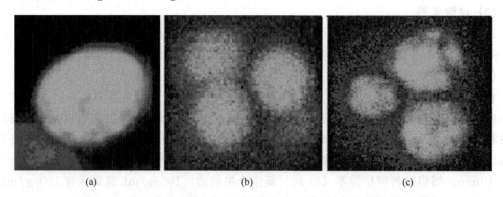

图 8-34　不同浓度节球藻毒素暴露下细胞凋亡的共聚焦激光显微镜观察

(6) 透射电镜观察细胞凋亡

对照组和处理组的淋巴细胞离心收集（3000r/min，5min），进行第一次漂洗，0.1mol/L，pH7.0 的磷酸缓冲液漂洗样品三次，每次 15min；用 1% 的锇酸溶液固定样品 1~2h，接着

再漂洗，用 0.1mol/L，pH7.0 的磷酸缓冲液漂洗样品三次，每次 15min；用梯度浓度（包括 50%、70%、80%、90% 和 95% 五种浓度）的乙醇溶液对样品进行脱水处理，每种浓度处理 15min，用 100% 的乙醇和丙酮各处理 1 次，每次 20min；用丙酮与乙酸异戊酯的混合液（体积比＝1/1）处理样品 1h，再用丙酮与乙酸异戊酯的混合液（体积比＝1/3）处理 3h；纯包埋剂渗透样品过夜；将经过渗透处理的样品分装到 0.5mL 的 Eppendorf 管中包埋，70℃ 加热过夜，临界点干燥、镀膜、观察。处理好的样品在荷兰 Philips 公司的 TECNAL-10 透射电镜下观察。

　　图 8-35 所示，透射电镜观察淋巴细胞的超微结构，$10\mu g/L$ 节球藻毒素处理 12h 的细胞表现为细胞质浓缩、核染色质固缩并发生边缘化 [图 8-35（b）]。$100\mu g/L$ 节球藻毒素处理组的细胞出现明显的"空泡"结构 [图 8-35（c）]。而对照组的淋巴细胞超微结构观察为拥有正常的细胞形态，核质分布均匀 [图 8-35（a）]。

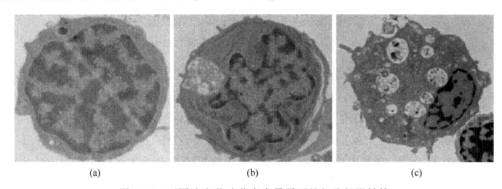

(a)　　　　　　　　　　(b)　　　　　　　　　　(c)

图 8-35　不同浓度节球藻毒素暴露下的细胞超微结构

（7）DNA-Ladder 检测细胞凋亡

DNA-Ladder 通过琼脂糖凝胶电泳实验检测，对照组和处理组的淋巴细胞离心收集（3000r/min，5min），用预冷磷酸缓冲液漂洗两次。使用 AxyPrep 基因组总 DNA 试剂盒进行 DNA 抽提。DNA 样品进行 30ng/mL EB（溴化乙锭）染色后使用 1% 琼脂糖凝胶进行电泳，接着使用 Bio-Ras 凝胶成像系统进行拍照。

DNA-Ladder 是细胞凋亡的典型生化指标，由细胞核 DNA 断裂形成。往往会形成 180～200bp 的 DNA 片段，或者完整的整数倍 DNA 片段，在琼脂糖凝胶电泳上表现为"梯状"结构图谱（DNA-Ladder）。如图 8-36 所示，处理组的 DNA 出现明显的"梯状"结构，而对照组的 DNA 则只呈现有一条总 DNA 条带。实验结果表明节球藻毒素可以导致鲫鱼淋巴细胞发生凋亡。

采用流式细胞仪检测发现，节球藻毒素可以在 $1\sim100\mu g/L$ 的体外暴露剂量下，诱导鲫鱼淋巴细胞发生凋亡，并呈现剂量-效应特征。采用共聚焦激光显微镜观察，Hoechst 33258 染色后，空白组细胞核质呈现出均匀的荧光，节球藻毒素诱导组的细胞则表现为颗粒状荧光碎片。采用透射电镜观察细胞超微结构发现，节球藻毒素处理后的细胞表现为细胞质浓缩、核染色质固缩并发生边缘化，出现明显的"空泡"结构；而对照组的淋巴细胞则拥有正常的细胞形态，核质分布均匀。DNA-Ladder 实验检测发现，节球藻毒素可以诱导鲫鱼淋巴细胞 DNA 发生片段化，电泳图中呈现 Ladder 结构，而对照组的只有一条总 DNA 条带。综上所述，节球藻毒素可以诱导鲫鱼淋巴细胞发生凋亡。

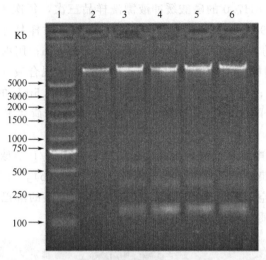

图 8-36　不同浓度节球藻毒素暴露下的细胞 DNA-Ladder

8.2.2.2　节球藻毒素诱导鲫鱼淋巴细胞凋亡的分子机理研究

淋巴细胞是白细胞的一种，是机体免疫应答功能的重要细胞成分，直接参与机体免疫反应的识别和记忆过程，在机体抵抗疾病机制中扮演重要的角色。目前关于藻毒素诱导细胞凋亡的具体机理仍不清楚，文献报道的两条主要通路为：线粒体通路和死亡受体通路。

Ding 等报道，进入细胞内的藻毒素，可以破坏线粒体的电子传递链，诱发 ROS 大量生成，引起线粒体膜电位崩溃，最后导致细胞凋亡[225]。Mikhailov 等研究还发现藻毒素能够结合三磷酸腺苷合成酶（ATP）的亚基结构导致酶失活。而该酶是线粒体中电子传递链上的重要成分，当 ATP 酶钝化后，电子传递链活动中止。揭示藻毒素使细胞线粒体的电子传递链失活的机理[226]。然而，关于节球藻毒素诱导鱼类的免疫毒性分子机理研究仍较少。研究节球藻毒素诱导的鲫鱼淋巴细胞凋亡及其作用分子机理对于鱼体免疫系统功能和生态健康风险评价研究具有重要意义。

（1）流式细胞仪检测胞内钙离子变化规律

对照组和处理组的淋巴细胞离心收集（3000r/min，5min），重悬于预冷的 PBS 中，加入 Fluo-3AM 至终浓度为 $5\mu g/mL$，室温避光孵育 40min。上机前过 $40\mu m$ 细胞网筛，用流式细胞仪 Incyte 模块检测相应荧光强度变化，以此显示胞内钙离子的变化规律。检测激发波长 488nm，发射波长 525nm。

细胞内的钙离子变化水平由流式细胞仪检测。节球藻毒素对鲫鱼淋巴细胞内钙离子的影响情况见图 8-37。图 8-37 表明，$100\mu g/L$ 节球藻毒素处理组的淋巴细胞内钙离子水平显著升高，低浓度藻毒素处理组的胞内钙离子水平呈上升趋势，并且呈剂量-效应关系。毒胡萝卜素（TG）是一种不可逆 Ca^{2+}-ATP 泵抑制剂，可以耗尽细胞内质网腔中的钙离子。实验发现，$1\mu mol/L$、$5\mu mol/L$、$10\mu mol/L$ 毒胡萝卜素和 $100\mu g/L$ 节球藻毒素共同孵育后的细胞内钙离子浓度出现下降趋势，$10\mu mol/L$ 毒胡萝卜素组细胞中钙离子显著下降。实验结果表明，节球藻毒素可以引起淋巴细胞内的钙离子水平升高，而抑制剂毒胡萝卜素却可以阻止这种胞内钙离子上升。

（2）流式细胞仪检测胞内 ROS 变化规律

对照组和处理组的淋巴细胞离心收集（3000r/min，5min），重悬于预冷的 PBS 中，加

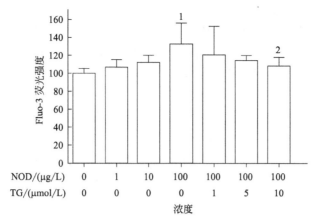

图 8-37　节球藻毒素和毒胡萝卜素处理后胞内钙离子变化水平

1—经 100μg/L 节球藻毒素处理后，鲫鱼淋巴细胞内钙离子水平与对照组相比，显著升高；

2—经 10μmol/L 毒胡萝卜素处理后，鲫鱼淋巴细胞内钙离子水平与未处理组相比，显著下降

入 DCFH-DA 至终浓度为 10μmol/L，室温避光孵育 20min。上机前过 40μm 细胞网筛，用流式细胞仪 Incyte 模块检测相应荧光强度变化，以此显示细胞内 ROS 的变化规律。检测激发波长 488nm，发射波长 525nm。

ROS 是细胞凋亡诱导过程中的关键信号，节球藻毒素和 NAC（天然抗氧化剂）对鲫鱼淋巴细胞内的 ROS 水平影响由流式细胞仪检测可得。如图 8-38，节球藻毒素单一暴露后，胞内 ROS 水平表现为上升趋势，呈剂量-效应关系。0.1μg/L 节球藻毒素可以引起胞内 ROS 显著升高，随着藻毒素浓度升高，1μg/L、5μg/L、10μg/L、50μg/L、100μg/L 均表现为可诱导淋巴细胞内 ROS 上升，并有极显著差异性。经过 12h 处理后，100μg/L 节球藻毒素可以使 ROS 升高，约为对照组的 2 倍。而 NAC 的加入可以抑制胞内的 ROS 水平，10μmol/L、100μmol/L NAC 的添加组细胞内 ROS 水平明显下降，有极显著差异性。

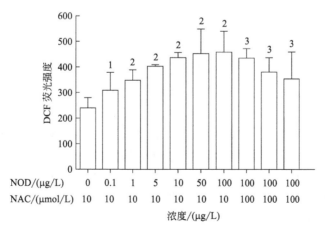

图 8-38　节球藻毒素和 NAC 处理后胞内 ROS 水平的变化

1—经节球藻毒素暴露后，鲫鱼淋巴细胞内 ROS 水平与对照组相比，出现显著差异性；

2—经节球藻毒素暴露后，鲫鱼淋巴细胞内 ROS 水平与对照组相比，出现极显著差异性；

3—添加 NAC 后，鲫鱼淋巴细胞内 ROS 水平与未添加组相比，出现极显著差异性

（3）流式细胞仪检测线粒体膜电位变化规律

对照组和处理组的淋巴细胞离心收集（3000r/min，5min），重悬于预冷的 PBS 中，加入罗丹明 123（Rh123）至终浓度为 5μg/mL，室温避光孵育 30min。上机前过 40μm 细胞网筛，用流式细胞仪 Incyte 模块检测相应荧光强度变化，以此显示线粒体膜电位的变化规律。检测激发波长 507nm，发射波长 529nm。

线粒体膜电位的崩溃，被认为是细胞发生凋亡的早期事件。Rh123 可以用来检测胞内线粒体膜电位的变化情况。该物质的荧光强度可以直接表示线粒体膜电位变化，如图 8-39 所示，0.1μg/L 节球藻毒素即可引起淋巴细胞线粒体膜电位降低。结果表明，0.1μg/L、1μg/L、5μg/L、10μg/L、50μg/L 和 100μg/L 节球藻毒素均导致细胞线粒体膜电位下降，差异为极显著。100μg/L 节球藻毒素组的胞内膜电位下降，约为对照组的 2/3。

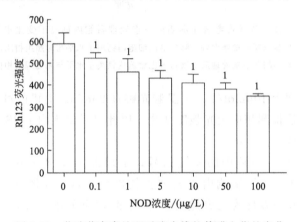

图 8-39　节球藻毒素处理后胞内线粒体膜电位的变化

1—该组与对照组相比，差异极显著

（4）Caspase 3/8/9 活性测定

对照组和处理组的样品，4℃条件下收集细胞（600g，5min），小心吸除上清液，同时确保尽量没有细胞被吸除，PBS 漂洗一次。同前吸尽上清后，按照每 2×10^6 细胞加入 200μL 裂解液的比例加入裂解液，重悬沉淀，冰浴裂解 15min，4℃下离心（16000g，15min）。把上清转移到冰浴预冷的离心管中待测。Caspase3/8/9 可分别催化底物 Ac-X-pNA（Caspase3：X＝DEVD；Caspase8：X＝IETD；Caspase9：X＝LEHD）产生黄色的 pNA，可根据 pNA 在 405nm 附近有强吸收来检测 Caspase3/8/9 的活性。按照试剂盒说明书的实验步骤进行操作。

Caspase 3 是细胞凋亡过程后期的主要执行者[227]。Caspase 3/8/9 的酶活性可以通过 pNA 在 405nm 处有强吸收而进行表征，1μg/L、10μg/L 和 100μg/L 节球藻毒素处理 12h 后的鲫鱼淋巴细胞内的 Caspase 活性均由酶标仪测定。图 8-40 可得，100μg/L 节球藻毒素暴露后的淋巴细胞内 Caspase 3/9 的活性均明显升高，差异极显著。而 Caspase 8 的活性在低、中、高浓度节球藻毒素的暴露下均无显著差异。

（5）*Bax/Bcl-2* 基因表达测定

细胞中总 RNA 的提取：淋巴细胞中总 RNA 采用 RNA 试剂盒提取。按试剂盒的说明，收集对照组和处理组的淋巴细胞（3000r/min，5min），加入 1mL Trizol，用移液枪吹打，室温放置 5min，使样品充分裂解。每毫升 Trizol 加入 0.2mL 氯仿，漩涡混匀 15s，室温放

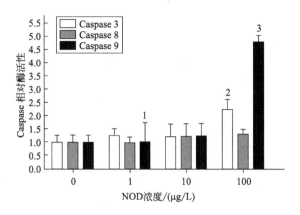

图 8-40　节球藻毒素处理后胞内 Caspase 活性的变化情况

1—1μg/L 节球藻毒素暴露后的淋巴细胞内 Caspase9 的活性明显升高，差异显著；

2—100μg/L 节球藻毒素暴露后的淋巴细胞内 Caspase3 的活性明显升高，差异极显著；

3—100μg/L 节球藻毒素暴露后的淋巴细胞内 Caspase9 的活性明显升高，差异极显著

置 2～3min。12000g 4℃离心 15min，然后吸取含总 RNA 的上层无色水相至一新的离心管中，每毫升 Trizol 约可吸取 0.5～0.55mL。按每毫升最初的 Trizol 加入 0.5mL 异丙醇，颠倒数次混匀，室温沉淀 10min。12000g 4℃离心 10min，在管底可见 RNA 沉淀，弃上清。每毫升最初的 Trizol 加入 1mL 75％乙醇（DEPC 水配制），漩涡混匀，7500g 4℃离心 5min，弃上清。再用离心机甩一下（＞5000r/min，1s），小心吸尽液体。待 RNA 略干后，加入 20μL DEPC 水溶解，该 RNA 溶液用于进行后续分析或－70℃冻存备用。

RNA 浓度的检测：将提取的淋巴细胞总 RNA 溶液，分别在紫外分光光度计上测 OD$_{260}$ 和 OD$_{280}$，对于单链 RNA，OD$_{260}$＝1.0 时，RNA 浓度为 40μg/mL，以此计算 RNA 含量。一般 OD$_{260}$/OD$_{280}$ 的值介于 1.8～2.0 之间，可满足实验要求。

RT-PCR 分析：*β-actin*、*Bax*、*Bcl-2* 基因的引物序列如表 8-9 所示。引物合成由杭州浩基生物公司完成。实验操作按照试剂盒说明书进行。

表 8-9　*β-actin*、*Bax*、*Bcl-2* 基因的引物设计

基因名称	引物	基因序列(5'-3')	基因序列号
β-actin	F：	5'-CGAGCAGGAGATGGGAACC-3'	AF057040
	R：	5'-CAACGAAACGCTCATTGC-3'	
Bax	F：	5'-GGCTATTTCAACCAGGGTTCC-3'	AF231015
	R：	5'-TGCGAATCACCAATGCTGT-3'	
Bcl-2	F：	5'-TCACTCGTTCAGACCCTCAT-3'	NM001030253
	R：	5'-ACGCTTTCCACGCACAT-3'	

PCR 反应体系的步骤如下。

STEP1（起始变性）：94℃，3min

STEP2（变性）：94℃，30s

STEP3（退火）：55℃，30s

STEP4（延伸）：72℃，1min

STEP5（循环）：go to STEP2 for 30 cycles

STEP6（最终延伸）：72℃，10min

STEP6（临时保存）：4℃ forever

RT-PCR 产物分析：将所得的基因表达终产物用 1%琼脂糖凝胶电泳进行分析，并用 EB 染色后在凝胶成像系统中观察分析。

Bcl-2 家族中的促凋亡基因和抗凋亡基因的平衡比例在细胞凋亡过程中起关键性的作用[228]。本实验检测了 1μg/L、10μg/L 和 100μg/L 节球藻毒素暴露下淋巴细胞内的抗凋亡基因*Bcl-2* 和促凋亡基因*Bax* 的表达情况。RT-PCR 实验结果表明，*Bcl-2* 的 mRNA 表达量随着藻毒素暴露浓度的升高呈现下降趋势，而*Bax* 的 mRNA 表达量则为升高趋势，两者均表现为剂量-效应关系。100μg/L 节球藻毒素处理 12h 后，淋巴细胞内的抗凋亡基因下降约为对照组的 0.5 倍，而促凋亡基因的表达量反而升高约为对照组的 3 倍（图 8-41）。研究结果表明节球藻毒素可以通过提高胞内促凋亡基因和抗凋亡基因的比例，进而促进淋巴细胞凋亡。

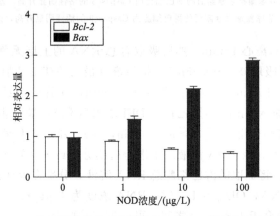

图 8-41　节球藻毒素处理后胞内*Bax/Bcl-2* 表达量的变化情况

（6）Bax/Bcl-2 蛋白表达测定

取 1μL 的细胞裂解液与 9μL 的 2×SDS 样品缓冲液（0.1mol/L Trise-HCl pH6.8，4% SDS，20%甘油，0.01%溴酚蓝；二硫苏糖醇 0.2mol/L）混合并煮沸 5min。用 10%的分离胶和 5%的浓缩胶进行 SDS-PAGE 聚丙烯酰胺凝胶电泳，电泳完毕后，用半湿转膜仪将蛋白从 SDS-PAGE 凝胶转至硝酸纤维素膜。取出蛋白用含 1%酪蛋白的 TTBS 在 37℃ 条件下封存 3h，然后 TTBS 洗膜 3 次，每次 5min，加鼠抗人 Bcl-2 和 Bax 一抗 4℃ 条件下封闭过夜。TTBS 洗膜 3 次，每次 5min，加羊抗鼠 IgG 二抗，常温下作用 30min，用氨基乙咔唑试剂培养 10min，最后用 H_2O_2 清洗 10min，用成像分析仪定量并拍照，其中对照组为 β-actin。

采用 Western blotting 实验进一步检测了 Bcl-2 家族的相关蛋白 Bax 和 Bcl-2 的表达量变化。如图 8-42，淋巴细胞内的抗凋亡蛋白 Bcl-2 表达量随着节球藻毒素暴露浓度的增加呈下降趋势，而 Bax 的蛋白表达量则为上升趋势。Western blotting 实验结果和 RT-PCR 检测结果一致。节球藻毒素可以通过调节 Bcl-2 家族的基因蛋白表达来促进鲫鱼淋巴细胞的凋亡。

节球藻毒素诱导鲫鱼淋巴细胞发生凋亡，钙离子作为凋亡早期信号，参与了该过程；节球藻毒素可以诱导鲫鱼淋巴细胞内线粒体膜电位下降，胞内 ROS 大量生成；促凋亡相关基因*Bax* 的 mRNA 水平和蛋白水平均呈现上升表达趋势，有剂量-效应关系；抗凋亡相关基因*Bcl-2* 的 mRNA 水平和蛋白水平则表现为下降趋势，有剂量-效应关系；检测 Caspase 家族

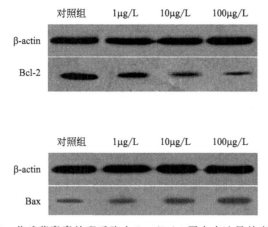

图 8-42　节球藻毒素处理后胞内 Bax/Bcl-2 蛋白表达量的变化情况

酶活性发现，节球藻毒素诱导组总 Caspase3 和 Caspase9 表达明显增加，而 Caspase8 的表达量无差异性。综上所述，本实验结果表明节球藻毒素诱导鲫鱼淋巴细胞凋亡通路为线粒体依赖型，进一步证实了鱼类免疫细胞对藻毒素很敏感。

8.2.2.3　EGCG 对节球藻毒素诱导鲫鱼淋巴细胞毒性的抑制作用研究

节球藻毒素是泡沫节球藻（*Nodularia spumigena*）的次生代谢物，因具有强遗传毒性和致癌性而成为全球环境污染问题的关注焦点[229]。泡沫节球藻暴发的水华常发生于温和的海域或者亚热带的湖泊[230]，造成大量水中鱼类的死亡[231]。长期浸泡于含有节球藻毒素的富营养化水体中，鱼类的免疫系统将遭受损害，直接导致外源性病菌微生物的入侵，甚至导致鱼类死亡。因此，生活在藻华水体中的鱼类拥有健康的免疫系统是很重要的。

作为水溶性的天然抗氧化剂，EGCG 能清除细胞内氧自由基等，抑制节球藻毒素造成的细胞免疫毒性。大量研究报道称 EGCG 能够抗氧化[232]、增强免疫力[233]。EGCG 可以缓解细胞氧化应激反应并抑制细胞凋亡。EGCG 能抑制乙醇诱导大鼠氧化损伤细胞内的 MDA、H_2O_2 含量[234]。类似地，可以抑制原癌基因 *p53* 的表达，增加抗凋亡基因 *Bcl-2* 的表达[235]。近来研究也发现，儿茶素多元酚类化合物能增强鱼类的免疫力。低剂量的绿茶即可调节虹鳟鱼（*Oncorhynchus mykiss*）的免疫功能，增进鱼体免疫力[236]。Harikrishnan 等对弧菌（*Vibrio carchariae*）感染的石斑鱼（*Epinephelus bruneus*）投喂含有绿茶成分的食物后发现，鱼体的非特性免疫功能显著增强[236]。

（1）流式细胞仪检测胞内 ROS 变化规律

对照组和处理组的淋巴细胞离心收集（3000r/min，5min），重悬于预冷的 PBS 中，加入 DCFH-DA 至终浓度为 $10\mu mol/L$，室温避光孵育 20min。上机前过 $40\mu m$ 细胞网筛，用流式细胞仪 Incyte 模块检测相应荧光强度变化，以此显示细胞内 ROS 的变化规律。检测激发波长 488nm，发射波长 525nm。

如图 8-43 所示，高剂量节球藻毒素诱导组细胞内 ROS 水平上升了 40%，差异极显著。而 EGCG 添加组均能降低 ROS 水平。相比于诱导组，$1000\mu g/L$ EGCG 可以降低 ROS 水平，差异极显著。实验结果表明 EGCG 可以有效清除鱼体淋巴细胞内节球藻毒素诱导的 ROS。

（2）超氧化物歧化酶（SOD）WST-1 法测定

SOD 是一种重要的抗氧化酶，它可以催化超氧阴离子（O^{2-}）的歧化反应，生成过氧

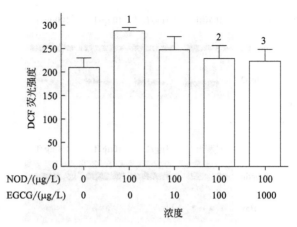

图 8-43　EGCG 对节球藻毒素诱导的鱼体淋巴细胞内 ROS 水平影响

1—与空白对照组相比，差异极显著；2—与诱导组相比，差异显著；3—与诱导组相比，差异极显著

化氢和单质氧。本实验采用高度水溶性四唑盐 WST®-1［2-(4-碘苯基)-3 (4-硝基苯基)-5-(2,4-二磺酸苯基)-2 氢-四唑盐，二钠盐］与超氧阴离子反应生成一种水溶性的染料，然后用酶标仪测定。对照组和处理组的淋巴细胞离心收集（3000r/min，5min），重悬于预冷的 PBS 中，采用超声破碎细胞，再按试剂盒说明书操作，在 450nm 处测定 SOD。

　　EGCG 对节球藻毒素诱导的鱼体淋巴细胞内 SOD 活性影响结果见图 8-44。结果表明，诱导组 SOD 活性下降了 50%，相对于对照组差异极显著。而中、高剂量 EGCG 添加组均能提高 SOD 酶活性，相比于诱导组表现差异极显著。高剂量 EGCG 组的 SOD 酶活性甚至超过了对照组酶活性水平。实验结果显示，EGCG 可以提高胞内 SOD 酶活性。

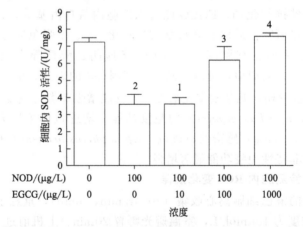

图 8-44　EGCG 对节球藻毒素诱导的鱼体淋巴细胞内 SOD 活性影响

1—与空白对照相比，差异显著；2—与空白对照组相比，差异极显著；
3—与诱导组相比，差异显著；4—与诱导组相比，差异极显著

(3) 过氧化氢酶 (CAT) 活性测定

　　CAT 分解 H_2O_2 的反应可通过加入钼酸铵而迅速中止，剩余的 H_2O_2 与钼酸铵作用产生一种淡黄色的络合物，在 405nm 处测定其生成量，可计算出 CAT 的活力。对照组和处理组的淋巴细胞离心收集（3000r/min，5min），重悬于预冷的 PBS 中，采用超声破碎细胞，按试剂盒说明书操作步骤进行测定。

图 8-45 为 EGCG 对节球藻毒素诱导的鱼体淋巴细胞内 CAT 活性的影响，节球藻毒素诱导组细胞内 CAT 活性下降了 44%，相比于对照组差异显著。而高剂量 EGCG 添加组使胞内 CAT 活性提高约 2 倍，相对于诱导组差异显著。实验结果表明 EGCG 可以提高鱼体细胞内 CAT 活性。

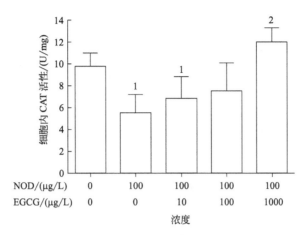

图 8-45　EGCG 对节球藻毒素诱导的鱼体淋巴细胞内 CAT 活性影响
1—与空白对照组相比，差异显著；2—与诱导组相比，差异显著

(4) 微量还原型谷胱甘肽 (GSH) 测定

利用 GSH 可与 DTNB 反应，生成一种黄色化合物，可在 405nm 下进行比色定量测定还原型谷胱甘肽 (GSH) 含量。低速离心收集对照组和处理组淋巴细胞，再加入 0.3～0.5mL PBS 悬浮细胞，超声破碎细胞后待测。取破碎后的细胞悬液 0.1mL，加 0.1mL 试剂一混匀，3000r/min 离心 10min，去上清液待测。取出透明 96 孔板，依照顺序对应分别加入 100μL 各个浓度标准品于空白孔中；分别标记样本编号，加入 100μL 待测样本于空白孔中；在标准孔和样品孔中分别加入 100μL 试剂二、25μL 试剂三；轻轻摇动孔板，静置5min，405nm 波长下，用酶标仪测定吸光度值（30min 内完成比色）；用标准曲线确定所得样本溶液的 GSH 浓度；测定组织及细胞时，将所得样本溶液的 GSH 浓度除以其样本的总蛋白浓度对结果进行校正。

如图 8-46 所示，100μg/L 节球藻毒素诱导组细胞内 GSH 水平下降 33%，相对于对照组差异显著。而中、高剂量 EGCG 添加组鱼体淋巴细胞内 GSH 水平分别上升 167%、198%，相比于诱导组差异极显著。同时，高剂量 EGCG 添加组细胞内 GSH 明显高于对照组，差异显著。实验结果表明 EGCG 可以有效提高细胞内 GSH 水平。

(5) 微量丙二醛 (MDA) 测定试剂盒

过氧化脂质降解产物中 MDA 可与 TBA 缩合，形成红色产物，在 532nm 处有最大吸收峰。对照组和处理组的淋巴细胞离心收集（3000r/min，5min），重悬于预冷的 PBS 中，采用超声破碎细胞，按试剂盒说明书操作步骤进行测定。

图 8-47 为 EGCG 对节球藻毒素诱导后鱼体免疫细胞 MDA 水平的影响。图中可以看出，经浓度为 100μg/L 的节球藻毒素诱导后，鱼体免疫细胞 MDA 水平与对照组相比升高了43%，差异显著；而低剂量 EGCG 添加组的 MDA 水平与诱导组无显著差异，高剂量组与诱导组相比降低了近 20%。说明 EGCG 可以降低节球藻毒素诱导的鱼体免疫细胞 MDA 水平，但效果不是很显著。

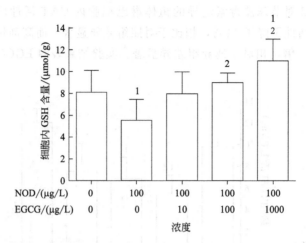

图 8-46 EGCG 对节球藻毒素诱导的鱼体淋巴细胞内 GSH 水平影响

1—与空白对照组相比，差异显著；2—与诱导组相比，差异极显著

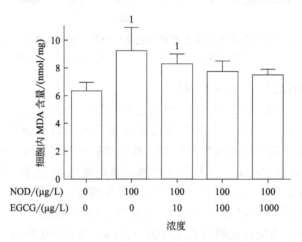

图 8-47 EGCG 对节球藻毒素诱导的鱼体淋巴细胞内 MDA 水平影响

1—与空白对照组相比，差异显著

$100\mu g/L$ 节球藻毒素作用 12h 可以显著提高淋巴细胞内 ROS、MDA 水平，用不同浓度的 EGCG 可以降低 ROS、MDA 水平，$1000\mu g/L$ EGCG 的作用最为明显；$100\mu g/L$ 节球藻毒素作用 12h 可以显著降低淋巴细胞内 GSH 水平，以及 SOD、CAT 活性，添加不同浓度的 EGCG 可以升高 GSH 水平，增强 SOD、CAT 活力，$1000\mu g/L$ EGCG 的作用最为明显。综上所述，EGCG 可以增强鱼体免疫细胞的抗氧化防御系统，对节球藻毒素诱导鲫鱼淋巴细胞氧化应激产生拮抗作用。EGCG 可以作为天然的节球藻毒素解毒剂，保护鱼体免疫系统。

8.2.2.4 EGCG 对节球藻毒素诱导鲫鱼淋巴细胞凋亡的抑制机理研究

节球藻毒素可以诱导鲫鱼淋巴细胞发生凋亡[237]，而鱼类可以通过调节自身的防御系统来抵抗藻毒素的毒性。

研究表明，很多天然抗氧化剂都可以调节生物机体的防御体系从而抵抗各种环境伤害。许川等报道绿茶可以提高抗氧化酶活性，清除细胞内氧自由基，减轻氧化损伤，拮抗微囊藻毒素诱导的肝肾毒性损伤[238]。Seok 等报道抗氧化剂可以缓解斑马鱼细胞内 HSP70 应激反应，抑制亚砷酸盐诱导的细胞毒性[239]。抗氧化剂咖啡酸和生育酚可以抑制细胞发生 DNA 片段化，抑制 Caspase 3 活性，抑制细胞发生凋亡[240]。而 EGCG 是一类天然抗氧化剂，具有清除氧自由基等功能，通过调节细胞凋亡通路中的信号分子表达，抑制细胞发生凋亡。400mg/kg EGCG 喂食鹌鹑实验发现，EGCG 可以使核转录因子-β 的表达量从 87.3% 增加到 149.7%[241]。然而，目前关于节球藻毒素对鱼类的免疫毒性抑制研究仍较少。研究 EGCG 对节球藻毒素诱导的鲫鱼淋巴细胞凋亡的保护机理对于水产养殖业来说，具有重要意义。

（1）流式细胞仪检测线粒体膜电位变化规律

根据 Del 等文献报道的实验方法测定线粒体膜电位变化。对照组和处理组的淋巴细胞离心收集（3000r/min，5min），重悬于预冷的 PBS 中，加入 Rh123 至终浓度为 5μg/mL，室温避光孵育 30min。上机前过 40μm 细胞网筛，用流式细胞仪 Incyte 模块检测相应荧光强度变化，以此显示线粒体膜电位的变化规律。检测激发波长 507nm，发射波长 529nm。

图 8-48 为 EGCG 对节球藻毒素诱导的鲫鱼淋巴细胞线粒体膜电位变化的影响。100μg/L 节球藻毒素处理后，细胞线粒体膜电位下降 14%，相比较于对照组，差异显著。而高剂量 EGCG 组，线粒体膜电位明显高于藻毒素诱导组，差异显著。实验结果表明，EGCG 可以抑制节球藻毒素诱导的鱼体细胞线粒体膜电位崩溃状态，进而保护细胞线粒体正常功能。

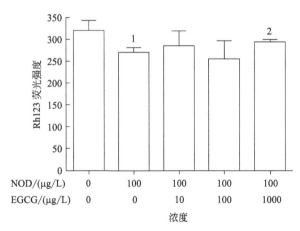

图 8-48　EGCG 对节球藻毒素诱导的鱼体淋巴细胞内 MMP 水平影响

1—与空白对照组相比，差异显著；2—与诱导组相比，差异显著

（2）流式细胞仪检测细胞凋亡率

对照组和处理组的淋巴细胞离心收集（3000r/min，5min），70% 乙醇冰浴过夜。上机前过 40μm 细胞网筛（No.352235，贝迪，新泽西州，美国），用 50μg/mL PI 染料、100μg/mL RNase 和 0.1% TritonX-100 在室温避光孵育 30min 后，用 Guava easyCyte 8HT 流式细胞仪 Incyte 模块检测细胞凋亡率。检测激发波长 488nm，发射波长 630nm。

如图 8-49 所示，100μg/L 节球藻毒素处理后，鲫鱼淋巴细胞凋亡率约为空白对照的 18 倍，差异极显著。而 1000μg/L EGCG 可以抑制细胞凋亡，高剂量 EGCG 组的细胞凋亡率下降 68%，相比较于诱导组，差异极显著。低、中、高剂量 EGCG 添加组细胞凋亡率和对照组相比，均表现为差异极显著。实验结果表明，EGCG 可以抑制鱼淋巴细胞发生凋亡，但是无法完全消除节球藻毒素诱导的细胞凋亡毒效应。

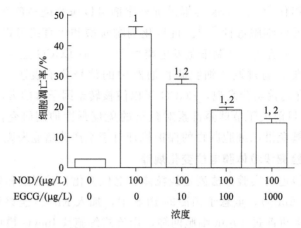

图 8-49　EGCG 对节球藻毒素诱导的鱼体淋巴细胞凋亡率影响

1—与空白对照组相比，差异极显著；2—与诱导组相比，差异极显著

（3）Western blotting 蛋白表达测定

取 1μL 的细胞裂解液与 9μL 的 2×SDS 样品缓冲液（0.1mol/L Trise-HCl pH6.8，4％ SDS，20％甘油，0.01％溴酚蓝，二硫苏糖醇 0.2mol/L）混合并煮沸 5min。用 10％的分离胶和 5％的浓缩胶进行 SDS-PAGE 聚丙烯酰胺凝胶电泳，电泳完毕后，用半湿转膜仪将蛋白从 SDS-PAGE 凝胶转至硝酸纤维素膜。取出蛋白用含 1％酪蛋白的 TTBS 在 37℃ 条件下封存 3h，然后 TTBS 洗膜 3 次，每次 5min，加鼠抗人 Bcl-2 和 Bax 一抗 4℃ 条件下封闭过夜。TTBS 洗膜 3 次，每次 5min，加羊抗鼠 LgG 二抗，常温下作用 30min，用氨基乙咔唑试剂培养 10min，最后用 H_2O_2 清洗 10min，用成像分析仪定量并拍照，其中对照组为 β-actin。

Western blotting 分析了 EGCG 对鱼体免疫细胞内凋亡相关蛋白 Bax 和 Bcl-2 表达的调节作用。结果表明（图 8-50），100μg/L 节球藻毒素诱导组胞内促凋亡蛋白表达升高，而低、中、高剂量 EGCG 均能抑制该蛋白表达，呈现为剂量-效应关系。其中中、高剂量 EGCG 添加组细胞中 Bax 蛋白的表达量明显下降，相比于节球藻毒素诱导组，差异极显著。但是，高剂量 EGCG 添加组的 Bax 蛋白的表达量仍高于对照组水平，差异极显著。而抗凋亡蛋白 Bcl-2 的表达情况则刚好相反，其中中、高剂量 EGCG 添加组细胞内 Bcl-2 蛋白的表达量明显升高，相比于节球藻毒素诱导组，差异极显著。但是，高剂量 EGCG 添加组的 Bcl-2 蛋白的表达量明显低于对照组水平，差异极显著（如图 8-51）。实验结果表明，EGCG 可以缓解节球藻毒素诱导的鲫鱼淋巴细胞内凋亡相关蛋白的应激表达。

Western blotting 结果如图 8-52 所示，节球藻毒素诱导组的 Caspase 3 蛋白表达量约为对照组的 4 倍，而不同浓度 EGCG 均能够抑制 Caspase 3 蛋白表达，呈现为剂量-效应关系。其中中、高剂量 EGCG 添加组细胞中 Caspase 3 蛋白的表达量明显下降，相比于节球藻毒素诱导组，差异极显著。但是，高剂量 EGCG 添加组的 Caspase 3 蛋白的表达量仍高于对照组水平，差异极显著。

100μg/L 节球藻毒素作用 12h 可以提高淋巴细胞内 Bax、Caspase 3 蛋白表达水平，增加细胞凋亡率，添加不同浓度的 EGCG 可以降低细胞凋亡率，减少淋巴细胞内 Bax、Caspase 3 蛋白表达，1000μg/L EGCG 的作用最为明显；100μg/L 节球藻毒素作用 12h 可以降低淋巴细胞内 Bcl-2 蛋白表达水平，添加不同浓度的 EGCG 可以提高 Bcl-2 蛋白表达水平，1000μg/L EGCG 的作用最为明显。

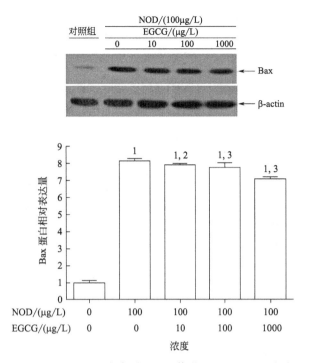

图 8-50　EGCG 对节球藻毒素诱导的鱼体淋巴细胞 Bax 蛋白表达影响

1—与空白对照组相比，差异极显著；2—与诱导组相比，差异显著；3—与诱导组相比，差异极显著

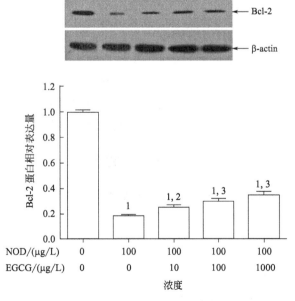

图 8-51　EGCG 对节球藻毒素诱导的鱼体淋巴细胞 Bcl-2 蛋白表达影响

1—与空白对照组相比，差异极显著；2—与诱导组相比，差异显著；3—与诱导组相比，差异极显著

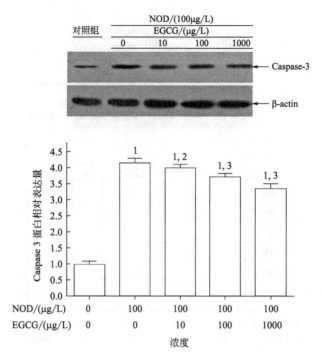

图 8-52　EGCG 对节球藻毒素诱导的鱼体淋巴细胞 Caspase 3 蛋白表达影响

1—与空白对照组相比，差异极显著；2—与诱导组相比，差异显著；3—与诱导组相比，差异极显著

综上所述，EGCG 可以保护细胞线粒体，调节 Bax/Bcl-2，增加细胞抗氧化水平，阻断细胞凋亡通路中的下游反应进程，抑制鱼体免疫细胞发生凋亡。EGCG 可以对节球藻毒素造成的氧化应激细胞毒性进行解毒，保护水环境中的鱼类免疫系统。

8.2.2.5　案例亮点

① 采用离体鱼类细胞凋亡试验的方法首次研究报道了节球藻毒素的毒效应。节球藻毒素可以在微克/升（μg/L）级别体外暴露下，诱导鲫鱼淋巴细胞发生凋亡，呈现明显的剂量-效应关系。线粒体凋亡信号通路是节球藻毒素诱导鲫鱼淋巴细胞凋亡的重要机制。

② 对节球藻毒素诱导的细胞毒性抑制进行了研究，发现天然抗氧化剂 EGCG 可以通过调节 Bax/Bcl-2，增加细胞抗氧化水平，阻断细胞凋亡通路中的下游反应进程，抑制鱼体免疫细胞发生凋亡，对节球藻毒素造成的氧化应激细胞毒性进行解毒。

复习思考题

1. 什么是外源物质，外源物质对人类的危害有哪些，请举例。除去危害因素，又有哪些外源物质是对人类有益的，请举例。

2. 什么是生物转化，生物转化的具体过程如何，请加以叙述。

3. 简要概括生物转化有哪些毒理学意义。

4. 毒物代谢酶的基本特性有哪些，如何分布？

5. 简单概括生物转化Ⅰ相反应的主要类别。

6. 影响生物转化的主要因素有哪些？

参考文献

[1] 张全喜，孟紫强.生态毒理学发展简史［C］//毒理学史研究文集（第十八集）——第六届毒理学史研讨会.2018.

[2] David Wright，Pamela Welbourn. Environmental Toxicology［M］. Cambridge：Cambridge University Press，2002.

[3] 李群生，王宝华，宋春颖，等.精馏-结晶联合分离法分离挥发度相近物系［J］.化工进展，2002，21（6）：402-403.

[4] 张绪宏，尹学博.无机及分析化学［M］.北京：高等教育出版社，2011：103.

[5] 刘荭.聚合酶链式反应和基因芯片技术的研究及在主要水生动物病毒检疫和监测中的应用［D］.武汉：华中农业大学，2004.

[6] 邢德峰，任南琪，李建政.荧光原位杂交在环境微生物学中的应用及进展［J］.环境科学研究，16（3）.

[7] 张业贵，毕新刚，韩亚玲，等.多色荧光原位杂交在膀胱尿路上皮癌诊断中的应用［J］.癌症：英文版，2007，26（2）：189-193.

[8] 中国农业百科全书总委员会兽医卷委员会，中国农业百科全书部.中国农业百科全书 兽医卷（下册）［M］.北京：农业出版社，1993.

[9] 叶常明.21世纪的环境化学［M］.北京：科学出版社，2004.

[10] La D K，Swenberg J A. DNA adducts：biological markers of exposure and potential applications to risk assessment［J］. Mutation Research/reviews in Genetic Toxicology，1996，365（1-3）：129-146.

[11] Nuwaysir L M，Hunter C L，Chisholm K，et al. Discovery and verification of candidate biomarkers of metastatic progression in Lewis lung carcinoma［J］. Molecular & Cellular Proteomics，2006，5（10）：S95-S95.

[12] Holden S，Raymond F L . The human gene CXorf17 encodes a member of a novel family of putative transmembrane proteins：cDNA cloning and characterization of CXorf17 and its mouse ortholog orf34［J］. Gene，2003，318（1）：149-161.

[13] Yang C，Li H，Cao C，et al. Response to comment on'Comparison of the toxic mechanism of T-2 toxin and deoxynivalenol on human chondrocytes by microarray and bioinformatics analysis'［J］. Toxicology Letters，327.

[14] Jellali R，Zeller P，Gilard F，et al. Effects of DDT and permethrin on rat hepatocytes cultivated in microfluidic biochips：metabolomics and gene expression study［J］. Environmental Toxicology & Pharmacology，2018：S1382668918300231.

[15] Jeong S W，Seo Y R . Transcriptomic analysis of Caenorhabditis elegans exposed to nickel（II）acetate using microarray［J］. BioChip journal，2011，5（1）：78-85.

[16] 孔繁翔.环境生物学［M］.北京：高等教育出版社，2000.

[17] 官大威.法医学辞典（精）［M］.北京：化学工业出版社，2009.

[18] 刘春丽，周文霞，张永祥.糖皮质激素对下丘脑-垂体-性腺（HPG）轴的影响［J］.军事医学科学院院刊，2004（01）：74-77.

[19] 李思迪，蒋宁，周文霞，等.六味地黄汤对肾阴虚小鼠HPA轴和HPG轴的调节作用研究［C］//中国药理学会第十次全国学术会议专刊.2009，293.

[20] 周莉，吴纯启，王翠兰，等.羟基脲对大鼠睾丸和附睾的毒性作用［J］.毒理学杂志，2008（06）：20-23.

[21] 张波，芦冉.3,4-二氯苯胺对大鼠睾丸和附睾毒性作用的病理学研究［J］.中国工业医学杂志，2010，（4）：279-281.

[22] 卢绪秀，宋云飞，牛瑞燕.二氧化硫对大鼠附睾组织形态的影响［J］.黑龙江畜牧兽医，2012，404（08）：110-111.

[23] 李薇.阿特拉津致鹌鹑卵巢颗粒细胞毒性机制的研究［D］.哈尔滨：东北农业大学.2019.

［24］ 张同舟.微囊藻毒素-LR 急性和亚慢性暴露对雌性斑马鱼生殖毒性的研究 ［D］.武汉：华中农业大学.2019.

［25］ 周莉.羟基脲诱导的生精细胞凋亡及其作用机制研究 ［D］.北京：中国人民解放军军事医学科学院，2006.

［26］ 黄自强，庞云渭，郝海生.α-硫辛酸抗氧化作用机制及其在动物生殖细胞和早期胚胎中抗氧化作用的研究进展 ［J］.中国畜牧杂志，2019，55（03）：11-17.

［27］ 段鹏.4-壬基酚暴露所致雄性生殖毒性及机制研究 ［D］.武汉：华中科技大学，2016.

［28］ Lewandowski G，Meissner E，Milchert E . Special applications of fluorinated organic compounds ［J］. Journal of Hazardous Materials，2006，136（3）：385-391.

［29］ Calafat A M，Needham L L，Kuklenyik Z，et al. Perfluorinated chemicals in selected residents of the American continent ［J］.Chemosphere，2006，63（3）：490-496.

［30］ Ankley G . Overview of a workshop on screening methods for detecting potential（anti-）estrogenic/androgenic chemicals in wildlife ［J］. Environmental Toxicology and Chemistry，1998，17.

［31］ Clarke M，Pearl C A . Alterations in the estrogen environment of the testis contribute to declining sperm production in aging rats ［J］. Systems Biology in Reproductive Medicine，2014，60（2）：89-97.

［32］ Luconi M，Bonaccorsi L，Forti G，et al. Effects of estrogenic compounds on human spermatozoa：evidence for interaction with a nongenomic receptor for estrogen on human sperm membrane ［J］. Molecular and Cellular Endocrinology，2001，178（1-2）：39-45.

［33］ Demers L M . Testosterone and estradiol assays：Current and future trends ［J］.Steroids，2008，73（13）：1333-1338.

［34］ Kannan K，Jain S K . Oxidative stress and apoptosis ［J］.Pathophysiology，2000，7（3）：153-163.

［35］ Turner T T，Lysiak J J . Oxidative Stress：A Common Factor in Testicular Dysfunction ［J］.Journal of Andrology，2008，29（5）：488-498.

［36］ Bossy-Wetzel E，Green D R . Apoptosis：Checkpoint at the mitochondrial frontier ［J］.Mutation Research/fundamental & Molecular Mechanisms of Mutagenesis，1999，434（3）：243-251.

［37］ Zoltán，N，Oltval. Bcl-2 heterodimerizes in vivo with a conserved homolog，Bax，that accelerates programed cell death ［J］.Cell，1993，74（4）：609-619.

［38］ Fu W Y，Chen J P，Wang X M，et al. Altered expression of p53，Bcl-2 and Bax induced by microcystin-LR in vivo and in vitro ［J］.Toxicon，2005，46（2）：171-177.

［39］ Choudhary G S，Alharbi S，Almasan A. Caspase-3 activation is a critical determinant of genotoxic stress-induced apoptosis. ［J］.Methods in Molecular biology，2008，1219（414）：1.

［40］ Joseph E K，Levine J D . Caspase signalling in neuropathic and inflammatory pain in the rat ［J］. European Journal of Neuroscience，2004，20（11）：2896-2902.

［41］ Micheau O，Thome M，Schneider P，et al. The long form of FLIP is an activator of caspase-8 at the Fas death-inducing signaling complex ［J］.Journal of Biological Chemistry，2002，277（47）：45162-45171.

［42］ Garrido C，Galluzzi L，Brunet M，et al. Mechanisms of cytochrome c release from mitochondria ［J］. Cell Death & Differentiation，2006，13（9）：1423-1433.

［43］ Long S，Wilson M，Bengtén E，et al. Identification and characterization of a FasL-like protein and cDNAs encoding the channel catfish death-inducing signaling complex ［J］.Immunogenetics，2004，56（7）：518-530.

［44］ Demers L M. Testosterone and estradiol assays：Current and future trends ［J］.Steroids，2008，73：1333-1338.

［45］ Yoshiuchi K，Kaneto H，Matsuoka T，et al. Direct monitoring of in vivo ER stress during the development of insulin resistance with ER stress-activated indicator transgenic mice ［J］.Biochemical and

Biophysical Research Communications，2008，366（2）：545-550.

[46] MacLean M R，Morecroft I. Increased contractile response to 5-hydroxytryptamine1-receptor. stimulation in pulmonary arteries from chronic hypoxic rats：role of pharmacological synergy [J]. British journal of Pharmacology，2001，134（3）：614-620.

[47] Zhou J，Qin Z，Lin C，et al. Research progress of the endocrine disrupting activities of polychlorinated bipHenyls [J]. Chinese Science Bulletin，2004，49（3）：215-219.

[48] Stilborn S S M，Manzon L A，Schauenberg J D，et al. Thyroid hormone deiodinase type 2 mRNA levels in sea lamprey（Petromyzon marinus）are regulated during metamorpHosis and in response to a thyroid challenge [J]. General and comparative endocrinology，2013，183（Complete）：63-68.

[49] Bianco A C，Salvatore D，Gereben B，et al. Biochemistry，cellular and molecular biology，and pHysiological roles of the iodothyronine selenodeiodinases [J]. Endocrine reviews，2002，23（1）：38-89.

[50] Aranda A，Alonso-Merino E，Zambrano A. Receptors of thyroid hormones [J]. Pediatric Endocrinology Reviews（PER），2013，11（1）：2-13.

[51] Brown D D，Cai L. AmpHibian metamorpHosis [J]. Developmental Biology，2007，306（1）：20-33.

[52] Livak K J，Schmittgen T D. Analysis of relative gene expression data using real-time quantitative PCR and the $2^{-\Delta\Delta CT}$ method [J]. methods，2001，25（4）：402-408.

[53] Scott H M，Mason J I，Sharpe R M. Steroidogenesis in the Fetal Testis and Its Susceptibility to Disruption by Exogenous Compounds [J]. Endocrine Reviews，2009，30（7）：883-925.

[54] Ascoli M，Fanelli F，Segaloff D L. The lutropin/choriogonadotropin receptor，a 2002 perspective [J]. Endocrine reviews，2002，23（2）：141-174.

[55] Wang G，Weng C C Y，Shao S H，et al. Androgen receptor in sertoli cells is not required for testosterone-induced suppression of spermatogenesis，but contributes to sertoli cell organization in utp14bjsd mice [J]. Journal of andrology，2009，30（3）：338-348.

[56] Lee I W，Kuo P H，Su M T，et al. Quantitative trait analysis suggests polymorpHisms of estrogen-related genes regulate human sperm concentrations and motility [J]. Human Reproduction，2011，26（6）：1585-1596.

[57] Miller W L，Auchus R J. The molecular biology，biochemistry，and pHysiology of human steroidogenesis and its disorders [J]. Endocrine Reviews，2011，32（1）：81-151.

[58] Campos A，Vasconcelos V. Molecular mechanisms of microcystin toxicity in animal cells [J]. International Journal of Molecular Sciences，2011，11：268-287.

[59] Rinehart K L，Namikoshi M，Choi B W. Structure and biosynthesis of toxins from blue-green a lgae（cyanobacteria）[J]. Journal of applied phycology，1994，6：159-176.

[60] Carmichael W W. Cyanobacteria secondary metabolites-the cyano-toxins [J]. Journal of Applied Bacteriology，1992，72：445-459.

[61] De Figeiredo D R，Azeiteiro U M，Esteves S M，et al. Microcystin-producing blooms-a serious global public health issue [J]. Ecotoxicology and Environmental Safety，2004，59：151-163.

[62] Van Apeldoorn M E，Van Egmond H P，Speijers G J，et al. Toxins of cyanobacteria [J]. Molecular Nutrition and Food Research，2007，51：7-60.

[63] Prieto A I，Jos A，Pichardo S，et al. Time-dependent protective efficacy of Trolox（vitamin E analog）against microcystin-induced toxicity in tilapia（Oreochromis niloticus）[J]. Environment Toxicology，2009，24：563-579.

[64] Humpage A R，Hardy S J，Moore E J，et al. Microcystins（cyanobacterial toxins）in drinking water enhance the growth of aberrant crypt foci in the mouse colon [J]. Journal of Toxicology and Environmental Health-part a，2000，61：155-165.

[65] Jia X Y，Wang M Z，Shi C L，et al. Effects of lead exposure on sperm toxicity and levels of sexual hormone in sera of male Rana nigromaculata [J]. Acta Science Circumstantiae，2009，29：

1072-1076.

[66] Ding X S, Li X Y, Duan H Y, et al. Toxic effects of microcystis cell extracts on the reproductive system of male mice [J]. Toxicon, 2006, 48: 973-979.

[67] Li Y, Sheng J, Sha J H, et al. The toxic effects of microcystin-LR on the reproductive system of male rats in vivo and in vitro [J]. Reproductive toxicology, 2008, 26: 239-245.

[68] Dong L, Zhang H Z, Duan L J, et al. Genotoxity of testicle cell of mice induced by microcystin-LR [J]. Life Science Journal, 2008, 5: 43-45.

[69] Liu Y, Xie P, Qiu T, et al. Microcystin extracts induce ultrastructural damage and biochemical disturbance in male rabbit testis [J]. Environmental Toxicology, 2010, 25: 9-17.

[70] Curtin J F, Donovan M, Cotter T F. Regulation and measurement of oxidative stress in apoptosis [J]. Journal of Immunological Methods, 2002, 265: 49-72.

[71] Li Y, Chen J A, Zhao Q, et al. A cross-sectional investigation of chronic exposure to microcystin in relationship to childhood liver damage in the three gorges reservoir region, China [J]. Environmental Health Perspective, 2011, 119: 1483-1488.

[72] Chen Y, Xu J, Li Y, et al. Decline of sperm quality and testicular function in male mice during chronic low-dose exposure to microcystin-LR [J]. Reproductive Toxicology, 2011, 31: 551-557.

[73] Li L, Xie P, Guo L G. Antioxidant response in liver of the phytoplanktivo-rous bighead carp (Aristichthys nobilis) intraperitoneally-injected with extractedmicrocystins [J]. Fish Physiology and Biochemistry, 2010, 36: 165-172.

[74] Klaunig J E, Xu Y, Isenberg J S, et al. The role of oxidative stress in chemical carcinogenesis [J]. Environmental Health Perspectives, 1998, 106: 289-295.

[75] Wilhelm F D. Fish antioxidant defences-a comparative approach [J]. BrazilianJournal of Medical and Biological Research, 1996, 29: 1735-1742.

[76] Jiang Z H, Zhang Z Y. Research progress of mycrocystins inducing cell apoptosis [J]. Chinese Journal of Public Health, 2007, 23: 241-243.

[77] Botha N, Gehringer M M, Downing T G, et al. The role of microcystin-LR in the induction of apoptosis and oxidative stress in CaCo2 cells [J]. Toxicon, 2004, 43: 85-92.

[78] Qin W D, Xu L Z, Zhang X X, et al. Endoplasmic reticulum stress in murine liver and kidney exposed to microcystin-LR [J]. Toxicon, 2010, 56: 1334-1341.

[79] Chen J, Xie P, Guo L G, et al. Tissue distributions and seasonal dynamics of the hepatotoxic microcystins-LR and -RR in a freshwater snail (Bellamya aeruginosa) from a large shallow, eutrophic lake of the subtropical China [J]. Environmental Pollution, 2005, 134: 423-430.

[80] Chen J, Xie P. Microcystin accumulation in freshwater bivalves from Lake Taihu, China, and the potential risk to human consumption [J]. Environmental Toxicology and Chemistry, 2007, 26: 1066-1073.

[81] Žegura B, Zajc I, Lah T T, et al. Patterns of microcystin-LR induced alteration of the expression of genes involved in response to DNA damage and apoptosis [J]. Toxicon, 2008, 51: 615-623.

[82] Xiong Q, Xie P, Li H Y, et al. Involvement of Fas/FasL system in apoptotic signaling in testicular germ cells of male Wistar rats injected i. v. with microcystins [J]. Toxicon, 2009, 54: 1-7.

[83] Gerald A, Ellen M, Ralph S. Overview of a workshop on screening methods for detecting potential (anti-) estrogenic/androgenic chemicals in wildlife [J]. Environmental Toxicology and Chemistry, 1998, 17: 68-87.

[84] Kawato S. Endocrine Disrupters as disrupters of brain function: a neurosteroid viewpoint [J]. Environmental Sciences, 2004, 11: 1-14.

[85] Kato T, Matsui K, Takase M, et al. Expression of P450 aromatase protein in developing and in sex-reversed gonads of the XX/XY type of the frog Rana rugosa [J]. General and Comparative Endocrinol-

ogy，2004，137：237-236.

[86] 何玉琦.雌激素诱导结肠癌细胞凋亡的表观遗传机制研究 [D].重庆：第三军医大学，2013.

[87] 杨旭.槲皮素对白血病表观遗传修饰的机制研究 [D].武汉：武汉科技大学，2012.

[88] 吴鹏.姜黄素对肝纤维化的保护作用及表观遗传学机制 [D].南京：南京中医药大学，2016.

[89] 李耿奇.BPA 暴露导致 F2 代胰岛素抵抗的效应及其表观遗传机制研究 [D].武汉：华中科技大学，2010.

[90] 鲁爽.丙烯酰胺干扰大鼠精子发生表观遗传修饰的初步研究 [D].北京：中国协和医科大学，2006.

[91] 张亚亚.亚慢性苯暴露对小鼠精子生成的影响及表观遗传机制研究 [D].温州：温州医科大学，2016.

[92] Colvin V L. The potential environmental impact of engineered nanomaterials [J]. Nature Biotechnology. 2004，22：760-760.

[93] Skalska J，Struzyńska J. Toxic effects of silver nanoparticles in mammals -does a risk of neurotoxicity exist? [J] Folia neuropathologica，2015，53：281-300.

[94] Jae Woong H，Sangiliyandi G，Jae-Kyo J，et al. Oxidative stress mediated cytotoxicity of biologically synthesized silver nanoparticles in human lung epithelial adenocarcinoma cell line [J]. Nanoscale Research Letters. 2014，9：459.

[95] Kerr J F，Wyllie A H，Currie A R. Apoptosis：a basic biological phenomenon with wide-ranging implications in tissue kinetics [J]. Br J Cancer. 1972，26：239-257.

[96] 王力俭，田可川，吴伟伟，等.细胞凋亡信号传导通路的研究进展 [J].中国畜牧兽医，2011，038 (010)：132-135.

[97] 王海杰，谭玉珍.细胞自噬的形态学特征和功能意义 [J].解剖学报，2009，040 (005)：844-849.

[98] Opp D. ECIS assessment of cytotoxicity and trans-endothelial migration of metastatic cancer cells [D]. Dissertations & Theses -Gradworks，2009.

[99] Giaever I. and Keese C. R. Electrical wounding assay for cells in vitro，US 2002.182591 [P]. 2002-06-05.

[100] Male K B.，Lachance B.，Hrapovic S.，et al. Assessment of Cytotoxicity of Quantum Dots and Gold Nanoparticles Using Cell-Based Impedance Spectroscopy [J]. Analytical Chemistry，2008，80：5487-5493.

[101] Huo L，Chen R，Zhao L，et al. Silver nanoparticles activate endoplasmic reticulum stress signaling pathway in cell and mouse models：The role in toxicity evaluation [J]. Biomaterials，2015，61：307-315.

[102] Ahamed M，Akhtar M J，Raja M，et al. ZnO nanorod-induced apoptosis in human alveolar adenocarcinoma cells via p53，survivin and bax/bcl-2 pathways：role of oxidative stress [J]. Nanomedicine Nanotechnology Biology & Medicine，2011，7：904-913.

[103] Patlolla A，Patlolla B and Tchounwou P. Evaluation of cell viability，DNA damage，and cell death in normal human dermal fibroblast cells induced by functionalized multiwalled carbon nanotube [J]. Molecular & Cellular Biochemistry，2010，338：225-232.

[104] Ryter S W，Kim H P，Hoetzel A，et al. Mechanisms of cell death in oxidative stress [J]. Antioxidants & Redox Signaling，2007，9：49.

[105] Martinou J C. Youle R J. Mitochondria in Apoptosis：Bcl-2 family Members and Mitochondrial Dynamics [J]. Developmental Cell，2011，21：92-101.

[106] Thurman E，Cromwell A. Atmospheric transport，deposition，and fate of triazine herbicides and their metabolites in pristine areas at Isle Royale National Park [J]. Environ Sci Technol，2000，34：3079-3085.

[107] Nehls S，Segner H . Detection of DNA damage in two cell lines from rainbow trout，RTG-2 and RTL-W1，using the Comet assay [J]. Environmental Toxicology，2001，16 (4)：321-329.

［108］ Cooper R L，Stoker T E，Tyrey L，et al. Atrazine disrupts the hypothalamic control of pituitary-ovarian function ［J］. Toxicol Sci，2000，53：297-307.

［109］ Aysun T，Tepe Y，Mustafa T. Metal Levels in Tissues of the European Anchovy，Engraulis encrasicolusL. 1758，and Picarel，Spicara smarisL. 1758，from Black，Marmara and Aegean Seas ［J］. bulletin of environmental contamination & toxicology，2008，80 (6)：521-525.

［110］ Wang Y，Chen P，Cui R，et al. Heavy metal concentrations in water，sediment，and tissues of two fish species (Triplohysa pappenheimi，Gobio hwanghensis) from the Lanzhou section of the Yellow River，China ［J］. Environmental Monitoring & Assessment，2010，165 (1-4)：97-102.

［111］ Has-Schoen E，Bogut I，Kralik G，et al. Heavy metal concentration in fish tissues inhabiting waters of′Busko Blato′ reservoar (Bosnia and Herzegovina) ［J］. Environmental Monitoring and Assessment，2008，145 (1-3)：475.

［112］ Li N，Zhao Y，Yang J. Effects of water-borne copper on digestive and metabolic enzymes of the giant freshwater prawn macrobrachium rosenbergii ［J］. Archives of Environmental Contamination and Toxicology，2008，55 (1)：86-93.

［113］ Klavins M，Potapovics O，Rodinow V. Heavy metals in fish from lakes in latvia：concentrations and trends of changes ［J］. Bull Environ Contam Toxicol，2009，82：96-100.

［114］ 张贵生，傅荣恕. 稀土与铜对鳑鲏鱼红细胞微核及核异常的影响 ［J］. 四川动物，2007 (03)：166-168.

［115］ Matthew A B，Michael J Q，Kristie M，et al. Toxicological responses of red-backed salamanders (plethodon cinereus) to soil exposures of copper ［J］. Arch Environ Contam Toxicol，2009，57：116-122.

［116］ Raj K K，Surendra K T，Santosh K D，et al. Metal Cu and Zn bipyridyls as inhibitors of lactate dehydrogenase ［J］. Biometals，2008，21：117-126.

［117］ 何阳宁. 瓯江污染的原因及治理对策 ［J］. 农村科技与经济，2009，20 (3)：49-50.

［118］ 许伟明，姜永达，艾碧英. 瓯江大溪水污染现状调查 ［J］. 丽水师范专科学校学报，1999，21 (02)：52-56.

［119］ 万博健. 遗传毒理基础知识 ［M］. 北京：科学出版社，1987.

［120］ 田云，卢向阳，易克，等. 单细胞凝胶电泳技术 ［J］. 生命的化学，2004，24 (1)：77-78.

［121］ Banu B S，Ishaq M，Danadevi K，et al. DNA damage in leukocytes of mice treated with copper sulfate ［J］. Food Chem Toxicol，2004，42：1931-1936.

［122］ Sinko I，Morocz M，Zadori J，et al. Effect of cigarette smoking on DNA damage of human cumulus cells analyzed by comet assay ［J］. Reprod Toxicol，2005，20：65-71.

［123］ World Health Organization. The world health report 2002：reducing risks，promoting healthy life. Geneva：World Health Organization，2002.

［124］ NTP. Research Triangle Park，NC：US Department of Health and Human Services，Public Health Service，National Toxicology Program，National Institute of Environmental Health Sciences. Report on carcinogens，11th edn，2004.

［125］ Lundstrom N G，Norberg G，Englyst V，et al. Cumulative lead exposure in relation to mortality and lung cancer morbidity in a cohort of primary smelter workers ［J］. Scand JWork Environ Health，1997，23 (1)：24-30.

［126］ Colbom T. Developmental effects of endocrine disrupting chemical in wildlife and humans ［J］. Environ Health Perspect，1993，101：378-384.

［127］ 郭健. 镉、铅对长江华溪蟹 (Sinopotamon yangtsekiense) DNA 损伤的研究 ［D］. 太原：山西大学，2005.

［128］ Alford R A，Dixon P M，Pechmann J H. Global amphibian population declines ［J］. Nature，2001，412 (6848)：499-500.

[129] Blaustein A R，Wake D B. The puzzle of declining amphibian populations [J]. Scientific American，1995，272：56-61.

[130] Blaustein A R，Wake D B，Sousa W P，et al. Amphibian declines：Judging stability，persistence，and susceptibility of populations to local and global extinctions [J]. Conser Biol，1994，8：60-71.

[131] Palen W J，Schindler D E，Adams M J，et al. Optical characteristics of natural waters protect amphibians from UV-B in the U. S. Pacific Northe west [J]. Ecol，2002，83：2951-2957.

[132] Daszak P，Berger L，Cunningham A A，et al. Emerging infections diseases and amphibian population declines [J]. Emer Infect Disea，1999，5：735-748.

[133] Lefcort H，Meguire R A，Wilson L H，et al. Heavy metals alter the survival，growth，metamorphosis，and antipredatory behavior of columbia spotted frog (*Rana luteiventris*) tadpoles [J]. Archives of Environmental Contamination and Toxicology，1998，35 (3)：447-456.

[134] Fowler A J，Singh D H，Dwivedi C，et al. Effect of cadmium on meiosis [J]. Bull Environ Contain Toxicol，1982，29 (4)：412.

[135] Blottner S，Frolich K，Roelants H，et al. Influence of environmental cadmium on testicular proliferation in roedeer [J]. Reproductive Toxicology，1999，13：261-267.

[136] Thoreux M A，Goascogne C L，Segretain D，et al. Lead affects steroidogenesis in rat Leydig cells in vivo and in vitro [J]. Toxicology，1995，103 (1)：53-62.

[137] Laskey J W，Phelps P V. Effect of cadmium and other metal cations on in vitro Leydig cell testosterone production [J]. Toxic Appl Pharmacol，1991，108 (2)：296-306.

[138] Stohs S J，Bagchi D. Oxidative mechanisms in the toxicity of metal ions [J]. Free Radic Biol Med，1995，18 (2)：321-336.

[139] Saleh A M，Vij ayasarathy C，Masoud L，et al. Paraoxon induces apoptosis in EL4 cells via activation of mitochondrial pathways [J]. Toxicol Appl Pharmacol，2003，190：47-57.

[140] 刘凌云，郑光美. 普通动物学实验指导 [M]. 第 2 版. 北京：高等教育出版社，1998.

[141] 中国野生动物保护协会. 中国两栖动物图鉴 [M]. 郑州：河南科学技术出版社，1999.

[142] Banu B S，Ishaq M，Danadevi K，et al. DNA damage in leukocytes of mice treated with copper sulfate [J]. Food and Chemical Toxicology，2004，42：1931-1936.

[143] Sinko I，Morocz M，Zadori J，et al. Effect of cigarette smoking on DNA damage of human cumulus cells analyzed by comet assay [J]. Reprod Toxicol，2005，20：65-71.

[144] Devlin J P，Edwards O E，Gorham P R，et al. Anatoxin-a，a toxic alkaloid from Anabaena flosaquaeNRC-44h [J]. Canadian Journal of Chemical Engineering，1977，55：1367-1371.

[145] Ballot A，Krienitz L，Kotut K，et al. Cyanobacteria and cyanobacterial toxins in the alkaline crater lakes Sonachi and Simbi，Kenya [J]. Harmful Algae，2005，4：139-150.

[146] Bumke-Vogt C，Mailahn W，Chorus I. Anatoxin-a and neurotoxic cyanobacteria in German lakes and reservoirs [J]. Environ. Toxicology，1999，l14：117-125.

[147] Hedman C J，Krick W R，Karner Perkins D A，et al. New measurements of cyanobacterial toxins in natural waters using high performance liquid chromatography coupled to tandem mass spectrometry [J]. Journal of Environmental Quality，2008，37：1817-1824.

[148] Osswald J，Rellán S，Carvalho A P，et al. Acute effect of anatoxin-a producing cyanobacteria on juvenile fish Cyprinus carpio [J]. Toxicon，2007，49：693-698.

[149] Toporowska M，Pawlik-Skowronska B，Kalinowska R. Accumulation and effects of cyanobacterial microcystins and anatoxin-a on benthic larvae of Chironomus spp. (Diptera：Chironomidae) [J]. European Journal of Entomology，2014，111：83-90.

[150] Osswald J，Carvalho A P，Claro J，et al. Effects of cyanobacterial extracts containing anatoxin-a and of pure anatoxin-a on early developmental stages of carp [J]. Ecotoxicology and Environmental Safety，2009，72：473-478.

[151] Rymuszka A, Sieroslawska A. Study on apoptotic effects of neurotoxin anatoxin-a on fish immune cells [J]. Neuro Endocrinol Lett, 2010, 31: 11-15.

[152] Carneiro M, Gutiérrez-Praena D, Osório H, et al. Proteomic analysis of anatoxin-a acute toxicity in zebrafish reveals gender specific responses and additional mechanisms of cell stress [J]. Ecotoxicology and Environmental Safety, 2015, 120: 93-101.

[153] 刘娜, 刘俊田. 失巢凋亡在 As 斑块破裂中的作用及机制 [J]. 中国药理学通报, 2007, 23 (3): 298-301.

[154] Tsukahara S, Yamamoto S, Shwe T T W, et al. Inhalation of low-level formaldehyde increases the Bcl-2/Bax expression ratio in the hippocampus of immunologically sensitized mice [J]. Neuroimmunomodulation, 2006, 13 (2): 63-68.

[155] Zhang H J, Cai C C, Fang W D, et al. Oxidative damage and apoptosis induced by microcystin-LR in the liver of Rana nigromaculata in vivo [J]. Aquatic Toxicology, 2013, 140: 11-18.

[156] Zhang H J, Shao D D, Wu Y Z, et al. Apoptotic responses of Carassius auratus lymphocytes to nodularin exposure in vitro [J]. Fish & Shellfish Immunology, 2012, 33: 1229-1237.

[157] 崔燕, 白承连, 徐涛, 等. PFOA 对斑马鱼胚胎发育、行为和 DNA 损伤的毒性研究 [J]. 生态毒理学报, 2012, 7 (3): 241-250.

[158] Peden-Adams M M, Keller J M, EuDaly J G., et al. Suppression of humoral immunity in mice following exposure to perfluorooctane sulfonate (PFOS) [J]. Toxicological Sciences, 2008, 104, 144-154.

[159] Zapata A. Ultrastructural study of the teleost fish kidney. Dev Comp Immunol, 1979, 3: 55-65.

[160] 安德森. 鱼类免疫学 [M]. 张寿山, 华璜可, 译. 北京: 中国农业出版社, 1984.

[161] 郭琼林, 卢全章. 草鱼肾脏和脾脏血细胞发育过程的观察 [J]. 水生生物学报, 1993, 17 (1): 40-45.

[162] Métraux J P, Millar D A, Ratcliffe N A, et al. Immunology: A Comparative Approach [M]. New York: Wiley, 1994. 69-99.

[163] Meseguer J, López-Ruiz A, Garcia-Ayala A. Reticulo-endothelial stroma of the head-kidney from the sea water teleost gilthead sea bream (Sparus aurata L.): an ultrastructural and cytochemical study [J]. Anatomical Record, 1995, 241: 303-309.

[164] Bhoj V G, Chen Z J. Ubiquitylation in innate and adaptive immunity [J]. Nature, 2009, 458: 430-437.

[165] Hayden M, West A, Ghosh S. NF-κB and the immune response [J]. Oncogene, 2006, 25: 6758-6780.

[166] Kheradmand F, Werner E, Tremble P, et al. Role of Rac1 and oxygen radicals in collagenase-1 expression induced by cell shape change [J]. Science, 1998, 280: 898-902.

[167] 欧育湘. 阻燃剂: 制造性能及应用 [M]. 北京: 兵器工业出版社, 1997.

[168] Zweidinger R A. Sampling and analysis for semivolatile brominated organics in ambient air [J]. Acs Symposium, 1979 (94): 217-231.

[169] Watanabe I, Kashimoto T, Tatsukawa R. The flame retardant tetrabromobisphenol-A and its metabolite found in river and marine sediments in Japan [J]. Chemosphere, 1983, 12 (11): 1533-1539.

[170] Tollback J, Crescenzi C, Dyremark E. Determination of the flame retardant tetrabromobisphenol A in air samples by liquid chromatography-mass spectrometry [J]. Journal of Chromatography A, 2006, 1104 (1-2): 106-112.

[171] Ronan C, Jean P A, Philippe M, et al. Newmultiresidue analytical method dedicated to trace level measurement of brominated flame retardants in human biological matrices [J]. J Chromatogr A, 2005, 1100: 144-152.

[172] Cato A, Celada L, Kibakaya E C, et al. Brominated flame retardants, tetrabromobisphenol A and hexabromocyclododecane, activate mitogen-activated protein kinases (MAPKs) in human natural killer cells [J]. Cell Biology and Toxicology, 2014, 30 (6): 345-360.

[173] Simon E，Velzen M V，Brandsma S H，et al. Effect-directed analysis to explore the polar bear exposome：identification of thyroid hormone disrupting compounds in plasma [J]. Environmental Science &. Technology，2013，47 (15)：8902-8912.

[174] Wolff J J，Gu H，Gerig G，et al. Differences in white matter fiber tract development present from 6 to 24 months in infants with autism [J]. American Journal of Psychiatry，2012，169 (6)：589-600.

[175] Cosmo C D，Tonacchera M，Vitti P. Iodine deficiency from pregnancy to childhood [M] Thyroid Diseases in Childhood. Springer International Publish. 2015：129-145.

[176] Itoh，K.，Watanabe，K.，Wu，X.，et al. Three members of the iodothyronine deiodinase family：dio1，dio2 and dio3，are expressed in spatially and temporally specific patterns during metamorphosis of the flounder，Paralichthys olivaceus [J]. Zoolog. Sci. 2010，27 (7)：574 – 580.

[177] Kitamura S，Kato T，Iida M，et al. Anti-thyroid hormonal activity of tetrabromobisphenol A，a flame retardant，and related compounds：Affinity to the mammalian thyroid hormone receptor，and effect on tadpole metamorphosis [J]. Life Sciences，2005，76 (14)：0-1601.

[178] Opitz，R.，Kloas，W. Developmental regulation of gene expression in the thyroid gland of xenopus laevis tadpoles [J]. General &. Comparative Endocrinology，2010，168 (2)，199-208.

[179] Krain，L. Developmental expression and hormonal regulation of glucocorticoid and thyroid hormone receptors during metamorphosis in xenopus laevis [J]. Journal of Endocrinology，2004，181 (1)，91-104.

[180] Opitz R，Lutz I，Nguyen N H，et al. Analysis of thyroid hormone receptor βa mrna expression in xenopus laevis tadpoles as a means to detect agonism and antagonism of thyroid hormone action [J]. Toxicology &. Applied Pharmacology，2016，212 (1)，1-13.

[181] Duarte-Guterman P，Ryan M J，Hogan N S，et al. Developmental profiles and thyroid hormone regulation of brain transcripts in frogs：a species comparison with emphasis on physalaemuspustulosus [J]. Brain Behavior &. Evolution，2012，79 (2)：98-112.

[182] Brown，Donald D. The role of deiodinases in amphibian metamorphosis [J]. Thyroid，2005，15 (8)，815-821.

[183] Tu W Q，Xu C，Lu B，et al. Acute exposure to synthetic pyrethroids causes bioconcentration and disruption of the hypothalamus-pituitary-thyroid axis in zebrafish embryos [J]. Sci. Total Environ. ，2016，542，876-885.

[184] Freeman J L，Beccue N，Rayburn A L. Differential metamorphosis alters the endocrine response in anuran larvae exposed to t3 and atrazine. Aquatic Toxicology，2005，75 (3)，0-276.

[185] Morvan Dubois G，Sebillot A，Kuiper G G J M，et al. Deiodinase activity is present in Xenopus laevis during early embryogenesis [J]. Endocrinology，2006，147 (10)，4941-4949.

[186] Brown D D，Cai L. Amphibian metamorphosis [J]. Dev. Biol，2007，306 (1)，20-33.

[187] Meerts I，VanZanden J J，Luijks E et al. Potent competitive interactions of some brominated flame retardants and related compounds with human transthy retin in vitro [J]. Toxicological Sciences，2000，56 (1)：95-104.

[188] Jadwiga A. Szymańska，Jerzy K. Piotrowski. P3B48-Hepatotoxicity of tetrabromobisphenol a in rats [J]. Toxicology Letters，1998，95 (95)：163-163.

[189] Sabatini S E，Brena B M，Pire M，et al. Oxidative effects and toxin bioaccumulation after dietary microcystin intoxication in the hepatopancreas of the crab Neohelice (Chasmag-nathus) granulate [J]. Ecotoxicology and Environmental Safety，2015，120：136-141.

[190] Vesterkvist P S，Misiorek J O，Spoof L E，et al. Comparative cellular toxity of hydrophilic and hydrophobic microcystins on Caco-2 cells [J]. Toxins，2012，4 (11)：1008-1023.

[191] Buratti F M，Manganelli M，Vichi S，et al. Cyanotoxins：producing organisms，occurrence，toxicity，mechanism of action and human health toxicological risk evaluation [J]. Archives of Toxicology，

2017，91：1049-1130.

[192] Oberemm A，Fastner J，Steinberg C E W. Effects of microcystin-LR and cyanobacterial crude extracts on embryo-larval development of zebrafish (*Danio rerio*) [J]. Water Research，1997，31 (11)：2918-2921.

[193] Wu Q，Yan W，Cheng H C，et al. Parental transfer of microcystin-LR induced transgenerational effects of developmental neurotoxicity in zebrafish offspring [J]. Environmental Pollution，2017，231：471-478.

[194] Qi M，Dang Y，Xu Q L，et al. Microcystin-LR induced developmental toxicity and apoptosis in zebrafish (Danio rerio) larvae by activation of ER stress response [J]. Chemosphere，2016，157：166-173.

[195] Su Y J，Li L，Hou J，et al. Life-cycle exposure to microcystin-LR interferes with the reproductive endocrine system of male zebrafish [J]. Aquatic Toxicology，2016，175：205-212.

[196] Yan W，Zhou Y X，Yang J，et al. Waterborne exposure to microcystin-LR alters thyroid hormone levels and gene transcription in the hypothalamic-pituitary-thyroid axis in zebrafish larvae [J]. Chemosphere，2012，87 (11)：1301-1307.

[197] Hou J，Su Y J，Lin W，et al. Microcystin-LR retards gonadal maturation through disrupting the growth hormone/insulin-like growth factors system in zebrafish [J]. Ecotoxicology and Environmental Safety，2017，139：27-35.

[198] Tamschick S，Rozenblut-Ko? cisty B，Ogielska M，et al. The plasticizer bisphenol A affects somatic and sexual development，but differently in pipid，hylid and bufonid anurans [J]. Environmental Pollution，2016，216：282-291.

[199] Brown A R，Bickley L K，Page G Le，et al. Are toxicological responses in laboratory (inbred) zebrafish representative of those in outbred (wild) populations? -A case study with an endocrine disrupting chemical [J]. Environmental Science & Technology，2011，45 (9)：4166-4172.

[200] Lou Q Q，Zhang Y F，Ren D K，et al. Molecular characterization and developmental expression patterns of thyroid hormone receptors (TRs) and their responsiveness to TR agonist and antagonist in Rana nigromaculata [J]. Journal of Environmental Sciences，2014，26 (10)：2084-2094.

[201] Li Y Y，Xu W，Chen X R，et al. Low concentrations of 17-trenbolone induce female-to-male reversal and mortality in the frog Pelophylax nigromaculatus [J]. Aquatic Toxicology，2015，158：230-237.

[202] Langlois V S，Carew A C，Pauli B D，et al. Low Levels of the herbicide atrazine alter sex ratios and reduce metamorphic success in Rana pipiens tadpoles raised in outdoor mesocosms [J]. Environmental Health Perspectives，2010，118 (4)：552-557.

[203] Gosner K L. A simplified table for staging anuran embryos and larvae with notes on identification [J]. Herpetologica，1960，16：183-190.

[204] Yan W，Zhou Y X，Yang J，et al. Waterborne exposure to microcystin-LR alters thyroid hormone levels and gene transcription in the hypothalamic-pituitary-thyroid axis in zebrafish larvae [J]. Chemosphere，2012，87 (11)：1301-1307.

[205] Li M，Li S Y，Yao，T T，et al. Waterborne exposure to triadimefon causes thyroid endocrine disruption and developmental delay in Xenopus laevis tadpoles [J]. Aquatic Toxicology，2016，177：190-197.

[206] Cheng H C，Yan W，Wu Q，et al. Parental exposure to microcystin-LR induced thyroid endocrine disruption in zebrafish offspring，a transgenerational toxicity [J]. Environmental Pollution，2017，230：981-988.

[207] Zhao Y，Xie L，Yan Y. Microcystin-LR impairs zebrafish reproduction by affecting oogenesis and endocrine system [J]. Chemosphere，2015，120：115-122.

[208] Livak K J，Schmittgen T D. Analysis of relative gene expression data using real-time quantitativ e PCR and the $2^{-\Delta\Delta C_T}$ method [J]. Methods，2001，25 (4)：402-408.

［209］ Sipiä V，Kankaanpää H，Lahti K，et al. Detection of Nodularin in Flounders and Cod from the Baltic Sea ［J］. Environ Toxicol，2001，16（2）：121-126.

［210］ Van Buynder P G，Oughtred T，Kirkby B，et al. Nodularin uptake by seafood during a cyanobacterial bloom ［J］. Environmental Toxicology，2001，16：468-471.

［211］ Sipiä V O，Kankaanpää H T，Flinkman J，et al. Time-dependent accumulation of cyanobacterial hepatotoxins in flounders （Platichthys flesus） and mussels （Mytilus edulis） from the northern Baltic Sea ［J］. Environmental Toxicology，2001，16：330-336.

［212］ Shigeru Y，Rie M，Mariyo F，et al. Inhibition of protein phosphatases by microcystis and nodularin associated with hepatotoxicity ［J］. Cancer Res Clin Oncol，1990，116：609-614.

［213］ Eriksson J E，Toivola D，Meriluoto J A O，et al. Hepatocyte deformation induced by cyanobacterial toxins reflects inhibition of protein phosphatases ［J］. Biochemical and Biophysical Research Communications，1990，173（3）：1347-1353.

［214］ Lankoff A，Banasik A，Nowak M. Protective effect of melatonin against nodularin-induced oxidative stress in mouse liver ［J］. Archives of Toxicology，2002，76（3）：158-165.

［215］ Ding W X，Ong C N. Role of oxidative stress and mitochondrial changes in cyanobacteria-induced apoptosis and hepatotoxicity ［J］. FEMS Microbiology Letters，2003，220：1-7.

［216］ Tachibana H，Koga K，Fujimura Y，et al. A receptor for green tea polyphenol EGCG ［J］. Nature Structural & Molecular Biology，2004，11（4）：380-381.

［217］ Saffari Y，Sadrzadeh S M. Green tea metabolite EGCG protects membranes against oxidative damage in vitro ［J］. Life Sciences，2004，74（12）：1513-1518.

［218］ Mukhtar H，Ahmad N. Green tea in chemoprevention of cancer ［J］. Toxicological Sciences，1999，52：111-117.

［219］ Khan N，Afaq F，Saleem M，et al. Targeting multiple signaling pathways by green tea polyphenol (-)-epigallocatechin-3-gallate ［J］. Cancer research，2006，66：2500-2505.

［220］ Xu C，Shu W Q，Qiu Z Q，et al. Protective effects of green tea polyphenols against subacute hepatotoxicity induced by microcystin-LR in mice ［J］. Environmental Toxicology and Pharmacology，2007，24：140-148.

［221］ Nishikawa T，Nakajima T，Moriguchi M，et al. A green tea polyphenol，epigalocatechin-3-gallate，induces apoptosis of human hepatocellular carcinoma，possibly through inhibition of Bcl-2 family proteins ［J］. Journal of hepatology，2006，44（6）：1074-1082.

［222］ Tipoe G L，Leung T M，Liong E C，et al. Epigallocatechin-3-gallate （EGCG） reduces liver inflammation，oxidative stress and fibrosis in carbon tetrachloride （CCl4）-induced liver injury in mice ［J］. Toxicology，2010，273（1-3）：45-52.

［223］ Afford S C，Ahmed-Choudhury J，Randhawa S，et al. CD40 activation-induced，Fas-dependent apoptosis and NF-kB/AP-1 signaling in human intrahepatic biliary epithelial cells ［J］. Faseb Journal，2001，15：2345-2354.

［224］ Sheng R，Gu Z L，Xie M L，et al. EGCG inhibits cardiomyocyte apoptosis in pressure overload-induced cardiac hypertrophy and protects cardiomyocytes from oxidative stress in rats ［J］. Acta Pharmacol Sin，2007，28：191-201.

［225］ Ding W X，Ong C N. Role of oxidative stress and mitochondrial changes in cyanobacteria-induced apoptosis and hepatotoxicity ［J］. FEMS Microbiol Lett，2003，220：1-7.

［226］ Mikhailov A，Harmala-Brasken A S，Hellman J，et al. Identification of ATP-synthase as a novel intracellular target for microcystin-LR ［J］. Chem Biol Interaet，2003，142：223-237.

［227］ Lockshin R A. Programmed cell death：history and future of a concept ［J］. J Soc Biol，2005，199：169-173.

［228］ Burlacu A. Regulation of apoptosis by Bcl-2 family proteins ［J］. J Cell Mol Med，2003，7：249-257.

[229] Žegura B，Štraser A，Filipič M. Genotoxicity and potential carcinogenicity of cyanobacterial toxins-a review [J]. Mutat Res-Rev Mutat，2011，727：16-41.

[230] Stewart I，Eaglesham G K，McGregor G B，et al. First report of a toxic Nodularia spumigena（Nostocales/Cyanobacteria）bloom in sub-tropical Australia. Ⅱ. Bioaccumulation of Nodularin in isolated populations of mullet（Mugilidae）[J]. Int J Environ Res Public Health，2012，9：2412-2443.

[231] Zimba P V，Khoo L，Gaunt P S，et al. Confirmation of catfish，*Ictalurus punctatus*（*Rafinesque*）mortality from *Microcystis* toxins [J]. J Fish Dis，2001，24：41-47.

[232] Yao K，Ye P P，Zhang L，et al. Epigallocatechin gallate protects against oxidative stress-induced mitochondria-dependent apoptosis in human lens epithelial cells [J]. Mol Vis，2008，14：217-223.

[233] Sheikhzadeh N，Nofouzi K，Delazar A，et al. Immunomodulatory effects of decaffeinated green tea（*Camellia sinensis*）on the immune system of rainbow trout（*Oncorhynchus mykiss*）[J]. Fish Shellfish Immunol，2011，31：1268-1269.

[234] Long L，Li Y，Wang Y D，et al. The preventive effect of oral EGCG in a fetal alcohol spectrum disorder mouse model [J]. Alcohol Clin Exp Res，2010，34：1929-1936.

[235] Sheng R，Gu Z L，Xie M L，et al. EGCG inhibits cardiomyocyte apoptosis in pressure overload-induced cardiac hypertrophy and protects cardiomyocytes from oxidative stress in rats [J]. Acta Pharmacol Sin，2007，28：191-201.

[236] Harikrishnan R，Balasundaram C，Heo M S. Influence of diet enriched with green tea on innate humoral and cellular immune response of kelp grouper（*Epinephelus bruneus*）to Vibrio carchariae infection [J]. Fish Shellfish Immunol，2011，30：972-979.

[237] Zhang H J，Shao D D，Wu Y Z，et al. Apoptotic responses of Carassius auratus lymphocytes to nodularin exposure in vitro [J]. Fish Shellfish Immunol，2012，33：1229-1237.

[238] 许川，舒为群，曹佳，等. 绿茶对微囊藻毒素诱导肝肾氧化损伤的拮抗效应 [J]. 中华预防医学杂志，2007，41：8-12.

[239] Seok S H，Baek M W，Lee H Y，et al. Arsenite-induced apoptosis is prevented by antioxidants in zebrafish liver cell line [J]. Toxicology in vitro，2007，21：870-877.

[240] Ja Chung M，Walker P A，Hogstrand C. Dietary phenolic antioxidants，caffeic acid and Trolox，protect rainbow trout gill cells from nitric oxide-induced apoptosis [J]. Aquatic Toxicology，2006，80：321-328.

[241] Sahin K，Orhan C，Tuzcu M，et al. Epigallocatechin-3-gallate prevents lipid peroxidation and enhances antioxidant defense system via modulating hepatic nuclear transcription factors in heat-stressed quails. Poult Sci，2010，89：2251-2258.